全国高等学校"十三五"医学规划教材

"十二五"普通高等教育本科国家级规划教材

 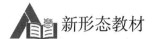新形态教材

（供临床、基础、预防、法医、口腔、药学、护理等专业用）

精神病学

Jingshenbingxue

第 4 版

主　编　孙学礼

副主编　王　刚　况　利　高成阁　黄　颐

编　者　（以姓氏拼音为序）

安翠霞（河北医科大学第一医院）	才延辉（空军军医大学西京医院）
陈建梅（重庆医科大学附属第一医院）	陈云春（西安交通大学第一附属医院）
高　东（陆军军医大学大坪医院）	高成阁（西安交通大学第一附属医院）
关念红（中山大学附属第三医院）	郭万军（四川大学华西临床医学院）
胡峻梅（四川大学华西基础与法医学院）	黄　颐（四川大学华西临床医学院）
季建林（复旦大学附属中山医院）	况　利（重庆医科大学附属第一医院）
李惠春（浙江大学医学院附属第二医院）	李幼辉（郑州大学第一附属医院）
刘　阳（四川大学华西临床医学院）	刘可智（西南医科大学附属医院）
舒　畅（武汉大学人民医院）	司徒明镜（四川大学华西临床医学院）
孙　华（广西医科大学第一附属医院）	孙学礼（四川大学华西临床医学院）
谭庆荣（空军军医大学西京医院）	王　刚（首都医科大学附属北京安定医院）
王　我（重庆医科大学附属第一医院）	王化宁（空军军医大学西京医院）
王惠玲（武汉大学人民医院）	王鹏飞（首都医科大学附属北京安定医院）
王学义（河北医科大学第一医院）	王艺明（贵州医科大学附属医院）
徐佳军（四川大学华西临床医学院）	杨建中（昆明医科大学第二附属医院）
伊琦忠（新疆医科大学第一附属医院）	于鲁璐（河北医科大学第一医院）
张　波（四川大学华西临床医学院）	张　岚（四川大学华西临床医学院）
张　玲（首都医科大学附属北京安定医院）	周茹英（四川省西部精神医学协会）

学术秘书　刘　阳

高等教育出版社·北京

内容简介

本书由四川大学孙学礼教授担任主编,全国 10 余所高等医学院校精神病学领域专家、教授共同编写完成。全书分为八篇三十一章,包括总论、与神经发育相关的精神障碍、中枢神经系统疾病和躯体疾病中的精神障碍、精神分裂症及其相关障碍、心境障碍、焦虑相关障碍、躯体症状及生理心理障碍、其他值得关注的精神卫生问题。本书疾病分类采用最新的 ICD-11 分类框架,在介绍重点疾病时引入典型案例,旨在加深学生对疾病的理解,注重及时反映学科最新研究成果,以更好地满足教学与临床需求。本书配数字课程,包括教学 PPT 、拓展阅读、自测题等资源,有利于学生自主学习,提升教学效果。

本教材适用于高等学校临床、基础、预防、法医、口腔、药学、护理等专业学生,也是参加国家执业医师资格考试和住院医师规范化培训的重要用书,还可作为研究生、临床医务工作者和科研人员的参考书。

图书在版编目(ＣＩＰ)数据

精神病学 / 孙学礼主编 . -- 4 版 . -- 北京 : 高等教育出版社,2020.7(2022.2 重印)

供临床、基础、预防、法医、口腔、药学、护理等专业用

ISBN 978-7-04-054354-4

Ⅰ . ①精… Ⅱ . ①孙… Ⅲ. ①精神病学 - 医学院校 - 教材 Ⅳ . ①R749

中国版本图书馆CIP数据核字(2020)第110727号

| 策划编辑 | 杨 兵 | 责任编辑 | 初 瑞 | 封面设计 | 张 楠 | 责任印制 | 高 峰 |

出版发行	高等教育出版社	网 址	http://www.hep.edu.cn
社 址	北京市西城区德外大街 4 号		http://www.hep.com.cn
邮政编码	100120	网上订购	http://www.landraco.com
印 刷	人卫印务(北京)有限公司		http://www.landraco.com.cn
开 本	889 mm×1194 mm 1/16		
印 张	24.25	版 次	2008 年 4 月第 1 版
字 数	750 千字		2020 年 7 月第 4 版
购书热线	010-58581118	印 次	2022 年 2 月第 4 次印刷
咨询电话	400-810-0598	定 价	65.00 元

本书如有缺页、倒页、脱页等质量问题,请到所购图书销售部门联系调换

版权所有 侵权必究

物 料 号 54354-00

数字课程(基础版)

精神病学

（第 4 版）

主编　孙学礼

登录方法：

1. 电脑访问 http://abook.hep.com.cn/54354，
   或手机扫描下方二维码、下载并安装 Abook
   应用。
2. 注册并登录，进入"我的课程"。
3. 输入封底数字课程账号（20 位密码，刮开涂
   层可见），或通过 Abook 应用扫描封底数字课
   程账号二维码，完成课程绑定。
4. 点击"进入学习"，开始本数字课程的学习。

课程绑定后一年为数字课程使用有效期。如有
使用问题，请发邮件至：
medicine@pub.hep.cn

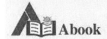

精神病学（第 4 版）

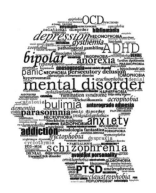

精神病学（第 4 版）数字课程与纸质教材配套使用，是纸质教材的拓展和补充。数字课程内容与纸质教材对应，包括教学 PPT、拓展阅读、自测题等资源，有利于学生自主学习，提升教学效果。

用户名：	密码：	验证码：	5360	忘记密码？	登录	注册

http://abook.hep.com.cn/54354

扫描二维码，下载 Abook 应用

前　言

　　精神病学是医学的一个重要分支,随着全球疾病谱和疾病负担的变化,精神疾病及精神卫生问题已经成为21世纪人类所面临的最重要的健康问题。同时,随着这一变化,精神病学的学科内涵和外延也在悄然发生变化,本教材从第1版到第4版结构和内容的渐变体现了这种变化,如从过去传统的仅关注"重性精神障碍",过渡到关注广义的认知问题;从传统的仅关注重大情绪障碍,如抑郁症、双向情感障碍等,过渡到关注普遍的情绪问题对群体日常生活质量及良好体验的影响;从关注情绪对躯体疾病和中枢神经系统疾病治疗及预后的影响,过渡到关注和研究情绪、应激对中枢神经系统疾病和躯体疾病的病因学意义;从仅关注情绪的主观体验,过渡到关注和研究情绪问题所表现出的躯体症状等。

　　《精神病学》第4版与第3版比较有以下几个主要特点:①根据教学及临床实践需要,恢复单独的"症状学""治疗技术"等章节,从而强调了解临床症状群或综合征比了解"单元疾病"重要;②增加了一些关于精神障碍问题的病理心理机制内容,以体现学科的新进展;③医学发展的总趋势之一是从强调"心、身"到强调"心、身、灵"在健康及疾病中的作用,所谓"灵"在社会学名词中应为"人性",而在精神病学中应为"人格",为突出这一观点,本书增加了人格发育的描述,并强调人性教育对心、身健康的重要作用;④中国国家医疗行政部门及精神病学界采信的是国际精神疾病分类与诊断系统(ICD系统),目前正在使用的是第十版(ICD-10),而ICD-11已经问世,但尚未正式颁布,为严谨起见,同时又体现知识的新进展,本书采用ICD-11的疾病分类框架,而在具体诊断标准方面仍主要使用ICD-10。⑤引用中外哲学家、医家的名言作为每篇的提要;⑥本书载入了国内近5年的一些科研成果,如躯体症状的心身医学分类、躯体症状量表等。

　　大健康及大医学理念应该是医学发展的总趋势,从关注疾病到关注健康是医学发展的总方向,本书的整体构架希望能够体现这种趋势。

　　本版教材的编写得到了高等教育出版社、各位编者单位的大力支持,各位编委尽职尽责,一如继往地奉献,确保教材按期完成。四川大学华西临床医学院从第1版编写开始就一直给予支持,四川省西部精神医学协会在教材编写过程中所做的辅助工作,惟海大师在人文方面给予的指导,在此表示衷心的感谢! 虽然编者们尽最大努力,力求精益求精,不足之处仍在所难免,恳请各位同仁、读者批评指正。

孙学礼
2020年5月

目　　录

第一篇　总　　论

第二篇　与神经发育相关的精神障碍

第三篇　中枢神经系统疾病和躯体疾病中的精神障碍

第四篇　精神分裂症及其相关障碍

第五篇　心　境　障　碍

第六篇　焦虑相关障碍

第七篇　躯体症状及生理心理障碍

第八篇　其他值得关注的精神卫生问题

第一篇
总 论

夫道者，上知天文，下知地理，中知人事，可以长久。

《素问·气交变大论》

观阴阳之开阖以命物，知存亡之门户，筹策万类之终始，达人心之理，见变化之朕焉，而守司其门户。

《鬼谷子·捭阖第一》

第一章

绪　论

▶▶▶ 第一节　精神病学相关的概念 ◀◀◀

一、精神病学

精神病学(psychiatry)系医学的重要组成部分,主要研究精神疾病或精神障碍的病因、发病机制、临床症状、病程转归、诊断、治疗及防治。与内科学、外科学等临床医学学科一样,精神病学属于医学的二级学科之一,因研究对象、研究领域及研究方法等方面的不同,精神病学又包括了许多三级学科和特殊的研究领域,研究精神疾病或精神障碍的临床诊断及临床治疗技能的领域,称为临床精神病学(clinical psychiatry);利用分子生物学技术、影像学技术、电生理技术、生物化学等技术研究精神障碍或精神疾病的病因、病理生理机制及实验诊断标准等,称为生物精神病学(biological psychiatry);研究精神疾病或精神障碍在老年期的特殊表现及老年期特殊的精神障碍与精神卫生问题的领域,称为老年精神病学(geriatric psychiatry);研究精神疾病在儿童与青少年期的特殊表现及在此时期所发生的特殊精神疾病及精神卫生问题的学科,称为儿童精神病学(child psychiatry);涉及对非精神专科医师的精神病学知识教育及研究和解决内科疾病、外科疾病中所出现的精神疾病及精神卫生问题的领域,称为联络－会诊精神病学(consultation-liaison psychiatry);研究精神病学在司法过程中应用的领域,称为司法精神病学(forensic psychiatry);涉及研究个体所处的社会文化环境对于精神疾病或精神障碍发生、发展、转归及预后的影响,以及个体行为问题的领域,称为社会精神病学(social psychiatry);涉及研究精神药物的分类及对于精神疾病和行为问题作用机制、作用效果等领域,称为精神药理学(psychopharmacology)。随着社会的需求增长、对精神疾病认识水平的提高及精神病学学科的发展,涉及精神病学学科的分支将还会增加或融合或重新整合。

二、精神障碍

(一) 典型案例

患者,男性,43岁。文化程度:大学。职业:医务人员。近1年来经常突然出现心慌、坐立不安、出汗、手抖等情况,发作时自觉异常难受。上述症状每周发作2~4次,曾因此数次急诊就医,做心电图、胸片、超声心动图等检查均未发现异常。此外,患者逐渐出现与人说话紧张的状况,以至于发展为在他人面前语无伦次,不能表达自己的意图和传递信息。近2周来,除了在他人面前不能正常表达自己的意图外,还听不见或不能理解他人的讲话,甚至无法进行沟通,故停止工作和大部分社交活动。同时,患者因为害怕上述发作而不敢轻易出门。但在上述发作出现的间歇及自己独处看影视作品,或阅读,或与家人相处交流时,思维活动和理解能力不受影响。患者对自己的状况非常担心,盼望早日明确诊断和及时治疗。

（二）案例分析

该患者在1年多的时间内所表现的主要异常总结起来有以下3个方面:一是内心体验到的莫名恐惧和不安;二是出汗、手抖等自主神经功能紊乱的症状;三是对于一些活动的回避,如因为怕病情发作而不敢出门,因为见人感到紧张而回避社交活动等。以上症状构成了精神病学中所描述的焦虑(anxiety)症状。在不能事先有效预见的情况下所出现的发作性焦虑症状称为"急性焦虑发作",而在与他人交流或与陌生人接触时所出现的焦虑症状则称为"社交焦虑"。

（三）关于精神障碍的概念

精神障碍(mental disorder)又称精神疾病(mental illness或mental disease),是在各种致病因素(包括物理、化学、生物、心理、社会等方面的因素)影响下所导致的精神活动失调或异常情况的总称。人的精神活动主要是指整个心理现象,包括2个方面。一方面包括3个心理过程,即认知过程、情感过程和意志过程;其中,认识过程又包括感性认知过程(即感知觉)和理性认知过程(即思维)及保证认知过程得以顺利进行的注意、记忆等内容。另一方面就是人格,当然也包括以上述各方面,特别是认识过程中各方面组合所体现出的智力。精神障碍就是以上任意一方面或多方面异常的总称。上述案例的主要问题是焦虑,焦虑是病理优势情感的一种类型,因此该案例属于精神障碍的范畴。在此,有必要了解的相关概念包括:

1. 精神病

精神病(psychosis)是指在认知、情感、意志和行为等方面有明显障碍,致使患者歪曲地反映现实,不能适应正常生活的疾病。具有危害自身和社会症状的精神疾病,临床上又称重性精神病。重性精神病患者一般不能正确认识自身疾病,缺乏现实批判能力。临床上的重性精神病一般包括精神分裂症、心境障碍等。

2. 精神疾病

在精神病学领域中最常用英语"mental illness"来描述精神疾病,而很少用"mental disease",因为"disease"常指生理的障碍,而不指心理障碍,从翻译角度两者可同称为精神疾病。精神疾病一词的概念内涵与外延均与精神障碍相似。而由于在临床实践中尤其在国内临床实践中,过去更习惯使用"精神疾病"一词来表述精神问题,因此了解这一概念目前仍有必要。

3. 精神卫生

精神卫生(mental health)是一个涉及内容非常广泛的领域。对于一般人群来说,精神卫生涉及个体的准确自我评价、个体的工作能力、个体的社交能力、个体与他人保持亲密关系的能力、个体对于环境(特别是对于社会环境)的适应能力、个体的愉快体验及个体的生活质量等多方面的问题。精神卫生工作就是采取各种行之有效的方法来保障和促进个体的心理健康。而对于精神疾病患者来说,由于存在着上述某方面的缺陷,因此精神卫生就意味着采取各种方式使以上情况得以恢复。此外,从预防医学的角度讲,精神卫生涉及各类精神障碍的预防,从而减少各类心理和行为障碍的发生。从健康角度理解,精神卫生涉及人格的正常发育、情绪的管理、稳定价值取向的形成、人性的教育等方面。世界卫生组织对健康的界定是:生理、心理和社会的完满状态。因此,精神卫生是健康的重要组成部分,是整个医学领域均应密切注意的问题。

▶▶▶　第二节　中国精神疾病负担　◀◀◀

1993年世界卫生组织等开展全球疾病负担(Global Burden of Disease,GBD)问题的研究,在研究中应用伤残调整生命年(disability adjusted of life year,DALY)的减少作为衡量单位。研究指出,1990年全球疾病负担前5位的疾病为下呼吸道感染、围产期疾病、腹泻、艾滋病(AIDS)和抑郁症。精神疾病中的抑郁症,已经排位到第 5 位。如果将 15~44 岁年龄组的前 10 位疾病负担排序,有 5 种疾病为精神疾病,它们分别是抑郁症、自杀和自伤、双相情感障碍、精神分裂症、酒精和药物依赖。在全球的疾病负担中,精神疾病负担占总疾病负担的 1/5。

据 WHO 公布的年度调查资料显示,1998 年中国精神疾病负担已接近或超过某些发达国家。以 1990 年、1998 年、2020 年为例,中国精神疾病负担按 DALY 排序,依次为抑郁症(单相)、自杀和自伤、双相情感障碍、精神分裂症、强迫症、阿尔茨海默病、酒精中毒等。这些疾病均为精神疾病领域研究的重点,也是精神病学教学的重点。2010—2020 年中国所重点关注的精神障碍包括抑郁症(抑郁障碍)、双相情感障碍、精神分裂症、强迫症(强迫障碍)及痴呆。

▶▶▶ 第三节 精神病学与临床其他学科的联系 ◀◀◀

【典型案例】

患者,女性,51 岁。因乏力、消瘦、多饮 1 年余前来就诊,实验室检查发现空腹血糖(FPG)为 9.6 mol/L,餐后 2 h 血糖为 13.5 mol/L,糖化血红蛋白指数为 10.5%,临床诊断为糖尿病(diabetes mellitus),下丘脑 - 垂体 - 肾上腺皮质(HPA)轴检查发现,早晨 8 时的血浆皮质醇为 640 nmol/L,促肾上腺皮质激素(ACTH)为 120 ng/L(均高于正常)。除以上情况外,近 1 年来患者还感到心烦、阵发性心慌和坐立不安,夜间睡眠差,主要表现为入睡困难,有时出现早醒,次日除乏力外,还感到记忆力下降、注意不集中和思睡。此外,患者家庭关系不和,其与丈夫长期分居。有一个独生女儿,母女关系密切。2 年前,女儿高中毕业后考入外地大学,遂去外地就读。此后近 2 年的时间内,患者一人单独生活,除有时在晚上接听女儿从外地打来的电话外,基本不与人交往。在过去的 20 年中,患者一直工作积极,但在近 1 年的时间内,由于工作单位人员调整,患者处于无事可做的状态,为此非常苦恼。作出糖尿病初步诊断后,患者接受治疗。主要用药为二甲双胍 1~2 g/d,连续用药 2 个月,效果不理想,主要体现在 FPG 和餐后 2 h 血糖下降不明显,患者仍然感到乏力和多饮。由于以上情况,患者转入心理卫生中心继续治疗。治疗方案是维持原有的糖尿病治疗模式,同时给予阿普唑仑(alprazolam)2.4 mg/d 及帕罗西汀(paroxetine) 30 mg/d 以抗焦虑和解决睡眠障碍问题。采用以上方案治疗 4 周以后,患者情况出现以下变化:一是患者的睡眠改善,同时自述情绪好转,由于患者在入院之初曾述自己没有情绪低落的问题,故治疗 4 周后医师再次问及为什么当时没有叙述而现在又主动述情绪好转,患者称自己心情不好的时间已经很久了,所以自己理解当时的情绪是正常的,经过治疗通过比较才意识到自己以往很长一段时间情绪都是低落的。二是患者血糖代谢的各种指标基本稳定在正常范围内,同时所需降糖药物的剂量明显减少。该患者病情明显好转。

一、从独立学科角度看待精神病学与医学其他学科的联系

同一临床问题可涉及不同的医学学科分支,上述案例具有明显的代表性。根据国内外对糖尿病患者的调查发现,糖尿病患者中同时存在明显抑郁情绪的占 29% 左右,而同时伴有明显焦虑情绪的患者占 32% 左右,糖尿病患者群体的自杀率为一般人群自杀率的 3~5 倍。此外,患者的汉密尔顿抑郁量表(HAMD)总分及汉密尔顿焦虑量表(HAMA)总分与糖代谢指标的增高呈正相关。采用抗抑郁药和抗焦虑药治疗后,患者在临床上表现为焦虑和抑郁情绪的改善,同时其糖代谢指标也趋于正常。在此过程中也发现,患者 HAMD 和 HAMA 分数的下降与患者糖代谢指标改善密切相关。从临床层面来看,患者的抑郁和焦虑情绪直接影响其糖尿病的治疗效果,乃至转归和预后;而对患者抑郁和焦虑症状的注意及积极治疗,有助于糖尿病本身症状的改善和糖代谢指标的恢复。

从更深的层面来看,首先应弄清楚糖尿病患者中存在明显的抑郁与焦虑情绪的原因。目前的研究表明,可能与以下因素相关:①躯体问题和精神异常偶然同时存在。也就是说两者没有必然的内在联系,但在同时存在的情况下,情感的异常必然进一步影响糖代谢指标,而治疗情感问题有利于糖尿病的

恢复也顺理成章了。但两者同时存在的高出现率似乎仅仅用"巧合"来解释又非常牵强,至少这一种解释无法代表所有出现的情况。②糖尿病和情感障碍具有某些共同的病理生理过程或共同的致病因素。这一点在临床和实验室研究中已得到部分证实。从上述案例来看,患者存在HPA轴过度活跃。HPA轴的活跃与糖代谢的异常有明显的关系,同时HPA轴的活性过度与中枢神经系统5-HT和NE的下降共同构成了抑郁障碍"血清素－去甲肾上腺素－HPA轴链"的病理生理假说。最近的研究还表明,HPA轴活性过度所产生的皮质醇增高可以产生明显的神经毒性作用,可出现中枢神经系统某些部位,特别是海马、杏仁核及前额叶皮质神经元可塑性的下降,导致这些区域神经元树突和胞体的萎缩,从而产生认知功能障碍及焦虑、抑郁症状的出现。而降低HPA轴的活性,有利于患者糖代谢指标的恢复,同时也是抗抑郁药产生抗抑郁作用的重要机制。目前在临床上应用的许多类型的抗抑郁药,如选择性5-羟色胺再摄取抑制药(SSRI)、5-羟色胺－去甲肾上腺素再摄取抑制药(SNRI)均有抑制HPA活性及中枢神经系统神经元的保护作用。上述案例采用抗抑郁和抗焦虑治疗不仅使患者的睡眠和情绪症状得到明显改善,同时对于糖代谢指标的恢复也有明显的帮助,即可以说明。③心理社会因素的影响。患糖尿病后,由于对患者生活和饮食方面的限制、躯体症状的影响及对糖尿病并发症的担心均构成了患者的应激(stress)因素,由此导致患者出现明显的焦虑和抑郁症状。④还有学者认为,抑郁和焦虑症状可能是糖尿病综合征的固有症状,也就是说糖尿病本来就存在着两部分症状,一部分是躯体症状,一部分是精神症状。这些情况说明精神病学与其他临床学科有着广泛的联系,如上述案例就涉及内分泌学、心身医学、精神病学等临床学科。同样的情况在神经性厌食(anorexia nervosa)、高血压(hypertension)、冠心病(coronary heart disease)、消化性溃疡(peptic ulcer)、甲状腺功能亢进症(hyperthyroidism,简称甲亢)、甲状腺功能减退症(hypothyroidism,简称甲减)等疾病中也得到证实。

精神问题与躯体疾病或神经系统疾病的联系总结起来有4种情况:①躯体疾病或神经系统疾病与精神疾病共同存在,在临床的诊断与治疗中应分别加以注意;②某种躯体疾病或神经系统疾病的长期存在作为某种精神疾病的危险因素,促进某种精神疾病的发生或促进某类精神异常的出现,如脑血管疾病的存在可以成为抑郁障碍发生的重要危险因素;③某种精神疾病的存在成为某种躯体疾病或中枢神经系统疾病发生的重要危险因素,如焦虑障碍的存在成为高血压发生的重要危险因素已经被证实;④某些躯体疾病的临床表现本身就包含了躯体症状和精神症状两方面,如甲亢所表现的易激惹及甲减所表现出来的抑郁等。而以上所列举的4种情况又相互交叉,不能截然分开,上述案例就是最好的说明。在临床实践中,以上问题是普遍存在的,据四川大学华西医院2004年的统计,在该院417例内科住院患者中,发现符合ICD-10诊断标准的抑郁症患者占总调查人数的3.4%,而内科医师对其识别率只占10.15%。从医学模式的转变观点出发,许多躯体疾病患者由于对疾病缺乏认识,会产生一系列的心理负担,如恐惧、焦虑和抑郁,这些心理障碍反过来又会影响躯体疾病的康复。精神疾病也可以伴发躯体疾病,如有报道显示精神分裂症患者患躯体疾病的概率为正常对照组的3~4倍。

因此,精神病学与临床各学科联系相当密切,在临床工作中对待任何疾病或异常情况的时候应该注意的问题是:①利用医学各个学科的知识综合考虑问题;②充分考虑患者的文化背景;③充分考虑患者的个性、各种应激因素对于患者疾病的影响。心身共治是临床工作的基本原则。

二、从"大医学"角度看精神病学与医学其他学科的关系

精神病学是医学的一个有机组成部分,各学科之间没有截然界限,融合发展是趋势。"应激节律障碍"假说的提出就是基于此。在医学层面,可以将人体内部的各种运行规律称为节律。医学各个领域都关注节律,如血压、血糖、内分泌、免疫、神经电生理、情绪、睡眠－觉醒等,而节律被打破应该是慢性非感染性疾病共同的原因。而与动物相比,人类的各种节律更容易受到干扰,其原因是人类面对的社会环境远比动物世界复杂。此外,也是人性特征所决定的。人性特征总结起来包括:趋利避害,贪得无厌,自我愉悦。基于这些特征,人类会产生各种需要,如心理学家马斯洛所总结的生存需要、安全需要、接纳与被接纳的需要、尊重与被尊重的需要、自我实现的需要等。这些需要的满足与否是人类产生应

激的根源,如为发展事业或完成工作需要出差产生的境遇性失眠,造成对睡眠节律的影响;为自我愉悦需要的旅行或夜生活或进食,产生对睡眠节律、糖代谢节律、脂代谢节律的影响;为生存和自我发展需要的竞争,带来对睡眠节律、血压节律、免疫节律、情绪节律的影响;外伤、感染、自然灾害等对人类心身节律的综合影响等。当然还必须提及的是,有的个体基于不良的遗传素质背景,在上述应激因素的影响下,某些内在节律更容易受到破坏。暂且将由于心身应激所产生的心身异常称为"局部异常",如境遇性失眠、妊娠高血压、焦虑情绪、糖耐量异常等;而当"局部异常"没有得到正确处理,或应激源持续存在,或存在不良遗传素质背景时,这种"局部异常"就会过渡为"节律障碍",如表现为情绪节律障碍的双相情感障碍、表现为糖代谢节律异常的糖尿病、表现为血压节律障碍的高血压、表现为消化系统节律障碍的消化性溃疡等;当节律障碍不能有效得到控制时,最终使个体形成"失节律障碍"或称为"节律完全丧失障碍",如恶性肿瘤、糖尿病并发症、痴呆、反映精神活动全面减退的"阴性症状"等(图 1-1)。

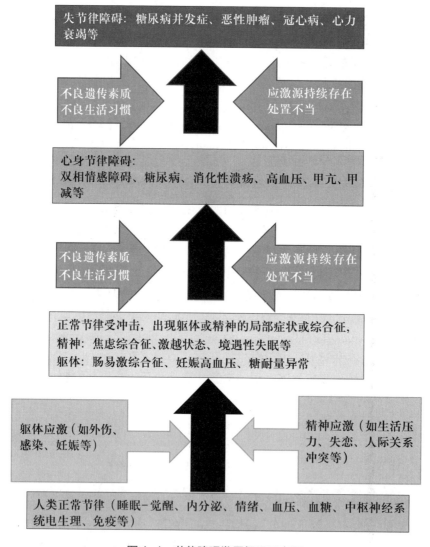

图 1-1 节律障碍发展假设示意图

根据节律障碍发展的假设,可将 ICD-10(详见第二章)中所表述的精神疾病做重新表述(表 1-1),同时也可将躯体疾病做同样的重新表述(表 1-2)。

表1-1 节律障碍发展假设背景下对精神疾病的表述

等级	所属精神障碍举例
属于局部异常的精神障碍	应激相关障碍、广泛性焦虑、惊恐障碍、社交焦虑障碍、分离障碍、转换障碍、睡眠发动与维持障碍等
趋向于节律异常的精神障碍	强迫障碍、抑郁障碍、神经性厌食、神经性贪食、神经性呕吐、以幻觉－妄想综合征为主要表现的精神分裂症等
属于节律异常的精神障碍	双相情感障碍、癫痫性精神障碍、厌食－贪食－呕吐交替出现的进食障碍、以紧张症状群为主要表现的精神分裂症等
属于完全失节律的精神障碍	阴性症状为主要表现的精神分裂症、以思维形式障碍为主要表现的精神分裂症、以瓦解症状为主要表现的精神分裂症、精神发育迟缓、痴呆等

表1-2 节律障碍发展假设背景下对躯体疾病的表述

等级	所属躯体疾病举例
属于局部异常的躯体疾病	肠易激综合征、功能性消化不良、1级高血压、糖耐量异常、1型糖尿病、荨麻疹等
趋向于"节律异常"的躯体疾病	2型糖尿病、2级高血压、神经性皮炎等
属于节律异常的躯体疾病	脆性糖尿病、消化性溃疡、癫痫、3级高血压等
属于完全失节律的躯体疾病	恶性肿瘤、糖尿病并发症期、冠心病等

以上的"假设"已经被华西医院孙学礼团队2015—2017年所进行的一项研究初步证实。上述假设说明的问题是：①应激＋遗传应该是所有慢性非感染性疾病发生和发展的根源。思考、研究和诊疗任何心身异常均不能脱离这个基本框架。②节律障碍发展假设框架从另一个视角表明，医学领域单位时间内所面对的不是绝对意义上的"单元疾病"，而是健康－亚健康连续发展过程中的一个横断面，把握这个横断面的来龙去脉要比仅仅认识、处理一个横断面更为重要。③既然许多躯体疾病和精神疾病有同样的由"局部异常"到"失节律障碍"的发展过程，则对躯体疾病的治疗理念就应该重新考虑。虽然"早期发现和早期治疗"是业内的共识，但传统治疗观念重点关注的是某项具体异常的生物学指标，如血糖、血压等。而从心身医学角度解读，这些指标都是预警指标，应该是躯体或精神应激的直接或间接体现。临床诊疗不去认真从心身及社会角度分析这些预警指标对个体的意义，而仅强调恢复指标的正常，是一个明显的误区。因此会发现，虽然某些患者血压控制得很好，但5年或10年后仍然出现脑卒中或冠心病；某些患者血糖控制得很好，在5~10年以后仍然发生糖尿病的并发症。对于慢性非感染性疾病，关注其发展阶段及节律的恢复才是治疗的关键。依据这样的设想，对于躯体的局部异常诸如1级高血压、糖耐量异常等情况抗焦虑药的使用应该是必要的或重要的选择；而对于糖尿病、2级高血压或3级高血压，心境稳定剂的使用亦应该成为重要选择。在近2年的临床实践中发现，对采用胰岛素或其他机制的降糖药物后血糖控制不好的患者给予拉莫三嗪、丙戊酸盐等心境稳定剂取得了较好的效果。当然，接受节律障碍发展的理念及将其用于躯体疾病诊疗的临床实践还需要一个较长的讨论、观察、研究和实践的过程。

▶▶▶ 第四节 精神障碍的危险因素研究 ◀◀◀

一、问题

面对所有慢性非感染性疾病都存在对危险因素的探讨，这个问题对于临床医学是至关重要的，精神障碍当然也不例外。例如，为什么患者会逐步出现情绪低落和自杀行为，是什么原因导致患者出现各种幻觉(hallucination)、妄想(delusion)、兴奋躁动、睡眠问题等情况。这些问题和临床治疗直接相关,于是就有了对精神障碍危险因素的研究。

二、过去对精神障碍危险因素的研究

(一) 遗传因素的研究

遗传因素的分析方法有群体遗传学方法、遗传分析法和分子遗传学方法。

1. 群体遗传学方法

群体遗传学方法有 3 种:①家系研究:许多疾病有遗传因素。例如,精神分裂症患者的一级亲属患精神分裂症(schizophrenia)的可能危险率为 4%~14%,约为一般人群的 10 倍;若双亲均患精神分裂症,子女患病概率高达 40%。又如,抑郁障碍(depression)患者一级亲属的患病率高出一般人群 30 倍,抑郁障碍患者的家族抑郁障碍病史阳性率约为 50%。双相 I 型障碍患者的一级亲属中患病概率高出正常人群 8~18 倍,父母一方患病,其子女患心境障碍的概率为 25%;父母双方均患病,则子女患心境障碍的概率可高达 50%~70%。从家系研究中发现,血缘愈近患病率愈高。②双生子研究:是基于遗传基因的一致性加以分析,如单卵双生子(MZ)其遗传基因应是一致的,从患病一致率的高低可以判定病因中遗传效应的大小。如果是二卵双生子(DZ),这种遗传基因可能的分布为 50% 相同基因,从同病率看就可能低得多,遗传决定率参考价值也要低些。对双生子的研究发现,精神分裂症的同病率:单卵双生子为 47%,二卵双生子为 12%;抑郁障碍的同病率:单卵双生子为 69%~95%,二卵双生子为 12%~38%。虽然多个研究报告的结果不一致,但较为肯定的是单卵双生子研究同病率显著高于二卵双生子。③寄养子研究:因双生子喂养条件或成长环境常一致,故在早期就有研究者认为同一家庭环境对发病有影响。寄养子研究的目的就是要分辨环境因素与遗传因素,确定谁是主要因素或关键因素。其方法有 2 种:一种是已知母亲为某种精神疾病(如精神分裂症)患者,而将其子女寄养于正常人的家庭,另外将正常母亲生下的子女同样寄养到正常人的家庭做对照,到发病年龄时比较 2 组结果。另一种是对在孤儿院成长的患病者反向追踪,比较其亲生父母亲的患病率是否高于未患病的对照组。Hesston(1966)观察了 47 名母亲患精神分裂症寄养于正常父母家庭中的子女,并与 50 名双亲健康的寄养子女做对照,到成年发病年龄时,发现研究组有 5 人患精神分裂症,而对照组无一人患精神分裂症,说明遗传因素在该病的发生中起着重要作用。

2. 遗传分析法

遗传分析法有分离分析、关联分析和连锁分析 3 种。分离分析系确定家系中是否具有特殊的传递模式,不仅可用于单基因也可用于多基因遗传的分析,但分离分析在精神疾病的遗传分析中却很少应用。关联分析是比较 2 个群体之间某个位点的等位基因的频率情况,这在精神疾病遗传分析中也少有应用。精神疾病遗传分析中应用最多的是连锁分析。在情感障碍的连锁分析中,来自 Amish 家系的研究发现,11号染色体长臂的遗传标记有连锁,但是未能重复上述结果;大量研究结果认为,18 号染色体长臂有 18q 的连锁,另外报道与 21 号染色体有连锁,并有重复研究结果可供参考。精神分裂症的连锁分析中,认为 22 号(22q)、6 号(6p)、8 号(8p)染色体有连锁,其中以 6p 的证据最多。

3. 分子遗传学方法

分子遗传学方法是遗传基因定位的有效方法,用限制性内切酶片段长度多态性(RFLP)检测 DNA,其识别切割的序列长度可为 4~6 或 8 个碱基对长度,这称为内切酶的识别位点,目前已分离出 100 种以上的内切酶。1 个酶切割人类基因组会产生 100 万个以上不同长度的 DNA 片段。如对阿尔茨海默病(Alzheimer's disease, AD)的研究曾用此法定位基因于染色体 21q、1、19、14,尤其是 21 号染色。因唐氏综合征(Down syndrome)系 21 三体,晚发唐氏综合征与 AD 的病理改变一样,21q 染色可能是早发性 AD 的候选基因,但以上研究目前均未得出肯定结论。

(二) 心理因素的研究

1. 人格特征

有研究认为某些人格特征是风险因素。如孤僻、内向、怕羞、敏感多疑、思想离奇缺乏逻辑性、好幻想等,是患精神分裂症的风险因素之一,有学者将这种人格模式称为分裂人格。国外有学者发现,精神分裂症患者发病前有此人格者达50%~60%,说明有此人格者易患精神分裂症。故对既有分裂人格,又有家族史者应特别注意。

2. 心理创伤

心理创伤即应激源作用于机体发生应激反应,产生一系列生物化学的改变。如 ACTH、β- 内啡肽等物质的释放,破坏了机体内稳态环境,易使致病基因携带者或高危风险个体发病。

(三) 社会因素的研究

1. 家庭环境

研究表明,幼年时期为单亲家庭、不完满家庭,幼年时期受到忽略、虐待(特别是性虐待),以及由于躯体疾病造成在幼年时期与同龄人或成年人的隔离与沟通障碍等因素,均可以成为发生精神障碍的重要因素。英国 Leff 教授研究了高情感表达(HEE)对精神分裂症复发的影响,指出患者会由于家庭中的压力而发病。高情感表达主要有 5 项:①高度批评指责;②亲属对患者过分的参与(包办代替);③亲属,特别是家庭的主要成员对患者有敌意;④亲属对患者缺乏热情与温暖;⑤对患者很少有肯定的结论。结果发现,即使用药维持,在高情感表达家庭中精神分裂症复发率还有 51%,而在低情感表达(LEE)家庭中仅为 13%,充分说明家庭氛围与促发疾病有显著关系。许多研究一致认为,精神分裂症复发与心理因素和药物维持治疗时间 2 种因素有关。

2. 家庭经济状况

家庭经济状况与某些精神障碍的发生有关。例如,抑郁障碍容易发生于经济发达地区中经济窘迫状况的群体,尤其是这部分群体中的家庭主要成员;而焦虑障碍则更容易发生在经济发达地区或经济状况较好的群体中。

3. 社会竞争和人际关系

社会竞争日趋激烈、生活节奏明显加快、人际关系格局明显改变,成为导致某些精神障碍和心理问题的重要原因。如广泛性焦虑、创伤后应激障碍等问题均与这类因素密切相关。

4. 家庭和社会支持系统

家庭和社会支持系统包含多种因素,如家庭关系的融洽与否、家庭中的情感表达恰当与否、社会劳动保障系统是否相对完善、社会医疗保障机制是否健全等。因此,独身、离异、失业、劳动保障系统的缺陷、医疗保障系统的问题等均可成为某些精神障碍发生的重要因素,同时也是某些精神障碍患者康复和回归社会的重要障碍。如精神分裂症患者的康复和回归社会问题就与上述许多因素密切相关。

(四) 躯体因素的研究

1. 躯体疾病和中枢神经系统疾病

躯体疾病或中枢神经系统疾病情况下,伴发精神障碍的可能性明显增加,尤其在个体本身具有某种精神障碍家族史的情况下更是如此。躯体疾病或神经系统疾病具有明显高于一般人群的某种精神障碍的伴发率的原因大致有以下几种:①躯体疾病或中枢神经系统疾病导致中枢神经系统的直接损害,或由于疾病所造成的躯体中毒、缺氧、脑血流动力学的改变等导致中枢神经系统功能紊乱,进而导致精神症状或某种精神障碍的发生。因此在精神疾病的分类中有"中枢神经系统疾病所致精神障碍"和"躯体疾病所致精神障碍"等条目。②躯体疾病或中枢神经系统疾病与某些精神障碍互为致病因素,致使躯体障碍和精神障碍交互发生和发展,这就是 20 世纪末所提出的"共病"概念。

2. 年龄

不同年龄阶段带来的躯体生理 – 心理功能的不同变化会对精神障碍的发生带来影响,特别是在一些生理 – 心理变化的敏感时期更是如此。例如在老年期,身体健康状况日渐衰退,常出现多种疾病,且抵抗力下降,如服用一些中枢神经活性药物很易引起急性谵妄(delirium)状态。此外,进入老龄后年龄每增加 5 岁则阿尔茨海默病的患病率增加 1 倍,40~60 岁患者中发生慢性脑病综合征(chronic brain syndrome)多见,年龄愈大则愈易发生遗忘综合征(amnestic syndrome)等均说明这个问题。

3. 药物和精神活性物质

海洛因、酒精、中枢兴奋剂等精神活性物质很容易促发精神分裂症、抑郁障碍和双相情感障碍等精神障碍。据统计,双相情感障碍中有 40% 与酒精依赖共病。抑郁障碍常与饮酒相关,有报道 50 岁以上长期饮酒有抑郁情绪者,饮酒可加重抑郁症状,在酒精的作用下患者常失去自控能力,甚至自杀。酒精和海洛因依赖者中抑郁障碍特别多,所以他们的自杀率也特别高。酒精滥用者中患精神分裂症者为 1%~33%,如按发生率的高限(33%),则是一般人群精神分裂症发生率的 30 倍左右。这说明,酒精和其他精神活性物质的使用是导致许多精神障碍的重要因素。此外,许多药物的使用均可导致意识障碍、幻觉妄想综合征、抑郁、躁狂等精神症状的出现,常见的药物包括某些类型的抗生素、抗结核药物、类固醇激素、抗癫痫药物、降压药物等。

4. 围产期并发症

在母亲分娩时出现宫内窒息、产伤、感染等情况的个体到青春期或成年后患某些精神障碍的发生率增加,表明围产期并发症为某些精神障碍发生的重要原因之一。研究发现,精神分裂症的发生与围产期并发症有着密切关系,而这种关系被证实主要是由中枢神经系统的损伤所致。

三、目前对精神障碍危险因素的研究

(一) 存在的问题

尽管多年来对精神障碍的危险因素进行了许多研究,涉及生物、心理、社会等非常广泛的领域,也得到了一些值得借鉴的有意义的结果。但目前存在的问题是:①上述各种危险因素之间的关系是什么,是有主次之分还是同样重要? 如果有主次之分,什么是某种精神障碍的主要危险因素? 如果认为以上所列出的可能危险因素对于某种精神能障碍的发病具有同样重要的意义,针对危险因素治疗该精神障碍又该从何下手? ②上述危险因素的研究中结果不尽一致。③上述危险因素的研究结果在部分患者中无法重复。以遗传学的研究为例,不是所有具有家族史的个体均患与亲代同样的精神障碍,甚至终身不患任何精神障碍,即使是单卵双生的个体也是如此,而有的精神障碍患者并没有发现家族史;又以精神刺激为例,有的个体经历重大的生活事件,但某种精神障碍并不是其必然结果,相反,有的个体则是在家庭、社会支持系统完整,生活优裕、平静的情况下发生了某种精神障碍,如精神分裂症、抑郁障碍等。此外,这些问题也在所有慢性非感染性疾病的危险因素研究中遇到。

(二) 目前对精神障碍危险因素研究的思考

1. 多元化的思维模式

一个原因可以导致多个结果,而一个结果可以由多个原因引起。即每一个危险因素均可以导致不同的临床综合征,如某些精神因素可能是抑郁障碍发生的原因,也可能是精神分裂症发生的原因;而同样的临床综合征可以由不同的原因引起,如遗传因素和社会环境因素对于导致抑郁症状可能有着同样重要的意义。这种思维模式是对传统的"单元疾病"概念的挑战。单元疾病强调的是具有共同的病因、发病机制、临床表现、治疗途径和转归和预后等。而多元化的思维模式是强调多种因素所导致的共同临床结果,同时强调多种致病因素在产生同一临床综合征中的共同作用或是相加的作用。目前,临床上对于各种精神障碍的治疗实际上就是针对多种原因所导致的某一特殊结果的治疗,也就是对症治疗。同样,目前对待所有慢性非感染性疾病的病因学研究的看法及治疗理念多是基于这种观点。

2. 危险因素判别的个体化

基于多元化临床思维模式,并且基于上述危险因素研究资料的可靠性,可以这样理解:不同的患者患同样的精神障碍是基于不同的原因,如有的患者出现抑郁障碍可能遗传因素起了重要的作用,而有的患者发病则是基于重大的生活事件,还有的患者可能是由于多种因素的叠加。基于这种看法,在临床上个体化治疗显得尤为重要。例如,对儿童、青少年的情绪障碍注意双相障碍的可能,使用抗抑郁药的过程中需要密切观察情绪变化;产后抑郁及围绝经期抑郁的患者可能和激素水平有关;而失恋等原因诱发的外源性抑郁需要辅助心理治疗等。因此,危险因素判别的个体化更有利于临床治疗,由危险因素判别的个体化所引申出来的问题就是对患者治疗的个体化。

（三）精神障碍危险因素的提出

上述危险因素研究说明,上述因素均与某些精神障碍的发生有关,许多证据已经表明某种精神障碍的发生并非是某种因素单独导致的结果。因此,将危险因素研究中所发现的与某种精神障碍发生有关的各种因素罗列为该精神障碍的危险因素,比各种危险因素的平行罗列能够更好地反映出这些因素与相应精神障碍的关系。精神障碍危险因素提出的意义有以下几个方面:①更充分地反映出所罗列的因素在该精神障碍中的共同作用;②更有利于高危人群的发现,因此有利于精神障碍预防工作的进行;③有利于对具体患者所产生的特定精神障碍原因的甄别和分析,故有利于针对特定的案例制订个性化的治疗措施。

（孙学礼　李惠春）

网上更多……

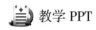教学 PPT　　　　拓展阅读　　　　自测题

第二章

精神障碍的分类和标准化诊断

▶▶▶ **第一节 精神障碍的分类和诊断标准** ◀◀◀

一、概述

内、外科医师在诊断躯体疾病时,由于患者的症状和体征常常较为明显,以及可借助实验室检查等手段进行辅助诊断,故较少为诊断的准确性焦虑。而精神科医师的专业诊断很大程度上依靠患者所表现出的症状与对疾病史的回溯,由于病因学的广泛性和复杂性,医师必须去发掘疾病概念下更深层次的观念、疾病定义的特异性及用什么方法对精神障碍进行分类,并且在此基础上进行合理的诊断。

分类系统的诊断标准具有两个基本功能,一是定义精神障碍,二是对具体疾病进行诊断。一套好的分类系统应具备一些要素,如良好的信度、内在稳定性、特异性、效度及实用性等。对精神障碍进行分类是一种理想的、可以减少对重复和大致相似病例认识负担的方法,利用分类系统的诊断标准对精神疾病进行鉴别诊断有利于临床医师施行最有效的治疗。分类和诊断标准又为职业医师和健康工作者之间提供了可以交流的统一语言。

精神科诊断通常在临床实践中通过临床晤谈和观察完成,但这是比较粗略和灵活的过程,而且诊断检查所包含的内容在不同的受训者之间差异很大。于是,与诊断标准配套的标准化诊断工具——定式临床检查解决了上述问题。定式临床检查确定了要问哪些问题、提问的顺序,甚至规定了使用哪些词汇提问。大多数定式临床检查通常配有一套相应现象学的定义,检查者只需确定患者所描述的症状是否适合手册中的定义,这有助于消除观察者偏倚,训练程序也可以确保检查按照设计意愿使用。

二、主要的分类和诊断标准

古希腊和古罗马描述了 5 种精神障碍:狂乱(妄想)、躁狂、抑郁、歇斯底里和惊厥,它们的鉴别建立在现象学的基础上。希波克拉底将人的气质分为 4 种类型:胆汁质、多血质、抑郁质、黏液质。2 世纪,罗马医师盖伦将分类重点从现象学转移到病因学。但无论分类应更多地基于病因学还是现象学,都始终是精神病学分类体系中令人苦恼的问题。

19 世纪,欧洲各大学著名的精神病学教授均建立了自己的分类框架,其权威性取决于创始人的权威性,并通常局限于某个国家的某个城市或区域。不同的分类流行于不同的国家甚至同一个国家的不同区域,结果形成了精神疾病分类学的割据状态,缺乏一个能被多数学者接受的统一标准。故今天许多诊断实践的差异可追溯到 19 世纪那些著名教授的特殊的观点。其中,克雷丕林第一次区分了躁狂抑郁症和精神分裂症,并建立了一个精细的分类,成为现代精神病分类结构的基础。

20世纪以来,尽管人们利用现代化科技手段对精神疾病的病因进行了大量的探索,也取得了一定的成绩,但仍未达到阐明疾病病理机制的程度。所以,目前大多数精神障碍的诊断仍停留于对临床现象的描述。许多学者意识到迫切需要统一的并能为多数人接受的诊断分类标准来帮助临床、科研及国际学术交流的进行,于是产生了DSM和ICD系统框架。此处,仅以ICD系统为例进行介绍。

(一) 国际疾病分类(International Classification of Diseases,ICD)

1853年在巴黎国际统计年会上,2位统计学家展示了一个死亡原因列表,称为Bertillon的死亡原因分类。之后国际统计学组织每5年对这个列表进行一次修改,1899年法国政府接管了这项任务,出版了国际死亡原因列表(International List of the Cause of Death),这便是ICD的前身。1948年世界卫生组织(WHO)在巴黎举行第6届国际疾病和死亡原因分类会议,将其更名为《国际疾病分类》第六版,简称ICD-6,为第一个全面的疾病分类,首次将精神病列入第五章"精神,心理神经和人格障碍"。但当时对精神病的分类比较简单,许多精神病种类未能包括在内,所以很少采用。之后约每10年ICD就被修订一次,最近的版本ICD-10于1992年出版。ICD-11于2018年发布,2019年5月由世界卫生大会审议通过,并将于2022年1月1日生效。故目前多数临床医师在日常实践和科研中运用最多的还是ICD-10。

ICD-10中涉及精神障碍的内容是第五章"精神和行为障碍",编码为"F",凝聚了52个国家700多名精神病专家的努力,为官方的、全面的精神障碍分类系统,并在世界范围内广泛应用。

ICD的编制过程与美国精神疾病协会进行了合作,许多出现于DSM-Ⅲ、DSM-Ⅲ-R和DSM-Ⅳ的概念均可在ICD-10中找到。与ICD-9相比,ICD-10的编码大得多,ICD-10第五章(F章)中F00~F99有100个字符的相应类别,其中有些字符目前尚未使用。小数点后的数字进一步提供亚型的细节。ICD-10未再采用ICD以前的版本中对神经症和精神病的严格划分,而是根据主要的临床特征或相似的描述性特征将这些障碍安排成组,便于使用。与使用精神活性物质有关的精神和行为障碍无论轻重均归类于F10~F19。在F60~F69中新纳入一些成年人行为障碍,如病理性赌博、纵火和盗窃,同时也包括其他传统的人格障碍。性功能障碍被明确地与性身份障碍区分开来,而"同性恋"本身不再构成一个类别。在术语方面,"障碍(disorder)"一词贯穿于ICD-10始终,而尽量避免使用"疾病(disease)"或"患病(illness)"这样的术语所带来的更大问题。在ICD-10中同时避免使用"心因性"和"心身性"这样的术语,因为使用这样的术语会表示生活事件或困难在这种障碍中起了重要作用,而未使用这类术语的情况会使人误以为心理因素不起任何作用。ICD-10的另一大特点是对每一种障碍除给予临床描述外,还有独立的诊断要点。ICD-10建议医师遵循一个总的原则进行诊断,可以下多个诊断,即概括临床表现时需要多少诊断就记录多少诊断,最好根据诊断目的区分主要诊断、辅助诊断或附加诊断。

ICD-11发布的最初,新闻报道都聚焦于它所包含的一种称为游戏障碍的新型精神障碍,其特征在于"持续或经常性游戏行为模式(数字游戏或视频游戏)"。由于人们一直在争论,玩电子游戏时间过长是一种障碍,还是仅为恶习,故人们对游戏障碍高度关注。ICD-11精神障碍部分还有其他重大变化,列举如下。

1. 加入强迫性性行为障碍

根据ICD-11,强迫性性行为障碍的特征是"无法控制强烈的、重复的性冲动,从而导致重复的性行为"。这种新的诊断类别让人联想到有争议的"性成瘾"概念。也许为了避免这种情况,ICD-11将强迫性性行为障碍归类为冲动控制障碍,而不是成瘾性障碍。

2. 性别不一致不再是精神障碍

对于性别不一致,ICD-11使用术语"性别不一致",而不是DSM-Ⅴ术语"性别焦虑症"或现在不受欢迎的ICD-10术语"易性癖"。除了名称变化之外,ICD-11的巨大变化是性别不一致不再被归类为精神障碍。但是,ICD-11中并没有消除性别不一致,它只是从精神障碍部分转移到一个关于性健康相关疾病的新部分,其中还包括性功能障碍和性疼痛障碍。这是强调性别不一致是严格的医疗问题,而不是心理问题。进行激素疗法和性别确认手术通常需要性别不一致/焦虑诊断。跨性别倡导团体,如世界跨性别健康专业协会(WPATH),支持在 ICD-11 中将这一现象归类为与性健康有关的疾病。

3. 急性应激不再是精神障碍

ICD-11 的精神障碍部分已经移除了急性应激,它被重新归类为创伤反应,并被放入 ICD-11 健康影响因素部分。但长期悲伤和复杂的创伤后应激障碍属于精神障碍。这与 DSM-V 形成了直接对比,DSM-V 继续将急性应激归类为一种疾病。ICD-11 的目的是承认对创伤作出的短暂的情绪不安是一种正常反应。

4. 增加长时间的悲伤

ICD-11 还增加长期悲伤障碍作为官方诊断。对于那些难以从失去亲人的痛苦中恢复过来的人,他们的悲伤远远超出了大多数人所能接受的程度,可以诊断为长时间的悲伤。

5. 复杂的创伤后应激障碍

ICD-11 缩小了创伤后应激障碍(PTSD)的定义,并补充了另一种新的诊断——复杂的 PTSD。因此,创伤后应激障碍目前仅限于 3 种症状:重新体验创伤,避免对创伤的回忆,体验一种更强烈的威胁和唤醒感。

相比之下,新的复杂 PTSD 诊断范围更广。它包括创伤后应激障碍的所有 3 种症状,还包括调节情绪困难,羞耻、内疚或失败的感觉,以及冲突的人际关系。其目的是区分反应主要集中在创伤本身的患者,以及在生活中引起更广泛连锁反应的患者。

6. 人格障碍已彻底改变

尽管受到普通大众欢迎,ICD 和 DSM 的人格障碍部分长期以来在概念和科学上都存在问题。主要的科学问题是,临床医师在实践中无法可靠地区分人格障碍类别。研究人员认为,评估人格障碍不应该依赖于这些长期存在但在科学上存在问题的类别,而应该根据不同的人格维度进行映射来完成。相比 DSM 系统,ICD-11 已经彻底改变了人格障碍部分。旧的类别(边缘型,反社会型,依赖型,回避型等)已完全被抛弃,取而代之的是一种新的诊断——"人格障碍",在评估 6 个特征领域的人格后诊断为轻度、中度或严重。

7. 注意缺陷多动障碍(ADHD)最终被添加

ICD-11 首次出现 ADHD。事实上,ICD-10 对 ADHD 的诊断持怀疑态度,并指出"近年来,诊断术语'注意缺陷障碍'的使用已被推广"。ICD-11 包含这一诊断是一个重大转变。

8. 新的诊断代码

临床医师和患者都感到困惑的一个问题是诊断代码,ICD 中为每种情况分配了唯一字母数字标记。由于诊断代码被 DSM 占用,并且必须在卫生专业人员提交保险索赔时使用(至少在美国是这样),因此引起混淆。在 ICD-11 中,引入了新的诊断代码,优化了之前的混乱状态。虽然大多数世界卫生组织成员国可能需要几年才能采用这些新规范,但它们最终会在世界范围被采用。

(二)ICD-10 中精神与行为障碍分类

器质性(包括症状性)精神障碍

F00 阿尔茨海默病性痴呆

F01 血管性痴呆

F02 见于在他处归类的其他疾病引起的痴呆

F03 未特指的痴呆

F04 器质性遗忘综合征,非由酒精和其他精神活性物质所致

F05 精神错乱或谵妄,非由酒精和其他精神活性物质所致

F06 脑损害和功能障碍及躯体疾病所致的其他精神障碍

F07 脑部疾病、损害和功能障碍所致的人格和行为障碍

F09 未特指的器质性或症状性精神障碍

使用精神活性物质所致的精神和行为障碍

F10　使用酒精所致的精神和行为障碍

F11　使用阿片类物质所致的精神和行为障碍

F12　使用大麻类物质所致的精神和行为障碍

F13　使用镇静剂或催眠剂所致的精神和行为障碍

F14　使用可卡因所致的精神和行为障碍

F15　使用其他兴奋剂(包括咖啡因)所致的精神和行为障碍

F16　使用致幻剂所致的精神和行为障碍

F17　使用烟草所致的精神和行为障碍

F18　使用挥发性溶剂所致的精神和行为障碍

F19　使用多种药物及其他精神活性物质所致的精神和行为障碍

精神分裂症、分裂型障碍和妄想性障碍

F20　精神分裂症

F21　分裂型障碍

F22　持久的妄想性障碍

F23　急性而短暂的精神病性障碍

F24　感应性妄想性障碍

F25　分裂情感性障碍

F28　其他非器质性精神病性障碍

F29　未特指的非器质性精神障碍

心境[情感]障碍

F30　躁狂发作

F31　双相情感障碍

F32　抑郁发作

F33　发作性抑郁障碍

F34　持续性心境[情感]障碍

F38　其他心境[情感]障碍

F39　未特定的心境[情感]障碍

神经症性、应激相关的及躯体形式的障碍

F40　恐怖性焦虑障碍

F41　其他焦虑障碍

F42　强迫性障碍

F43　严重应激反应,适应障碍

F44　分离[转换]性障碍

F45　躯体形式障碍

F48　其他神经症性障碍

伴有生理紊乱及躯体因素的行为综合征

F50　进食障碍

F51　非器质性睡眠障碍

F52　非器质性障碍或疾病引起的性功能障碍

F53　产褥期伴发的精神及行为障碍,无法在他处归类

F54　在他处分类的障碍及疾病伴有的心理及行为因素

F55　非依赖性物质滥用

F59 与生理紊乱和躯体因素有关的未特指的行为综合征

成年人人格与行为障碍

F60 特异性人格障碍

F61 混合型及其他人格障碍

F62 持久的人格改变,非由脑损害及疾病所致

F63 习惯与冲动障碍

F64 性身份障碍

F65 性偏好障碍

F66 与性发育和性取向有关的心理及行为障碍

F68 成年人人格与行为的其他障碍

F69 未特指的成年人人格与行为障碍

精神发育迟缓

F70 轻度精神发育迟缓

F71 中度精神发育迟缓

F72 重度精神发育迟缓

F73 极重度精神发育迟缓

F78 其他精神发育迟缓

F79 未特指的精神发育迟缓

心理发育障碍

F80 特定性言语和语言发育障碍

F81 特定性学习技能发育障碍

F82 特定性运动功能发育障碍

F83 混合性特定发育障碍

F84 弥漫性发育障碍

F88 其他心理发育障碍

F89 未特指的心理发育障碍

通常在童年和青少年期发病的行为与情绪障碍

F90 多动障碍

F91 品行障碍

F92 品行与情绪混合性障碍

F93 特发于童年的情绪障碍

F94 特发于童年与青少年的社会功能障碍

F95 抽动障碍

F98 通常在童年和青少年期发病的其他行为与情绪障碍

未特指的精神障碍

F99 精神障碍,其他方面未特指

三、精神症状的评价

在精神障碍的标准化诊断过程中,对精神症状进行正确评价十分重要,因为精神症状是精神障碍临床诊断的主要依据。对精神症状的错误认识往往引起误诊,或导致不恰当的处理。对精神症状的评价,有定性分析和量表评价 2 种方式,后者将在后面章节介绍,这里着重介绍症状的定性分析。

在全面复习病史和进行精神检查之后,首先应当对病史和精神检查中的各种异常表现进行分析,确定其中哪些属于精神症状,哪些不是精神症状。对精神症状的界定应根据 WHO 编印的《精神病学与精

神卫生词汇》或其他国际通用的症状学词汇,如精神定式检查(PSE)所附的《精神病学词汇》进行。

各种精神症状的性质、严重程度、出现频率、在患者整个临床相中的地位决定了该症状的诊断价值。

(一)精神症状的性质

精神障碍不单纯是一个生物学的概念,仅仅用正常和异常来定义是不够的。有些症状在一种文化中被视为病态却可能在另一种文化中被认可。因此,判断某个现象是否异常需要心理学和社会学2种标准。心理学标准在症状的描述性定义中被严格限定,如幻觉的定义从映像的鲜明程度及其是否为自己意志产物等方面描述了它与表象之间的界限。社会学标准要求某症状或具有非建设性的精神痛苦,或产生社会功能的损害或缺陷。

(二)精神症状的严重程度

社会学标准在一定程度上反映了症状的严重程度。社会功能的损害往往涉及生活自理能力、人际交往能力、工作能力和遵守社会规则能力等方面。另外,一些症状的特点也是其严重程度的度量标准,如思维的瓦解程度。

(三)精神症状的出现频率

判断症状是否具有临床意义,其出现频率在不同症状有着不同的要求。偶尔出现的一些症状往往不具备诊断意义,如一般妄想的存在至少应该持续存在1周以上,而一些特异的症状(如精神分裂症一级症状中的原发性妄想)一旦确定,即可以作为临床诊断的症状学依据。再如,重复检查门锁是否锁好在许多人的生活中都会遇到,但只有那些频繁出现检查动作并因此产生严重焦虑情绪者才可能被诊断患有强迫症。

精神症状往往有着一定的组合规律,将各种精神症状按照其性质进行综合征归类,再与相应的精神疾病诊断标准,如ICD-10中的相应项目进行比较,即可作出临床诊断和鉴别诊断。

常见的精神障碍综合征如下。

(1)心境障碍综合征:包括抑郁综合征、躁狂综合征。

(2)精神病性综合征:包括精神分裂综合征、妄想综合征。

(3)物质依赖综合征。

(4)急性脑病综合征。

(5)慢性脑病综合征。

(6)应激反应综合征。

(7)神经症性综合征:包括焦虑、惊恐、强迫、恐怖、疑病、癔症、神经衰弱等综合征。

(8)心理生理综合征:包括厌食、贪食、睡眠障碍、性功能障碍等综合征。

(9)性心理综合征:包括各种性心理变态。

(10)人格综合征:包括原发人格障碍和继发人格改变。

此外,还可有一些特殊的综合征,如紧张综合征、科萨科夫综合征等。

四、标准化诊断程序

由于精神疾病没有躯体体征或诊断性的检验,诊断几乎完全依靠所表现出的症状,因而科学的诊断思维显得更为重要。详尽的病前资料、病史资料及精神检查所获取的资料是完成诊断的重要依据,现代诊断标准及其配套的定式检查的运用使精神疾病的诊断脱离了混乱的局面,变得更为准确和有效。

Spitzer曾于1983年提出一个简洁的诊断标准,包括3个成分:纵向的、专家的和全数据的。如果纵向的信息被运用,将会得到一个比较简单的局限于当面会晤更准确的诊断。专家或许优于非专家,而专家的组合也将比一个专家能提供更可信的诊断。从患者及供史者处得到的所有数据及以往病史记录的运用会进一步增强诊断的准确性。Spitzer的诊断标准也许是目前可得到的最准确方法,虽然因其烦琐而没有被推广,但在通常的临床诊断中常常沿用了它的部分思路(图2-1)。

（1）一般资料：包括年龄、性别、职业、病前人格特征、个人史、家族史、既往史、心理社会因素等内容，可提供患者疾病发生发展的基础。如老年起病或有躯体疾病患者首先要考虑器质性原因，某些职业提示与有害物质的接触史，家族精神疾病史和病前人格特征均有助于精神疾病的诊断等。

（2）病史：是诊断的重要依据。起病与病程特点在不同疾病各不相同：感染、中毒所致精神障碍及癫症、反应性精神病常常急性起病，而精神分裂症和偏执性精神病等多起病隐袭；分裂症的病程迁延，而情感性精神障碍可呈发作性。

（3）精神检查：对获得的精神症状应全面系统地分析，如结合该症状的持续时间、形式。同样是幻觉，持续的言语性幻觉（尤其是评论性、议论性和命令性）常出现于精神分裂症，而鲜明生动的幻视常见于躯体疾病所致精神障碍。器质性、心因性、紧张性和抑郁性木僵需与其他症状结合而定。

（4）躯体、神经系统及实验室检查：对器质性精神疾病有诊断价值，心理测验和智力检查则有助于人格障碍和精神发育迟缓等疾病的判断。

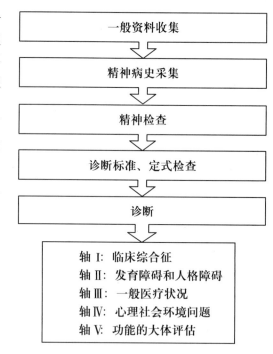

图 2-1 Spitzer 临床诊断思路

在采集病史和进行精神检查时，可以先根据已知的资料作出多种诊断假设，在检查的过程中进行排除和肯定。当发现某些患者同时拥有 2 种或 2 种以上的精神疾病诊断时，就必须思考等级诊断和同病的问题。如临床上痴呆的患者出现妄想，表现近似精神分裂症患者，那这 2 种情况是相互独立的还是彼此相关的？ Jaspers 在 1959 年第一次明确地描述了一个诊断等级，在此框架中，最严重和广泛的障碍被视为第一位的，而不太严重的障碍则是第二位的；器质性障碍被列在所有障碍之前，其次是精神分裂症；情感性精神障碍列在第三级，第四级和最低级的层次为神经症和人格障碍。于是在等级系统中，一个有精神分裂症及情感性障碍特征的患者被诊断为精神分裂症及继发抑郁，并且抑郁情绪源于精神分裂症。一般来说，等级诊断的原则为任何已知诊断需排除其上层诊断的存在，但可以包括其下级诊断。

随着对慢性非感染性疾病认识的深入，目前认为：①所有慢性非感染性疾病均是人为界定的临床综合征；②所有慢性非感染性疾病的病因及发病机制均为多元化；③躯体疾病和精神疾病在病因发病机制及临床综合征方面相互交叉，不能截然分开，如糖尿病、高血压可以出现各种精神症状，而抑郁障碍、焦虑障碍也可以表现出各种躯体症状；④躯体疾病和精神疾病均可以对人体健康造成严重危害，没有等级及轻重之分，如严重抑郁障碍、焦虑障碍可能成为恶性肿瘤、高血压、糖尿病等重大躯体疾病的危险因素，而恶性肿瘤、高血压、糖尿病患者又可能成为发生抑郁、焦虑等精神异常的危险人群。鉴于上述情况，应以"大医学"的观点来宏观看待精神疾病与躯体疾病。在 20 世纪 90 年代中期，医学界提出了"共病"的概念，即某个个体本来就可以在同一时期或不同时期存在 2 种或 2 种以上的疾病，临床诊断的工作只是将患者存在的问题客观展示出来，并且根据所展示出的问题给予分别治疗，而不需要人为地划分出等级。但对于 2 种或 2 种以上的病理状态的内在联系应做具体分析。

五、鉴别诊断

精神疾病诊断的重要性是不言而喻的，然而，目前多数诊断尚处于症状群组合诊断的水平上，于是一些不典型的组合就常常会带来诊断困难。没有哪种精神疾病是完全独立的、有绝对的边界，能与其他精神疾病和无精神障碍状态截然分开；不是所有具有相同精神障碍诊断的个体，在重要方面都是相同的；甚至在诊断的决定性特征上,同一诊断的个体也存在异源性。因此,前文提到过的等级原则和分类诊断标准就是进行诊断和鉴别诊断的重要工具。以下分别举例说明。

(一)按照等级原则进行鉴别诊断

【典型案例】

患者,男性,40岁,大学教师。因"情绪低落3个月,疑患重病、想死10天"入院。3个月前,患者因父亲去世伤心、紧张,后渐渐出现睡眠差,常常于清晨3点左右醒来不能再入睡;1个月前,患者因肺炎在当地医院住院治疗,治疗10天痊愈出院。住院期间B超发现有"肝左后血管瘤",遂认为医务人员和家属骗自己,怀疑自己患的是肝癌,经反复解释均无效。患者情绪低落、愁眉不展、兴趣减退,自觉心悸、胸闷,食欲下降。10天前,单位领导因考虑其病情而将其调换至较清闲的工作岗位,患者认为领导不信任他,常感周围人眼神不正常,认为大家都在议论、看不起他,并述曾有一次听到一同事说其"要完蛋了"(实际上该同事不在当地)。此后患者不再上班,多卧床,生活需人督促。常说不想活了。入院前4天,服20片地西泮(安定)欲自杀,被家人发现,送医院抢救脱险。

既往史及个人史无特殊,家中母亲有抑郁障碍病史。

内科及神经系统检查无明显异常。

精神检查:神志清,接触被动,悲伤面容,卧床不起,定向力好;情绪低落、感内心压抑、自我评价低;有言语性听幻觉,有疑病妄想,坚信自己得了肝癌;有牵连观念,认为病友们说话是在议论他;思维迟缓,记忆力差、困乏无力,精神运动偏抑制;计算力尚好;自知力不全。

该病例特点:

(1)中年男性,40岁起病,起病较急,病程4个月。

(2)起病前有一定心理社会因素:父亲去世。

(3)病前有肺炎病史。

(4)母亲有抑郁障碍史。

(5)主要症状:①精神病性症状:幻听、牵连观念、疑病妄想;②抑郁综合征:情绪低落、兴趣减退、早醒、食欲下降、思维联想减慢、自杀未遂;③自主神经功能异常:胸闷,心悸。

(6)智力正常。

(7)社会功能明显受损。

根据等级诊断,首先要排除脑器质性精神障碍。一般来说,中老年初次起病者首先考虑脑器质性精神障碍存在的可能。在本病例中,患者无头部外伤或颅内感染、脑血管疾病的依据,定向力及智力检查均正常,故不考虑脑器质性精神障碍。其次要排除躯体感染所致精神障碍。患者中年、急性起病,精神症状出现于肺炎之后,抑郁情绪最初指向躯体疾病。但对躯体疾病的悲观、绝望是一时的,而抑郁的其他症状,如自责、牵连观念、疑病妄想、思维迟缓、记忆力差、困乏无力等在躯体疾病治愈后反而更加严重,故不考虑躯体感染所致精神障碍。在排除器质性精神障碍之后,因为有数种精神病性症状的存在,故而需排除精神分裂症。不支持精神分裂症诊断是由于以下几方面:精神分裂症发病的高峰年龄是青春期、成年早期,与发病年龄不符,40岁以后首发的精神分裂症相对较少;患者的精神病性症状是非特异的,从内容上和数量上均不足以诊断精神分裂症,且精神病性症状持续的时间与情绪低落比起来相对较短,只能视为抑郁情绪的附加症状。排列在等级诊断第三位的是情感性精神障碍,本例患者有典型抑郁综合征的表现,尤其是早醒、思维迟缓等特征性症状符合情感性精神障碍、抑郁发作的诊断,此外患者有精神疾病家族史、病程及社会功能的损害也支持这一诊断。虽然抑郁障碍的诊断依据是充足的,但患者起病于父亲去世之后,有明显心理社会因素,还是要考虑应激相关障碍。不支持应激相关障碍的证据包括心因的强度不足,年老的父亲去世对大多数人来说并非是十分强烈的刺激;另外,患者对心因的反应表现为一般人所具有的丧失后的悲伤,而不是强烈的指向心因的情绪反应,而以躯体症状较突出,随着病情的发展,患者症状特点与心因的关系更不明显,而表现出疑病妄想、牵连观念、自责等精神病性症状。因此不支持反应性抑郁,但心理应激应视作一种诱因,激发情感性精神障碍。如果没有抑郁障碍的诊断,自主神经功能紊乱常见于焦虑障碍,而在此,它们同精神病性症状一样是继发于抑郁的症状。

（二）按照诊断标准进行鉴别诊断

临床上常常遇到这种情况:当一个同时有抑郁情绪和妄想的患者使用抗精神病药和抗抑郁药有效时,第一个医师诊断为精神分裂症,第二个医师诊断为精神病性抑郁,第三个医师则认为是分裂情感性精神障碍。产生这种诊断分歧的原因即在于症状群的交叉重叠,上述 2 种症状在 3 种诊断中都能同时出现。仔细研究分类诊断标准可发现,它们的区别是比较明显的。以粗横线表示病程,弧线代表情绪的起伏,虚线代表精神病性症状,诊断分类如图 2-2~ 图 2-4 所示。

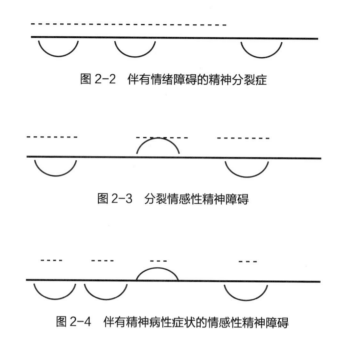

图 2-2　伴有情绪障碍的精神分裂症

图 2-3　分裂情感性精神障碍

图 2-4　伴有精神病性症状的情感性精神障碍

1. 伴有情绪障碍的精神分裂症

精神病性症状持续存在并满足精神分裂症诊断标准,间或出现情绪不稳,往往继发于被害妄想或幻听等,也可能是药源性的或精神分裂症后抑郁。

2. 分裂情感性精神障碍

2 组症状几乎同时出现、同时消失。分别满足精神分裂症和情感性精神障碍的诊断标准。

3. 伴有精神病性症状的情感性精神障碍

以心境波动为主要临床表现,符合情感性精神障碍的诊断标准,精神病性症状只在心境障碍突出时出现,不满足精神分裂症的症状标准。

虽然上文分开列举了使用等级原则和分类诊断标准的例子,但在临床实践中两者是结合使用的。除此之外,还有同病和多轴诊断,同病即 2 种或更多的障碍诊断于同一个体。鉴别诊断时应注意由于定义、术语和分类方法运用不当造成的假同病。

▶▶▶ 第二节　精神科的基本临床技能 ◀◀◀

精神疾病的发生、发展与转归受心理、社会、生物等各种因素的影响,因此,针对精神疾病的检查和诊断过程,与临床其他各科躯体疾病的检查与诊断有所不同。临床诊查过程中,需要更全面、完整地从不同途径收集患者的病情资料。

一、问诊

问诊是医师尤其是精神科医师需要尽快掌握,并不断完善的核心临床技能。熟练而有效的问诊是对疾病正确诊断、成功治疗和提供恰当医疗服务的基本保障之一。如果只重视利用相关医疗仪器、设备作为诊断和治疗的手段而忽视问诊的重要性,患者往往很少甚至不愿向医师坦诚地说出自己的感受和需要,并常因"医师不了解我、不了解我的病情",或"医师忽视我、医师水平差"等体验而终止求医行为,或另找门路。

世界医学教育联合会《福冈宣言》指出:"所有医师必须学会交流和人际关系的技能。缺少共鸣(共情)应该看作与技术不够一样,是无能力的表现。"

医患沟通是问诊的重要技能,一般有2种基本形式:言语沟通和非言语沟通。言语沟通是通过语言方式达到医师同患者之间的信息交流,实现相互间的沟通,这是医患之间思想和情感交流的主要形式。在言语交流中医师需要注意态度、语音、语调和用词得当,能够使对方注意、理解、领会和作出适当的反应。

(一) 医患言语沟通技能

1. 倾听的技能

倾听是建立医患关系、进行精神检查的有效的常用基本技能。倾听体现了对患者的尊重、接纳和理解,易于使患者产生对医师的信任,建立良好的医患关系。医师必须尽可能花时间耐心、专心和关心地倾听患者的诉说,允许患者有充裕的时间描述自己的身体症状和内心痛苦,不过早评价患者对疾病的态度。如果患者离题太远,医师可以通过提醒帮助患者回到主题。唐突地打断可能在刹那间丧失患者的信任。

良好的倾听是医患沟通的重要基础。倾听的作用有:①收集信息,包括来访者的言语信息和非言语信息,这对理解患者至关重要。忽视患者表达的信息,就难以获得客观而全面的临床资料,也难以做到真正理解患者的需要。②能够创造一种安全温暖的气氛,使患者能够更加开放自己的内心,更加坦率地表达真实的想法。③能够向患者反馈医师对患者的尊重与关注,这会使患者感到医师和自己的谈话对治疗很重要。④为以后的诊断和治疗建立互相信任的基础,也会增加患者对治疗的信心。可以说,倾听是发展医患间良好关系最重要的一步。

2. 共情与肯定的技能

(1) 共情的技能:是指医师能从患者的角度去理解患者的痛苦和情感,设身处地体验患者的感受,理解患者的需要、愿望、情感和动机,并作出适当的表达、理解的言语及非言语反应,如及时点头、适时应答"哦,对"或目光接触患者、简单地重复患者诉说内容等。

(2) 肯定的技能:是指医师能通过倾听将患者此时此刻的思想、看法、观点、情感准确地反映出来,使患者感到医师已充分了解他的病情,增进信任,为医疗方案的制订和得到患者的合作打下基础。如肯定患者体验和感受的"个人真实性",并非赞同患者的病态信念或幻觉体验,但可以向患者表明医师理解他所叙述的感觉。接纳而不是简单否定的态度,有助于医患间的沟通。例如,以躯体症状为主诉的焦虑抑郁患者总是感到身体各处的不舒服,尽管各种物理检查结果都是阴性,但患者始终不能打消担心或怀疑,因为不舒服的感觉确实存在。此时,应当首先肯定患者的感受具有"个人真实性",并表示理解和同情。当然,医师也要肯定检查结果的客观真实性,从而运用沟通技能来解释原因。对这部分患者,肯定其确实感觉到不舒服是建立信任的基础。

(二) 促进问诊的技巧

虽然与不同的患者接触交谈,每个医师都有各自的经验与体会,有时较难归纳成文字,但还是有一些共同的基本交谈技巧,归纳如下。

1. 询问

询问是指应用直接或间接提问的方式,收集患者症状及存在问题的相关资料。注意交谈中询问的语气应自然、温和,方式应循序渐进,先间接、一般性提问,然后对部分问题进行直接或针对性提问。

2. 情感的鼓励和疏泄

帮助患者认识和接纳痛苦的情感,鼓励其表达出被压抑的情感。同时,帮助患者学会应用和处理积极的情感和人际关系。

3. 澄清问题

在检查与治疗问诊中,医师需注意复述和反馈患者的谈话,这有利于澄清一些叙述模糊的问题,帮助患者疏泄被压抑的情感。还可进一步增加患者对医师的信任,感到医师能理解自己,引起患者的情感共鸣,增加治疗依从性。

4. 沟通和交往分析

帮助患者明确在与他人交往中,所存在的不恰当言语或非言语沟通方式,学会用新的、有效的沟通方式来与人交往或建立人际关系。因为,相当一部分患者在患病后与人交往的话题仅围绕自身疾病和健康,或对疾病和健康过分关注和先入为主,显著减少和缩小了其原有的兴趣爱好和社交范围。

促进问诊的技巧,包括对患者谈话的反应、复述、概括等。医师的态度、方式、姿势及提问,在一定程度上都对问诊予以有效的控制。因此,问诊并非是盲目的、不能把握的。患者常常能发现医师对什么更感兴趣。"促进"是指医师通过简短的言语或非言语对患者的陈述作出反应,促进信息交流的过程。如对患者关键词的复述,对患者体验的简述,表现出有兴趣的表情、姿势,有感染力的语调,都是促进患者谈下去的有效方法。看下面一段问诊。

患者:我的失眠,已使我感到绝望。

医师 A:您以前有过失眠吗?

医师 B:请进一步谈一下您的失眠如何让你感到绝望。

医师 C:喔,让你感到绝望? 我感到你好像对失眠不但极度痛苦,而且失去了信心。能进一步具体谈谈你的失眠,如何令你绝望吗?

评价:医师 A,以理性的问题过早打断患者的联想和情感体验的表达;医师 B,缺乏语调感染力;医师 C 的反应和提问,表明他已感受到患者对失眠的情绪体验,并在跟随患者的问题,使患者对问题的陈述指向对症状更具体、更充分的表达。同时也通过患者对症状的陈述,观察到患者对疾病的情感反应、对失眠的恐惧情绪和表达。

其他常用的促进问诊的技术还包括这样的反应:"是的,然后呢? ""您的意思是……"好的促进技巧在于反应方式能带来多少信息交流。带来的信息交流越多、越真实,说明技巧就越好。在使用这些技巧时应灵活变换,以免患者感到医师在生硬地使用这些词。

(三) 问诊的提问技巧

提问的目的是澄清症状和引导谈话。如果患者过分啰唆,则通过提问予以引导,注意此时提问应当就患者最关心、最重视的问题展开交流,然后自然地转入需要进一步澄清的其他问题深入交谈。医学问诊的提问主要有开放性提问和封闭式提问 2 种,除非特例,一般尽量采用开放式提问。

1. 开放式提问

在医学问诊中,开放式提问是常用的提问方式,其优点是,可让患者自由表达情绪、态度,可以避免医师的误导、资料收集的偏倚,并能减轻患者的焦虑,防止医师先入为主的偏见和不适当的导向,有利于构建医患之间的桥梁。

开放式提问多用于问诊的开始。问诊的开始,是向患者自我介绍和对患者的称呼,同时观察患者是否显得较舒适,这时几乎都是开放性提问。如:"你感觉如何? ""我如何能帮助你? ""什么问题使你来看医师的? "在患者谈到自己的主要问题之后再进入较为特定的问题,如"你能谈谈你说到的头痛的具体表现吗? "提示患者其他不是主要的问题或与当前的医疗无关。患者对提问的回答对诊断有特别重要的意义。患者首次谈及的问题常常是很痛苦的或有重要的临床意义,表明在患者生活中有很大的影响。有的医师不给患者机会对其问题进行开放性陈述,或过早以封闭式提问打断患者的陈述,以及医师缺乏经验、患者年纪过大、慢性病等都是影响问诊的因素。

值得注意的是,如果只是让患者谈,这并不是问诊而是对患者疾病行为的纵容,问诊的要点是引导患者对其疾病的信息做最充分的表达,并将其谈话逐渐集中到相关的问题上。开放封闭式提问是指向这一目的的常用技术,可使患者的陈述指向对症状更具体、更充分的表达。

2. 封闭式提问

在所有医学问诊中,控制程度最高的就是封闭式提问或直接提问,如以下几种提问方式。

A. 可以告诉我你的情况吗?

B. 可以告诉我你哪儿不适吗?

C. 可以告诉我你的恶心是何时开始的吗?

可见从 A 到 C 问诊控制的程度逐渐增强,对封闭式提问患者多以几个字或词回答,使问诊指向更特定的、更重要的问题。封闭式提问的重要作用在于对前面遗漏的重要细节和资料的补充和澄清。直接提问的弊病是可能因医师语言的暗示而使患者的回答有所偏倚。如医师问:"过去是否有过精神病史?"会因"精神病"这个词的羞辱感使患者回避直接回答。如医师问"你是不是第一次到精神卫生机构来就医?"则会减少患者的羞辱感。恰当的封闭式提问不应该有诱导性,如对一个腹痛的患者,医师问"是刺痛还是绞痛?"就对疼痛的性质的描述有诱导,而应该问"你能描述一下更像哪一种疼痛吗?"如患者仍然不能清楚回答,医师可向患者提供多种可能的疼痛的性质,患者选择与其疼痛相近的一种,避免非此即彼的回答。

(四)问诊表达的技巧

通过问诊,医师要能将自己对患者疾病及相关信息的看法、态度和情感,通过言语及非言语方式表达出来,让患者理解医师是完全可以信任的、是负责任的态度,医师的诊断和治疗方案都是在对患者资料全面了解的基础上形成的。特别是使用患者能理解的语言和词汇,符合患者文化习俗的表达方式,使信息在医患之间达到充分的交流和沟通。在表达过程中,医师表现出来的耐心、信心很重要,这些不仅与适用的语言和词汇有关,还与医师的语调和语气有关。同样的内容、不同的语气和语调往往有不同的交流效果。

(五)影响医学问诊的因素

1. 患者方面

医学问诊中,患者常常是焦虑、紧张、恐惧的,并对医师抱有极大的希望和极强的依赖,总是希望医师能满足自己的健康和情绪需要。因此,医师应认识到,由于患者强烈的情绪状态和过高的期望,往往对医师提供的信息不能充分、确切地理解和接受。有的医师只是形式上提问和解释,以为患者已理解了,而实际上患者并未听进去,结果往往不能建立良好的医患关系。不少医师希望患者按照临床诊断的路径提供信息,而患者往往以自己的感受和认识方式或"病感的语言"向医师倾诉,这使医师难以抓住要点和诊断线索。

2. 医师方面

医师问诊的目的是形成诊断、构建治疗方案、实施治疗,但是医师的问诊技巧、医疗行为的不同会使患者感到被理解、支持、帮助,也可以使患者感到被曲解、疏远、拒绝。问诊中常见的问题是,医师向患者自我介绍不清楚,患者不知如何称呼医师;坐在离患者 2 m 远的地方交谈;叫错患者的名字;问诊中与患者无目光接触;对患者的情绪表达无反应;用冷漠的、生硬的用医学术语询问症状。这些问诊方式不仅缺乏基本的尊重,而且会挫败患者的求医动机。医患之间交谈的空间距离也反映了两者之间的情绪距离,只注意患者交谈的内容忽略患者的情绪反应,往往使问诊难以深入,甚至不能触及患者病症的真正原因。有的医师自信心不足,担心看不好患者的病或能力有限;有的医师对接触患者的问题或躯体感到不舒服,或对自己与患者在性别、年龄上的相近或差异而焦虑,以致回避对必要的问题的提问(如家庭关系、性方面的问题等)。

3. 问诊环境

问诊的环境可以促进或阻止问诊的进行。为了最有效地传递信息,达到最佳的交流,问诊环境的 3

个主要重要方面是:①不受干扰的、舒适的及时间充分的场所。拥挤、噪声、匆忙、不断有人进出都会使问诊的质量受到影响,有效的安排和控制问诊的时间是重要的技能之一;②医患之间最好无桌子隔开;③与患者坐在同样的高度,使患者感到被尊重、关注和安全感。

(六) 问诊的过程

1. 开始

医师自我介绍,对患者的问候,表达共情、关注、接纳和理解,给患者陈述问题的机会,明确患者的问题,了解患者就医的期望。

2. 深入

医师运用倾听的技能倾听患者的故事,跟随患者的联想。医师的注意应如一部摄像机镜头,紧紧跟随患者描述的内容,对特别有意义的内容采用特写镜头。观察患者的言语及非言语表达的意义,对患者的陈述作出认知和情绪的反应,由开放式提问逐渐过渡到封闭式提问,对问诊的控制增加,使问诊指向更特定的问题,澄清患者的问题,形成初步诊断和治疗方案,包括生物、心理、社会方面的干预策略。

3. 结束

在问诊临近结束时,医师应该做简短的总结,阐明患者的需求和关注,对患者的疑问作出解释。并且向患者介绍下一步有关治疗的信息,包括治疗计划与方法。最后礼貌告别。

二、病史采集

正确的精神障碍诊断取决于详细的病史采集和充分的精神检查。病史主要来源于患者和知情者,但是,有些患者缺乏自知力,本人难以提供准确的病史。这或是因为有些患者自述的病史不够全面;或者是因为缺乏对疾病的认识;或者是因为紧张拘束,遗漏了对精神科诊断十分重要的事件;或是因为患者根本就不合作、缄默不语。因此,向知情者(包括与患者共同生活的亲属,如配偶、父母、子女、兄弟姐妹;与之共同学习和工作的同学、同事、领导;与之关系密切的朋友、邻里,也包括既往曾为患者诊疗过的医务人员)了解情况,常常很有必要。精神障碍的病史采集具有与其他临床学科不同的特点,现将主要内容分述如下。

(一) 病史采集途径与注意事项

1. 从患者本人采集"主观病史"

主观病史主要指仅由患者本人提供的病史内容。对于门诊患者,尤其是心理咨询门诊者,与患者本人直接面谈,是收集相关资料的主要方式。而对于一些重性精神障碍患者,在发病期间,可能"客观病史"比"主观病史"更可靠,但精神科的大多数症状只能是主观的,因为这些症状是一个人内心的体验,只有本人才可能描述。

2. 从知情者采集"客观病史"

客观病史主要是由患者本人以外的其他知情者所提供的病史内容,通常是基于2个或2个以上的人对某一事件或某种行为一致的描述,但原则上应得到患者本人的同意,特殊情况下应得到其监护人的同意。知情者可以补充医师无法从患者处得到的信息,尤其可以通过知情者了解患者的既往人格,年长者亲属对家族史的情况知道的比患者多。

3. 注意事项

医师在采集客观病史时,应向供病史人讲明,采集病史的重要性,取得他们的合作,然后耐心倾听他们介绍有关病史。由于提供病史者缺乏专业知识,接触患者可能有局限性,有的可能带有主观性或某些偏见。常有以下几种情况:①在介绍病史时强调精神因素而忽视躯体因素;②提供阳性症状多,而忽视了早期症状和不太明显的异常表现;③提供情绪和行为的异常多,忽视患者思维和内心的异常体验。因此,在采集病史时,医师不单单是倾听者,还应该观察供史者的心理状态,善于引导,方可取得较为客观而全面真实的材料。

(二) 病史采集要点

1. 病史采集应尽量客观、全面和准确,可从不同的知情者处了解患者不同时期、不同侧面的情况,相互核实,相互补充。事先应向知情者说明病史准确与否关系到诊治结果,提醒供病史者注意资料的真实性。并应了解供史者与患者接触是否密切,对病情了解程度,是否掺杂了个人的感情成分,或因种种原因有意无意地隐瞒或夸大了一些重要情况,对可靠程度应给予适当的估计。如家属与单位对病情的看法有严重分歧,则应分别加以询问,了解分歧的原因所在。如提供病史者对情况不了解,还应请知情者补充病史。并应收集患者的日记、信件、图画等材料以了解病情。

2. 采集病史时,如何收集有关人格特点的资料,是初学者较难掌握的问题。一般从以下几个方面询问:①人际关系:与家人相处如何;有无异性或同性朋友,朋友多还是少,关系疏远还是密切;与同事和领导或同学、老师的关系如何等。②习惯:有无特殊的饮食、睡眠习惯;有无特殊的嗜好;有无吸烟、饮酒、药物使用等习惯。③兴趣爱好:业余或课余的闲暇活动,有无兴趣和爱好,爱好是否广泛;有无特殊的偏好。④占优势的心境:情绪是否稳定;是乐观高兴还是悲观沮丧;有无焦虑或烦恼;内向还是外向;是否容易冲动或激惹。⑤是否过分自信或自卑,是否害羞或依赖。⑥对外界事物的态度和评价。此外,询问患者对自己的看法和他人对他的评价。了解患者在特定情景下的行为和在工作与社会活动中的表现,亦有助于了解患者的人格特点。

3. 采集病史时有一定的询问顺序,在门诊由于患者和家属最关心的是现病史,且受时间限制,一般先从现病史问起。住院病史的采集则多从既往史、个人史、家族史谈起,在对发病背景有充分了解的情况下,更有利于现病史的收集。但可根据具体情况灵活掌握。

4. 记录病史应如实描述、条理清楚、简明扼要,能清楚反映疾病的发生、发展过程及各种精神症状特点。对一些重要的症状可记录患者原话,记录时要避免用医学术语。

(三) 病史采集的内容

1. 一般资料

一般资料包括患者的姓名、性别、年龄、民族、婚姻、籍贯、职业、文化程度、住址、联系电话、电子邮箱、入院日期、病史提供者情况(姓名、与患者关系、联系电话等)及对病史资料可靠性的估计。

2. 主诉

主诉是指患者就诊的主要症状及持续时间。对于不能正确表达主诉的患者应写为“代主诉”。

3. 现病史

现病史是指患者本次疾病的发生、演变、诊疗等方面的详细情况,应当按时间顺序书写。内容包括发病情况、主要症状特点及其发展变化情况、伴随症状,发病后诊疗经过及结果、睡眠和饮食等一般情况的变化,以及与鉴别诊断有关的阳性或阴性资料等。

(1) 发病情况:记录发病的时间、地点、起病急缓、前驱症状、可能的原因或诱因。

(2) 主要症状特点及其发展变化情况:按发生的先后顺序描述主要症状的表现、性质、持续时间、程度、缓解或加剧因素,以及演变发展情况。

(3) 伴随症状:记录伴随症状,描述伴随症状与主要症状之间的相互关系。

(4) 发病后诊治经过及结果:记录患者发病后到入院前,在院内、外接受检查与治疗的详细经过及效果。对患者提供的药名、诊断和手术名称需加双引号以示区别。

(5) 发病以来一般情况:简要记录患者发病后的精神状态、睡眠、饮食、大小便、体重等情况。

(6) 其他:与鉴别诊断有关的阳性或阴性资料等。

与本次疾病虽无紧密关系,但仍需治疗的其他疾病情况,可在现病史后另起一段予以记录。

4. 既往史

既往史为患者过去的健康和疾病情况。内容包括既往一般健康状况、疾病史、传染病史、预防接种史、手术外伤史、输血史、药物(食物)过敏史等。

5. 个人史、婚育史、月经史、家族史

(1) 个人史:记录出生地和长期居留地,生活习惯、有无烟、酒、药物等嗜好,职业与工作条件及有无工业毒物、粉尘、放射性物质接触史,有无冶游史。

（2）婚育史、月经史：记录婚姻状况、结婚年龄、配偶健康状况、有无子女等。女性患者记录初潮年龄、行经期天数、末次月经时间（或闭经年龄）、月经量、痛经及生育等情况。

（3）家族史：记录父母、兄弟、姐妹健康状况，有无与患者类似疾病，有无家族遗传倾向的疾病。

6. 体格检查、神经系统检查资料

许多躯体疾病会伴发精神症状，而精神障碍患者也会发生躯体疾病。因此，对精神疾病的诊断，首先应建立在认真、全面对躯体情况评估的基础上，对所有住院患者均应进行全面而系统的体格检查与神经系统检查。只重视精神检查而忽视体格检查，既不符合现代医学理念的要求，也容易导致误诊或医疗事故发生。体格检查、神经系统检查可参见内科学与神经病学教材，在此不再详细描述。

三、精神检查

精神检查（mental examination）是精神科医师对患者精神状况的横断面认识，是对精神障碍患者作出正确诊断的重要环节。就精神科而言，精神检查同内科、外科、妇产科等专业体格检查一样重要，是诊断精神障碍最基本、最重要的手段之一。精神检查的成功与否对于确定诊断极为重要，不仅需要丰富的精神科专业知识，同时需要对患者持包容、接纳的态度。

（一）精神检查的一般原则

精神检查是通过观察和面谈、躯体检查来检查患者精神状态的一种方法。通过观察，了解患者的一般表现、情感反应、动作与行为，也可以发现有无精神病理性症状如错觉或幻觉、妄想等。通过面谈，了解患者的知觉、言语、思维、智力、定向力、自知力等。通过躯体检查，了解患者是否存在阳性的体征；有无抗拒、蜡样屈曲；有无模仿，违拗，医师要作出一些吩咐和动作，并观察患者的反应。精神检查应遵循如下原则：

1. 建立良好医患关系原则

良好的医患关系是有效进行医学面谈的基础和前提；反之，掌握沟通技巧，进行有效的医学面谈，也有助于建立良好的医患关系，两者相辅相成、互为因果。

2. 尊重信任原则

患者与医师之间应该是平等的关系，他们的人格、权利和隐私等均应得到尊重。只有在这种得到尊重的平等关系前提下，良好的医患关系才能建立与维持。信任可以促进沟通和协商，有助于建立良好的医患关系。

3. 保密原则

对患者的姓名、职业、病情及治疗过程进行保密，是临床医师所应遵循的最重要的伦理原则和职业道德。没有获得患者的许可，治疗者不得把在治疗过程中获取的保密资料泄露给第三者。在诊疗过程的最初就应向患者说明保密原则，这样可取得患者的信任，促进良好的医患关系，获得有关病情的可靠信息。

4. 综合性原则

人的精神和生理是相互作用、互为因果的。精神障碍往往会伴有许多躯体化表现，而生理状况又经常是导致精神障碍出现的原因。因此，需要医师在精神检查过程中对患者的身心状况及相互影响保持高度的敏感性，以辩证统一的思维来分析和看待问题，而不是孤立地看其中某一方面。

（二）合作患者的精神检查

1. 一般情况

（1）一般状态：年貌是否相符；衣着是否适当（衣着的季节特点、性别特点，有无着奇装异服情况）；入院形式（自动入院，强制入院）。

（2）接触情况：患者的接触主动性、合作程度、对医务人员及周围人群或环境的态度（友好、主动接触、置之不理、被动接触、怀有敌意）。

（3）意识状态：患者的意识清晰度如何，是否有意识障碍及其意识障碍的性质和程度等；对时间、地点和人物的定向力是否良好。

（4）日常生活情况：患者的饮食、大小便、睡眠等方面的情况，生活是否能自理；女性患者要注意经期处理月经情况。

2. 认知活动

（1）感知障碍：包括错觉、幻觉、感知觉综合障碍。应注意：①错觉、幻觉、感知觉综合障碍的种类、性质、强度、出现时间、持续时间、频度、对社会功能的影响及与其他精神症状的关系等。②对所出现的幻听，要分辨是真性或假性；言语性或非言语性幻听；幻听的具体内容、清晰程度、出现时间、持续时间、出现频率；出现时的情感状态、意识状态，对社会功能的影响。③有无妄想性加工，与其他症状或妄想的关系，对社会功能的影响及患者对幻觉的自知力等。

（2）思维障碍：主要从言语内容里反映出来。包括思维形式障碍和思维内容障碍、思维逻辑障碍。

1）思维形式障碍：观察患者应答是否切题，有无思维松弛散漫、思维破裂、思维不连贯、思维中断、思维插入、思维贫乏、病理性赘述、思维奔逸、思维迟缓等。

2）思维内容障碍：主要表现为妄想，应注意妄想的种类、性质、出现时间、持续时间、频度、对社会功能的影响和与其他精神症状的关系等。要分析是原发性还是继发性妄想，妄想的具体内容，妄想牢固程度、系统性、荒谬性与泛化倾向，妄想出现时患者的情感状态、意识状态和与其他症状的关系，对社会功能的影响，对妄想的自知力等。

3）思维逻辑障碍：应注意逻辑障碍的种类、性质、强度、出现时间、持续时间、频度、对社会功能的影响和与其他精神症状的关系等。在精神检查中，主要注意有无逻辑倒错性、病理象征性思维、语词新作、诡辩症及其他病理性思维逻辑障碍等。

（3）注意障碍：检查注意是否集中，主动注意、被动注意的情况；是否存在注意减退或注意涣散；有无病理性注意增强、注意转移等。

（4）记忆力障碍：检查即刻记忆、近事记忆与远事记忆，是否存在遗忘、错构、虚构等症状。如有记忆力障碍，应进一步详查属于哪一类记忆损害，其程度、发展状况，以及是否存在器质性病变等。

（5）智力障碍：根据患者的文化教育程度与水平，粗查其智力情况。包括一般常识、专业知识、计算力、理解力、分析综合能力和抽象概括能力。若发现有智力损害，应进行专门的智力测查。

（6）自知力障碍：判断自知力的完整性及对诊断和治疗的态度。检查内容包括：①患者是否意识到自己目前的变化；②是否承认这些表现是异常的、病态的；③是否愿意接受医师对他（她）的处理方式，接受并积极配合治疗。

3. 情感活动

情感活动的检查是精神检查中的难点，主要通过客观观察和主观询问评估。

（1）客观观察患者的外在表现，如面部表情，言谈的语气、语调和内容，行为举止的姿势变化，自主神经反应（如呼吸、脉搏、出汗等）。

（2）主观的体验可以通过交谈设法了解患者的内心。可根据情感反应的强度、持续性和性质，确定占优势的情感是什么，包括情感高涨、情绪低落、焦虑、恐惧、情感淡漠等。还要注意观察患者的情感稳定性、对周围人或事物的态度变化和感染力等情况，了解情感反应的出现时间、持续时间、对社会功能的影响及与其他精神症状的关系等。

（3）情感的诱发是否正常，如易激惹；情感是否易于起伏变动，有无情感脆弱；有无与环境不适应的情感，如情感倒错。如果发现患者存在抑郁情绪，一定要有策略地询问患者是否有自杀观念，以便进行紧急危机干预。

4. 意志与行为活动

主要了解患者意志活动有无减退或病理性增强，本能活动（如食欲和性欲）有无亢进或减弱，是否存在精神运动性兴奋或精神运动性抑制，是否存在冲动、怪异的动作或行为。应注意其行为障碍的种类、性质、强度、出现时间、频率、对社会功能的影响及与其他精神症状的关系等。

（三）不合作患者的精神检查

不合作的患者由于过度兴奋、过度抑制（如缄默或木僵）或敌意，而不能配合医师进行精神检查。对这类患者首先要通过知情人了解病史，了解不合作的原因；其次要仔细观察病情变化，必须耐心、细致、反复观察患者的言行和表情、姿势和行为，这些都反映患者的精神活动，要特别注意在不同时间内和不同环境下的变化。精神检查时应注意观察以下内容。

1. 意识状态

对不合作的患者进行意识状态的检查是十分困难的，但非常重要。一般可从患者的自发言语、面部表情、生活自理情况及行为等方面进行判断。对表现为兴奋躁动尤其是言语运动性兴奋状态的患者要细致检查是否有意识障碍。

2. 定向力

定向力往往与意识状态有密切联系。可以通过患者的自发言语、生活起居及对经常接触医护人员的反应情况，大致分析定向力有无障碍。

3. 姿势

姿势是否自然，有无不舒服的姿势，姿势是否长时间不变或多动不定，当摆动患者肢体时有何反应，肌张力如何。

4. 言语

兴奋患者言语的连贯性及其内容如何，有无模仿言语，吐字是否清晰，音调是高是低，是否用手势或表情示意。缄默不语患者是否能用文字表达其内心体验和要求，有无失语症。

5. 面部表情与情感反应

面部表情如呆板、欣快、愉快、忧愁、焦虑等，有无变化，对工作人员及家属亲友等有何反应。还应注意在无人时患者是闭眼、凝视或警惕周围事物的变动。当询问患者有关内容时，有无情感流露。并观察患者有否表现出精神恍惚、茫然及伴有无目的动作等。

6. 动作和行为

有无本能活动亢进现象，有无蜡样屈曲，动作增多还是减少，有无刻板动作、模仿动作及重复动作，有无冲动自伤自杀行为，对命令是否服从。观察患者是否有抗拒、违拗、躲避、攻击及被动服从等。

7. 日常生活

饮食及大小便能否自理，女性患者能否主动料理经期卫生。如患者拒食，对鼻饲、输液等态度如何，睡眠情况如何等。

四、精神科住院病历

精神科住院病历是对精神科临床医疗工作的全面记录，它反映患者的精神疾病（障碍）发生、发展演变、诊治和转归的全过程，是临床医师根据病史采集、体格检查、精神检查及实验室等辅助检查获得的资料经过归纳、分析、整理而写成的。既是医疗质量和学术水平的反映，又是教学和科研工作的基础资料，还可以作为心理健康保健档案和医疗保险及法律证据。

（一）书写原则与基本要求

病历的书写原则与基本要求，是临床医师书写病历过程中必须遵循的一般性规定，也是评价临床医师病历质量的根本依据。病历书写应当遵循客观真实、准确及时、完整等原则。

1. 内容完整性

内容完整性是指医师询问病史和查体要详细、周全，病历中的所有资料不得丢失。包括：完整的入院病历（病史、躯体检查及实验室检查等）、全面的病程记录，在病历中应该体现对患者病情的关注和告知，不可有任何遗漏。

2. 客观真实性

尽管现代的诊断治疗技术发展很快，但在精神病学领域的使用仍然有限，至少还没有到达依赖一种实验室和(或)器械检查以确诊一种疾病的程度。因而,在病历中要记录大量的现象学资料,要在对这些资料的描述中做到客观真实。例如,在病史中描述症状时,一般不要使用精神病学的专门术语,而要记录具体的内容和事例;对精神检查的记录可直接应用问答内容或患者原话作为补充;在记录心理社会因素和精神疾病的关系时,除十分肯定的以外,最好进行时间关系的描述(如:……被单位领导批评后第二天出现……),而不要做判断式的描述(如:因为……,而出现……)。

3. 格式规范性

入院病历和病程记录均有规定格式,必须按规范书写。入院病历分为传统病历和表格病历2种,前者系统完整;后者在不失系统完整的基础上,使用简便,节省时间,且便于病历的计算机规范化管理。

4. 逻辑性

病历书写要做到突出重点、主次分明、条理清楚、用词恰当,力戒繁琐,又不过于笼统;书写文字要通顺、简练、生动形象,不许随便涂改。

5. 及时性

住院病历必须在患者入院后 24 h 内完成。入院首次病程记录必须在 8 h 内完成。实习医师书写住院病历前的询问病史和体格检查,应在住院医师指导下进行。住院病历必须由上级医师及时审阅,并进行修改或补充。必须注明日期和时间,并签名。

(二) 内容与格式

住院病历内容包括:患者的一般资料、主诉、现病史、既往史、个人史、家族史、体格检查、专科检查、辅助检查、初步诊断和医师签名。一般按以下顺序书写。

1. 一般资料

一般资料包括姓名、性别、出生年月日、民族、出生地(需写明省、市及县)、婚姻状况、职业、工作单位、联系地址、电话或电子信箱、入院时间及病史记录时间、病史供诉者(他人代述时应注明与患者的关系)、病史详细程度、病史可靠程度。

2. 主诉

主诉是指患者就诊的主要症状及持续时间。主诉应围绕主要疾病描述,文字力求简明扼要,具有高度概括性,一般不超过 20 个字。好的主诉可以反映疾病的本质,如"敏感多疑、凭空耳闻人语 1 年,加重 2 周"提示精神分裂症。

3. 现病史

现病史是指患者本次疾病的发生、演变、诊疗等方面的详细情况,应按时间顺序书写。所包含的内容主要有:①描述起病的形式(如急性、慢性、隐匿起病);②出现症状的可能原因;③按时间的先后顺序详细描述疾病的起始直至入院时的临床表现及症状的演变和发展过程;④入院以前的诊疗经过(包括就诊的医疗机构、诊断情况、用药情况、患者对治疗的反应等);⑤发病以来的一般情况,如精神、饮食、睡眠、工作和学习状况,病程中有无消极厌世、自伤、自杀、伤人、毁物、冲动行为。

4. 既往史

既往史是记录患者在住院以前的健康状况和疾病情况,一般指与本次发病无直接关联,或有所关联但能独立成病的。内容包括既往一般健康状况、疾病史、传染病史、预防接种史、手术外伤史、输血史、药物(食物)过敏史等。

5. 个人史

个人史是指从母亲妊娠到入院前的整个生活经历。应重点记录以下内容:妊娠及出生时的情况、童年发展经历、受教育过程、职业史、宗教信仰、婚姻史、性经历、个性特点、精神活性物质的使用情况、曾经历的重大生活事件,对女性患者还要记录月经及生育情况。

6. 家族史

家族中有无神经精神疾病,有无人格异常、自杀及物质滥用等情况;记录父母的身心健康状况及他们与患者间的关系。对重要的遗传性疾病,应于充分调查后画出家系图。

7. 体格检查

体格检查是临床医师的基本功之一,应当按照系统循序书写。内容包括生命体征(体温、脉搏、呼吸、血压),一般情况(神志、体位、步态、面容、发育、营养),皮肤、黏膜,全身浅表淋巴结,头部及其器官,颈部,胸部(胸廓、肺部、心脏、血管),腹部(肝、脾等),肛门直肠,外生殖器,脊柱,四肢,神经系统等。阳性体征应详细记录,对于阴性体征(如呼吸系统疾病患者肺部未闻及啰音、肝病患者肋缘下未扪及肝脾等)亦应记录。表述要准确。

8. 神经系统检查

神经系统检查包括:意识、脑神经、肌力、肌张力、肌腱反射、感觉、病理征等。

9. 精神检查

精神检查应按一般情况、认知活动、情感活动、意志与行为活动的顺序详细记录精神检查所得资料。

10. 辅助检查

辅助检查是指入院前所做的与本次疾病相关的实验室检查和心理测验的结果,并注明检查日期、地点。如系在其他医疗机构所做检查,应写明该机构名称。

11. 初步诊断

初步诊断是指经治医师根据患者入院时情况,综合分析所作出的诊断。如初步诊断为多个时,应当主次分明。对待查病例应列出可能性较大的诊断。

12. 医师签名

采集病史并对患者做体格检查的医师,在完成病历记录后应当注明完成时间与签名。由实习医师书写的病历,应当经过在本医疗机构合法执业的医务人员审阅、修改并签名。

(三)首次病程记录

首次病程记录是指患者入院后由经治医师或值班医师书写的第一次病程记录,应当在患者入院8 h内完成。首次病程记录的内容包括病例特点、拟诊讨论(诊断依据及鉴别诊断)、诊疗计划。

1. 病例特点

应在对病史、体格检查和辅助检查进行全面分析、归纳和整理后写出本病例的特征,包括阳性发现和具有鉴别诊断意义的阴性症状和体征等。

2. 拟诊讨论(诊断依据及鉴别诊断)

根据病例特点,提出初步诊断和诊断依据;对诊断不明的写出鉴别诊断并进行分析;并对下一步诊治措施进行分析。

3. 诊疗计划

诊疗计划应是对患者所患疾病的整体诊疗方案,包括进一步的检查、监护计划、药物及心理治疗方案、护理、疗效评价及不良反应监测等方面的内容。

(四)入院病历举例

精神科住院病历(供参考)

姓名:潘××	性别:女
年龄:36 岁	民族:汉族
婚姻:已婚	籍贯:××省××市
职业:职员	身份证:××××××××
住址:××省××市××街××号	工作单位:××××公司
入院时间:2013-03-06 16:56	病史采集时间:2013-03-06 17:06
病史陈述者:患者本人与家属	病史可靠性:可靠
联系人姓名:王××	联系人电话:××××××××
联系人地址:××省××市××街××号	联系人与患者关系:夫妻
过敏史:无	

精神科第一次入院记录

主诉:敏感多疑、凭空耳闻人语3年,复发2个月。

现病史:3年前患者无明显原因出现夜眠差,逐渐出现敏感多疑,疑单位同事及邻居议论她。渐发展为怀疑街上不认识的人议论她,说她作风不好,认为他人咳嗽、咳痰是针对她的,走到大街上觉得路人都在注意她,恐惧,不敢出门,觉得周围充满杀机。不再上班,终日在家,窗帘、门都关得很严。有时对空谩骂、自言自语、自笑,有时用棉花塞住耳朵。认为她的脑子里面有电脑,言行举止都受到电脑控制,自己的想法不说他人都知道。病后1个月到某精神病医院就诊,诊断为"精神分裂症"收入院治疗,给"利培酮"6 mg/d治疗,住院35天"痊愈"出院。出院后坚持服药,恢复工作。6个月前认为病已好转自行停药。近2个月无明显原因病情反复,表现为多疑,疑他人议论她,认为单位同事对她不好,要害她。在家常自言自语,哭笑无常,无故发脾气,夜眠差。家属发现病情反复,督促服药,因否认有病,拒服药,生活懒散,被动,今来院,门诊以"精神分裂症"收住院,病后饮食被动,量少,夜眠差,大小便未见明显异常,病史中曾有消极言语,觉得活着没有意思,但无行动,无冲动毁物行为,无伤人乱跑行为。

既往史:平素健康(是√　否)　　　　　　躯体疾病史(无√　有)

头颅外伤:(无√　有)　　　　　　　　昏迷、抽搐史:(无√　有)

药物过敏中毒史:(无√　有)　　　　　冶游史:(无√　有)

药物依赖史:(无√　有)　　　　　　　疫水接触史:(无√　有)

预防接种史:(无　有√)　　　　　　　输血史:[无√　有(时间、地点)]

其他精神病史:(无√　有)　　　　　　手术史:[无√　有(时间、手术名称)]

个人史:姊妹2人,排行2,足月顺产;母孕期情况(健康√　患病);2岁会讲话,1岁1个月会走路,身体发育情况(良√　一般　差);7岁入学,学习成绩(良　中√　差),学历(大专);特殊爱好、特长(无√　有);21岁参加工作,曾做工种:职员;嗜好[无√　有(烟酒)];重大精神创伤:(无√　有)。

病前人格:内向√中间型　外向;特殊人格:无√　有

月经史:初潮:14岁,3~5天/28~30天;末次月经:2013年2月1日;痛经(无√　有);经期情绪(正常√　异常);绝经年龄/岁,伴发症状(无√　有)。

婚姻史:25岁初婚。现配偶文化程度:(小学　初中　高中　大专　本科√　研究生)。

身体状况(健康√　患病);性格(内向　中间型√　外向);夫妻关系(好√　一般　不好);既往婚姻史(无√　有)。

生育史:妊娠1次,分娩1次,现有1子0女。

家族史:类似病史(无√　有);癫痫(无√　有);吸毒(无√　有);酗酒:(无√　有);遗传病(无√　有);特殊性格(无√　有);成员关系(和睦　一般√　不和);父母婚配(近亲　非近亲√);传染病(无√　有)。

家系图谱:

家谱编绘符号

　Ⅰ　　　　　正常男性□　正常女性○

　　　　　　　配偶关系□—○

　Ⅱ　　　　　近亲婚配□＝○

　　　　　　　(Ⅱ代近亲婚配,需在Ⅰ代标示)

　Ⅲ　　　　　双卵双生　□△○

　　　　　　　单卵双生　○△□

　　　　　　　男性患者■　女性患者●

　　　　　　　携带者◑　已死亡者∅

　　　　　　　先证者■　　●
　　　　　　　　　↑　　↑

体格检查

脉搏:72 次 / 分　　呼吸:18 次 / 分　　血压:120/70 mmHg　　体温:36.8℃

神志:(清晰√　异常)　合作(是√　否)　发育(正常√　异常)　营养(好√　一般　差)　体位(自动√　被动)　皮肤黏膜(正常√　异常)　浅表淋巴结(正常√　异常)

头部:头颅(正常√　异常)　眼(正常√　异常)　耳(正常√　异常)　鼻(正常√　异常)　口咽(正√　异常)

颈部:颈项(软√　强直)　气管(居中√　偏左　偏右)　甲状腺(正常√　肿大)

胸部:胸廓(正常√　畸形)　肺叩音(正常√　异常)　呼吸音(正常√　异常)

心界(正常√　异常)　心率72 次 / 分　节律(齐√　不齐)　心脏杂音(无√　有)

腹部:外形(平坦　隆起　凹陷)　腹肌(软√　紧张)　腹部压痛(无√　有)　肝(触及　未触及√)　脾(触及、未触及√)　肾区叩击痛(无√　有)　肠鸣音(正常√　异常)　移动性浊音(无√　有)　肛门及外生殖器(正常√　异常)

脊柱四肢:(正常√　异常)

神经系统检查:

颅神经:(正常√　异常)

感觉系统:(正常√　异常)

运动系统:肌力(正常√　异常)　肌张力(正常√　异常)

神经反射:腱反射(正常√　异常)

病理反射:无√　有(Babinski 征　Oppenheim 征　Gordon 征　Chaddock 征　Hoffman 征)

精神检查

(请按以下项目逐项划"√"选择,并在空白处对特征性表现加以描述)

一般情况:

意识:(清晰√　嗜睡　混浊　昏睡　谵妄　昏迷　人格转换)

仪态:(服饰整洁√　衣饰华丽　不修边幅　蓬头垢面　姿态怪异)

接触:(主动　被动√　合作√　不合作　无法接触)

定向:人物(正确√　有错　不能)　地点(正确√　有错　不能)　时间(正确√　有错　不能)

饮食(好　中√　差)　睡眠(好　中　差√)　大小便(正常√　异常)

认识活动:

感觉障碍:(无√　过敏　减退　倒错　内感性不适)

错觉(无√　有)　幻觉(无　有√)

幻觉性质(真性√　假性)　言语性幻听√　评论性幻听√　命令性幻听　功能性幻觉　反射性幻觉　思想鸣响　读心症　其他:耳边常听到人说她长得难看,蠢猪一个,有时又说她太有才了,貌似天仙。有时指责她这事做得不对,那事做错了)

感知综合障碍:(无√　视物变形　自身变形　空间知觉障碍　时间知觉障碍)

思维形式(正常　异常√)

思维联想障碍(无　奔逸　迟缓　贫乏　赘述　散漫√　破裂　不连贯)

思维逻辑障碍(无√　象征性思维　语词新作　概念混乱　逻辑倒错　诡辩)

思维从属性障碍(无√　强迫性　强制性　被剥夺　被插入)

思维内容障碍(无　被害妄想√　关系妄想√　物理影响妄想√　罪恶妄想　夸大妄想　嫉妒妄想　钟情妄想　被洞悉妄想√　非血统妄想　被盗窃妄想)　其他:街上不认识的人议论她,说她作风不好,认为他人咳嗽、咳痰是针对她的,走到大街上觉得路人都在注意她,恐惧,不敢出门,觉得周围充满杀机。认为她的脑子里面有电脑,言行举止都受到电脑控制,自己的想法不说他人都知道)

妄想泛化(是√　否)　系统(是√　否)

强迫观念:无√　有(强迫思维　怀疑　回忆　穷思竭虑　对立思维)

注意障碍:无√　有(病理性注意增强　减弱　涣散　狭窄　随境转移)

记忆力障碍:无√　有(病理性记忆增强　遗忘　减退　虚构　错构)

智能:理解判断(好√　差);常识(好√　差);计算(好√　差);假性痴呆(无√　有)

自知力:(存在　部分存在　丧失√)

其他需要描述的症状:

情感活动:

面部表情(自然　高兴　欣快　悲伤　愤怒　惊慌　茫然　紧张√)

病理性优势情感:无√　有[(高涨(无轻　中　重)　欣快(无√　有)]

抑郁:无√　有(轻　中　重)

惊恐:无√　有(轻　中　重)

焦虑:无√　有(轻　中　重)

情绪诱发障碍:无　有√(易激惹　不稳√　脆弱　病理性激情　平淡　淡漠　强制性哭笑)

情感协调性障碍:无　有√(倒错　矛盾　幼稚　无故发笑√)

意志行为:

意志活动障碍:无　有√(病理性意志增加　减退　缺乏√　倒错)

精神运动性兴奋:无√　有(协调　不协调)

精神运动性抑制:无√　有(呆板少动　亚木僵　木僵　蜡样屈曲　缄默)

强迫行为:无√　有(检查　计数　洗涤　仪式行为　其他)

其他:无　有√[违拗(主动　被动)　刻板言动　模仿言动　作态　幼稚行为　怪异行为√　特殊姿势　坐立不安　冲动　自伤　自杀　拒食　厌食　贪食　异食]

本能活动:

食欲(正常√　增强　减退);性欲(正常　增强　减退√)

辅助检查

1. ××××年××月××日,××医院心电图报告:正常心电图。

2. ××××年××月××日,××医院脑电图报告:脑电图未见异常。

入院诊断:精神分裂症(偏执型)

住院医师:***

主治医师:***

正(副)主任医师:***

病史记录时间:××××年××月××日

▶▶▶ 第三节　精神科常用的心理评估工具 ◀◀◀

一、心理评估量表的由来

观察病情演变或治疗效果,往往需要借助症状量表对症状定量分析。精神科量表是指用于精神障碍的诊断、症状、疗效评定的评定工具。量表评定属于心理测验范畴,它是根据心理学原理和一定法则,用一定操作程序对人的认知、情感、行为的心理活动予以量化和测定,心理测验的基本概念也适用于量表评定。

在精神科量表诞生之前,精神疾病患者的症状及其他临床资料的量化数据只能以非常粗糙的形式描述与研究。例如,住院或治疗的时间、出入院的次数、恢复工作的时间或出现法律问题的次数。医师对病情的严重程度虽有其内心的概念,但这种临床思维趋向用于人际互动良好的患者,且需要依靠医师的经验,这种描述方式将会不可避免地带有人为随意性。20世纪50年代以来,精神科评定量表的引入为评价个体的精神行为及个体与社会之间的相互关系提供了切实可行的有效手段。它针对每个独立的症状将精神活动转换为较为规范和标准的量化数据,从而使得医务人员对精神活动的观察和描述具有可信性、可比性和可交流性。

二、心理评估量表的使用方法

精神症状的量化主要通过量表和问卷的方式完成。量表法是评定精神症状最常用的方法。即将精神症状按照一定的规则分级、评分。精神科量表分析的标度有2种,即次序标度和等距标度。"次序标度"是指症状的严重程度或出现频度的等级次序。例如对严重程度的描述:1=无,2=轻微,3=轻度,4=中度,5=严重,6=极重;或对频度的描述:1=从无,2=罕见,3=偶然,4=经常,5=很多,6=总是。而"等距标度"是指量表中的标度分级是等距离的,而且没有绝对零点。等距标度常用于评定受试者的态度。除了上述标度的概念外,症状的量化还有多种分级和评定的方法。分述如下:①Likert分级法:基本上为一种等值分级法。例如,将受试者的两种极端态度,很同意和很不同意作为两极,将其间的不同程度划分为不同的等级,即:1=很不同意,1=不同意,3=不能决定,4=同意,5=很同意。许多精神科量表,如简明精神病量表(BPRS)、汉密尔顿抑郁量表(HAMD)等均采用这种分级方式。②Guttman分级法:为一种累积增值的分级方法,亦称累积分级法。③Thurstone分级法:将一系列二分法答案的项目结果,按照预先设计好的加权原则相加。最后计算加权平均分,即加权评分的总和除以肯定回答的问题数。④形象分级法:即请受试者在预先设定的标尺线条上选点来表示其感受程度。例如,以10 cm长的线条来记录患者的紧张程度。0点表示完全没有紧张感,10 cm处表示极度的紧张感。患者可以在此线条上选择适当的一点来表示其紧张程度。症状量表所分级数有一定规律,太少则敏感性低,太多则一致性差,多数症状量表的分级在7级以内。

三、心理评估量表的分类

精神科量表根据其作用、内容及评定方法等不同有多种分类方式。根据作用分为:诊断量表、症状量表及其他量表;根据内容分为:焦虑量表、抑郁量表、躁狂量表及阳性和阴性症状量表等;根据评定方法的不同分为:自评量表和他评量表。当然这些分类并不是绝对的,有些量表是综合性的。

症状量表主要用于精神症状的评定,为精神科临床中广泛使用的量表,既可以对精神活动的内在感受项目(如情绪等),也可以对其外在观察到的变量(如行为等)进行全面评价或特异性的评价。症状量表根据其针对的问题设立相应的项目,项目的数量根据需要而定,过少不能充分反映情况,过多则不便于使用。目前多数症状量表的项目在30项以内,例外如90项症状自评清单(SCL-90)则有90个项目。量表的项目必须有明确的定义,包括项目的分级,每一级的定义也是必须明确的。最好有量表编制者提供的临床实例供评定者阅读。另外,量表评价必须规定所适用的时间范围。例如,5 min观察、1周期间或是患者的终身评价。对精神科量表的评定人员也有相应要求,多数要求由精神科医师完成,也有些要求精神科护士及其他接受过训练的有关人员完成。量表结果的分析可分别通过以下几个方面进行:总分、单项分和因子分。这些分数既可以用来横断性地描述症状的严重程度及分布特点,也可以动态地观察病情的变化及治疗效果。目前,症状量表的种类很多,一个量表质量的优劣主要依靠其信度(reliability)和效度(validity)的情况。信度表示检测工具的可靠性,即对某一检测工具对同一被试进行多次或多人评定,估计其结果的一致性程度,多以相关系数来表示,常用的方法有再测信度、复本信度及内在一致性信度等。效度表示检测工具的有效性,即能够准确地测量出它所要测量的特性或功能的程度。常用的有内容效度、经验效度和校标效度等。

与诊断标准配套的诊断量表还具有诊断功能。如与DSM-Ⅳ配套的定式临床面检提纲(Structured Clinical Interview for DSM-Ⅳ,SCID)就是用来确定轴Ⅰ诊断的诊断量表。而功能大体评定量表(Global Assessment of Function,GAF)则是用于DSM-Ⅳ轴Ⅴ的诊断,功能水平的评估信息可用来决定治疗计划和评价治疗结果。另外几个量表,如社会和职业功能评定量表(Social and Occupational Functioning Assessment Scale,SOFAS)、总体相关功能评定量表(Global Assessment of Relational Functioning Scale,GARF)和防御功能量表(Defensive Functioning Scale)也可用于患者社会、职业及相关功能的评定及其进一步情况的追踪。目前国内外常用的诊断量表还有:复合性国际检查交谈量表 – 核心本(Compostite International Diagnostic Interview–Core Version,CIDI–C)、神经精神病学临床评定量表(Schedules For Clininical Assessment in Neuropsychiatry,SCAN)及精神现状检查(Present State Examination,PSE)。

量表评定的结果有时会受量表本身的误差、评定员先入为主的片面性评分及对测试工具不能准确掌握、受检者受不良测试环境、受检者合作性及对待测试的态度等因素影响,而产生误差。因此,应正确分析和解释评定结果,不能仅靠量表评定的结果进行诊断,以免误诊。

四、精神科临床常用的量表

1. 简明精神病量表(Brief Psychiatric Rating Scale,BPRS)。

2. 阴性症状量表(Scale for the Assessment of Negative Symptoms,SANS)。

3. 阳性症状量表(Scale for the Assessment of Positive Symptoms,SAPS)。

4. 阳性和阴性症状量表(Positive and Negative Syndrome Scale,PANSS)。

5. 汉密尔顿抑郁量表((Hamilton Depression Scale,HAMD)。

6. 汉密尔顿焦虑量表(Hamilton Anxiety Scale,HAMA)。

7. 抑郁自评量表(Self–Rating Depression Scale,SDS)。

8. 焦虑自评量表(Self–Raring Anxiety Scale,SAS)。

9. Bech–Rafaelsen 躁狂量表(Bech–Rafaelsen Mania Rating Scale,BRMS)。

10. 耶鲁 – 布朗强迫量表(Yale–Brown Obsessive Compulsive Scale,YBOCS)。

11. 90 项症状自评清单(Symptom Check List 90,SCL–90)。

12. 功能大体评定量表(Global Assessment of Function,GAF)。

13. 临床疗效总评量表(Clinical Global Impression,CGI)。

14. 简短精神状态检查(Mini–Mental State Examination,MMSE)。

15. 长谷川痴呆量表(Hastgawa's Dementia Scale,HDS)。

16. 护士用住院患者观察量表(Nurses'Observation Scale for Inpatient Evaluation,NOSIE)。

17. 治疗时出现的症状量表(Treatment Emergent Symptom Scale,TESS)。

18. 锥体外系反应量表(Rating Scale for Extrapyramidal Side Effects,RSEPS)。

19. Hachinski 缺血指数量表(Hachinski Ischemic Score,HIS)。

20. Conners 多动指数(Conners Index of Hyperactivity,CIH)。

五、心理评估量表的临床应用(举例)

(一) 阳性和阴性症状量表

PANSS 是在 BPRS 和学习障碍筛查量表(PRS)的基础上由 Kay 的研究小组在 1987 年完成编制的,主要用于精神分裂症症状严重程度和治疗效果的观察。

1. 项目与评分

目前国内使用的 PANSS 版本共有 33 个项目,分为 4 个分量表:阳性症状分量表(7 项)、阴性症状分量表(7 项)、一般精神病理学分量表(16 项)和攻击危险性的补充项目(3 项)。该量表采用 1~7 的 7 级评分法。1= 无症状,2= 很轻,3= 轻度,4= 中度,5= 偏重,6= 重度,7= 极重度。而且量表给出了每一级评分的操作标准。

2. 结果分析

在 PANSS 的结果分析中除上述 4 个分量表的分数,还可分析的项目包括:复合指数(阳性分量表分 –

阴性分量表分)、反应缺乏(N1+N2+G7+G10)、思维障碍(P2+P3+P5+G9)、激活性(P4+G4+G5)、偏执好斗(P6+P7+G8)、抑郁(G1+G2+G3+G6)和补充(P4+P7+G6+S1+S2+S3)。

(二)汉密尔顿抑郁量表

汉密尔顿抑郁量表由 Hamilton 于 1960 年编制,主要用于抑郁障碍及抑郁综合征患者的抑郁症状严重程度及临床疗效的评价。该量表有 17 项、21 项和 24 项 3 种版本。在我国以 24 项版本使用较多。

1. 项目与评分

在 24 项汉密尔顿抑郁量表评分中包括 0~4 分的 5 级和 0~2 分的 3 级 2 种分级标准。5 级评分中:0= 无,1= 轻度,2= 中度,3= 重度,4= 极重度。3 级评分中:0= 无,1= 轻至中度,2= 重度。

2. 结果分析

总分反映抑郁症状的严重程度,大于 35 分为严重抑郁,20~34 分为轻到中度抑郁,小于 8 分则没有抑郁。

另外该量表还包括 7 个因子分:①焦虑 / 躯体化:由第 10、11、12、13、15 和 17 项组成;②体重:为第 16 项;③认知障碍:由第 2、3、9、19、20 和 21 项组成;④日夜变化:为第 18 项;⑤阻滞:由第 1、7、8 和 14 项组成;⑥睡眠障碍:由第 4、5、6 项组成;⑦绝望感:由第 22、23 和 24 项组成。

(三)汉密尔顿焦虑量表

汉密尔顿焦虑量表由 Hamilton 于 1959 年编制,主要用于评价患者的焦虑症状。

1. 项目与评分

该量表由 14 个项目组成,采用 0~4 分的 5 级评分法。0= 无症状,1= 轻度,2= 中度,3= 重度,4= 极重度。

2. 结果分析

总分反映焦虑症状的严重程度,大于 29 分为严重焦虑,大于 21 分为明显焦虑,14 分为焦虑的界限分值即肯定焦虑,小于 7 分则无焦虑症状。另外该量表分为两大因子,即躯体性焦虑(由第 7、8、9、10、11、12 和 13 项组成)和精神性焦虑(由第 1、2、3、4、5、6 和 14 项组成)。

(四)功能大体评定量表

功能大体评定量表为 DSM-Ⅲ-R 和 DSM-Ⅳ 中轴 V 的评定工具,旨在评价患者在某一特定时间内的总体功能水平,包括 3 个主要的领域:社会功能、职业功能和心理功能。

1. 项目与评分

大体功能评定量表只有 1 个项目,即总体功能水平。采用 1~100 分的 100 级评分法。100 分表示在各个功能领域的最高水平。该量表评价可有 2 个不同的时期:①评定时的功能水平;②过去 1 年中至少几个月的功能水平。

2. 结果分析

分值反映精神症状的严重程度,分值越低,病情愈重。

(五)90 项症状自评清单

90 项症状自评清单又称症状自评量表。该量表内容丰富,广泛涉及精神活动的各方面。适用于神经症、心理咨询者精神状况的初步评估及作为对殊群体精神状况研究的工具之一。

1. 项目与评分

该量表包含 90 个项目,分为 10 个因子,即:躯体化、强迫症状、人际关系敏感、抑郁、焦虑、敌对、恐怖、偏执、精神病性及其他。采用 1~5 分的 5 级分级法。1= 无,自觉并无该项症状(问题);2= 轻度,自觉有该项症状,但对受检者并无实际影响;3= 中度,自觉有该项症状,对受检者有一定影响;4= 相当重,自觉有该项症状;5= 严重,自觉该项症状的频度和强度都十分严重,对受检者影响严重。

2. 结果分析

(1) 单项分:90 个项目的各单项评分值。

(2) 总分:90 个项目评分之和,反映病情严重程度。

(3) 总均分:总分 /90,表示从总体情况看,受试者的自我感觉位于 1~5 级的哪一程度上。

(4) 阳性项目数:单项分≥2 的项目数。表示患者有症状的项目数。

(5) 阴性项目数:单项分 =1 的项目数。表示患者无症状的项目数。

(6) 阳性症状均分:表示患者自觉不佳的项目的严重程度。

(7) 因子分:共包括 10 个因子,分述如下。

1) 躯体化:包括第 1、4、12、27、40、42、48、49、52、53、56 和 58 共 12 项。

2) 强迫症状:包括第 3、9、10、28、38、45、46、51、55 和 65 共 10 项。

3) 人际关系敏感:包括第 6、21、34、36、37、41、61、69 和 73 共 9 项。

4) 抑郁:包括第 5、14、15、20、22、26、29、30、31、32、54、71 和 79 共 13 项。

5) 焦虑:包括第 2、17、23、33、39、57、72、78、80 和 86 共 10 项。

6) 敌对:包括第 11、24、63、67、74、和 81 共 6 项。

7) 恐怖:包括第 13、25、47、50、70、75 和 82 共 7 项。

8) 偏执:包括第 8、18、43、68、76 和 83 共 6 项。

9) 精神病性:包括第 7、16、35、62、77、84、85、87、88 和 90 共 10 项。

10) 其他:19、44、59、60、64、66 及 89 共 7 项,主要反映睡眠及饮食情况。

(周茹英 李幼辉)

网上更多……

教学 PPT   拓展阅读   自测题

第三章

与精神医学相关的症状及临床综合征

▶▶▶ 第一节 常见精神症状 ◀◀◀

一、概述

（一）精神症状学的概念

精神症状学（psychosyptomatology）是学习精神病学的基础。称之为"学"主要是因为精神症状学包含了对精神症状的客观描述、界定及对于产生这些精神异常现象的心理、生理机制的研究等方面的内容，在此主要是指对精神症状的描述，并以此作为学习临床精神病学的基础。

（二）精神症状的分类

精神症状实际上是对异常心理现象的描述。而基础心理学对心理现象的描述包括对认知过程、情感过程、意志－行为过程及人格的描述，因此，精神症状的分类与心理现象的分类基本一致，包括认知过程障碍、情感过程障碍、意志－行为过程障碍和人格障碍。

（三）精神状态的正常标准

医学上表述异常一般采用统计学标准，即以群体 95% 或 99% 作为正常标准。如正常心率为 60~100 次 / 分，即群体的 95% 均在此范围内，低于或高于此范围则视之为异常，分别称为"窦性心动过缓"或"窦性心动过速"。评判精神异常的标准首先也是采用统计学标准。此外，由于精神问题不同于生理指标，与种族、文化背景、生活经历等方面关系紧密，因此除统计学标准外，评判精神异常的标准还包括社会标准和个人标准。社会标准是指对精神问题正常与否的评判，除根据统计学标准外，还需根据个体的文化背景、教育背景、个人经历等方面进行综合分析。例如，性少数群体（LGBT）在很长一段时间内被视为异常甚至精神疾病，随着社会文化的发展和人们对这一群体认知的改变，目前已经将该群体从精神障碍诊断体系中去除。个人标准则强调在评判精神异常时应该注意个体现在与过去情况的比较，如某个体一贯对人较为冷淡、孤僻，生活较为懒散，工作不够严谨，这些情感和行为特征应视为正常或个性问题，而如果近几年情感及行为特征才变得如此则应该视为异常或精神障碍的开始。此外，个人标准还包括个体的主观体验。如某护士因一次发错了药而致使其在之后的发药前须查对 10 遍，而总是比他人多花 5~10 min，但本人感到这样做能使自己放心，对工作也没有造成明显影响，这种情况应视为正常或习惯。反之，如果该行为给本人带来痛苦则应视为异常。总之，在评判精神异常时，以上所简述的 3 个标准均应该被应用。

（四）社会功能的概念

社会功能是指个体的社会能力的总称，具体包括：①工作或学习的能力；②生活自理的能力；③社会交往的能力；④遵守社会道德、法规、法律的能力（也可以理解为基本的自我约束的能力）。以上 4 个方面的能力之一受到明显影响则称之为社会功能受损。从广义角度看,每个个体均存在精神异常的情况,如发怒、忧伤、消极观念等,这些情况通常不需要医学干预,只有当个体的精神异常影响本人的社会功能时,才需要医学或心理学的干预。因此,社会功能受损是对精神异常情况是否进行医学干预的重要标准。

(五) 自知力的概念

广义的自知力是指个体对自身状态的认识能力,这里的"状态"包括生理状态和心理状态。而狭义的自知力是指个体对于自身异常精神状态的认识能力。如果个体对自身存在的精神异常情况认识清楚并积极寻求专业援助,这种情况称为自知力完整;而如果个体对自身存在的精神异常情况没有认识,甚至其情感、行为受到异常情况的明显影响,这种情况称为没有自知力;如果个体对自身存在的精神异常情况感到某些不妥,并在一定情况下愿意接受医疗援助,这种情况则称为自知力不全或存在部分自知力。在临床精神病学中,对于自知力的判断是界定患者精神症状严重程度的重要标准,也是判断该患者是否需要在监护人的监护下接受治疗的重要标准。

二、认知过程障碍

(一) 错觉

错觉(illusion)属于知觉障碍的一种情况。知觉是指客观事物的不同属性通过相应的感觉器官后,中枢神经系统对该事物的直接、概括反映。如形状是扁圆的,颜色是红的、黄的或绿的,触摸起来是较为光滑的且质地较硬的,闻起来有清香的气味,嚼着较脆,味道甜中带酸等,这一系列不同的属性经过中枢神经系统的整合后得到的结论是苹果,这就是直接、概括反映。错觉是对客观事物歪曲的知觉。正常人在光线暗淡、恐惧、紧张、暗示和期待的心理状态下可产生错觉,经验证后可以纠正和消除。临床上多见错听和错视。如某人回忆入院前某日在对面楼顶上看见一只老虎,因而吓得不敢动,但家人看见的是一只猫。错觉还可见于许多精神障碍的综合征,特别是见于各种意识障碍的情况。

(二) 幻觉

幻觉(hallucination)也属于知觉障碍,是指在没有客观刺激作用于感觉器官的情况下,在相应的感觉器官所出现的知觉体验。简言之,幻觉就是虚幻的知觉。如果从认知过程障碍理解,幻觉应属于感性认知过程障碍。临床精神病学可以从不同的角度来描述幻觉,其中最直接的和最容易理解的是按感觉器官来分别认识和界定幻觉。在精神病学临床实践中,最常见的幻觉为幻听。

1. 幻听

幻听(auditory hallucination)是指在没有客观刺激作用于听觉器官的情况下,在听觉器官所出现的知觉体验。幻听的内容可以是非言语性的,如患者可以在没有客观刺激的情况下听到车、船、飞机的轰鸣声,或听到各种音乐声等;也可以是言语性的,如患者可以听到有人在喊自己的名字,或听到某个人或某些人的秽语,或听到来自"天外"的神灵或外星人的讲话。有的患者可以听到有人在对自己发号施令,让自己做这做那,这种将患者作为第二人称的幻听称为第二人称幻听(又称为命令性幻听,imperative auditory hallucination)。如果幻听内容是将患者置于第三人称的位置,如患者可以听到2个或2个以上的熟人或陌生人在议论自己,对自己评头论足,议论的内容可以涉及长相、服饰、思维内容及所做的事情等,这种幻听称为第三人称幻听(又称为评论性幻听,comment auditory hallucination)。由于幻听的干扰,可以对患者的情绪和行为构成严重影响。患者可以在命令性幻听的影响下出现自伤、毁物或攻击他人的行为。同样,患者也可以在评论性幻听的影响下攻击或伤害自己认为是在经常议论自己的人。这些情况应该引起充分的注意。例如,某19岁的患者曾在1年内出现1次上吊,1次跳井,1次触电。当问及原因时,患者称一直有很多声音在对自己说话,有的说好话,有的说坏话。近1年来,常听到一个年轻姑娘在对自己讲话,有时说喜欢他,有时则指出他不少缺点,并表示对他的不满。上述的3次伤害自己的举动主要是因为听到这个姑娘的声音要他这样做,并说只要这样做就能得到她的爱,因此患者便义无反顾地这样做了。

2. 其他幻觉

(1) 幻视(visual hallucination):内容可十分多样,从单调的光、色、各种形象到人物、景象、场面等。在意识清晰状态出现的幻视,常见于重性精神障碍,特别是精神分裂症。在意识障碍时出现的幻视,多为生动鲜明的形象,并常具有恐怖性质,可引起患者不协调性精神运动性兴奋,多见于各种原因所导致的急性意识障碍。

(2) 幻嗅(olfactory hallucination):指患者闻到一些使人不愉快的难闻的气味,如腐烂食品、烧焦食品、化学药品等的气味及体内发出的气味。幻嗅往往与其他幻觉和妄想联合出现。如患者坚信他所闻到的气味是坏人故意放的,从而加强了迫害妄想的观念,患者可以表现为掩鼻或拒食。单一出现的幻嗅症状,还需考虑嗅觉器官受损、颅前凹肿瘤或癫痫等情况。

(3) 幻味(gustatory hallucination):指患者尝到食物中并不存在的某种特殊的或奇怪的味道。患者可因此拒食,或继发被害妄想。

(4) 幻触(tactile hallucination):指患者感到体表有一种奇怪的麻木感、刀刺感、电击感、虫爬感等。幻触有时难与感觉障碍区分。

(5) 内脏幻觉(visceral hallucination):指患者感到固定于某个内脏或躯体内部有一种异常的感觉。如感到某一内脏在扭转、断裂、穿孔,或感觉有虫在器官内爬行等。

(6) 假性幻觉(pseudohallucination):真性幻觉(genuine hallucination)具有幻觉一般的特征,即在缺乏相应客观刺激作用于感官的情况下能在相应的感觉器官获得清晰、生动、完整的知觉体验,其知觉体验来源于外界,具有鲜明的定位,患者可清晰地感受到知觉体验是通过感官而获得的。假性幻觉则是患者知觉体验的清晰度与真性幻觉接近,但其来源无明确的定位,患者常诉“声音”或“映像”存在于脑中,不用通过感觉器官而获得。

(7) 功能性幻觉(functional hallucination):是一种伴随现实刺激而出现的幻觉,当某种感觉器官处于功能活动状态同时出现涉及该感官的幻觉,即正常知觉与幻觉并存。如患者在听到钟表嘀嗒声的同时听到议论自己的声音。如果当某一感官处于功能活动状态的同时出现涉及另一感官的幻觉则称为反射性幻觉(reflex hallucination)。如听到某播音员广播的声音同时出现此人形象的幻视。

幻觉为一组常见的精神病性症状,除常见于如精神分裂症一类的重型精神障碍外,还多见于许多躯体疾病、中枢神经系统疾病及物质依赖等情况。

(三) 非幻觉性知觉障碍

非幻觉性知觉障碍(perceptual disorders other than hallucinations)指患者对客观事物整体的感知没有偏差,但对其个别属性的感知发生障碍。常见情况如下。

1. 视物变形症

视物变形症(metamorphopsia)是指患者感到外界事物的形状、大小、体积等发生变化。如看到母亲的脸变长,眼睛变小如瓜子,鼻子却变得很大。若感到外界事物整体变大,称为视物显大症(macropsia);反之,感到事物整体变小称为视物显小症(micropsia)。

2. 空间知觉障碍

空间知觉障碍是指患者感到周围事物的距离发生改变。如候车时汽车已驶进站台,而患者却感觉汽车离自己尚很远;又如桌子本来距自己尚远,却感觉很近,因而将本想放在桌子上的茶杯摔于地上。

3. 现实解体

现实解体(derealization)是指患者感到周围事物和环境发生变化,变得不真实,像是一个舞台布景,周围的房屋、树木等像是纸板糊成的,周围人似是没有生命的木偶等。对此患者具有自知力,有恍如梦中的感觉。

4. 人格解体

人格解体(depersonalization)是指患者感到自己的整个躯体或个别部分,如四肢的长短、粗细,躯体的轻重、形态,面部器官发生了变化,甚至畸形。患者此时对自我体验到一种陌生感和空虚感。

5. 时间知觉的改变

时间知觉的改变是指患者感到时间过得特别缓慢或特别迅速,或感到事物的发展变化不受时间的限制。在不看钟表的情况下,个体能够感受到时间的变化是因为综合了躯体各部分的信息,如久站后肌肉的疲劳、久坐后双下肢的麻木感及饥饿感、困倦感等。因此个体对时间进程的错误感知,显然是知觉综合方面的问题。

非幻觉性知觉障碍可见于精神障碍及中枢神经系统疾病。此外,知觉障碍可对患者的思维、情感和行为均产生一定的影响。

(四) 思维障碍

如果知觉方面的问题属于感性认知过程障碍,思维方面的问题就应该属于理性认知过程的障碍了。有关正常思维的概念、思维的意义等方面的知识请参见心理学的相关内容。精神病学描述思维障碍一般包括以下 3 个方面。

1. 思维联想障碍

人类的思维过程大体包括:以感知觉信息为基础进行分析、综合→比较、抽象、概括→概念的形成→根据概念进行判断,推理得出新概念。由此可知,思维联想是一个进行的过程。因此,思维联想障碍应该包括联想速度、联想内容、联想结构及联想自主性等方面。

(1) 联想速度障碍:是指思维联想速度过快和过慢,前者称为思维奔逸(flight of thought 或 flight of idea),后者称为思维迟缓(retardation of thought)。思维奔逸是指思维速度的异常加速,其表现特点有:①语流速度明显加快及语音高亢,当言语的表达速度跟不上思维速度时,甚至出现语意断裂的情况;②"随境转移",即看到什么就想什么,想到什么就说什么;③言语表达中的"音联""意联"和"韵联"现象。例如,某患者存在思维奔逸症状时,称自己的思想在"开火车",觉得特别"灵光",并称自己像当年的曹子建一样能出口成章或七步成诗,当被要求当面一试时,他即兴作打油诗一首:坐在病房的石阶上,遥望百里之外的故乡,那儿的麦浪散发着芬芳,那儿的人们收割忙,丰收的喜讯传遍四方,可惜我不能分享——待在这倒霉的地方。啊! 我思念亲人,怀念故乡! 该案例体现了联想速度快且随境转移等特征。思维迟缓则是指思维速度异常减缓的情况,其特点为:①患者表现出语流速度的明显缓慢且语调低沉;②言语交流过程中应答反应的潜伏期明显延长。

(2) 联想内容障碍:联想内容的异常增多表现在思维奔逸中,而联想内容异常减少在精神病学中有专门词汇表述,那就是思维贫乏(poverty of thinking)。对于个体思维内容异常减少的判断有一定困难,应综合各方面的情况加以分析和识别。这类患者在交流中的外在表现特征一般为对于任何问题的异常简单描述,如当问及家庭情况时,答:家里有 4 口人;当问及身体状况时,答:还好,给外界总的印象是"内在空虚"。思维贫乏是重要的阴性症状,是评判精神残疾的重要指标。

(3) 联想结构障碍:这里的"结构"是指从感知觉信息的采集到概念形成和判断推理的全过程。表现为结构障碍的症状主要是思维散漫(loosening of thinking)和思维破裂(splitting of thought)。思维散漫是指思维联想结构不紧凑及联想主题不突出。表现为患者无论进行口头表达还是书面表达时,各层内容间及段落间缺乏必然的逻辑联系,给人的印象是"有点东拉西扯",中心思想不突出。例如,一名住院的精神分裂症患者在给其单位领导的信中这样写道:"刘处长,领导,你们好。我在这里一切很好,大家都好。希望您积极工作,努力学习,提高思想素质和业务水平。同志们走共同致富的道路,人人有科学知识,更有理论现代化……。"从这封信的内容来猜测,似乎患者是想首先讲述自己的情况,然后"勉励"刘处长,最后是想通过刘处长给同事提一些希望,但从其书写的内容中不能够确切地肯定患者所要表达的意思,这就是思维散漫。部分文化程度低的正常人在表达一些问题时,也可以出现思维散漫的现象,但与患者不同的地方在于,文化程度低的正常人可以通过进一步的询问最终弄清其所要表达的意思,而对患者来说,他人不管通过什么方式也无法与其沟通,因为连患者自己也不清楚想要表述的内容。思维破裂则是思维联想结构出现更明显障碍的一种情况,表现为患者无论在进行口头或书面表达中出现句子与句子之间缺乏必然的逻辑联系。例如,一名患者在给同事的信中这样写道:"张刚先生:当你接到我的信的时候,就可能将是你最倒霉的时候——大家对您的信任,请您不要灰心,人民永远支持您,我并未去世——四川日报。他是一个杀人的刽子手。她向您求婚,想盗窃国家机密,请您放心,是用钢笔写的,这种没有心肝的人我经常见到。我没有见过这样忘恩负义的人。王平处长,我明白您的思想——喋血双雄——五万五千五百五角五分钱——刘小淹——张老三……执笔人:英国——美国。"从这封信中可看出有多处句子间缺乏逻辑联系。思维破裂发展到特别严重程度时,患者讲话和书写内容的每个句子之间均可缺乏逻辑联系,完全杂乱无章,甚至可以呈现出语词杂拌(word salad)的现象,他人完全不能理解。

(4) 联想自主性障碍:主要包括思维云集(pressure of thought)、思维中断(thought blocking)、思维插入(thought insertion)、思维被夺(thought withdrawal)等表现。患者脑中不由自主地涌现出某些概念,患者感到这些概念缺乏实际意义,并且其出现和消除都不受自己意志的控制,因此患者感到陌生,这种情况就是思维云集或称强制性思维。例如,某患者在一段时间内脑子里总是出现"乳房""外阴"等联想,这些联想的出现很突然,与患者当时的心理活动及周围环境毫无关系,患者感到很困惑,并继而认为有人在有意作弄自己。患者在意识清晰的情况下,其思维过程突然出现短暂的中断,此后思维继续进行,但与前面的思维内容缺乏必然的联系,患者自己也没有办法解释这种情况,即是思维中断。思维中断具体可表现为患者的谈话突然不明原因地中断,片刻后谈话可以新的内容继续进行。患者连续的思维过程中突然插入一段与现有思维内容完全无关的过程的情况称为思维插入,患者的体验是这一段突然出现的思维过程不属于自己,并感到莫名其妙。例如,某患者在介绍自己工作情况时,突然将话题转到描述自己在幼年时一次跟着父亲到湖边去钓鱼,夜间在湖边点起篝火,喝着鱼汤,听着湖塘边传来的青蛙、蟋蟀、蝙蝠、燕子的"混声合唱"的情景,等描述完以上情景后患者又突然转题继续描述自己的工作情况。当问他为什么会突然在讲工作情况时描述自己小时候和父亲钓鱼的情景,患者没有办法解释。如果患者认为或感到自己的思维被外界力量所夺取,这种情况便称为思维被夺。以上的各种具体症状有一个共同的特点,就是患者感到自己联想的自主性受到影响,因此才将这一组现象统一归为联想自主性障碍。但事实上,每个个体的联想都是自主进行的,联想自主性障碍的关键在于患者确切地体验到自己思维联想活动的自主性受到影响。

(5) 特殊的联想障碍:异常的媒介联想和音韵联想均属于这种情况。前者是借助外界某些本来与自己毫无联系的事物作为媒介所发生的异常联想。例如,某患者最恨穿木制拖鞋的人,并对穿木制拖鞋的人进行攻击,原因是他自己姓"林",而木板鞋的"板"字由"木"和"反"组成,由此他认为,凡是穿木板拖鞋就是在反对自己。异常的音韵联想是患者根据本来与自己毫无联系的音或韵所产生的异常联想。例如,某患者入院后被安排在 57 床,该患者坚决不愿入住,理由是这意味着他的住院是"无期"。

2. 思维内容障碍

思维内容障碍的主要表现形式是妄想。妄想是一种在病理基础上产生的歪曲的信念,发生在意识清晰的情况下,是病态推理和判断的结果。具有如下特点:①所产生的信念无事实根据,但患者坚信不疑,不能以亲身经历纠正,亦不能为事实说服。②妄想内容与切身利益、个人需要和安全密切相关。③妄想具有个人特征,不同于集体所共有的信念。④妄想内容受个人经历和时代背景的影响。患者的妄想内容带有浓厚的文化背景和时代色彩,如科学发达时代多有物理影响妄想,落后地区患者的妄想则具有迷信的内容。如果妄想的产生源于感知觉信息或情感等信息称为继发性妄想;妄想的产生无法溯源,或虽然能够溯源但产生非常突然,则统称为原发性妄想。

(1) 继发性妄想

1) 被害妄想(delusion of persecution):是最常见的一种妄想。患者坚信某人或某些团体对他(她)或自己最亲密的人进行不利的活动,进行打击、陷害、破坏等。如认为饭里放毒、跟踪、监视或阴谋等。患者受妄想的支配可拒食、控告、逃跑或采取自卫、自伤、伤人等行为。由于坚信自己被害,患者可以继发出现其他方面的问题,如采取"自卫"的措施,以致出现攻击他人的行为,这种行为有时会造成对他人的严重伤害;有的患者由于坚信他人都在害自己,出现明显的情绪低落,乃至出现自杀行为;还有的患者由于坚信某个人或者某些团体在不断地迫害自己而出现反复的诉讼行为,反复上告,弄得周围的人不得安宁。

2) 关系妄想(delusion of reference):指患者将环境中与他(她)无关的事物都认为是与他(她)有关的情况,如他人的讲话、咳嗽、一举一动都与他(她)有关,并常与被害妄想交织在一起。认为周围人的咳嗽是故意刺激他(她),偶尔的一瞥是对他(她)不怀好意,某报纸杂志上的某篇文章是有意影射他(她)的、暗示他(她)的、故意给他(她)看的。有人唱热爱祖国的歌曲,就认为是在影射自己不爱国。

3) 被控制妄想(delusion of control):患者体验到自己的意志、思想、言语、情感、动作和行为被某种力量或作用所取代,不受自己意识的控制。被控制妄想患者具有被动性、异己性和被加强的体验,与其心境不协调。患者感到没有任何自己的意志,是受他人控制的机器人。

4) 物理影响妄想(delusion of physical enplanation):患者感到身体不舒适或有思维插入等其他病态体验时,毫无根据地坚信是由于外界的影响所致,如认为是超自然的力量、尖端仪器、电波等对自己的影响。而由于这种毫无根据的"坚信"又可以使患者出现其他的症状,如以此认为是某些人或团伙对其迫害、骚扰等。

5) 夸大妄想(delusion of grandeur):患者毫无根据地坚信自己有非凡的才智(能力的夸大),或很高的地位和很大的权势(地位的夸大),或很多的财富(财富的夸大),或认为是名人的后裔(血统的夸大)等,具有以上情况表现之一者均为夸大妄想。例如,某患者家境十分艰难,连住院的费用也是靠当地政府补助,但他自己本人则坚信自己有很多的财富,因此在病房里面对病友及医护人员态度傲慢。有一次他对主管医师的工作表示满意,当即拿来一张草纸在上面写了"送王某某10万元,请工商银行见条即付"等字样,并将唾沫吐在食指上按了手印。医师再三推辞不成,只好说医务人员不能收患者的"红包",而该患者不以为然,并表现出困惑不解,他认为这不算红包,因为世界上的银行有一半都是他的,财富多得很,送医师10万元等于是请医师抽了一盒香烟,怎么能算红包呢?而既然并非红包,为什么医师会这样不给面子呢?这便是财富的夸大。

6) 罪恶妄想(delusion of guilt):患者毫无根据地坚信自己犯了严重错误,甚至是不可宽恕的罪恶而应受严厉的惩罚;或认为自己罪大恶极死有余辜,以致坐以待毙或拒食自杀;或因其罪恶要求通过劳动改造、请罪等手段以赎罪。例如,某患者在住院时声称自己有罪,当问及罪恶时他的回答是其罪有三,一是自己的存在本来就是一种罪恶,因为自己是没有多大用处的人,自己存在一天,便需要消耗一天的粮食;二是自己患病住院以后,妻子、子女经常都在身边照顾自己,这样就影响了他们的工作,而对他们工作的影响,又会间接影响更多人,这样以此类推,自己便成了干扰国家正常工作秩序的罪魁祸首;此外,自己每天要使用不少的药物,同时也需要医护人员的照护,由于对自己的照护和用药,必然会影响对其他患者的照护,而自己就成为毫无意义地耗费有限医疗资源的人。由于该患者的以上信念,在病房里面经常拒绝食用常规的饮食,而是专门食用他人的剩菜剩饭;经常抢着干脏活、重活;有时要求别的患者在一起召开会议,声讨自己的罪恶,当他人感到莫名其妙并拒绝其要求时,患者感到更加难受,他认为他人连给自己一个赎罪的机会都不愿意;此外,该患者还经常通过增加躯体痛苦的方式来试图减轻自己的"罪恶",如要求将自己捆起来睡觉。抑郁障碍、精神分裂症等重性精神障碍均可出现罪恶妄想。

7) 嫉妒妄想(delusion of jealousy):是指患者坚信自己的配偶对自己不忠实而有外遇的病态信念。可表现为对配偶的跟踪、盯梢,暗中检查配偶的衣服、床单,窥查配偶的提包及信件,以寻觅私通情人的证据。随着婚恋观念的变化,目前嫉妒妄想多见于老年患者,而在青壮年中趋于少见。

8) 疑病妄想(hypochondriacal delusion):患者毫无根据地坚信自己患了某种严重躯体疾病或不治之症,即使通过一系列详细检查和多次反复的医学验证都不能纠正。此类妄想可在幻触或内脏幻觉的基础上产生。例如,某患者在喝了用蛇泡的酒1个月以后出现腹部的隐痛,因而坚信不疑地认为自己喝进了蛇卵,蛇卵在腹内孵化,自己腹中便存在小蛇,而随着时间推移,小蛇可逐渐长大产卵,再孵出更多的小蛇,因此自己腹中存在越来越多的、大大小小的蛇,这些蛇在体内到处游弋,使自己产生各种难受的感觉;也由于众多的蛇在体内吞噬大量的营养,使自己变得越来越虚弱。由此反复就诊,虽多方解释这种情况不可能出现,如提示他蛇不是蛔虫,蛇卵是可见的,不可能喝进体内;又如,对他告知在人体内温度范围内,蛇不可能存活,仍然不能被说服,始终坚持外科手术将蛇取出。

9) 钟情妄想(delusion of being loved):患者坚信自己被异性钟情,即使遭到对方严词拒绝,仍毫不质疑,而认为对方在考验自己,仍纠缠不已。应该注意的问题是,钟情妄想的关键是患者毫无根据地坚信被他人所爱,而不是自己坚定不移地爱他人。例如,某女性患者在其职业活动中认识了一位男性,一面之交以后便坚信不疑地认为对方喜欢自己,因此主动和对方接近,后逐步发展到每天到下班的时候就到该男士的工作单位门前等着,并不断地"关心"对方的生活和社交活动。对方先是好言解释,说明自己不能和她生活在一起,患者不听。此后,由于这种"关心"使对方大为恼火,患者在继续"关心"过程中受到了粗暴拒绝、辱骂等待遇,但患者却认为这种态度恰恰证明了两人的关系不一般。于是更加强了对对方的"关心",甚至干脆以对方的妻子自居,到对方家里照顾老人,做家务,虽被多次拒绝仍不断上门。在不能进门的情况下,她就在楼下站着,望着对方的窗户,直到夜晚灯光熄灭才离开回家,第二天晚上又继续上述行为。当患者得知对方有女朋友后非常恼火,认为他人是第三者,因此一方面跑到对方单位"讨公道",一方面找到女方说明自己已经是当然的夫人,同时还跑到"公婆"家里哭述。在对方已经领取结婚证书后,患者仍然认为是对自己的考验,甚至对方再次解释并将自己的结婚证拿出来给她看后,患者仍然认为是假的,并继续纠缠对方。

10) 被洞悉感(experience of being understood):或称内心被揭露感(experience of being revealed),患者认为其内心所想的事,未经语言、文字表达而被周围人所洞悉。该症状常常与关系妄想或其他妄想及幻觉(幻听)等同时存在。

(2) 原发性妄想:不能溯源的或虽然能够溯源但产生突然的妄想被称为原发性妄想。前者非常难以界定,而后者包括了妄想知觉(delusional perception)、妄想心境(delusional mood)和妄想记忆(delusional memory)。妄想知觉、妄想心境和妄想记忆分别是患者对其知觉、心境和记忆内容的妄想性解释。例如,某患者在上班的路上,看见对面的6楼有人在擦窗户,当窗户晃动使太阳的反射光照到了他脸上时,患者突然认为有人要加害自己,窗户的晃动是暗示自己赶快离开,于是患者立即只身"逃出"城市,逃向郊外,在徒步行走数天以后,他饥寒交迫、犹如惊弓之鸟,终于倒在荒郊野外,而致严重冻伤,最后不得不行截肢手术,这是妄想知觉的表现。一患者在早晨刷牙时感到一阵心慌,他由此认为地球即将毁灭,于是便不顾一切地往楼下跳,这便是妄想心境。一个患者一天傍晚回家,突然想起2年前村长在分配稻草时与自己发生过冲突,由此认为村长在2年前就在蓄意谋害自己,现在自己可能危在旦夕,不如先下手为强,在谋划一夜后,次日清晨患者手拿铁锤潜入村长家,将其一家六口人全部砸死,这便是妄想记忆。

上述各类妄想均可出现于重性精神障碍,特别是精神分裂症中。之所以专门将原发性妄想或突发妄想的概念提出,是因为该类症状无法预见且对患者本人及社会危害更大,应更加引起注意。

在实际临床工作中,患者往往存在多种妄想的症状及其他方面的症状,并且相互影响,共同构成患者特有的临床表现。例如,某患者坚信他的主管医师喜欢他,并将其称为自己心目中的"白娘子",当这位女医师出现时该患者总是显得特别高兴,也特别"听话"。有一天,该患者感到心慌、难受,他由此认为这是有人要加害自己"心上人"的一个危险信号,于是心急如焚,急于要将消息传递给女医师,而当时她已经下班,于是患者坚决要求单独外出,经劝阻后患者显得特别愤怒,出现攻击值班医务人员的行为。在当夜,患者突然听到一个声音告诉自己,要想救那位女医师并且使对方对他的爱慕得到巩固,他必须作出牺牲。因此,在第二天早上,该患者就对着墙壁猛撞,结果头破血流。这一案例就包含了钟情妄想、妄想心境、病理性象征思维(参见思维逻辑障碍的内容)及第二人称幻听等多个症状。所以,在临床上应该根据病史和现场观察,清楚分析每一个症状。

3. 思维逻辑障碍

所有思维障碍应都与思维逻辑有关,而精神症状中所描述的思维逻辑障碍主要是指概念形成及判断、推理方面的障碍。常见的思维逻辑障碍有病理性象征思维(pathological symbolic thinking)、语词新作(neologism)等。象征思维在日常生活中经常应用,例如用橄榄枝或白鸽象征和平,用权杖象征法律的神圣,用天平象征法律的公正等。象征思维的关键在于将抽象的概念具体化或具体的概念抽象化,正常的象征思维表达的是一个群体均能够理解的概念,有其特定的意义和目的,并为群体所接受。而病理性象征思维与正常的象征思维的主要区别在于目的和意义不明确,其内容不为群体所接受。例如,患者用反穿棉衣的方式来向他人表明自己"表里如一";用戴着红帽子并在用红砖铺设的地上来回行走的方式来表示自己要坚决走"又红又专"的道路;因为氧气瓶是工人制造的,通过紧紧地抱住氧气瓶以表明希望"与工人阶级紧密结合"等情况均属于病理性象征思维。从逻辑学的基本规律看,在同一个判断中每一个概念所表示的内在意义是确定的,不能随意更换,这就是同一律。而随意更换必然造成判断上的混乱。病理性象征思维的关键在于对判断中概念的偷换,如以上的实例中对"表里如一""又红又专""结合"等概念的替换。对这种将判断中某个或者某几个概念的替换,患者毫无察觉,是将这种情况归类为病理性象征思维的依据。语词新作所表现出来的情况因人而异,例如患者可以自己创造一些字、词或复杂的图画来表达自己才能够理解的思维逻辑过程。在语词新作现象中包含了更为复杂的思维逻辑障碍,应根据具体情况进行分析,分析的基础就是临床医师对正常逻辑学的掌握。其他凡是涉及概念形成、判断、推理等方面障碍的症状均属于思维逻辑障碍。例如,某患者说"我的病就是猪",这属于概念外延界定的紊乱;某患者写道:"李某是死人,我把他救活了,所以他要害我。"这属于逻辑推理方面的障碍。

(五) 注意、记忆障碍

注意、记忆是认知过程得以实现的基础,因此这部分障碍归属于认知过程障碍。

1. 注意障碍

(1) 注意的概念和基本特征:人的心理活动在一段时间内选择性地指向某一事物的过程称为注意(attention)。外界的任何事物及自身的心理活动和行为都可能是注意的对象,"注意到"也就是"意识到",注意集中之处,也就是产生最清晰的意识之处。在大脑中反映最清晰的往往是接触的全部事物的某一部分,而其余部分则暂时被部分或完全忽略,这种情况保证了心理活动在一定范围内正常进行。因此注意是所有心理活动的基础,与意识的关系最密切。注意分为主动注意和被动注意,主动注意是有意地注意某一事物,而被动注意是无意地注意到周围事物,通常说的注意是指主动注意。注意的基本特征主要有:①注意的广度:又称注意的范围,是指在同一时间内所能把握的对象的数量。注意广度的大小与知觉对象的特点有关,同时也与个体以往的知识、经验有关。注意对象越集中,越有规律,个体对注意对象越熟悉,注意对象就越广。②注意的稳定性:指注意能较长时间集中于感受某种事物或从事某项活动的特性。保持的时间越长,说明注意的稳定性越好。人与人之间注意的稳定性是不完全相同的,此外,同一个体从事不同的活动注意的稳定性也不相同,这和对注意对象的兴趣、当时的情绪状态、对所感受对象的熟悉程度及当时躯体的功能状态等因素有关。注意的稳定性不是一成不变,而是间歇性地加强和减弱。③注意的紧张性:指注意集中的程度。如果注意集中的程度越高,就表明其紧张性越高。注意的紧张性可以通过某些心理测验进行判断。④注意的分配与转移:在同时进行 2 种或 2 种以上活动时,将注意分别指向不同的对象称为注意分配。个体主动地把注意从一个对象转移到另一个对象的现象称为注意转移。注意转移的意义在于使个体可以不断接受和掌握新的信息。注意转移的速度主要取决于注意的紧张性和引起注意转移的新刺激信息的性质。注意障碍主要指以上注意特征的异常。

(2) 注意障碍的表现

1) 注意增强(hyperprosexia):主要涉及注意的稳定性和紧张性的异常增强。具体表现为患者持续、稳定地将心理活动异常地锁定在某个目标或某一类对象。例如,被害妄想的患者将主要注意集中在他(她)所坚信的要害自己的个人或群体上,为此整个活动均围绕这个主题进行,如思考或尝试采取防御措施、如何逃脱对方的"魔掌"及如何进行控诉等。

2) 注意减退(hypoprosexia):分为主动注意减退和被动注意减退,涉及注意的稳定性、紧张性、分配和转移等多方面的障碍。主动注意减退具体表现为对外界的言语或非言语刺激反应减慢、不能作出正确的反应或没有反应;被动注意减退则主要体现在警觉性的下降。主动和被动注意减退可同时出现,也可先有主动注意减退,然后再过渡到主动和被动注意均减退。中枢神经系统任何部位的病变,尤其是广泛性脑部病变,都可出现注意减退。

3) 注意转移(shifting of attention):主要涉及注意的稳定性和注意转移方面的问题,具体表现为心理活动不能够稳定在某一对象。由于注意转移频繁发生,对个体的正常心理功能造成影响,如躁狂症患者所出现的思维内容的"随境转移"即涉及注意转移的问题。

4）注意缓慢（blunting of attention）：主要指注意的兴奋过程延缓，具体表现为对外界刺激的应答反应时间延长，抑郁症患者所表现的思维迟缓中就涉及注意缓慢的问题。

5）注意狭窄（narrowing of attention）：主要涉及注意的分配与注意转移的障碍。具体表现为患者的注意范围缩小，只能固定在某个范围内，不能随着自己的意志或外界环境的变化进行分配和转移，多见于意识障碍的情况。

注意障碍的检查方式很多，归纳起来有 2 种主要途径：①整体的观察，如注意患者的表情、神态、对外界刺激的反应等；②通过一些特殊的测试来进行判断，如瞬时记忆的检查、口算的正确率、正背和倒背数字的位数等。

2. 记忆障碍

（1）记忆的概念：记忆是人脑对个体在过去所经历事物的反映过程，包括识记、保存、回忆和再认。识记是为了在记忆中保存所获得的印象而进行的认知和理解的过程，识记是保存信息的前提。按照是否有主动注意的参与，识记分为随意识记和非随意识记。强记外语单词、背课文等均属于随意识记，而无意中听到的某人的姓名、电话号码或在休闲时看电视对电视中内容的识记等均为非随意识记。保存是对识记的材料进行加工、系统化、概括并掌握的过程，其机制目前还不清楚。回忆和再认主要是指将保存的记忆信息重新提取出来的过程。如果以前所感知的事物或场景不在眼前的情况下中枢神经系统将它们重新呈现出来，称为回忆。当以前感知过的事物或场景重新呈现时能够确定是以前感知过的事物或场景，称为再认。例如，将以前学习过的课文脱稿背出称为回忆；如他人提起这篇文章或自己再见到这篇文章时能够确定这是自己以往接触过的，是再认。回忆和再认是记忆的主要表现形式。日常生活中判断一个人记忆力的好坏主要是根据回忆和再认的能力。在医疗工作中判断患者是否有记忆障碍主要也是依据患者的回忆和再认水平。

（2）记忆障碍及其分类：记忆障碍可发生在识记、保存、回忆、再认这 4 个基本过程的不同阶段。识记受到损害主要发生在意识障碍的情况下，而在意识清晰的情况下所出现的记忆障碍主要表现在记忆的保存和回忆方面。在临床上主要表现为记忆减退、遗忘和记忆错误。

1）记忆减退（hypomnesia）：表现为对既往经验或重大事件难以回忆或新印象转瞬即逝，识记、保存、回忆与再认普遍受损，远期、近期记忆均减退，尤以近期记忆减退较多见。记忆减退往往是一个过渡症状，早期多是记忆减弱，特别是对日期、年代、人名、专有名词、术语、概念等的回忆发生困难，后逐步发展至遗忘。例如，脑变性疾病、脑血管疾病早期均可表现出记忆减退，而随着病程的发展，逐步出现遗忘症状。

2）遗忘（amnesia）：对识记过的事物或场景不能回忆称为遗忘，既不能回忆也不能再认称为完全遗忘。遗忘首先和识记的时间有关。除此以外，许多因素均影响遗忘，如记忆材料的性质、单次记忆内容的多少、单次识记内容的种类、识记后个体所处的状态及注意和情绪因素等。识记量相同的情况下，如果识记材料是毫无逻辑联系的数字或词汇，则遗忘的速度快；如果识记材料有较好的内在逻辑联系，则遗忘的速度慢。同样，对形象、动作的遗忘比抽象概念慢；识记内容种类多遗忘快，识记内容单一遗忘较慢；识记后，个体受到外界其他信息的干扰大遗忘较快，受到的干扰小遗忘较慢。遗忘的功能在于保证了对重要信息的保存和利用，因此没有遗忘就没有记忆。而当遗忘现象超过一定程度，特别是已经影响个体的社会功能时，就导致了记忆障碍。在此所描述的遗忘特指病理性，主要指患者对以往某一段时间的全部经验或重大事件的记忆完全缺失，从而出现再认与回忆的"空白"。遗忘是记忆功能严重受损的体现，遗忘的核心症状是情景记忆的严重损害。在临床实践中一般将遗忘归纳为以下类型：①顺行性遗忘（anterograde amnesia）：指对疾病发生后，特别是出现意识障碍后一段时间内经历的遗忘。其表现为不仅遗忘了意识障碍时期的情况，而且在意识清楚后，如果中枢神经系统损害严重，则继续表现为任何外界事物都不能在大脑中保留记忆痕迹，但对疾病前的远事、童年的经历仍保持着较好的记忆。如问患者今天的具体日期，总是回答疾病发生前的日子。②逆行性遗忘（retrograde amnesia）：指对疾病发生前一段时间经历的遗忘。顺行性遗忘和逆行性遗忘往往同时存在，普遍表现为近期记忆障碍最为严重。一般多见于头部外伤后，例如脑外伤发生意识障碍的患者，对他如何受伤、住院、抢救的经过都不能回忆。③进行性遗忘（progressive amnesia):指遗忘的发展呈进展性,由轻到重构成一个连续的病程。其特点主要是回忆和再认的功能明显受损,而较少波及识记或保存的过程。此外,一般近期记忆首先受损,此后逐步波及远期记忆。多见于脑变性疾病(如阿尔茨海默病)。④阶段性遗忘:又称为心因性遗忘(psychogenic amnesia),表现为对过去生活中的某一段经历或事件的回忆障碍,遗忘的内容往往涉及造成患者痛苦或恐惧的生活内容。在催眠状态下,可以诱导患者进行回忆。这种症状常见于分离障碍或与心理因素密切相关的其他类型的精神障碍。

3) 记忆错误:指患者由于再认歪曲而引起的记忆障碍,常见于中枢神经系统疾病,主要表现有错构(paramnesia)和虚构(confabulation)。错构主要表现为歪曲的回忆,如患者在回忆过程中不自觉地将自己过去所经历过的事件在发生时间、地点、人物及其他内容等加以歪曲或张冠李戴。虚构是指虚幻的回忆,具体表现为患者无意识地、虚幻地构想出一些从未发生过的经历或事件,并将其作为确实发生或自己亲身经历过的内容回忆。由于有记忆障碍作为以上2种情况的基础,所以患者对于错构和虚构的内容仍然没有能力在此后再加以回忆,因此错构和虚构的内容经常变换。尽管患者在出现错构或虚构症状的当时对其内容坚信,但事后很快忘记,紧接着又去关注新的错构或虚构的内容。从病理心理学角度看,错构和虚构是患者填补记忆空白的方式,因此判断患者是否存在这2种症状的前提是判断患者是否首先存在记忆障碍。错构和虚构可见于头部外伤、中毒、精神活性物质的应用(如酒精)及中枢神经系统变性疾病(如阿尔茨海默病)、脑血管疾病、麻痹性痴呆等中枢神经系统病变等。

三、情感过程障碍

(一) 情感的概念

情感是指个体由对外界事物的不同看法所产生的不同内心体验。由此定义可知,情感的实质是内心体验或感受,因此可对个体产生直接影响。心理学中的情感过程主要取决于认知过程,由被害妄想所产生的恐惧或由嫉妒妄想所产生的愤怒等均属于这种情况。但在某些情况下,情感过程也可以反过来影响认知,生活中由愤怒导致判断失误进而出现的车祸、由紧张所导致的"语无伦次"或在激情状态下所引起的斗殴等便是如此。因此,将情感过程障碍单独描述和关注也是必要的。情感是由不同看法所产生的内心体验,而看法来自每个个体的需要。人的需要简单分为生物属性的需要和社会属性的需要两方面,心理学特别将与生物属性需要密切相关的那部分内心体验定义为情绪(emotion),如闻到花香产生的愉悦、闻到粪臭的难受及饥饿所带来的心神不宁等;而将与社会属性需要密切相关的那部分内心体验定义为情感(affection),如责任感、美感、事业心等。由此可见,广义的情感包括情绪和狭义的情感2个部分。但人的生物属性需要和社会属性需要是不能截然分开的,如吃东西带来的愉悦属于情绪,而与朋友分享食物所产生的愉悦则既包含了情绪也包含了情感的成分;再如性行为所产生的愉悦属于情绪,而恋爱行为所包含的内容则既有情绪又有情感。因此,在表述情感方面问题时,情绪和情感两个词汇常常混用,没有严格区分。此外,心理学常用心境(mood)来表述相对较长一段时间平均的情感状态。精神病学中对于"相对较长一段时间"的界定为"至少2周"。由于心境是情感的平均状态,因此情感和心境两个词汇有时也在混用,但专业人员需注意概念的准确性,如表述某人现在心情不好指的是情感,而表述某人最近一段时间心情不好指的则是心境。

(二) 情感过程障碍的表现

1. 病理优势情感

病理优势情感是指在个体的全部或大部分时间中某种病理性的体验占绝对主要地位。按前述概念,病理优势情感其实就是心境障碍。常见的病理优势情感有躁狂、抑郁、焦虑、恐惧。

(1) 躁狂(mania):属于心境高涨,即在相对较长的一段时间内无论与自己以往还是与群体比较,情感均明显增高。在情感明显增高的情况下,患者可以伴随产生一系列认知、行为方面的问题及某些生理功能和指标的异常改变。如患者可以出现思维过度活跃进而出现思维奔逸;自我评价增高进而出现夸大妄想;由于自我评价增高而出现愤怒和以掌控为目的的对外界的攻击,与狮、虎攻击猎物时的心态类似,这种以掌控为目的所产生的愤怒和攻击行为在临床精神病学上称为激惹;由于情感的亢奋,可出现睡眠需要量减少、进食量减少、性欲增强等,还可出现话多、活动增多等。心境高涨加上所伴随的认知、行为异常及生理功能和生理指标改变构成了躁狂综合征。躁狂综合征是躁狂症的基本表现,详细的描述参见第五篇相关章节。

(2) 抑郁(depress):属于心境低落,即在相对一段较长的时间内无论与自己以往还是与群体比较,情感明显降低。在情感明显降低的情况下,患者同样可以伴随产生一系列认知、行为方面的问题及某些生理功能和生理指标的异常改变。如患者自我评价可以明显降低,因而出现自责,甚至出现罪恶妄想;患者可以出现不能赋予自己行为意义的认知改变,因而出现无望、无助和无价值的体验,甚至出现自杀观念和自杀行为,从而危及生命;由于情感明显低于正常,可伴随出现思维迟缓和注意缓慢等症状,也可使患者产生早醒性失眠、食欲下降、行动迟缓、语音低沉、语流缓慢等情况。抑郁情感加上伴随出现的认知、行为问题及某些生理功能和生理指标改变共同构成了抑郁综合征。抑郁综合征是抑郁障碍或抑郁症的基本表现,详细的描述请参见第五篇相关章节。

(3) 焦虑(anxiety)和恐惧(phobia):焦虑和恐惧的表现基本相似,之所以在临床精神病学中将两者加以区别是因为恐惧是针对客观对象的焦虑,而焦虑是没有客观对象的恐惧。两者的基本表现均为:①内心的不安或不安全体验;②自主神经功能紊乱的表现;③运动不安。内心的不安全感可以仅仅体验到忐忑,也可以体验到明显的惊恐,甚至体验到濒临死亡的感觉。自主神经功能紊乱意味着患者可以出现一系列具有预警意义的躯体症状,如疼痛、腹泻、出汗、肢体震颤等(参见本章第二节)。运动不安可表现为坐立不安,甚至出现奔跑、呼喊,在恐惧症状中可表现为对恐惧对象的回避;在焦虑、恐惧情感的影响下,有的患者也可以出现以防卫为目的的攻击行为,与犬在陌生人出现的时候所表现的不安、狂吠、跃跃欲试的攻击状态类似,这种情况在临床精神病学上称为激越。上述基本表现和伴随出现的认知、行为异常及躯体症状和某些生理指标改变共同构成了与焦虑或恐惧相关的各种临床综合征,成为应激相关障碍、焦虑障碍、强迫障碍、恐惧障碍等一些精神障碍的基本表现。

2. 情感诱发障碍

情感诱发障碍是指外界刺激与情感明显不匹配,属于"真正的"情感障碍。一个小的刺激诱发较大的情感反应的情况称为情感脆弱,而在基本没有刺激的情况下较为突然地出现较大情感波动的现象称为情感爆发。情感诱发障碍在中枢神经系统疾病中多见。

3. 情感不协调

情感不协调主要是指患者的情感反应与自身认知活动和行为的不协调及与外界环境的不协调。情感不协调有多种表现形式,如果出现内心体验与外界刺激不相符合的情况,一个正性刺激引起患者负性的情感体验或一个负性刺激引起患者正性情感体验的情况,称为情感倒错(parathymia),如患者听到家人去世的消息出现喜悦的内心体验,并出现喜悦或高兴的表情,让人感到不可理解;如果内心体验和外在表情出现不协调或出现完全相反的情况,称为表情倒错(paramimia),如患者内心所体验到的是喜悦,而表情却是悲伤;如果内心同时体验到 2 种相互矛盾甚至相反的情感,称为矛盾情感(ambivalent feeling),如对某人爱和恨同时存在,患者不知道在那一时刻该如何对待此人。

4. 情感衰败

情感衰败是情感功能衰退的总称。主要表现为:①情感退化,指情感反应变得幼稚、简单;②情感幼稚,指患者的情感容易受到本能活动和直觉的影响,可出现于重性精神障碍、痴呆、人格障碍及分离障碍等疾病中;③情感淡漠(apathy),是情感衰退的极端情况,表现为任何外界刺激均不能或基本不能激发起任何情感反应,情感淡漠也是判定精神残疾的重要指标。

四、意志 – 行为过程障碍

(一) 意志的概念

意志是指个体自觉地确立目标,同时自觉地采取行动,并在行动中克服困难以最终达到目标的心理过程。意志活动的特点:指向性、目的性、自觉性、果断性和自制性。意志总是和个体的行为联系在一起。

(二) 意志－行为过程障碍的常见表现

1. 意志增强

意志增强(hyperbulia)与其他精神症状密切相连。例如,在被害妄想的支配下不断告状,虽反复受阻,但仍然决心不变。

2. 精神运动性兴奋

精神运动性兴奋(psychomotor excitement)主要是指个体的整个精神活动,包括感知觉、思维、情感意志和行为等均高出一般水平,表现为言语动作增多,情感活跃、亢奋,或易激惹及动作和行为增多,或出现怪异或攻击自身和他人的行为等。如果患者所表现出的精神运动性兴奋是在自身的认识、情感和行为3个心理过程协调的基础上,并和环境相一致,称为协调性精神运动性兴奋,如果患者所出现的精神运动性兴奋发生在自身的3个心理过程不协调的基础上,或(和)外界环境不协调,称为不协调性精神运动性兴奋。不协调性精神运动性兴奋行为缺乏动机和目的,显得杂乱,让人不可理解,重性精神障碍尤其是精神分裂症所出现的精神运动性兴奋多属于这种情况。

3. 木僵

木僵(stupor)指在意识清楚的情况下,出现精神活动的全面抑制。表现为患者不吃不喝,呼之不应,推之不动,肌张力增高,大小便潴留,对外界刺激缺乏反应。木僵可分为:①紧张性木僵,常见于精神分裂症;②抑郁性木僵,常见于严重的抑郁障碍;③反应性木僵,常见于应激相关障碍;④器质性木僵,常见于中枢神经系统病变。在木僵的基础上如果患者的肌张力高到能够让其四肢任意摆成各种姿势,并维持较长时间不变,这种情况称为蜡样屈曲(waxy flexibility)。在肌张力增高的情况下,如果抽掉患者所枕的枕头,患者可头部悬空,长时间地呈睡枕头状,这种情况特称为"空气枕头"。

4. 缄默症

患者在意识清楚的情况下,不能用口头言语进行交流而只能用书面言语或手势来对外进行交流的情况称为缄默症(mutism)。

5. 违拗症

患者对外界的任何指令均坚决地拒绝执行,甚至采取相反的行动来加以对抗的情况称为违拗症(negativism)。如果只是坚决拒绝执行外界的指令,称为被动违拗;如果除拒绝执行外界指令外,还采取与指令相反的行动称为主动违拗。

6. 刻板动作

患者持续地重复单一单调的、毫无目的的动作称为刻板动作(stereotyped act)。

7. 模仿动作

患者毫无目的和意义地模仿他人的言语和动作称为模仿动作(echopraxia)。

8. 作态

患者毫无目的和意义地作出古怪的、愚蠢的、幼稚的动作、姿势步态或表情称为作态(posturing)。例如,做怪相、扮鬼脸、维持一种奇怪的姿势不变等。

▶▶▶ 第二节 精神医学对躯体症状的解读 ◀◀◀

一、躯体症状心身综合分类的必要性

对于精神症状,临床上已经有比较系统的描述及分类,而对于临床上更为常见的躯体症状目前的认识仍然模糊。按照常规的临床思维模式,症状总是有相应的病理基础,因此躯体症状就成为提示各种躯体病理改变的线索,同时也成为启动诊断及治疗流程的基本依据。为了更好地执行诊断及治疗过程,临床上将躯体症状按系统进行分类,如呼吸系统症状、消化系统症状、泌尿系统症状、心血管系统症状、神经系统症状等,这样就便于临床医师循着症状的线索进行分诊、对相应系统进行查体及实验室检查并规划治疗方案。这种传统的思维方式存在几个问题:①出现在某个系统的症状不一定提示那个系统的问题,因此当循着症状在相应的系统发现不了问题时,诊疗活动就无法继续下去,而将患者转诊到其他学科则意味着诊疗活动的重新开始,从而浪费诊断资源及时间;②有的症状归类存在重叠,因此很难将其定位在某一个系统,如可以将呕吐归为消化系统症状,也可将其归为神经系统症状,当按一个系统疾病治疗无效时,就只能改变治疗方向,这就意味着对某患者的治疗重新开始,从而浪费治疗资源及治疗时间;③"一个原因必然导致一个结果",这是一元化思维模式,这种思维模式可以使临床思维绝对化、固定化和"标准化",但事实上一个原因不止导致一种结果,反之一个结果可以由多个原因引起,缺乏多元化的思维模式以及从多个角度去考虑一个问题的习惯必然会导致临床及科研思路的僵化,从而影响对疾病的认识和治疗。如某患者下腹疼痛,月经失调,检查发现存在子宫肌瘤,立刻行肌瘤切除手术,但术后患者疼痛加剧,甚至无法起床,后经抗焦虑治疗2~4周后,患者疼痛消失,顺利出院并恢复工作。在该案例中,显然是多方面原因共同导致患者的疼痛,而仅按一个系统的问题进行治疗必然得不到预期的结果,亦说明按系统来认识躯体症状的传统方式存在缺陷和误区。

"躯体症状是与组织损伤和潜在损伤相关的不愉快的主观感觉"。这是目前临床上对躯体症状较为公认的定义,从该定义理解,躯体症状定义的关键词是"感觉",即躯体症状实质上是"感受",可理解为任何躯体症状均应与心理因素相关。例如,相同的受损程度在不同神经类型、不同年龄、不同性别及不同的生活经历的个体中会产生不同的"感受"。总之,任何躯体症状的产生都不是纯生物源性的,而总是与其认知、情感、个性等心理元素相关。因此,对躯体症状的心身综合分类是必要的,精神病学对躯体症状分类和综合治疗的关注、研究和应用也是十分必要的。

二、躯体症状的心身医学概念

(一)躯体症状是躯体组织或器官对外界环境的述求

器官功能改变表达述求是生物界存在的普遍现象,如小动物因恐惧所出现的小便失禁、肌肉震颤,日常生活中常提到的"我见到你就恶心"等均是器官功能变化表达述求的例证。由于神经系统的进化和发育,人类表达述求的主要方式是言语或情感,虽然如此,部分人在某种情况下,也可通过器官功能的变化表达述求。但如果个体仍将器官功能变化作为表达述求的主要途径,这种情况就称为"述情障碍"。例如,某18岁女性因严重呕吐1年之内住院7次,每次住院缓解迅速,但反复发作,实验室检查未发现导致呕吐的病理基础,了解其成长过程及目前心态发现,该患者内心暗恋上了自己的亲哥哥,而呕吐应该是对自己这种情感的厌恶,经这种分析、心理疏导及抗焦虑治疗,呕吐消失,追踪观察2年,呕吐未再出现。该案例即是躯体症状作为"述求"出现的最好说明。如果无意识地将自己的躯体功能障碍作为获得实际利益的"筹码",这种情况称为"继发性获益"。

(二)躯体症状是缓解内心冲突的重要途径

症状是躯体与心理连接的桥梁,个体往往不能意识到自己深层的内心冲突,其代价是出现躯体症状,在与外界环境身心交瘁的搏斗中,最终躯体不得不提出"抗议",当然这种抗议是隐秘的、是在潜意识水平的,继而表现为躯体症状,即内心冲突以比较能接受的躯体形式表达出来。其结果是既不威胁到个体的自我形象,也保护了个体精神免遭崩溃,同时还"抗议"了现实生活压力。例如,一个非优等生希望取得优异成绩,对该学生存在2种选择,一是努力达成第一名,这意味着他(她)必须付出力所不能及的努力;二是放弃成为优等生的目标,这意味着他(她)必须承认自己不是优等生;而对于其本人来说,解决这种内心冲突的途径就是"因为我病了,所以成为不了优等生"。此时的躯体症状就成了缓解内心冲突的途径。成年人升职期间或学生考试前所出现的如腹痛、腹泻、头痛甚至发热等躯体症状均有此种心态的痕迹。

(三)躯体症状就是情绪本身

情绪、情感是由于对外界事物的不同看法所产生的不同的内心体验。躯体症状的实质也是体验,因此将躯体症状定义为本身就是情绪在逻辑上是合理的。只是躯体症状是不愉快的主观体验,如果要将躯体症状定义为情绪本身,在此显然是指负性情绪。临床上常见的负性情绪主要是焦虑和抑郁。以焦虑为例,临床上对焦虑的解读是内心体验的不安并恐惧伴自主神经系统功能混乱及运动不安,因此焦虑涉及躯体层面、体验层面和认知层面。体验层面的焦虑表现在内心的惊恐、忐忑体验或运动不安等,在本章第一节已经进行了描述。认知层面的焦虑主要是指个体思维方式及行为模式的固化。精神病学理论提示,个体之所以不愿或不能改变自己的思维模式及行为方式的根本原因是不自信和没有安全感,这成为偏执的主要病理心理基础,也是精神病学和心理学领域关注及研究的方向。焦虑的意义是预警,但临床长期忽略了更常见的以躯体体验或功能异常所表达的预警意义,如疼痛、腹泻、哮喘、眩晕等。

【典型案例】

患者,男性,31岁,造纸厂工人。因工作时整个大腿被机器拧断而入医院骨科就诊,患者度过失血性休克期后存在以下问题:①剧烈疼痛,夜不能寐,常规镇痛药物收效甚微;②幻肢症状,包括疼痛、瘙痒、挤压感等,极其难受;③频发哮喘,常规治疗难以控制;④失眠,以至于患者感到极其疲劳。这些问题严重影响清创、抗感染、植皮、断肢处理等后续治疗。综合分析后,将疼痛、哮喘、失眠解读为"预警症状",即焦虑症状,而将幻肢症状解读为幻觉。在足剂量使用帕罗西汀、奥氮平、氯硝西泮抗焦虑及改善认知后,患者前述症状基本消失,后续治疗得以顺利进行。

此外,如果将具有预警意义的躯体症状解读为焦虑情绪的躯体表达,同样也可以将提示器官功能弱化的躯体症状解读为抑郁情绪的躯体表达,如腹胀、便秘、功能性消化不良等。因此,识别患者通过躯体症状所表达的负性情感或情绪是精神病学所面临的新问题。

(四) 躯体症状是个体对躯体感受的负性解读

各种感受随时存在,通过认知的影响,个体如果对某种感受做正性解读,就成为个体此时需要的感受,如果做负性解读,这种感受就成为个体需要排斥的感受,就成为躯体症状。以疼痛为例,当将其作为负性解读的时候,疼痛成为最常见的临床症状之一,但人们有时也在追求疼痛的感觉,例如在接受保健按摩时。此时的疼痛便不成为困扰个体的症状,而是此刻所寻求的正性感受。因此,治疗症状的途径应该有2种,一是消除感受,这是医学的惯性思维;二是改善个体对感受的认知,从而使个体接受这种感受。改善认知的治疗包括采用第二代抗精神病药及心理治疗。

(五) 躯体症状是学习或模仿的结果

在暗示或自我暗示的情况下,个体可以再现以往的症状或复制他人的症状。暗示是指在一定的环境下和一定的情感氛围中个体对来自外界的影响无条件接受的情况。而在一定的环境下和一定的情感氛围中对来自自身的影响无条件接受的情况,称为自我暗示。暗示和自我暗示是人的心理特性,研究表明5~7岁暗示性最高,女性的暗示性高于男性,随着年龄增长,暗示性逐渐减弱。而随年龄增长后,个体的暗示性仍然保持在与实际年龄不相符合的较高状态时,这种暗示性就成为产生躯体症状的高危心理因素。在此种情况下,躯体症状所提示的问题不是躯体脏器的病理损害而是异常的暗示性。此外,未成年人、青壮年、老年出现同样症状的心理意义是不同的。

值得进一步说明的是:①尽管提出了躯体症状的心身定义,躯体症状的传统定义仍然成立,并与心身定义有机组成了对临床躯体症状的更完善表述。②同一躯体症状所反映的是综合问题,因此在实际工作中需解读的不仅仅是症状,而是具体的人。仍以上述断肢案例为例,个人史提示该患者存在父母双亡、配偶患精神分裂症、医保是否能支付自己住院费用等问题,因此该患者明显重于他人的剧烈疼痛、哮喘等问题除了直接的预警意义外,还存在寻求帮助、归属感及沟通等意义,也同时具有"述求"和"缓解内心冲突"含义。③如果以上定义均是成立的,躯体症状的意义就不仅是提示躯体疾病,同时也可作为精神疾病、心理异常、个性特质的证据。

三、心身医学理论框架下现行的躯体症状分类

根据以上对躯体症状的解读,患者出现的躯体症状应该存在2种成分,一种是"生物学成分",如肿

瘤病变所导致的躯体症状,另一种成分在此暂称为"心理成分"。采用心身医学理论解读临床躯体症状,表明的是多元化思维方式对临床工作的指导作用。医学上的惯性思维是一元化思维模式,落实到具体问题上就是患者有躯体症状,临床医师仅从病理损害的角度去查找原因并给予相应的处理,而忽略了"心理成分"的存在,使患者的躯体症状得不到满意解决。而躯体症状的存在对患者的心态、生活质量、治疗依从性及预后都是至关重要的。躯体症状的心身医学解读为全面分析躯体症状和分析不同个体存在的同样症状提供了依据。依照心身医学对躯体症状解读的观点,慢性非感染疾病治疗至少有3个维度:病因学治疗维度,病理生理、病理心理治疗维度,症状学治疗维度。因此,对躯体症状的独立治疗应得到更多的关注,躯体症状的独立治疗应该成为临床精神病学的重要发展方向。针对躯体症状独立治疗的需要,根据以上对躯体症状的解读及孙学礼团队2014—2018年在国内组织进行的"真实世界"研究结果,躯体症状大致可以分类为以下4种情况。

（一）生物性躯体症状

生物性躯体症状(biological somatic symptoms)是指主要由物理、化学、生物因素产生的局部组织损伤直接导致的神经末梢刺激,或由于局部组织损伤后的生化反应所导致的对神经末梢的次级刺激所产生的症状。该类症状产生的基础不是刺激的种类和强度,而是神经系统上行通路的激活及下传通路的脱抑制。值得注意的是,上行通路的激活与下传通路的脱抑制受阻不仅源于生物学的损害,也可源于甚至更可源于心态的变化,如在战斗或其他激情状态下,个体可以对由损伤所产生的疼痛毫无知觉。这说明即使是生物学损害,是否产生躯体负性感受或产生什么样的感受与心理因素也密切相关。更确切的表达是,临床上没有单纯的"生物性躯体症状",本节中所述的案例即是例证。

（二）情绪性躯体症状

根据"述情"理论,躯体症状是器官对外界环境的述求,将此类躯体症状称为情绪性躯体症状(emotional somatic symptoms)。一般情况下,这种述求见于负性情绪,而常见的负性情绪主要是抑郁和焦虑,因此又可将情绪性躯体症状分为抑制性躯体症状(inhibitory somatic symptoms)和激越性躯体症状(agitated somatic symptoms)。前者主要指的是躯体器官功能受到抑制的各种表现,如厌食、饱胀感、头晕、不清醒感等,最典型的抑制性躯体症状是功能性消化不良所表现出的症状;后者则是指所有具有"预警"意义的症状,如疼痛、腹泻、哮喘、尿频、眩晕等症状。对于这类症状采用相应的抗抑郁药及抗焦虑药治疗可取得良好效果。"真实世界"的研究表明,激越性躯体症状是最常见的一类情绪性躯体症状。

（三）认知性躯体症状

认知性躯体症状(cognitive somatic symptoms)的"认知"有两层含义,第一层含义为个体对躯体感知的负性解读。躯体的各种感受总是存在的,只有当个体在认知层面将某种"感受"做负性解读的时候,这种感受才能成为躯体症状。精神病学对幻觉的定义是指在没有客观刺激作用于感觉器官的情况下在相应的感觉器官出现的知觉体验,对照定义可发现,有的躯体症状符合幻觉的定义,这就是认知性躯体症状的第二层含义。如双侧具有知觉性质的耳鸣可以作为幻觉理解并治疗。认知性躯体症状的特征为症状的性质及部位相对固定,症状清晰、生动。

（四）想象性躯体症状

想象性躯体症状(imaginative somatic symptoms)是指患者的暗示或自我暗示所产生的症状,该类症状的特点是症状的多变性及症状的"超常性"。如某青年女性患者曾多次发作性出现脑细胞一层层往下掉的感觉,并因此感到恐慌而多次急诊就医,在发作时可以清晰地描述一层层的脑细胞"掉"到膝关节、踝关节的情况。

在"真实世界"的研究中,对于激越性躯体症状采用抗焦虑方案治疗,对于抑制性躯体症状采用抗抑郁方案治疗,对于认知性躯体症状采用以改善认知为主的方案治疗,对于想象性躯体症状采取抗焦虑、改善认知及心理辅导等综合治疗措施,对于生物性躯体症状则遵循身心共治的原则,均取得了较好的疗效。对于躯体症状的心身解读及分类正在继续研究和完善中。

▶▶▶ 第三节　与精神医学相关的临床综合征 ◀◀◀

一、概述

临床上的单一症状只能表明某方面的异常,不等于医学上的疾病,就像腹痛只是症状,而阑尾炎则包括了特征性的腹痛、特征性的体征(如查体所体现的压痛、反跳痛、体温增高)及相应的实验室检查发现(如血象改变等),这就是临床综合征。精神病学对疾病的认识同样依据临床综合征。如在精神分裂症中所出现的幻觉 – 妄想综合征、紧张症状群、瓦解症状群等,以及在抑郁障碍、焦虑障碍、应激相关障碍等疾病中所出现的抑郁综合征、焦虑综合征、恐惧综合征、强迫综合征等。这些综合征的具体特征请参见相关章节,本节主要介绍更具普遍意义的基本的综合征。

二、急性意识障碍综合征

(一) 意识的概念

"意识"在哲学、心理学、医学中的含义不同。在哲学上,意识指的是人的主观世界,即一切精神活动或全部心理活动,这是意识最广义的定义。在心理学领域,Wundt 和 James 认为意识是人的经验过程或内心体验;弗洛伊德(Freund)则认为意识是当前正在进行的、能自行察觉的心理活动,而把目前未能觉察、未加注意和遗忘的心理活动称为潜意识或无意识。在医学中,意识主要指大脑觉醒程度,即意识的清晰度。在临床精神病学中,把意识理解为人对客观环境的认识(周围环境意识),以及对自身的认识(自我意识)。正常意识状态的维持涉及中枢神经系统许多结构和功能,是一个相当复杂的过程,目前已知的是脑干上行网状激活系统、丘脑非特异投射系统和大脑皮质构成了维持正常意识状态的主要神经结构。

(二) 以意识清晰度下降为主的急性意识障碍综合征

以意识清晰度下降为主的急性意识障碍综合征主要由中枢神经系统脑干上行网状激活系统、丘脑非特异投射系统等结构受到损害所致,其具体表现可有嗜睡、昏睡和昏迷。嗜睡(somnolence,drowsiness)是一种意识清晰度轻度下降的表现,患者可表现为睡眠增多,唤醒阈值增高,在没有外界较为强烈刺激的情况下可以在一天的多数时间或基本上全部的时间中处于睡眠状态,但患者能够对外界刺激保持基本的警觉性并保持对言语和非言语刺激(如声、光、疼痛等刺激)的正常应答反应;昏睡(lethargy,stupor)是指在意识的清晰度进一步降低时,患者所出现的对言语刺激的应答反应消失而仅存在对非言语刺激,特别是对强烈的非言语刺激(如强烈的痛刺激、强烈的声音刺激等)部分反应的情况;昏迷(coma)则是意识清晰度再进一步下降的表现,评定是否进入昏迷的基本条件是患者对各种刺激无反应,机体一切反射消失。由于导致意识障碍的病变性质不同,在以上所描述的意识障碍的基本特征的基础上,患者可以出现各种原发疾病的特征表现,如病理反射、震颤、抽搐发作、肌张力改变、生命体征的不稳定等。上述 3 种情况可以单独存在,可以相互重叠,也可以连续发展。

(三) 意识障碍的识别

由于意识障碍的种类较多,表现也多样化,对于某些意识障碍的识别有一定的困难,但无论在判断何种意识障碍方面都应该注意的问题如下。

1. 是否存在注意障碍。目前,注意障碍特别是主动注意障碍,被视为判断患者是否存在意识障碍的最敏感指标。

2. 是否存在瞬时记忆障碍。

3. 言语应答反应是否正常。观察言语应答反应主要是判断患者能否理解外来的言语信息,并能够针对外界所传递来的信息作出准确的反应,在临床实践中主要是观察回答问题是否切题,或能否准确完成来自检查者的言语指令。如果存在言语应答反应的异常或消失,则为判断存在意识障碍与否的重要证据。

4. 非言语应答反应是否正常。非言语应答反应是个体对外界非言语刺激(如疼痛刺激、声音刺激、光线刺激、摇晃刺激等)所作出的反应,如果这种应答反应减弱或消失则为判断存在意识障碍的又一条重要证据。

5. 在没有记忆障碍的情况下,定向力是否完整是判断是否存在意识障碍的重要指标。定向力(orientation)是指个体对时间、空间、周围人物及自身状态的认识能力。意识障碍时定向力受损的特点是时间定向力首先受损,例如不知道当时的具体时间(钟点、上下午、白昼或夜晚、时期、月份、季节、年份等)。进一步发展为地点定向力障碍(不知道当时所处的地点,如学校、医院、工厂、农村等)和人物定向力障碍(不知道环境中其他人物的身份及与自己的关系,如医患关系、母女关系等),最后受损的是自身定向力(不知道本人姓名、年龄、职业、爱好等)。但在意识清楚的情况下,也可以出现定向力障碍,例如可见于有严重认知损害的痴呆,以及受明显症状影响的精神分裂症的患者等。

6. 与外界的情感交流是否存在或正常。

7. 患者是否能够完成平时能顺利完成的某些特殊活动。在上述指标均正常的情况下,这一点对于判断意识障碍就显得十分重要。例如,某患者平时棋艺精湛,在接受5次电抽搐治疗以后,一次与他人的对弈中当他人将他的老帅"将死"后,他将老帅走出九宫放到了界河上,对方认为他是要赖,他却振振有词地说帅比车大,车都可以上到界河,老帅应该更没有问题,数天以后患者进一步出现意识障碍的其他表现。

(四) 以意识范围改变为主的急性意识障碍综合征

如果借用视力和视野去理解,以意识范围改变为主的急性意识障碍综合征主要表现为意识"视野"的缩小。这种意识"视野"的缩小使得心理活动仅能在局限的范围内进行,具体体现在患者在局限范围内的心理活动保持相对正常,而在此之外的感知、思维、记忆、情感和行为等方面均受到影响。因此在一定的范围内,患者对外界刺激可以有正常的应答反应,例如可以有正常的对话、能够进行计算或从事某些活动。但由于意识范围的缩小,在临床上可表现为对言语及非言语刺激的应答反应时间延长,思维迟缓,理解能力下降,判断能力和预见能力下降,时间、地点和人物的定向力下降等,一般事后均有部分或完全的遗忘。在临床上称上述情况为朦胧状态(twilight state)。睡行症(somnambulism)、神游症(fugue)均属于朦胧状态的特殊表现形式。

(五) 以意识内容改变为主的急性意识障碍综合征

以意识内容改变为主的急性意识障碍综合征主要表现为意识混浊(clouding of consciousness)和谵妄(delirium)。意识混浊是指意识清晰度明显下降,患者对外界刺激的警觉性也明显下降,对非言语刺激特别是较为强烈的刺激保持应答反应,而对于言语的刺激仅能保持部分反应或不准确的反应。这意味着患者在理解言语和利用言语进行交流方面出现明显的障碍。有的患者在这种情况下可以伴随出现情绪紧张、烦躁或躁动、不合作等现象。谵妄是意识混浊的典型表现,其特征是在意识清晰度明显下降的情况下出现片段的幻觉和错觉,以及不协调的精神运动性兴奋。在谵妄时所出现的幻觉和错觉一般以视觉的幻觉和错觉多见,内容多带有恐怖色彩,例如将馒头看成蛤蟆,将亲属看成一只巨大的雄鸡,将医护人员看成一群妖魔鬼怪等。在谵妄中,听觉的幻觉和错觉也并不少见,其内容同样多是令人不舒服的,例如听到单调巨大的发动机转动声音、反复出现的叫骂声和威胁自己的声音等。有的患者可以出现明显的恐惧情绪并由此出现呼救、逃避等行为。此外,也有的患者可以出现毫无目的的兴奋、躁动。对上述情况患者事后只能部分回忆或基本不能够回忆。谵妄一般在感染、中毒、代谢障碍等情况导致中枢神经系统整体功能失调的情况下出现,因此谵妄在躯体疾病中更容易发生,也常见于急性脑部疾病如感染、脑血管疾病、脑外伤等。

有的文献或专著中亦将急性意识障碍综合征统称为"急性脑综合征",或将急性意识障碍统称为谵妄状态。

三、痴呆综合征

痴呆综合征(dementia syndrome)以智力障碍为核心症状。智力障碍(disturbance of intelligence)表现为常识、理解、判断、推理能力、计算能力和记忆能力的全面减退。智力障碍的评估可通过临床精神检查,也可通过专门的智能测验获得。韦氏智力测验量表将个体各方面的测验总结成为反映智力综合水平的结果,即智商(IQ)。根据 IQ 值,临床上将智力做了如下划分:IQ 大于 85 为正常智力;70~85 为边缘智力;50~69 为轻度智力障碍;35~49 为中度智力障碍;20~34 为重度智力障碍;IQ 小于 20 为极重度智力障碍。对于智力的划分有助于判断患者智力的受损程度,也便于判断患者的社会功能状况。边缘智力意味着智力包含的所有功能均基本接近正常,因此可以参与到正常群体中,从事一般的各种活动,所不同的是各方面的能力较一般人略差,如在学习上总是差等生,不能接受较高程度的教育,不能从事十分复杂的工作等。而 IQ 小于 20 的患者社会功能损害严重,基本没有接受新信息的能力,丧失生活自理能力,甚至丧失学习和使用语言进行交流的能力。如果智力障碍发生于发育成熟以前,特别是中枢神经系统生长发育成熟以前(一般小于 18 岁),由先天因素或疾病因素(如遗传、代谢异常、感染、中毒、头颅外伤、内分泌异常或缺氧等)致使中枢神经系统发育不良或受阻,称为精神发育迟缓(mental retardation)。如果在中枢神经系统发育成熟及个体的智力水平充分发展以后,由于中枢神经系统病变,或躯体疾病,或其他物理、化学及生物学因素(如脑血管疾病、脑病变、癫痫、某些代谢性疾病等)所导致的中枢神经系统功能严重受损,进而产生智力全面受损的情况称为痴呆(dementia)。因此痴呆综合征的主要表现就是由在后天因素的影响下所产生的智力障碍及由此所伴随的情感、行为等方面问题所共同组成。在此值得注意的是,如果在强烈的心理因素作用及特殊人格特征的影响下,患者可以在一段时间内出现类似智力障碍的各种表现,无中枢神经系统的实质损害,且上述情况是可逆的,精神科临床上将此种情况称为假性痴呆(pseudodementia)。严格意义上讲,假性痴呆不属于智力障碍的范畴。

四、遗忘综合征

遗忘综合征(amnestic syndrome)又叫科萨科夫综合征(Korsakoff syndrome),主要以近期记忆障碍为主要表现,在记忆缺失的情况下,可出现虚构或错构,并由此产生相应的情感异常。无意识障碍,智力相对完好。遗忘综合征常见于酒精中毒及中枢神经系统疾病。

五、人格改变综合征

(一) 概述

人格(personality)即个性,是指认知、情感、行为等心理特征的总和。人格包括了人格的倾向性和人格的个人类型特征 2 个方面。前者指个体的兴趣、爱好、认知模式、情感反应模式及行为模式,而后者则包括气质、性格等内容。人格的特点是固定、自幼形成、与个体素质及自身经历有关。根据人格发育的规律,可以简单把人格发育归纳为如下过程:出生及与母体的物理分离→自恋的形成→自我中心的形成→自我中心的解体,并以具有独立意识的个体融入社会群体(与母体的心理分离)。

由于人格改变是逐渐发生的,因此精神病学没有将人格改变作为临床症状描述,但人格改变是临床精神病学诊疗中必须关注的基本问题。人格改变综合征不是指某一种异常情况,而是包含了人格两类问题的总称。一类是人格发育滞后所产生的一系列认知、情感及行为方面的问题,另一类则是指由于精神疾病、躯体疾病及心理发育问题所产生的人格模式异常,并由此所带来的认知、情感、行为问题,以及由此所产生的个体社会适应不良的情况。后一类情况中,人格改变为上述疾病的有机组成部分或前驱症状。

(二) 与人格发育迟缓相关的临床综合征

人格发育迟缓的特征通常包括:①存在明显的自我中心;②不稳定的价值取向;③明显存在独立意

识与依赖倾向之间的矛盾；④缺乏羞耻感、内疚感与过分的羞耻感、内疚感并存的矛盾情况。"自我中心"有两个含义，一是个体总是希望得到所在群体的特别关注，即希望成为群体关注的中心；二是个体希望主导自己所在的群体。由于不能摆正自身与群体的关系，个体无法与所属群体正常相处。价值取向主要涉及个体的生活目标，由于个体没有明确的生活目标，产生的直接后果是个体不能克服和承受生活中的挫败，也不能给自身带来较为持久的愉悦感。以人格发育迟缓为基础所产生的认知、情感、行为等方面症状的情况就称为"与人格发育迟缓相关的临床综合征"。

　　近 10 年来，与人格发育迟缓相关的临床综合征成为精神病学需要关注的又一个新问题。分析人格发育与精神症状发生之间的关系在许多临床案例中，特别是在对青壮年患者诊疗的案例中已经成为关键。如某 21 岁的高校 1 年级女生极容易产生情感的波动，给自己带来了非常明显的痛苦，同时明显影响自己的学习和人际交往。此外，在忧伤或极度高兴时她均在自己的手臂上划一刀，就诊时可见双臂刀痕累累且双臂全贴上胶布。当问及原因时，回答是为了"提醒"自己存在高兴或不高兴的情况；当又问及为什么不通过与同学交流与分享来达到这一目的时，回答是"不会"及"不习惯"；当再问及为什么不通过摔东西来向自己或他人表达情感时，回答是"费钱"。此种情况表明，该患者还不能完全分清自我与环境的界限，人格发育仍然停留在自恋的形成阶段。因此对该案例的治疗应该包括给予药物治疗以稳定情绪，给予心理治疗及心理辅导以促进其人格发育。

　　（三）与人格模式异常相关的临床综合征

　　由于幼年不良经历或生活事件影响，或由于中枢神经系统疾病的影响，或由于精神疾病的影响等因素所导致的人格模式明显偏离正常，并且由此使当事人感到痛苦，或影响其社会功能等情况统称为人格模式异常。与人格模式异常相关的临床综合征有很多，如偏执型人格障碍、表演型人格障碍、反社会型人格障碍等，具体可参见第七章。

六、自杀

　　自杀涉及的问题很多，不仅仅是医学问题。而仅从精神病学及心理学的角度看，自杀至少涉及个体的认知、情感、行为及个性特征，因此将自杀问题归到任何一类症状中描述均不合适。但自杀的确是精神病学乃至整个医学领域应该关注的重要问题，因为严重危及个体，甚至是群体的健康和生命。

　　（一）自杀的概念

　　自杀是有意识的以结束自己生命为目的的行为，造成的后果是当事人的死亡。在此要注意两点，一是除非医学原因以外，从精神病学的角度看，患者自杀的原因主要是不能赋予行为的意义，这涉及认知的改变，因而自杀动机和行为常常成为抑郁综合征的重要症状，并常发生在抑郁障碍及其相关疾病中。二是判断自杀行为不仅要看行为本身，更重要的是分析其动机。在心身痛苦或意识障碍情况下所出现的自伤行为，甚至造成当事人死亡后果的情况不能称为"自杀行为"，因为前者行为的动机是回避当前的痛苦，而非结束自己的生命，后者则是无目的的非随意行为。对于这 2 种情况，精神病学临床的处理原则是不同的。

　　（二）自杀的渐进过程

　　个体的自杀动机、愿望乃至行动不是突然发生的，而是有逐渐发生及发展的过程，了解这个过程对于自杀风险的评估及对自杀的防范非常重要。①由于各种原因导致个体求死的愿望出现，而求生的愿望大于求死动机的情况称为自杀意念（suicidal idea），自杀意念一般不被外界所察觉，而在自杀意念比较强烈的情况下，反映自杀意念的情景包括患者较为频繁地抱怨生活没有意思、不经意地了解怎么样的死法不痛苦等，值得关注；②求死的动机大于求生的欲望，而求生的欲望仍然存在的情况下所出现的不坚定的自杀行为称为自杀企图（suicidal attempt），如跳楼跳低楼层、吞服不足剂量的药物、在公开场合采取自杀行为等。自杀企图是防范自杀的最佳时机，患者这些不坚决的自杀行为应被高度重视；③在自杀动机非常坚决的情况下，由于客观条件的限制或个体相关知识的欠缺导致自杀行为的失败，这种情况称为自杀未遂（attempted suicide），如某患者自杀动机非常坚决而一次服用了 15 g 氯丙嗪，但由于剂量太大，造成胃扩张而影响吸收,故自杀未遂。自杀未遂必须坚决地给予医学援助及心理援助,否则再出现的自杀行为会更坚决和更隐蔽。

(孙学礼)

网上更多……

　　教学 PPT　　　　　　拓展阅读　　　　　　自测题

第四章

精神障碍相关治疗技术

▶▶▶ 第一节　精神药物概述及一般分类、应用原则 ◀◀◀

精神药物是直接作用于中枢神经系统,能改变个体的感知觉、认知、情感及行为的一类化学物质。根据临床用途的不同,精神药物可分为抗精神病药、抗抑郁药、心境稳定剂、抗焦虑药、镇静催眠药、精神兴奋药等几大类。根据化学结构或作用机制不同,每一类精神药物还可以进一步划分归类。掌握每一类药物的化学结构及作用机制特点,对临床选择用药具有指导意义。由于精神药物的特殊性,因此在使用过程中还须遵循一些基本的用药原则。

一、概述

精神药物(psychotropic drug)是能透过血脑屏障、直接作用于中枢神经系统而影响大脑功能,导致个体感知觉、认知、情感及行为改变的一类化学物质的总称。精神药物的作用机制通常是通过作用于特定的受体,直接对受体所在的细胞施加影响而发挥生理效应或通过调节相应神经递质的合成、释放或再摄取,使突触间隙内相应神经递质的浓度发生改变,继而影响相应大脑区域的生理功能。因此,了解精神药物常见的作用受体及其生理效应(表4-1),对了解精神药物的疗效与副作用具有重要意义。

表 4-1　精神药物常见的作用受体及其相应的生理效应

受体	部位	作用性质	生理效应 / 生理反应	代表性药物
D2	中脑 - 皮质通路	拮抗	拮抗阴性症状、认知损害	氟哌啶醇
		激动	改善认知、改善阴性症状——阳性症状	阿立哌唑
	中脑 - 边缘系统通路	拮抗	抗精神病	舒必利
		激动	精神病样发作	苯丙胺
	结节 - 漏斗区	拮抗	高催乳素血症	氟哌啶醇、利培酮等
		激动	降低催乳素水平	阿立哌唑
	黑质 - 纹状体通路	拮抗	锥体外系反应	氟哌啶醇、利培酮
		激动	抗帕金森病	多巴胺

受体	部位	作用性质	生理效应/生理反应	代表性药物
5-HT$_{1A}$	中脑缝际前额叶皮质通路	激动	抗抑郁、抗焦虑	丁螺环酮
5-HT$_{1D}$	大脑	激动	治疗偏头痛	氟西汀、舒马曲坦
5-HT$_{2A}$	突触后膜	激动	失眠、焦虑、射精延迟	舍曲林、帕罗西汀等
	突触前膜	激动	抑制多巴胺释放,出现类似 D$_2$ 受体拮抗效应	
		拮抗	多巴胺释放脱抑制,突触间隙 DA 浓度增加	利培酮、齐拉西酮
5-HT$_{2C}$	皮质、杏仁核、基底核、海马及丘脑	激动	改善认知、提高焦虑水平	氟西汀、喹硫平
		拮抗	抑制摄食行为、降低食欲	
5-HT$_3$		激动	头痛、恶性、呕吐	帕罗西汀、氟西汀等
		拮抗	抗焦虑、减轻恶心、增强记忆	米塔扎平
α$_1$	杏仁核	激动	促进中脑-边缘系统 DA 通路的激活,致精神病样发作	文拉法辛、哌甲酯
	心血管	激动	升血压	哌甲酯
		拮抗	降血压	喹硫平、氯丙嗪等
	膀胱括约肌	激动	尿频、尿急	文拉法辛
	阴茎海绵体	激动	阳萎	帕罗西汀、氟西汀等
		拮抗	阴茎异常勃起	曲唑酮、奈法唑酮
α$_2$	突触前膜自受体	拮抗	抑制 NE 释放作用减弱,NE 释放增加	米塔扎平、米安色林
	突触后面异受体	拮抗	5-HT 释放增多	米塔扎平、米安色林
M	额、颞叶皮质	激动	改善认识、提高记忆	胆碱酯酶抑制药
		拮抗	认知损害、健忘、癫痫	阿米替林、氯丙嗪等
	眼睛	拮抗	视物模糊	阿米替林、氯丙嗪等
	嘴巴	拮抗	口干	阿米替林、氯丙嗪等
	消化系统	拮抗	便秘	阿米替林、氯丙嗪等
	泌尿系统	拮抗	排尿困难、尿潴留	阿米替林、氯丙嗪等
	心血管系统	拮抗	心慌	阿米替林、氯丙嗪等
H$_1$	中枢	拮抗	嗜睡、食欲亢进、体重增加	米塔扎平、奥氮平

二、精神药物的分类

精神药物的种类繁多,因分类的标准不同,其归类也不同。目前临床上,主要采用以临床用途为主、化学结构或药理机制为辅的分类原则。根据药物的临床用途,主要用于治疗精神分裂症或其他具有精神病性症状的精神障碍的,归为抗精神病药(antipsychotics);主要用于治疗各种抑郁状态的,归为抗抑郁药(antidepressants);主要用于治疗躁狂状态的,归为抗躁狂药(antimanic),由于绝大部分抗躁狂药对双相障碍患者既有抗躁狂作用又有抗抑郁及预防躁狂或抑郁复发的作用,故又称为心境稳定剂(mood stabilizer);主要用于改善焦虑症状的,归为抗焦虑药(anxiolytic);主要用于治疗失眠的,归为镇静催眠药(sedative-hypnotics);用于治疗儿童注意缺陷多动障碍的,归为精神兴奋药(psycho stimulant);用于改善脑循环、促进脑神经细胞代谢的,归为脑代谢药(neurotropic drug)。但上述分类方法都是相对的,因为许多精神药物的用途往往是多元的,如大多数抗抑郁药,既有抗抑郁的作用也有抗焦虑、抗强迫等作用,只是出于习惯,把它们统统归为抗抑郁药。

（一）抗精神病药

抗精神病药根据其对中枢多巴胺 D_2 受体的亲和力强弱分为第一代抗精神病药和第二代抗精神病药。

1. 第一代抗精神病药

第一代抗精神病药又称传统抗精神病药或典型抗精神病药,对中枢多巴胺受体具有较强的亲和力,锥体外系不良反应和高催乳素血症常见。第一代抗精神病药根据临床作用的特点可进一步分为低效价和高效价 2 类。低效价的药物镇静作用强、抗胆碱副作用明显、对心血管及肝毒性大、锥体外系不良反应相对较轻、治疗剂量大,其代表药物有氯丙嗪、硫利达嗪、氯丙噻吨等;高效价类药物镇静作用较弱,内脏毒性小,抗幻觉、妄想作用突出,治疗剂量小,但锥体外系不良反应明显,其代表药物有氟哌啶醇、奋乃静、舒必利等。

2. 第二代抗精神病药

第二代抗精神病药又称非典型抗精神病药,其药理特点是对中枢性 D_2 受体的亲和力相对较弱,甚至有部分激动作用,而对 5- 羟色胺受体(包括 $5-HT_{1A}$、$5-HT_{2A}$)及 D_3 受体的亲和力相对较强,因此在常规的治疗剂量下,较少出现锥体外系不良反应和高催乳素血症。第二代抗精神病药根据受体的作用特点,可进一步划分为以下 4 类:①5- 羟色胺 – 多巴胺受体拮抗剂(serotonin-dopamine antagonist,SDA),包括利培酮(risperidone)、齐拉西酮(ziprasidone)、鲁拉西酮(lurasidone);②多受体作用药(multi-acting receptor targeted agent,MARTA),包括氯氮平(clozapine)、奥氮平(olanzapine)、喹硫平(quetiapine)、左替平(zotepine);③选择性 D_2/D_3 受体拮抗剂(selective D_2/D_3 receptor antagonist),包括氨磺必利(amisulpride)、瑞莫必利(remoxipride);④D_2、$5-HT_{1A}$ 受体部分激动剂和 $5-HT_{2A}$ 受体拮抗剂(D_2,$5-HT_{1A}$ receptor partial agonists and antagonists of the $5-HT_{2A}$ receptor),代表药物为阿立哌唑(aripiprazole)。

3. 常用第二代抗精神病药

（1）氯氮平:该药对脑内 $5-HT_{2A}$ 受体和 D_1 受体的阻滞作用较强,对 D_4 受体也有阻滞作用,对 D_2 受体的阻滞作用较弱,此外还有抗胆碱能 M_1、抗组胺能 H_1 及抗 $\alpha-$ 肾上腺素受体作用,极少见锥体外系反应,一般不引起血中催乳素增高。能直接抑制脑干网状结构上行激活系统,具有强大镇静催眠作用。氯氮平不仅对精神病阳性症状有效,对阴性症状也有一定效果,适用于急性与慢性精神分裂症的各个亚型。也可以减轻与精神分裂症有关的情感症状(如抑郁、负罪感、焦虑)。对一些用传统抗精神病药治疗无效或疗效不好的患者,改用氯氮平可能有效。氯氮平也用于治疗躁狂症或其他精神病性障碍的兴奋躁动和幻觉妄想。因导致粒细胞减少症,一般不宜作为首选药。氯氮平的不良反应较多,主要有以下几个方面:镇静作用强和抗胆碱能不良反应较多,常见头晕、无力、嗜睡、多汗、流涎、恶心、呕吐、口干、便秘、直立性低血压、心动过速;食欲增加和体重增加;心电图异常改变;可引起脑电图改变或癫痫发作;可引起血糖增高;严重不良反应为粒细胞缺乏症及继发性感染。

（2）利培酮:是一种选择性的单胺能拮抗剂,对 $5-HT_{2A}$ 受体、D_2 受体、α_1 及 α_2 受体和 H_1 受体亲和力高。对其他受体亦有拮抗作用,但较弱。对 $5-HT_{1C}$、$5-HT_{1D}$ 和 $5-HT_{1A}$ 有低到中度的亲和力,对 D_1、σ 受体亲和力弱,对 M 受体或 β_1 及 β_2 受体没有亲和作用。用于治疗急性和慢性精神分裂症及其他各种精神病性状态的明显的阳性症状(如幻觉、妄想、思维紊乱、敌视、怀疑)和明显的阴性症状(如反应迟钝、情绪淡漠及社交淡漠、少语)。也可减轻与精神分裂症有关的情感症状(如抑郁、负罪感、焦虑)。对于急性期治疗有效的患者,用于其维持期治疗中。还可用于治疗双相障碍的躁狂发作。临床使用经验(包括长疗程应用)显示,利培酮耐受性良好。不良反应:常见的有失眠、焦虑、激越、头痛、锥体外系症状(EPS)、血清催乳素升高等;较少见或罕见的有嗜睡、疲劳、头晕、注意减退、便秘、消化不良、恶心 / 呕吐、腹痛、视物模糊、阴茎异常勃起、勃起困难、射精无力、性淡漠、尿失禁、鼻炎、皮疹及其他过敏反应;偶见直立性低血压、反射性心动过速或高血压、恶性综合征、体温失调及抽搐发作;可有体重增加、水肿和肝氨基转移酶水平升高;罕见高血糖及糖尿病患者病情加重的报告。

（3）喹硫平:为脑内多种神经递质受体拮抗剂。其抗精神病作用机制可能主要是阻断中枢 D_2 受体和 $5-HT_{2A}$ 受体。对组胺 H_1 和肾上腺素 α_1 受体也有阻断作用,对毒蕈碱和苯二氮䓬类受体无亲和力。适用于各型精神分裂症和双相障碍。该药不仅对精神分裂症阳性症状有效,对阴性症状也有一定效果。也可减轻与精神分裂症有关的情感症状,如抑郁、焦虑及认知缺陷症状。常见不良反应为头晕、嗜睡、直立性低血压、心悸、口干、食欲不振和便秘。亦可引起体重增加、腹痛,无症状性肝功能异常与血总胆固醇和三酰甘油增高。锥体外系反应少见。偶可引起兴奋与失眠。

(4)奥氮平:该药对多种受体系统具有药理作用,对 $5-HT_{2A}$、D_2、$\alpha-$肾上腺素、组胺 H 等多种受体有亲和力。另外,奥氮平选择性地减少间脑边缘系统(A10)多巴胺能神经元的放电,而对纹状体(A9)的运动功能通路影响很小。奥氮平适用于精神分裂症及其他有严重阳性症状和(或)阴性症状的精神病的急性期和维持期的治疗,也可缓解精神分裂症及相关疾病的继发性情感症状。奥氮平不良反应少,很少出现运动障碍。奥氮平的主要不良反应是嗜睡和体重增加;偶见在用药初期出现肝氨基转移酶 ALT 和 AST 的一过性轻度升高,但不伴临床症状;罕见催乳素水平升高,并且绝大多数患者无须停药激素水平即可恢复至正常范围;其他很少见的不良反应有:头晕、便秘、口干、食欲增强、嗜酸性粒细胞增多、外周水肿和直立性低血压。

(5)阿立哌唑:与 D_2、D_3、$5-HT_{1A}$ 和 $5-HT_{2A}$ 受体有很高的亲和力,与 D_4、$5-HT_{2C}$、$5-HT_7$、α_1、H_1 受体及 $5-HT$ 再摄取位点具有中度亲和力。阿立哌唑通过对 D_2 和 $5-HT_{1A}$ 受体的部分激动作用及对 $5-HT_{2A}$ 受体的拮抗作用产生抗精神分裂症作用,适用于各型精神分裂症。常见的不良反应有头痛、焦虑、失眠等,较少见的不良反应有恶心、呕吐、嗜睡、头晕、便秘、静坐不能、皮疹、震颤等。

(6)齐拉西酮:该药对 $5-HT_{2A}$、D_2 受体有亲和力,比率较大为其特点之一。另外,对 $5-HT_{1A}$ 受体有激动作用,对 $5-HT_{2C}$、$5-HT_{1B/1D}$ 受体也有较高的亲和力,对 $5-HT$、NE 的再摄取有抑制作用。齐拉西酮适用于各型精神分裂症。常见的不良反应有:过敏反应、失眠、直立性低血压、心动过速,偶见恶性综合征(特点为高热、肌强直、昏迷)。

(7)氨磺必利:对 D_2/D_3 受体具有较高的亲和力,对 D_3 受体的亲和力是对 D_2 受体的 2 倍,对其他 DA 受体亚型几乎无任何亲和力,同时对 $5-HT$、$\alpha-$肾上腺素、组胺 H 和胆碱能受体都不具有亲和力。其"非典型性"主要表现为对边缘系统 D_2/D_3 受体的高度选择性和对突触前 D_2/D_3 受体的特异性阻断作用。适用于各型精神分裂症。常见的不良反应有:锥体外系反应、失眠、运动性亢进、焦虑、体重增加和激越等。

(8)帕利哌酮:是利醅酮的主要代谢产物,作用机制为拮抗 D_2 受体和 $5-HT_{2A}$ 受体。也是 α_1 和 α_2 肾上腺素能受体及 H_1 组胺受体的拮抗剂,这可能是该药某些其他作用的原因。对胆碱能毒蕈碱受体或 β_1- 和 β_2- 肾上腺受体无亲和力。终末半衰期约是 23 h。不良反应随剂量增加也会相应增多,推荐采用每次 3 mg/d 的增量增加,推荐的最大剂量是 12 mg/d。常见不良反应为锥体外系反应、高催乳素血症、睡眠障碍、体重增加等。

(二)抗抑郁药

抗抑郁药是目前临床上最常用的精神药物。除了具有抗抑郁的作用外,许多抗抑郁药还具有抗焦虑、抗强迫、抗恐惧及改善躯体症状等作用。自 20 世纪 50 年代第一个抗抑郁药——单胺氧化酶抑制药(monoamine oxidase inhibitor,MAOI)问世以来,抗抑郁药不断推陈出新,品种也越来越多。按作用机制,目前临床上常用的抗抑郁药可以分为以下几类。

1. 单胺氧化酶抑制药(MAOI)

MAOI 主要分为两大类型,一类称为不可逆性 MAOI,因副作用大,药物禁忌较多,临床上已基本不用;另一类为可逆性 MAOI,以吗氯贝胺为代表,通过可逆性并选择性地抑制单胺氧化酶 A,使得去甲肾上腺素(NE)、5-羟色胺(5-HT)的降解减少,突触间隙内 NE、5-HT 浓度增加。此外能抑制 $5-HT_2$ 受体,故很少有性功能障碍,也很少引起体重增加。该药起效快,对伴睡眠过多、食欲和体重增加的非典型抑郁或迟滞性抑郁效果较好。但由于该药与其他具有 5-HT 再摄取抑制作用的抗抑郁药合用时容易诱发 5-HT 综合征,且服用期间食物禁忌多,故多作为三线和四线药物使用。

2. 非选择性单胺类再摄取抑制药

非选择性单胺类再摄取抑制药主要为三环类抗抑郁药(tricyclic antidepressant,TCA),包括丙米嗪、阿米替林、多塞平等,对 NE、5-HT 及 DA 的再摄取相对缺乏特异性,但以前两者为主。此类药物抗抑郁疗效肯定,尤其对难治性抑郁效果好,但由于对其他与治疗无关的递质受体包括组胺受体、毒蕈碱受体、肾上腺素受体等也有阻断作用,故抗胆碱能副作用和心脏毒性大,过量容易致死,而且用药过程出现转躁的风险高。目前临床上多作为二线、三线药物使用。

3. 选择性去甲肾上腺素再摄取抑制药(selective noradrenaline reuptake inhibitor,SNaRI)

SNaRI 以马普替林、瑞波西汀为代表,选择性抑制 NE 的再摄取,而对 5-HT 和 DA 的再摄取抑制作用弱,疗效肯定,作用谱广,适用于各种抑郁障碍、强迫症、多动症、遗尿症、慢性疼痛等,尽管其对胆碱能受体的阻断作用较三环类抗抑郁药(TCA)弱,但由于其对 H_1 受体的拮抗作用强,其抗胆碱能副作用及心脏毒性仍是其最常见的副作用,而且容易诱发癫痫和升高血压。

4. 选择性 5- 羟色胺再摄取抑制药(selective serotonin reuptake inhibitor,SSRI)

SSRI 包括氟西汀、帕罗西汀、氟伏沙明、西酞普兰、艾司西酞普兰、舍曲林。此类药物选择性抑制 5-HT 的再摄取,对 NE、DA 的再摄取影响很小。不同的 SSRI 对不同靶症状的剂量、起效时间、耐受性和疗效不同;抗抑郁作用与 TCA 相当,但对严重抑郁的疗效可能不如 TCA;半衰期长,多数只需每日给药 1 次,疗效在停药较长时间后才逐渐消失;对快速钠通道无抑制作用,不阻滞心脏传导,心血管和抗胆碱副作用轻微,过量时较安全,最常见的副作用为胃肠道反应和性功能障碍。

5. 5- 羟色胺 - 去甲肾上腺素再摄取抑制药(serotonin and norepinephrine reuptake inhibitor,SNRI)

SNRI 主要有文拉法辛、度洛西汀。此类药物同时阻滞 5-HT 和 NE 的再摄取,抗抑郁效果尤其在改善躯体化症状方面优于 SSRI,但用药过程中的转躁风险要高于 SSRI;对单胺氧化酶无抑制作用,对 M- 胆碱受体、组胺 H_1 受体、肾上腺素 α_1 受体没有亲和力,故几乎无抗胆碱能、直立性低血压和镇静等不良反应,最常见的副作用为胃肠道反应和血压升高。

6. 5-HT_{2A} 受体拮抗及 5- 羟色胺再摄取抑制药(5-HT_{2A} antagonist and serotonin reuptake inhibitor,SARI)

SARI 的代表性药物为曲唑酮、奈法唑酮。此类药物既阻滞 5-HT_{2A} 受体,又选择性地抑制 5-HT 再摄取,具有镇静和抗焦虑作用,适用于伴有焦虑、激越、睡眠障碍的抑郁患者;由于能拮抗阴茎海绵体上的 α_1 受体,从而引起阴茎异常勃起,利用该特点可以用于治疗伴有勃起障碍的抑郁障碍。该类药物通过 CYP2D6 酶代谢,副作用多源于其中间代谢产物 m- 氯苯哌嗪的堆积,表现为头晕、失眠、激越、恶心等。

7. 去甲肾上腺素能和特异性 5- 羟色胺能抗抑郁药(noradrenergic and specific serotonergic antidepressant,NaSSA)

NaSSA 以米氮平、米安色林为代表。此类药物通过阻断 α_2 自受体和异受体,使 NE 和 5-HT 释放的抑制作用减弱,导致 NE 和 5-HT 释放增加,能使细胞快速点燃,故起效快于 SSRI;对 5-HT_2 受体的阻断作用使其具有抗焦虑和改善睡眠的作用,同时可以防止引起性功能障碍;对 5-HT_3 受体的阻断作用可以防止恶心和呕吐等胃肠道不良反应。但对 H_1 受体具有阻断作用,故体重增加、嗜睡的副作用明显。

8. 去甲肾上腺素 - 多巴胺再摄取抑制药(norepinephrine-dopamine reuptake inhibitor,NDRI)

NDRI 的代表性药物为安非他酮。此类药物对 NE 和 DA 再摄取具有较弱的抑制作用,而对 5-HT 再摄取作用无影响,对 DA 具有激动作用。其抗抑郁作用相对较弱,抗焦虑效果不明显,使用过程中转躁风险低,对性功能影响小。适用于迟滞性抑郁或伴有睡眠过多的抑郁,还可用于注意缺陷障碍、戒烟、兴奋剂的戒断和渴求。常见的不良反应有失眠、头痛、烦躁、不安,偶有诱发癫痫的报道,尤其是与三环、四环类抗抑郁药合用时。

9. 褪黑素受体(MT_1/MT_2)激动药和 5-HT_{2C} 受体拮抗药

此类药物的代表性药物为阿戈美拉汀(agomelatine),作用于视交叉上核。研究证实,可以使抑郁障碍紊乱的体温、皮质醇、活动时相、睡眠结构等生物节律指标恢复正常,有效重建抑郁障碍紊乱的生物节律。其疗效体现在全面控制抑郁障碍核心症状上,对抑郁障碍核心症状如抑郁心境、焦虑、兴趣 / 乐趣丧失等改善显著,还可以显著改善传统 SSRI/SNRI 未能满意控制的症状,如疲乏、精力不足、注意减退、睡眠紊乱等。这些生物节律紊乱相关症状的改善,可以使患者真正回归到日常工作和社会角色中。安全性较好,但对有严重肝功能损害患者慎用。

10. 多模式作用机制抗抑郁药

既往的抗抑郁药研发主要围绕单一模式作用机制(即酶的抑制、转运体再摄取抑制,或受体的调节),近年来药物研发侧重于将上述 3 种作用机制模式中的 2 种或多种集于一个抗抑郁药之中,以提高疗效。代表药物有伏硫西汀和维拉唑酮。伏硫西汀为 5- 羟色胺转运体再摄取抑制和多个 5- 羟色胺受体亚型的调节剂,半衰期为 66 h,每天仅需服用 1 次,初始剂量和推荐剂量均为 10 mg,根据患者个体反应进行调整,最低可降低至 5 mg;药物不良反应和与其他药物的相互作用均较小,但与抗凝药同时服用需谨慎。维拉唑酮为 5- 羟色胺转运体再摄取抑制和 5-HT$_{1A}$ 激动剂,半衰期约为 25 h,国内尚未上市。用于治疗成年人的抑郁症,应与食物一起服用,空腹给药可能导致药物浓度减低并降低疗效;与阿司匹林合用有相互影响。

11. 其他

近年来已有一些新型作用机制(如作用于谷氨酸 – 中枢兴奋性神经递质)的抗抑郁药在研发或临床初步使用中,疗效基本肯定,但尚缺乏大样本的验证资料,如氯胺酮(ketamine)等。

(三) 心境稳定剂

目前临床上常用的心境稳定剂,按作用机制主要有 3 大类:第二代抗精神病药、锂盐、抗癫痫药。

1. 第二代抗精神病药

目前大部分第二代抗精神病药,包括奥氮平、喹硫平、齐拉西酮、阿立哌唑、利培酮,均获批准用于治疗及预防双相障碍躁狂发作或混合发作。第二代抗精神病药用于治疗躁狂或混合发作时,其治疗剂量与用于治疗精神分裂症时相似;如果用于治疗或预防抑郁发作,则其剂量较用于治疗精神分裂症时要小。

2. 锂盐

锂盐是最古老的心境稳定剂,对双相障碍的躁狂发作、抑郁发作均有治疗和预防作用,对混合发作或快速循环型的双相障碍效果相对较差。其作用机制目前尚未阐明,已有的研究显示,锂盐可能通过以下机制发挥心境稳定作用:①置换细胞内的钠离子,降低细胞的兴奋性;②与钾、钙和镁离子相互作用,改变其细胞内外分布,取代其部分生理功能,并抑制由 NE 和乙酰胆碱(acetylcholine,ACh)所调节的三磷酸鸟苷与 G 蛋白的耦合,保持 NE 与 ACh 之间的平衡;③抑制中枢 NE 和 DA 释放并增加神经元再摄取,同时对 β 受体有直接下调作用;④调节细胞内的第二信使系统。此外,锂盐还通过下调下游基因的表达、促进神经营养因子的合成与释放等机制发挥作用。

3. 抗癫痫药

抗癫痫药常用的有丙戊酸盐、卡马西平、奥卡西平、拉莫三嗪。其中丙戊酸钠的作用谱最广,既可用于躁狂或轻躁狂、抑郁发作、混合发作的急性期治疗,也作为预防性的治疗使用;卡马西平、奥卡西平主要用于躁狂发作或混合发作的治疗和预防;拉莫三嗪在控制躁狂或混合发作发作方面效果稍逊,但在治疗和预防双相障碍抑郁发作方面证据最充分。抗癫痫药的心境稳定作用可能与阻断钠离子通道、抑制钙通道、改变 γ – 氨基丁酸(GABA)的合成与释放、加强 GABA 能活性、影响单胺类神经递质的传递等机制有关。此外,有限的研究显示,托吡酯和加巴喷丁也具有抗躁狂和抗抑郁的作用,但确切疗效还有待进一步临床验证。

(四) 抗焦虑药

抗焦虑药是一类主要用于减轻焦虑、紧张、恐惧和稳定情绪的药物。尽管许多抗抑郁药和抗精神病药也具有抗焦虑的作用,但这里所讲的抗焦虑药与它们不同,一般不会引起自主神经系统症状和锥体外系反应。按作用机制分,常用的抗焦虑药有以下 3 类。

1. 苯二氮䓬类药物

苯二氮䓬类药物目前有 2 000 多种衍生物,但在国内临床上常用的只有 10 多种,包括地西泮、硝西泮、阿普唑仑、艾司唑仑、罗拉西泮、氯硝西泮、奥沙西泮、咪达唑仑等。苯二氮䓬类药物的作用机制包括：①作用于 GABA 受体，促进 Cl⁻ 通道开放，使 Cl⁻ 内流，引起神经细胞超极化；②直接作用于苯二氮䓬受体，促进抑制性 GABA 神经传导。除了抗焦虑作用以外，苯二氮䓬类药物还具有镇静催眠、抗惊厥及肌肉松弛的作用，故可以用来治疗失眠、癫痫，以及作为麻醉前的诱导剂。因其与酒精有交叉耐受性，故还可以作为戒酒的替代治疗。

2. 5-HT$_{1A}$ 受体部分激动药

5-HT$_{1A}$ 受体部分激动药的代表性药物为坦度罗酮和丁螺环酮。丁螺环酮选择性作用于突触前膜的 5-HT$_{1A}$ 自受体，减少背缝 5-HT 能神经元放电，从而起到抗焦虑的作用。由于其对 GABA 系统无明显作用，故镇静作用弱、运动障碍轻、对记忆影响小，无滥用潜力、交叉耐受性及呼吸抑制作用；缺点是起效慢，对广泛性焦虑及惊恐发作的效果不及苯二氮䓬类，也无抗强迫作用。

3. β 肾上腺素受体拮抗药

β 肾上腺素受体拮抗药的代表性药物为普萘洛尔。主要通过阻断外周 β 肾上腺素受体来缓解焦虑患者心慌、心悸、多汗、胸闷、气促等交感神经兴奋症状，但其对广泛性焦虑及惊恐发作的作用有限。

(五) 镇静催眠药

镇静催眠药是指单纯用于镇静催眠的一类药物。与其他伴随镇静作用的药物包括抗抑郁药、抗精神病药等不同，镇静催眠药对 NE、ACh、5-HT 及 DA 系统很少产生影响。根据作用机制，镇静催眠药可分为以下 3 类。

1. 巴比妥类药物

巴比妥类药物是应用最早的一类镇静催眠药，其代表性药物有苯巴比妥、巴比妥、硫喷妥等。此类药物存在长期使用易成瘾、过量易致死、停用易反弹等多种弊端，目前临床已基本不用。

2. 苯二氮䓬类药物

苯二氮䓬类药物作用机制与巴比妥类药物不同，但其中枢抑制作用与巴比妥类药物相似，惟加大剂量时不会出现麻醉作用。其成瘾性要比巴比妥类小，但与半衰期长短有关，半衰期越短，成瘾性越强。苯二氮䓬类药物能缩短入睡时间，减少觉醒次数和时间，增加总的睡眠时间，但与巴比妥类一样，也会减少快速眼动睡眠，故停药后容易出现反跳性失眠。此外，由于药物的肌肉松弛作用，服药后容易出现走路不稳、共济失调，甚至醒后仍有遗留效应，并对记忆产生影响，引起遗忘。因此，对年纪比较大、伴有呼吸系统疾病、从事高空危险作业或驾驶的人群，要慎用甚至禁用此类药物。对适宜使用的失眠患者，也不主张长期服用。

3. 非苯二氮䓬类药物

应用于镇静催眠的非苯二氮䓬类药物主要有唑吡坦、佐匹克隆和扎来普隆，又称为第三代镇静催眠药。其作用机制与苯二氮䓬类不同，主要通过选择性作用于苯二氮䓬受体中的 ω$_1$ 受体亚型调节 Cl⁻ 通道的开放时间而发挥中枢抑制作用，而对苯二氮䓬类受体中的其他亚型（包括 ω$_2$~ω$_6$ 受体）作用很小甚至无作用，因此其抗焦虑、抗惊厥作用小，几乎无肌肉松弛、呼吸抑制、记忆损害等作用，而且不缩短快速眼动睡眠，因此成瘾小，很少出现宿醉现象，能增加慢波睡眠时间，改善睡眠质量，骤然停药也很少出现反跳性失眠。该类药物被国内外失眠治疗指南推荐为首选治疗药物。

(六) 精神兴奋药

精神兴奋药的作用在于提高大脑细胞的兴奋性，主要用于治疗 ADHD 及发作性睡病。目前，此类药物的品种并不多，而且大部分药物容易被当作毒品滥用而被国家列为一类精神药品。临床上，常用的精神兴奋药主要有以下 3 种。

1. 苯丙胺

苯丙胺是最早用于治疗发作性睡病及 ADHD 的药物，主要通过促使神经元释放儿茶酚胺、抑制单胺氧化酶及神经元对儿茶酚胺的再摄取来增加神经元突触间隙中神经递质的浓度，从而提高大脑的兴奋性。由于苯丙胺是一种直接作用的拟交感药，剂量大时，对全身的肾上腺素 α 和 β 受体均具有激动作用，因此对心血管及胃肠道的副作用大,容易出现高血压危象、心律失常、食欲减退、恶心等不良反应。此外,该药对中枢的兴奋缺乏特异性,尤其在剂量大时容易诱发癫痫及精神病样发作。长期使用还容易成瘾,属于一类精神药品。

2. 哌甲酯

哌甲酯又称利他林,是一种兴奋作用比较温和的哌啶类精神运动性兴奋药,其兴奋作用弱于苯丙胺,但略强于咖啡,主要通过促进 DA 和 NE 的释放,抑制单胺氧化酶和神经细胞对儿茶酚胺的再摄取,从而提高大脑的觉醒水平。其副作用与苯丙胺相似,但心血管毒性相对小一些,成瘾性相对较弱,长期服用对儿童成长有抑制作用。也属于一类精神药品。

3. 托莫西汀

托莫西汀是一种选择性的 NE 再摄取抑制药,通过选择性作用于前额叶及下丘脑皮质下区域的 NE 转运体,抑制 NE 的再摄取,从而提高该区域的 NE 水平,但不改变该区域的 DA 浓度水平,也不影响 DA 神经递质分布丰富的纹状体及边缘核区细胞外 DA 水平,因而发生抽动、拟精神病样作用的机会少。托莫西汀是目前临床上唯一不属于一类精神药品用于治疗 ADHD 的精神兴奋药。

(七) 促智药

促智药主要用于改善大脑认知功能障碍(痴呆),理论上促智药能促进患者智力改善,但实际上主要是延缓大脑认知功能的衰退。常用药物有脑血管扩张剂、脑代谢增强剂、维生素、胆碱能受体增强剂等,也有人用铝螯合剂、自由基清除剂、神经肽类激素治疗,但疗效均难以肯定。目前,较为肯定有改善患者认知障碍、延缓衰退的药物有以下几种。

1. 多奈哌齐

多奈哌齐(donepezil)是世界范围内批准使用的一线用药,用于改善阿尔茨海默病的注意减退或至少延缓其记忆力丧失的速度。它是一种可逆的、长效的、选择性的哌啶类乙酰胆碱酯酶抑制药,无丁酰胆碱酯酶抑制药作用。适应证为阿尔茨海默病,此外还可以治疗其他原因导致的记忆障碍和轻度认知损害。剂量范围为 5~10 mg/d,睡前服,需要缓慢加量。常见不良反应为恶心、呕吐、腹泻、食欲下降、体重减低、头痛、头晕和疲劳感。半衰期长,抑制肝 P450 酶 2D6、3A4 亚型的药物可能影响本药的代谢。

2. 石杉碱甲

石杉碱甲(huperzine A)是我国首创从传统中药苔藓植物蛇足石杉中提取出来的一种活性成分,临床前药理试验证明它能强烈抑制乙酰胆碱酯酶的活性,改善小鼠的记忆;多中心、双盲临床研究证实,它对轻、中度阿尔茨海默病有改善记忆、认知以及行为的作用,同时也能增强中老年单纯性记忆减退的记忆功能。临床上常用剂量为 0.15~0.2 mg,一日 2 次口服。由于石杉碱甲选择性强,不影响外周乙酰胆碱功能,故不良反应较少,一般于数日内会自行减轻或消失。

3. 美金刚

美金刚(memantine)作用于大脑中的谷氨酸 – 谷氨酰胺系统,为具有中等亲和力的非竞争性的 N– 甲基 –D– 天冬氨酸受体的拮抗剂。是获美国食品药品管理局(FDA)批准许可的第一个治疗中、重度阿尔茨海默病的药物。剂量:口服,第 1 周每日 10 mg,以后每周可增加 10 mg;维持量为每次 10 mg,每日 2 次,需要时还可增加剂量。最常见的不良反应为激越、失眠、幻觉、头痛、眩晕、精神错乱、疲劳。

三、精神药物的应用原则

随着社会的发展、进步,精神障碍在疾病谱中的排位越来越靠前,各类精神障碍的患者也越来越多,精神药物的客观需求越来越大,尤其是随着大众精神卫生意识的觉醒,精神药物越来越被公众接受。在此背景下,如何科学处方精神药物,使精神药物真正造福患者,是摆在每一个精神科临床医师面前无法回避的重要课题。尽管不同种类的精神药物药理特性不同,但在使用过程中,都应遵循以下的一些基本原则。

(一) 告知原则

告知原则就是知情同意或平常所说的健康教育,即在处方精神药物之前,详细向患者解释服药的必要性、药物的作用机制、服药期间可能会出现的不良反应及应对方法、药物的大致起效时间、估计需要的疗程等。由于精神药物具有潜在的成瘾性,起效时间慢,某些药物副作用如肥胖、锥体外系反应等,让患者及家属无法从心理上接受,很容易令患者对治疗缺乏信心而自行中断治疗。而如果医师在处方前健康教育工作到位,则能大大提高患者对治疗的依从性,并可减少不必要的医疗纠纷。

(二) 综合治疗原则

由于任何精神障碍的病因都不是单一的,因此治疗手段也不能单纯依赖药物,而要采取综合治疗。综合治疗即在药物治疗的基础上综合心理治疗、行为治疗等手段,对患者进行全面康复治疗。

(三) 简单原则

"处方之美,在于简洁"。衡量一名医师的医术是否高明,就看他/她能否用最少的药物达到最佳的治疗效果。除双相障碍治疗之外,国内外许多精神障碍(如精神分裂症、抑郁障碍等)的治疗指南原则上皆推荐单一用药原则。

(四) 全程治疗原则

除境遇性失眠、躯体疾病所致精神障碍等外,大部分精神障碍都属于慢性疾病,具有高复发风险,因此在经过急性期的充分治疗控制精神症状后,还需要进一步的巩固、维持治疗,以巩固疗效、减少复发。也就是说,对大多数精神障碍的治疗,只有经历了急性期治疗、巩固期治疗和维持期治疗 3 个阶段后,才是一个完整的治疗进程。

(五) 不同治疗阶段治疗策略不同原则

对精神障碍的治疗,一般包括急性期、巩固期和维持期治疗 3 个阶段。但不同的治疗阶段,治疗目标不同,其治疗策略也不同。急性期治疗的目的,在于尽快控制精神症状,减少症状对患者的影响,故此阶段的治疗策略应以药物治疗为主,而且加药速度要快、剂量要足够大,必要时联合改良电抽搐治疗、经颅磁刺激等物理治疗,以尽快控制精神症状;巩固期治疗的主要目的是进一步改善症状、巩固疗效,此阶段的治疗策略要与急性期保持连贯性,不要过早减药、停药,并要配合其他治疗手段,如心理治疗、工娱治疗等,促进患者社会功能的康复;维持期治疗的主要目的在于预防复发、促进患者的全面康复,此阶段的治疗策略是根据患者的病情逐渐减少药物剂量,维持在一个既能有效预防复发又能保证副作用减少到最小的剂量。

(六) 定期监测原则

任何药物都有不同程度的副作用,精神药物也不例外,尤其对于长期服药的患者,要定期复查血常规、肝功能、血脂、血糖、血清催乳素、心电图等,以监测药物的不良反应。使用锂盐、抗惊厥药及部分抗精神病药,还需要定期监测血药浓度,以便为调整剂量提供依据。近年来,国内外均提倡"基于评估的治疗"(measurement-based care, MBC),即治疗 2~3 周后全面评估患者的疗效、不良反应、生活质量与社会功能等,及时修订治疗方案。

(七) 个体化原则

个体化是指在遵循治疗指南或治疗规范的前提下,临床医师对精神药物的选择、剂量调整及联合使用,应根据每个患者的症状特点、年龄、性别、婚育与否、个人嗜好、经济状况、对治疗的依从性、对治疗结果的期望值等具体情况的不同而有所不同,而不能千篇一律、千人一方。

(八) 逐渐减停原则

对于长期服药的精神障碍患者,如要停药,一般要求逐渐减停,以免在停药过程中出现撤药反应,尤其是那些对胆碱能 M 受体、组胺 H_1 受体或苯二氮䓬受体等亲和力强的药物。

▶▶▶ 第二节　电抽搐治疗 ◀◀◀

对精神疾病的抽搐治疗起源于 19 世纪,而电抽搐治疗始于 20 世纪 30 年代。目前电抽搐治疗仍然是精神科临床上行之有效和快速的治疗手段。静脉麻醉和肌肉松弛剂的应用使该项治疗适应证广、安全性高、并发症少。但电抽搐治疗的效应不能维持较长时间,需要用相应药物维持疗效。

一、概念

电抽搐治疗(electroconvulsive therapy,ECT)是用适量的电流刺激中枢神经系统,造成大脑皮质的电活动同步化,引起患者短暂意识丧失和全身抽搐发作,以达到治疗精神症状目的的一种治疗方法。在通电治疗之前先做静脉麻醉并注射适量肌肉松弛剂,无明显的抽搐发作,称为改良电抽搐治疗(modified electroconvulsive therapy,MECT),目前临床已广泛使用此改良技术。以往曾将电抽搐治疗称为“电休克治疗”(electric shock therapy),显然不能表达该治疗的含义,因为治疗并没有使患者出现休克。在美国,又有学者将其称为“电松弛治疗”(electric relax therapy),该名称也不确切,因为患者的肌肉松弛不是电刺激所产生的,而是在给予肌肉松弛剂后出现。而“电抽搐治疗”这一名称仍然欠妥,因为在改良操作方法应用以后,该治疗使患者不再出现抽搐。由于称呼上的习惯和方便,目前在多数教科书及专著中,仍称为电抽搐治疗,在临床工作中有时也简称“电疗”。

学术界对电抽搐治疗的疗程有不同的看法,有学者认为每个疗程应为 6~10 次,有的认为可为 10~20 次,还有的认为可以根据病情需要到 20 次以上。国内电抽搐治疗每个疗程一般为 8~12 次,采取的具体治疗方法是连续进行 3~6 次,此后可以每周进行 2 次直至治疗完成,在必要的情况下,可以 1 天进行 2 次。

二、作用机制

电抽搐治疗的作用机制目前仍然不十分清楚,国内外学者根据治疗带来的躯体方面的变化进行了一些推测。如根据电疗后脑脊液中 5- 羟色胺、去甲肾上腺素增加,以及尿中腺苷酸环化酶的增加,推测其抗抑郁作用可能和 5- 羟色胺受体的敏感性增高有关。此外,有学者还推测,电抽搐治疗增加了血脑屏障的通透性,并改变了乙酰胆碱、$\gamma-$ 氨基丁酸神经元的功能状态,使催乳素释放增加,血浆内啡肽、前列腺素 E_2 的水平升高,均可能和治疗某些精神症状有一定的关系。电抽搐治疗可以改善患者的精神症状是肯定的,其发挥作用的途径是改变神经生化的作用模式还是直接改变了神经元的功能方式,还有待进一步研究。

三、适应证

(一)抑郁性疾病

1. 抑郁障碍

已有多位学者报道,电抽搐治疗对抑郁障碍的疗效为 86.7%~94%,优于三环类抗抑郁药单独使用或合并使用,Janicak 采用 meta 分析表明,电抽搐治疗、三环类抗抑郁药和安慰剂对抑郁障碍的疗效分别为 72%、65% 和 25%。对伴有严重自杀企图的患者,在没有禁忌证的情况下,电抽搐治疗应该作为首选的治疗方法。相对双相抑郁而言,单相抑郁接受电抽搐治疗的效果更为理想。

2. 中枢神经系统病变或躯体疾病所致的抑郁综合征

许多观察表明,在没有明显禁忌证的情况下,电抽搐治疗对该类疾病导致的抑郁综合征有同样良好的效果。特别是当出现严重的自杀企图时,应该将电抽搐治疗作为重要的治疗措施之一。

3. 预防抑郁障碍的复发

有资料表明,抑郁障碍 2 年内的复发率约为 50%。有观察表明,每个月对患者进行 1 次电抽搐治疗,能有效控制抑郁障碍的复发。

对于抑郁障碍的治疗,电抽搐治疗的次数一般为 8~12 次。值得注意的问题是,电抽搐治疗的近期疗效较为确切,但疗效的维持时间较短,在停止治疗后症状会很快重新出现。因此在对患者进行电抽搐治疗的同时,应该选择一种抗抑郁药合并治疗,以便在停止电抽搐治疗后疗效得以延续。

(二) 躁狂症

临床观察发现,对躁狂症采用电抽搐治疗优于药物治疗。特别是在患者具有兴奋、躁动明显或易激惹的情况时,应该首先考虑进行电抽搐治疗。在对躁狂症的治疗中,特别是控制明显的兴奋躁动过程中,治疗次数应比抑郁障碍多,一般平均为 17 次左右。在治疗的头 3 天,可根据患者的病情给予每天 13 次的治疗。在采用电抽搐治疗的同时,应该根据患者的具体情况,选择一种或多种抗躁狂药合并治疗。

(三) 精神分裂症

一般不把电抽搐治疗列为精神分裂症的常规治疗手段。但对于伴有严重拒食、冲动行为,严重的外逃企图,紧张性木僵及以阴性症状为主的患者,可以在合并抗精神病药的情况下采用电抽搐治疗。电抽搐治疗的次数可根据患者的具体情况决定。如对紧张性木僵的治疗一般为 12 次,对于阴性症状治疗的次数可以更多。

(四) 其他

电抽搐治疗也适用于部分药物治疗无效的癫痫患者,如:①以幻觉、妄想、行为障碍及明显的朦胧状态为主要表现的复杂部分发作患者;②癫痫发作期间出现抑郁、焦虑、易激惹等情况难以控制者,特别是在发作期间有明显的抑郁情绪从而导致患者出现严重自杀企图的情况下。

四、禁忌证

关于电抽搐治疗的禁忌证,各地掌握的尺度有所不同,有的情况绝对不能进行电抽搐治疗,而有的情况治疗者可以权衡利弊自己掌握。

(一) 绝对禁忌证

1. 颅内高压:包括颅内占位性病变、脑血管疾病、颅脑损伤、炎症等情况及其他情况所引起的颅内高压。

2. 严重的肝病:严重的营养不良或先天性酶缺陷均可能造成血清假性胆碱酯酶水平下降或缺乏,从而容易导致琥珀酰胆碱作用的时间延长而发生迁延性呼吸停止。

3. 严重的心血管疾病:包括严重的冠心病、原发性高血压、高血压性心脏病、主动脉瘤及严重心律失常等。

4. 严重的肾病。

5. 严重的呼吸系统疾病。

6. 严重的消化性溃疡。

7. 新近或未愈的骨关节疾病。

8. 严重的青光眼和先兆性视网膜剥离。

(二) 相对禁忌证

15 岁以下的儿童,60 岁以上的老人及妇女妊娠期应作为相对禁忌证,对这几类患者一般不考虑施行电抽搐治疗。但如果患者出现严重的自杀企图、严重的兴奋躁动、严重的冲动伤人行为或严重的木僵等情况,临床医师可以权衡利弊作出是否对患者施行电抽搐治疗的决定。

五、不良反应和并发症

1. 记忆障碍

无论是接受传统电抽搐治疗还是接受改良电抽搐治疗的患者,均可出现较为明显的近期记忆损害,损害的程度因人而异。在治疗结束后,多数患者在 6 个月以内恢复。记忆损害的原因可能与对颞叶的刺激有关,传统电抽搐治疗后的记忆损害可能还和中枢神经系统缺氧有关。

2. 呼吸系统合并症

由于电抽搐治疗中使用麻醉剂和肌肉松弛剂使呼吸暂停、呼吸道分泌物增多等原因,患者容易出现呼吸困难、迁延性窒息、吸入性肺炎等并发症,应注意防止。

3. 牙龈损伤、舌咬伤、牙龈出血

4. 抽搐发作

在接受电抽搐治疗后,极少数患者可以出现自发的抽搐发作。有的仅发作一次,有的可以发作多次。

5. 骨折和骨关节脱臼

骨折和骨关节脱臼只在传统电抽搐治疗中发生,特别是在肌肉强壮的患者中。改良电抽搐治疗由于在通电前使用了肌肉松弛剂,一般不会引起强烈的肌肉收缩,因此不会出现这种情况。

6. 其他

根据临床观察,接受电抽搐治疗后,有的患者可出现头痛、眩晕、恶心、肌肉疼痛、震颤及血压增高等。

7. 意外死亡

国外的资料显示,电抽搐治疗的死亡率为 0.002%~0.003%。国内这方面的资料甚少,四川大学华西医院心理卫生中心近 5 年对患者施行改良电抽搐治疗 5 万例,死亡 1 例。从总体情况来看,如果严格掌握治疗的适应证和禁忌证,并注意操作中的各种问题,电抽搐治疗应该是一种较为安全的治疗手段。

附:磁抽搐治疗简介

磁抽搐治疗(magnetic seizure therapy,MST)自 2002 年被报道以来,已成为难治性精神障碍物理治疗的热点,它一方面与 ECT 相似,诱发脑区产生癫痫样脑电,另一方面又具有磁刺激作用范围较局限的特点。MST 设备是经过改造的可输出较大功率的重复经颅磁刺激设备。其主要原理是电流通过线圈时产生的快速变化高强度磁场穿过颅骨作用于脑组织,在脑组织中产生的电流可以诱发大脑自发放电,产生类似 ECT 的强直性阵挛发作。虽然理论上 MST 类似于 ECT,所有 ECT 的适应证应该都适合于 MST,但由于研究相对较少,目前主要应用还是集中于难治性抑郁障碍。

电抽搐治疗在引起抽搐发作时,由于头皮与颅骨的高阻抗,需要刺激电流较大,会影响大脑深部,有一定的记忆与认知功能损害。而磁抽搐治疗的感应电流只作用于大脑皮质局部,既可以像电抽搐治疗一样引起抽搐发作,取得电抽搐治疗的治疗效果,又少有电抽搐治疗的不良作用。因此,MST 将有望取代传统的电抽搐治疗成为一种新的治疗手段。

▶▶▶ 第三节　重复经颅磁刺激治疗 ◀◀◀

经颅磁刺激(transcranial magnetic stimulation,TMS)是利用变化磁场诱导的感应电场作用于可兴奋人体组织的过程。TMS 以其可进行深部刺激、无痛、非介入等优点,在临床和医学研究中得到了迅速发展与应用。Hoflide 等(1993)首先报道了应用重复经颅刺激(repeated transcranial magnetic stimulation,rTMS)治疗抑郁障碍患者,2008 年美国食品药品管理局批准了 rTMS 作为难治性抑郁障碍的治疗技术,至 2010 年 rTMS 被首次纳入美国精神病协会编制的《抑郁障碍治疗实践指南》(第 3 版),2015 年出版的《中国抑郁障碍防治指南》(第 2 版)亦将其纳入抗抑郁治疗的推荐。因此,rTMS 正成为精神疾病非药物替代疗法的一种,作为新兴技术亦越来越引起临床和学术界的重视。

一、生物学效应和作用机制

经颅磁刺激治疗对于精神疾病的治疗机制来源于对人类左、右大脑半球功能(尤其是运动皮质兴奋性)不对称性的研究。与人类情绪、表情、姿态和言语等行为表达有关的左、右大脑半球存在不对称性(asymmetry)或偏侧化(lateralization),脑不对称性现象的出现一方面加速了人类大脑的进化,另一方面又

增加了人类对各类精神疾病的易感性。有研究发现,人类脑功能与结构偏侧化的变异可能与某些神经、精神疾病发生有关,如抑郁发作时,大脑半球不对称性平衡向右脑倾斜;偏执型精神分裂症这一平衡则向左脑过度倾斜,并与躁狂、冲动、暴力和反社会性人格障碍有关。

大量研究表明,左、右侧额叶在情绪加工过程中可能存在功能的不对称,左侧背外侧前额叶皮质(DLPFC)参与正性情绪的产生和调节,右侧 DLPFC 参与负性情绪的产生和调节,抑郁障碍患者左侧 DLPFC 功能减弱,右侧 DLPFC 功能增强,可能是抑郁障碍发生的神经机制之一,由于 DLPFC 是认知和情绪调节回路的关键脑区,也是 rTMS 定位刺激治疗的重要部位,因此,高频 rTMS 刺激左侧 DLPFC 使局部脑区神经元活动增强,低频 rTMS 刺激右侧 DLPFC 降低其活性,是纠正这种异常脑功能偏侧化的治疗原理。

二、安全性及副作用

到目前为止,rTMS 最大的副作用为癫痫发作,此外,可能包括听力损害、头痛、刺激部位皮肤损伤、诱发躁狂及合并妊娠时的应用风险等。1998 年国际经颅磁刺激协会(ISTS)公布了 rTMS 刺激参数安全范围设置指南,按照该指南的规定,在实施 rTMS 治疗时,刺激强度应根据个体的运动阈值(motor threshold,MT)来确定,即 80%~110%MT,刺激频率在 25 Hz 以下较为安全。与高频刺激左侧 DLPFC 相比,低频刺激右侧 DLPFC 的安全性更高,不容易诱发抽搐并易为患者所耐受。rTMS 诱发癫痫的危险因素包括颅脑外伤、高血压、脑卒中、脑肿瘤、多发性硬化、服用降低癫痫发作阈值的药物及使用神经兴奋性药物等。

rTMS 所致头痛类似紧张性头痛,发生率为 10%~30%,但持续时间短暂,多自行缓解,较长时间的头痛可服用解热镇痛药。

高频 rTMS 刺激时最大噪声可达 140 dB,当靠近耳旁刺激时可能增高患者听力阈值,但是程度轻、持续时间短,一般无需特殊处理。有学者对患者给予 4 周的 rTMS 治疗后发现平均听觉阈值改变没有统计学意义,在实际操作中,必要时可让患者佩戴耳塞以减轻声音刺激。

rTMS 诱发的躁狂发作曾有报道,有人汇总分析了有关 rTMS 治疗过程中出现躁狂的文献,发现在 rTMS 治疗组躁狂发生率为 0.84%,假刺激(有刺激声音而无磁场的安慰刺激)组为 0.73%,显示 rTMS 治疗引起躁狂的风险与假刺激组无明显差异($P>0.05$)。

由于进行 rTMS 治疗时会发生头面部抖动和肌肉活动,故青光眼、视网膜病变、白内障人工晶状体安置术后禁止使用该治疗。另外,由于电磁场辐射的影响,安置心脏起搏器、脑深部电刺激医疗设备的患者不宜进行该治疗。

三、有效性

meta 分析提示,rTMS 有中度抗抑郁疗效,高频 rTMS 刺激左侧 DLPFC 治疗抑郁障碍最为多见。Bares 等则发现低频 rTMS 刺激右侧 DLPFC 疗效与文拉法辛相当。Isenberg 等发现,高频刺激左侧 DLPFC 或低频刺激右侧 DLPFC 具有相同的疗效,但左侧高频加右侧低频并没有显示有更好的疗效。低频 rTMS 刺激右侧 DLPFC 还可降低广泛性焦虑患者汉密尔顿焦虑量表(HAMA)分值。而低频刺激左侧 DLPFC 则加重抑郁症状,从另一个侧面也证实了抑郁障碍左、右侧脑兴奋性异常偏侧化的客观存在。

▶▶▶ 第四节 心理治疗在精神病学中的应用 ◀◀◀

心理治疗是精神科治疗学中重要的方法之一,其核心技术是倾听和沟通。影响心理咨询和心理治疗疗效的因素有许多,其中治疗性关系的良好建立非常重要,不同的咨询和治疗方法是建立在一定的理论假设基础上的,目前更强调心理治疗技术的整合应用。主要的方法包括一般(支持)性治疗、行为与认知治疗、精神动力学治疗、人际心理治疗、家庭与婚姻治疗等,主要的适应证为非精神病性障碍的治疗及精神病性障碍的康复和辅助治疗。

一、概念

心理治疗（psychotherapy/psychological treatment）亦称精神治疗。心理治疗的概念目前尚未完全统一。美国学者 Wolberg 在其《心理治疗技术》专著中归纳了数十种心理治疗的概念，最后他提出心理治疗是一种"治疗"工作，由治疗者运用心理学的方法来治疗与患者心理有关的问题，治疗者必须是经过训练的专家，用心与患者建立治疗性关系，以减轻其心理与精神上的症状，并求得人格上的成长与成熟。

《牛津精神病学辞典》（1996）认为，心理治疗是指"通过沟通来处理精神疾患、行为适应不良和其他情绪问题的各种形式治疗，即一名训练有素的治疗者与患者建立起工作关系，旨在减轻症状、纠正不良行为方式，以及促进健全人格的发展"。

二、患者选择、适应证与禁忌证

在精神病学中，心理治疗主要用于：急性或慢性神经症性障碍；人格障碍；生活中遭遇危机，有急性情绪反应的；性功能与性心理障碍；行为问题，如酒精中毒、药物依赖、进食障碍；儿童、青少年的情绪、品行及发育障碍。另外，也可作为辅助治疗用于：心理生理障碍者；对躯体疾病有心理反应（如焦虑和抑郁）的患者；非器质性精神障碍患者的康复；精神发育迟缓者。从临床实用角度来看，心理治疗可用于：减轻主观症状，如焦虑、抑郁、强迫性思维与强迫动作，以及躯体化问题；改善情绪功能，如不能体验或表达情感、过分或不恰当的情绪克制；提高自我意识，如自卑、缺乏目标或成功意识，缺乏自我认同；改善人际交往功能，如不能建立和保持适切的人际关系、缺乏自信、过分依赖或主动回避等。

在下述情况下一般不主张用心理治疗：急性精神病发作期，严重的内源性抑郁障碍（有精神病性症状），轻躁狂，器质性精神障碍，严重的反社会性人格障碍，严重消极自杀（可采用危机干预）等。

三、常用方法

（一）支持性心理治疗

支持性心理治疗（supportive psychotherapy）目的是减轻患者的应激性逆遇，而不是改变其他症状。虽然支持性心理治疗对恰当的病例行之有效，但常常被问到的一个问题是，它是否可以用心理咨询来取代。心理咨询是用来帮助患者社会再适应的。心理咨询中环境的支持亦很重要，常常需要由亲属或朋友倾听逆遇者的问题来给予其心理上的帮助和同情。支持性心理治疗是由医师或其他专业人员给予帮助，其技术是相同的，但会合用一些比较系统的方法以达到预期目标，基本技术包括：倾听、解释和指导、减轻痛苦或逆遇、提高自信心、鼓励自我帮助。

（二）精神分析与精神动力学治疗

精神分析与精神动力学治疗是一类以精神分析（psychoanalysis）和精神动力学理论为治疗基础的专业心理治疗，强调早年的成长经历对成年后的精神症状与障碍的影响。精神分析更强调潜意识的性本能与冲突的作用，精神动力学则更强调童年期的人际关系与生活事件对成年后的影响。包括以下 2 类。

1. 精神分析或长程精神动力学治疗

精神分析或长程精神动力学治疗的疗程持续时间可长达数年之久，每周会谈 4~5 次，每次 1 h 左右，费时较长，且花费昂贵，疗效难以肯定，目前在许多国家并未将其列为卫生服务的一项措施。

通过躺椅和经常与患者的见面会谈（通常每周 5 天），逐步发展建立起移情（transference），即治疗医师对患者早年生活经历的看法和感受。这时，患者的行为表现和交谈内容开始能给出一些直接或间接的证据，尤其是患者有时并不通过言辞来表达其想法和感受，而是以治疗过程中或治疗以外的行为来表达或显露（acting out）的。治疗医师必须对这种行为和有关的其他问题给予解释、指点（interpretation），起初给予的解释和指点常被患者拒绝，有时是因为解释不正确，但有的则需要慢慢地改变患者思维的习惯方式，即需要治疗医师不断重复地工作修通（working through）。随着治疗医师的解释、指点被患者逐步接受，则达到内省（insight）。

2. 短程精神动力学心理治疗

短程精神动力学心理治疗(brief psychodynamic psychotherapy)强调患者人格成长发展的连续性,倘若出现精神动力学上的冲突,便会影响患者人格的成长和发展。治疗医师强调这一中心冲突,希望经过治疗可以得到改变,以利于患者今后的成长发展。目前在美国,短程精神动力学心理治疗已作为临床心理学家、精神科医师、社区工作者等必须掌握的临床基本技能之一。

短程精神动力学心理治疗一般提倡每周1次的治疗性会谈,每次30~60 min,共10~20次。有时也称为焦点心理治疗(focal psychotherapy)。因为短程、限时,使得这类治疗在治疗的目标、病例的选择和技术应用等方面有其独特的特点。

(三) 行为治疗

行为治疗(behavioral therapy)是应用实验和操作条件反射原理来认识和治疗临床问题的一类心理治疗方法,强调问题、针对目标和面向将来。首先对患者的病理心理及有关功能障碍进行行为方面的确认、检查和监察,以及对有关环境影响因素进行分析,然后确定操作化目标和制订干预的措施,目的是改善患者适应功能的数量、质量和整体水平。

1. 一般原则

循序渐进(即逐步给予一系列的练习作业使得患者在处理比较简单的问题中获得信心,最后处理较严重问题)、行为分析(即了解、记录何时出现症状和行为类型,有何诱因和可能的促发因素,会出现何种后果及可能的强化因素),以及实践或练习(即行为作业)。

2. 常用行为技术及方法

(1) 系统脱敏(systematic desensitization):是由 J.Wolpe 所创立的,用于治疗焦虑患者。治疗医师采用深度肌肉放松技术拮抗条件性焦虑,先同患者一起制订一份与恐惧、害怕有关的导致焦虑的境遇等级表,然后在治疗中用习得的放松状态来抑制焦虑的反应,这一过程又称交互抑制(reciprocal inhibition)。因此,系统脱敏包含了 3 个步骤:放松训练、等级脱敏表,以及这两者的配合训练。

系统脱敏不仅适用于典型的恐惧症患者,还可用于治疗许多行为障碍,如口吃、强迫症、心理生理障碍,以及某些性问题等。一般来说,如果能够确定引起焦虑的诱因,而这种焦虑又可引起适应不良性行为,就可以采用系统脱敏。

(2) 暴露疗法:包括,①满灌(flooding)疗法:即让患者面临能产生强烈焦虑的环境或想象之中,并保持相当时间,不允许患者逃避,从而消除焦虑和预防条件性回避行为发生;②逐级暴露(graded exposure)法:基本过程与满灌法相似,不同的是焦虑场景是通过由轻到重逐级进行;③虚拟现实(virtual reality,VR)暴露:这是近年来利用人工智能与互联网等技术开发的一类方法,初步临床应用结果显示方便、实用、疗效肯定。

(3) 自信心及社交技巧训练(assertiveness and social skills training):教导患者在社会环境中如何恰当地与人交往,用能够使对方接受的方式来表达出自己的观点,既达到目的同时又不伤害和贬低他人。行为技术有角色示范、脱敏、阳性强化(奖励合理化行为)。

(4) 厌恶疗法(aversion therapy):常用于治疗酒精依赖或药瘾、性欲倒错(如同性恋、恋物症、窥阴症等),以及其他冲动性或强迫性行为障碍。如对性欲倒错患者可采用手淫厌腻和隐匿性强化伴嗅、味觉厌恶技术(如口含小檗碱片)。应注意,给予的厌恶刺激必须要有足够的量,使患者产生痛苦(尤其是心理上的,而非生理上的),且持续时间较长,否则难以见效。

(5) 阳性强化和消除法(positive reinforcement and extinction):根据操作条件反射理论,如果在一种行为之后得到奖赏,这种行为在同样的环境条件下就会持续和反复出现。如果行为之后得到的是惩罚或根本就没有反应,这种行为就会在同样的环境条件下减弱或不再出现。目前已将这一规律用于临床,主要有 2 种技术,即代币法(token economy)和神经症行为的矫正。

(6) 自控法(self-control procedure):即让患者主动参与制订和执行行为矫正的方案,从而达到改变不良行为的目的。如通过节食减轻体重,通过戒烟来改善健康,通过改进学习方式来提高读书成绩等。

（四）认知治疗

认知治疗（cognitive therapy）的理论基础是贝克（A.Beck）提出的情绪障碍认知理论。他认为，心理问题"不一定都是由神秘的、不可抗拒的力量所产生的，相反，它可以从平常的事件中产生，例如错误的学习，依据片面的或不正确信息作出错误的推论，以及不能妥善地区分现实与理想之间的差别等"。认知治疗基本技术包括：识别自动性想法（identifying automatic thought）、识别认知性错误（identifying cognitive error）、真实性检验（reality testing）、去注意（decentering），以及监察苦闷或焦虑水平（monitoring distress or anxiety level）。

（五）人际心理治疗

人际心理治疗（interpersonal psychotherapy，IPT）的理论假设是伤害性事件和社会压力可以迅速导致抑郁，但亲人和朋友的关心可以预防抑郁的产生。IPT重点解决假设的4个人际问题中的1个或2个问题，即悲伤反应、人际角色的困扰、角色变化或人际关系缺乏。

（六）家庭疗法

家庭疗法（family therapy）是旨在矫正家庭系统内人际关系的一类治疗方法。主要理论假设是将症状行为与问题视为异常家庭关系的结果而非某一成员的特性，即心理障碍产生于家庭内部人际关系而非个体本身。通过把家庭看成为一个群体，分析其组织结构、沟通方式、角色定位与期望、相互作用关系，再根据"系统论"的观点来理解和认识家庭系统内所发生的各种现象。即强调系统内任何成员所表现的行为，都受系统内其他成员的影响；个人的行为影响系统，而系统也影响成员。

（七）婚姻治疗

婚姻治疗（marital/marriage therapy）旨在改善配偶间的婚姻状态，亦称夫妻治疗（couple therapy）。婚姻治疗所关心的是夫妻的关系，包括他们之间的情感、相处关系、沟通状况或所扮演的角色等，所以它与家庭疗法一样是注重人际关系治疗的一种心理治疗方法。因为夫妻是家族的一部分，实际上也是家庭里各种关系当中的最重要一支，所以婚姻治疗在某种意义上是家庭疗法的一部分或一个分支，可以包括在广义的家庭疗法中。

（八）小组心理治疗

小组心理治疗（group psychotherapy）是指治疗者同时对许多患者进行心理治疗。这种方法不仅是为了节省治疗所需的人力，同时还由于患者参加了团体活动，能产生一定的治疗效应。近年来，国外发展了许多新型的小组心理治疗，虽无肯定的科学根据表明它们的治疗效果更为优越，但是他们的某些理论和技术，对于提高我国的小组心理治疗的水平却不无裨益。

（季建林）

网上更多……

　　教学 PPT　　　　　　拓展阅读　　　　　自测题

第二篇
与神经发育相关的精神障碍

吾十有五而志于学,三十而立,四十而不惑,五十而知天命,六十而耳顺,七十而从心所欲,不逾矩。

《孔子·论语》

人们无法驱逐屋里的黑暗,然而只要让光亮进来,黑暗便自然消失了。

——奥利森·马登

　　神经发育障碍是一组在发育阶段起病的精神障碍,涵盖大部分儿童期起病的精神障碍分类。由于这些障碍通常起病于发育早期,随着个体的发育,会导致个体社交、学业或职业功能的损害,是一组以发育缺陷为主要特征的疾病。从某种角度上来说,神经发育障碍构成了一系列精神障碍发育背景上的缺陷,早期诊断和干预可以减轻随着个体发育带来的其他精神障碍及社会功能损害。

　　本篇的神经发育障碍包括儿童精神科临床最为常见的智力障碍、交流障碍、孤独症谱系障碍、注意缺陷多动障碍、神经发育运动障碍及特定学习障碍。需要注意的是,神经发育障碍这组疾病病因复杂,大多数不明确,目前在疾病界定方面仍然采用症状学和行为学分类,因此,疾病分类和儿科、神经内科会有一定的重叠,特别是在先天性遗传代谢疾病方面,例如,部分诊断为孤独症谱系障碍的患者同时患有脆性 X 染色体综合征或 Rett 综合征,这部分患者又被称为具有明确病因的孤独症谱系障碍。

　　神经发育障碍的诊断主要是在儿童发育阶段,根据对儿童心理和行为的观察确定症状,在此基础上确定综合征并根据诊断标准确诊。因此,对儿童患者与成年患者就诊差异的了解是诊断的前提。

一、儿童患者与成年患者的就诊差异

　　1. 儿童很少自己主动就医,而是当父母或教师认为这些儿童在特定环境下某些行为或发育方面存在异常时才会就医。因此,儿童就诊在很大程度上取决于成年人对儿童的态度或容忍程度,以及他们如何看待儿童的行为。健康的儿童可能会被过度焦虑的父母或老师带去就医,而存在严重问题的儿童却可能被忽视。

　　2. 儿童的心理问题可能是其家庭中或学校里其他成员心理障碍的反映。儿童的问题在通常情况下隐藏在其所在的家庭或学校中,当家庭或学校出现了一些问题而使其对儿童的应对能力降低时,儿童则可能会被带去就诊。

　　3. 儿童的语言表达能力有限,其精神障碍的证据更多来自父母、老师或其他人的观察。这些知情者通常提供不同的描述,部分原因是儿童的行为在不同的情景下表现不同,更重要的原因则是不同的知情者对异常的界定具有不同的标准。因此,儿童症状的确定需要整合来自多个信息提供者的信息。

　　4. 与成年人相比,对儿童患者单用药物治疗效果不理想。对儿童患者的治疗重点在于父母及整个家庭,要对儿童进行再保证和再教育,协调可能对儿童提供帮助的各方面关系。因此,在儿童精神病学中,多学科的通力合作比成年人精神病学更为重要。相应地,对儿童的治疗通常需要精神科医师、精神科护士、心理学家和治疗师的协作。

　　在确定行为异常时应注意,有些行为在年幼儿童被看为正常,而在年长儿童则是异常行为。例如,反复尿床在 3 岁小孩可以视为正常,而在 7 岁儿童则是异常行为;此外,儿童对生活事件的反应随着年龄的增长而不同。因此,对儿童症状的确定必须考虑到正常儿童的发育水平。

二、儿童各年龄段的正常发育水平

　　确定神经发育障碍,判定可观察到的情绪、社会或认知功能是否正常,必须比较相应年龄段的正常儿童发育水平。

(一) 生命第一年

　　生命第一年是运动和社会功能迅速发展的一个阶段。出生后的第 3 周,婴儿看见他人面孔时出现微笑;6 个月时则仅有选择性微笑;8 个月开始害怕陌生人;随后出现和母亲的分离焦虑。

　　第一年末的儿童应当与母亲或其亲密的监护者形成一种密切和可靠的关系。应当养成有序的睡眠和进食行为,这时通常已经完成断奶。儿童开始知道自身以外的物体,了解一些简单的因果关系及空间关系。第一年末的儿童喜欢发出声音,会说“妈妈”“爸爸”或 1~2 个其他的单词。

　　Bowlby(1980)强调,生命早期婴儿与父母普遍存在依恋过程及选择性的情感联结。尽管婴儿与母亲的情感联结最重要,重要的依恋也存在于与父亲或其他与婴儿密切接触的人中。其他的研究强调,婴儿与其依恋对象在发展依恋情感这一过程中的互动性,以及母亲(或其他监护者)与初生婴儿的早期接触在情感联结的发展中具有重要意义(Rutter,1995)。

(二) 生命第二年

2 岁同样是一个快速发育的时期。儿童开始想要讨好父母,或当他们未被接受时会表现出焦虑,开始学习控制自己的行为。依恋行为已经稳固建立。开始出现暴怒,特别是当其探究性愿望被制止时,但暴怒不会持续很久,学会接受约束时会逐渐减少。第二年末的儿童能够将 2~3 个单词连成简单的句子。

(三) 学龄前期(2~5 岁)

学龄前期的特点是智力迅速增长,突出表现在语言的复杂性上。随着儿童学习适应在家庭中生活,逐步开始发展社会化行为,开始认同父母并采用他们的是非标准。在学习如何与兄弟姐妹、其他小孩及成年人交往时,儿童的社会生活能力迅速发展。虽然暴怒仍继续存在,但在开始上学之前会逐渐消失。这一年龄阶段的儿童对周围环境有强烈的好奇心,会问很多问题。

2~5 岁儿童的幻想活动丰富而生动。幻想可以成为儿童现实生活暂时的替代,有助于儿童愿望的实现,而不考虑其现实性。诸如绒毛熊或毛毯等物品对孩子变得特别重要,这些物品主要用于对儿童的抚慰或再保证,有利于睡眠,被称作"过渡物品"。

这一阶段的儿童开始了解自己的性别,逐渐认识到男性和女性在外表、衣着、行为和解剖上的区别,常常出现性游戏和性探究。

根据精神动力学理论,这一阶段心理防御机制开始发展,使个体能够应对自身不可接受的情绪所导致的焦虑。

从出生到 5 岁,儿童可出现一些常见问题,包括喂食和睡眠困难、纠缠父母(分离焦虑)、暴怒、违抗行为及轻度的攻击行为。

(四) 童年中期(6~10 岁)

5 岁以后,儿童应当了解他或她作为男孩或女孩的身份及其在家庭里的地位。他们必须学会适应学校生活,学习阅读、书写和掌握数字概念,老师成为儿童生活中的重要人物。这一阶段,儿童逐步了解自己所能和所不能。心理防御机制、良心及社会化行为标准进一步发展。

根据精神动力学理论,这一时期是性心理发育的静止期(潜伏期);但对这一观点有异议,目前认为,对异性的兴趣和性活动在 5~10 岁儿童就已出现,尽管可能不为成年人所察觉。

童年中期常见的问题包括恐惧、梦魇、与同伴关系的轻度困难、不服从及斗殴。

(五) 青春期(青少年期)

青春期是儿童期和成年期之间的成长阶段,最显著的特点为青春期躯体的变化。青春期的年龄界定并不固定,通常女孩为从 11~12 周岁到 17~18 周岁,男孩为从 13~14 周岁到 18~20 周岁,而性激素的产生则始于 8~10 岁,即在躯体变化之前就已产生。青春期是对自我及其性格的认识迅速增长的时期,处于这一时期的年轻人开始关心自己到底是谁,自己生活的方向是什么;他们能够着眼于未来,进行多种生活选择,能够感受到希望和失望;有些个体可经历情绪的紊乱及与家庭的疏离,但这种情况不是普遍的。

这一时期的同龄人关系非常重要,特别是对于女孩,亲密的友谊常常建立于这一时期。小群活动很常见,这有助于青少年发展独立性。青春期时,青少年对两性间的兴趣和性活动显著增加,起初只是对异性非常小心地接近,之后两性间的接触逐渐变得更为直接和自信。在青春期后期,逐渐发展为对异性的感情和性感觉。这一时期,性的表达方式及程度更多地取决于社会标准及家庭规则、同伴的行为及家庭成员的态度。

青春期常见的问题包括情绪问题、焦虑、拒绝上学、同伴关系困难、违抗及反叛行为,包括逃学、试用违禁药物、斗殴以及偷窃等(在这个年龄段较少发生精神分裂症和双相情感障碍)。

三、发育过程对于症状的影响

儿童患者在心理行为症状确定方面需要考虑发育过程的影响,应注意以下几个方面。

1. 儿童本身的发育阶段决定其行为是否正常或异常。例如,尿床对于 3 岁儿童是正常的,但对于 7 岁儿童则是异常行为。

2. 随着儿童的不断发育,生活事件对于儿童的影响是不同的。例如,6 个月以下的婴儿很容易适应抚养者的变更,而 6 个月到 3 岁的小孩与最初的抚养者分开会表现明显的悲伤,因为这一时期依恋关系已经建立。3 岁以后儿童与抚养者的依恋仍然很强,但是抚养者与孩子的分离只要处理得当,孩子语言和理解能力的发展能够减轻影响。

3. 随着儿童的发育成长,精神症状可能改变。儿童期的焦虑障碍随儿童不断发育逐步改善;抑郁障碍通常反复发作并持续到成年期;品行障碍常发展为青少年期的攻击和犯罪行为,以及物质滥用(这在年幼儿童并不多见)。但应注意,这些改变或症状的持续有时是因为环境的改变而不是由于儿童的发育成长。

4. 家长的行为影响儿童,儿童也会引发家长的行为。例如,相对于对母亲反应更强烈的兄弟姐妹来说,对拥抱和玩耍反应不强烈的婴儿,母亲对他们的要求不敏感,这种对婴儿的不敏感会影响婴儿,进而加重依恋困难。

四、神经发育障碍的危险因素

对神经发育障碍的病因学机制的研究证实,大脑在发育过程中受一系列遗传因素和环境因素(内外环境)共同影响,而引起发育缺陷。在此基础上,随着年龄增长导致一系列行为和功能损害的进行性加重。

(一) 遗传因素

某些神经发育障碍已经证实与易感基因有关,如孤独症谱系障碍、注意缺陷多动障碍和特殊阅读障碍。然而大量症状不足以被确切的基因解释,而取决于许多微效基因及基因与环境因素之间的相互作用导致的表观遗传效应。遗传因素可能也会影响个体对环境的反应。此外,遗传因素可能间接地导致应激性生活事件频发,例如,遗传因素引起易激惹和冲动的人格特质,导致人际关系的不利环境而致恶性循环。

(二) 环境因素

环境因素可以加速或延缓、维持神经发育障碍的症状,也可以成为危险成分中的保护因素。例如,儿童期家长照料不良会加重成年期患抑郁的危险,而拥有和睦家庭关系的人患抑郁的危险性则降低。然而相对于每个危险因素,和睦家庭关系的经历不会都起到保护性的作用,研究证实经历过儿童虐待事件以后,即使良好的家庭关系也不会降低成年期患抑郁的危险性(Hill 等,2001)。但应注意,有时家庭不和睦似乎是环境影响因素,而真正的原因却是父母双方或其中一方的人格障碍导致了神经发育障碍及家庭不和睦。

(三) 内分泌改变

新生儿的下丘脑 – 垂体 – 肾上腺系统(HPA 轴)应答性高。在接下来的 2 年,HPA 轴应答性会逐渐降低。有证据显示,这种改变在安全依恋的婴儿中比不安全依恋的婴儿更明显(Gunnar,1998),在随后的几年中对应激的 HPA 轴高反应状态在某种程度上由早年虐待经历决定(动物实验)。随着发育进展,HPA 轴的高反应状态又可以导致与学习、记忆、认知及情绪社会化相关脑环路出现异常激活状态,从而进一步导致大脑功能和细微解剖结构的损害,引发认知、行为和情绪的改变。

尽管上述机制可能是神经发育障碍病因学中的共有机制,然而,每一种神经发育障碍却有着不同的特定的病因学通路。

(黄颐)

第五章

孤独症谱系障碍

第一节 概 述

一、概念

孤独症谱系障碍（autism spectrum disorder，ASD）是以显著的人际交往与沟通模式异常、言语和非言语交流障碍、兴趣范围狭窄和刻板重复的行为方式等为特征的一种儿童神经发育障碍。1943年，Leo Kanner首先使用"autism"一词来形容在社会交往方面存在严重困难的儿童。随着对该病的关注和研究进展，发现该障碍的表现依据孤独症状态的严重程度、发育水平和生理年龄差异较大，因此使用"谱系"的概念，具体包括早期婴儿孤独症、儿童孤独症、高功能孤独症、非典型孤独症、未特定的广泛发育障碍、儿童期瓦解障碍和阿斯佩格综合征（Asperger syndrome，AS）。

二、流行病学

目前全球孤独症谱系障碍报道的患病率约为1%，是患病率增速最快的疾病之一，男孩的患病率约是女孩的4倍。引起患病率上升的原因可能有诊断标准的完善、量表灵敏度的提高、公众对疾病的认识的加深、诊断年龄提前等。Zhijuan Jin等2018年使用DSM-V诊断标准调查了上海地区7万余名3~12岁儿童，其中ASD的患病率为0.83‰。有研究者对中国的ASD患病率研究进行了meta分析，发现ASD的患病率为3.9‰，其中男性为7.3‰，女性为1.6‰（Fei Wang等，2018）；亚洲地区的患病率为0.1‰~2.2‰（Sun X等，2010）。该病起病于童年早期，严重影响患者及其家庭的生活质量，造成重大社会疾病负担。世界卫生组织指出，ASD已成为严重影响生存质量及人口健康的重大问题之一。除了疾病本身的影响之外，研究显示约28%的ASD患者共患注意缺陷多动障碍，20%的患者共患焦虑障碍，11%的患者共患抑郁障碍，5%的患者共患双相及相关障碍，ASD与多种精神障碍的共病率明显高于一般人群（Lai MC等，2019）。虽然ASD属于终身性的疾病，但ASD儿童具有可塑性，早期诊断及早期规范化的干预，可促使患者很好地融入社会，恢复社会功能，达到生活自理；而未经及时诊断及干预的患儿，在成年后大部分社会适应不良或终身残障，生活不能自理，成为社会和家庭的经济和精神负担。

第二节 临床表现

孤独症谱系障碍的基本特征是社交交流和社交互动的持续损害，以及受限的、重复的行为、兴趣或活动模式。

一、社会交往障碍

社会交往障碍表现为患儿不能与人建立温暖的情感联系,缺乏情感交流。他们难以知情达意,缺乏察言观色的能力,在理解、发展和维持人际关系方面存在质的损害。正常儿童对父母表现微笑和拥抱反应,但 ASD 患儿似乎不喜欢被拥抱或被亲吻。患儿对父母与对陌生人一样没有反应,对其他儿童没有兴趣。他们难以根据不同的社交情景来调整自己的行为,对人和对无生命物体的反应几乎没有分别。患儿在非语言的交流方面也存在缺陷,如不能理解和使用手势,肢体语言、面部表情完全缺乏、减少或者不合常规地使用。特征性的表现是注视回避,即缺乏目光的接触。ASD 患儿长大后很难与他人对话,可能会回答他人的问题,但并非正常的互动性的交流,也较少使用社交性口语表达 / 交谈,很少主动与他人分享乐趣。社会交往障碍是 ASD 所特有的。

二、语言交流障碍

ASD 患儿的语言能力发育很晚或完全缺乏。少数情况下,语言能力发育可正常,但到了 2 岁,这些能力部分或全部丧失。ASD 患儿长大后,仍然会残留严重的语言损害,例如代名词反转(混淆人称代词)、刻板性的说话、重复言语、模仿言语、仪式化口语,约半数可以获得一些有用的言语;有些 ASD 患儿非常爱说话,但是他们的语言是重复的独白,或是使用新语 / 特异语言描述事情,而不是与其他人交流。

言语缺乏是严重认知缺陷的表现。认知缺陷也影响非言语交流和游戏活动,例如 ASD 患儿在 1 岁时不会参加模仿性的游戏,以后很少能用适当的方式玩玩具,在游戏中缺乏同龄儿应有的想象力和创造性。

三、行为和兴趣狭窄

ASD 患儿存在明显的刻板或重复的行为,如要求环境的严格对称性、一致性,行为僵化、具有仪式性等,如果行为模式稍有变化即感到沮丧、抗拒;喜欢重复同一种食物,坚持穿同样的衣服,做重复的游戏。ASD 患儿常常对不寻常的事物高度依恋,或兴趣的强度和专注度等方面明显异于正常,如对旋转的玩具几乎都很着迷,喜欢长时间地注视,干扰其做其他事情。一些 ASD 患儿喜欢做奇怪的动作,如转圈、反复玩弄手指、拍手、摇晃等。另外,ASD 患儿可能存在对某种感觉的过度反应 / 反应不足,或不同寻常的兴趣,如对疼痛感觉麻木,对特定的声音反应剧烈,特别喜欢嗅某种味道或触摸某种物品、凝视某种光线等。应注意的是,怪异的行为和怪癖虽很常见,但并非所有 ASD 患儿都存在。

四、其他

ASD 患儿可在无明显诱因的情况下突然发怒或恐惧,容易出现抑郁 / 焦虑情绪。他们可表现为过分关注或注意涣散,睡眠障碍或大小便不能控制。有些可出现自伤、攻击 / 破坏性行为,以及紧张症样的行为,如缄默、作态、木僵等。ASD 患儿常存在运动方面的缺陷,如怪异的步态、笨拙或其他异常的运动体征(踮脚走路等)。25% 的 ASD 患儿在青少年期合并癫痫。一半以上的 ASD 患儿可能伴有精神发育迟缓。应注意的是,一些 ASD 患儿虽然在智力方面存在损害,但在某些方面可表现出特殊的能力,如在记忆或算术技能方面显示出杰出的能力。

上述症状产生于发育早期,但是可能直到社交需求超过患者有限的能力时才会表现出症状,或被患儿后天学会的社交策略或技巧等所掩盖。

▶▶▶ 第三节　诊断与鉴别诊断 ◀◀◀

ASD 主要基于临床症状进行诊断,以患儿的外显行为表现作为诊断标准,所以临床上主要是通过家长访谈、面诊、量表筛查等方式相结合来进行诊断。但是,由于多数患儿在 2 岁以内起病,症状多不明显,很多家长未引起重视,部分家长就诊时只强调语言问题,而忽略其他情况;同时,该病表现形式复杂多样,常常和注意缺陷多动障碍等其他疾病共病,部分专科医师对该病认识不足,对诊断标准、鉴别诊断和相关工具掌握不够,且就诊时对患儿病情观察时间有限,往往易被家长的主诉误导,如语言落后、多动等,而忽略了社交障碍及刻板行为方面的异常,因此极易误诊,使患儿错过最佳的训练时机,影响预后。

一、综合评估

综合评估的主要目的是评价患者的症状、发育等各方面的信息,作为辅助诊断、制订干预计划、评估效果的依据。

(一) 临床基本信息评估

临床基本信息评估包括详细的病史询问,行为观察(如患者语言能力、社交行为、刻板行为、感知觉异常、风险和共患病的评估等),全面的体格检查,听力、视力检查,脑电图、脑影像学检查,相关基因检查等。

(二) 筛查评估

常用的筛查评估包括孤独症行为量表(ABC)、克氏孤独症行为量表(CAB)、社交反应量表(SRS)、孤独症严重程度量表(AQ)、孤独症广泛表型问卷(BAPQ)等,用于筛查高危人群及辅助诊断。

(三) 诊断性评估

由美国 Catherine Lord 教授等人制订的孤独症诊断访谈量表修订版(Autism Diagnostic Interview Revised,ADI-R,2003)和孤独症诊断观察量表新版(Autism Diagnostic Observation Schedule,ADOS-2,2013)目前被认为是 ASD 诊断的"金标准",被翻译成多种语言并被世界各国广泛采用。使用者需经过严格的培训及考核合格后方可操作,国内具备此工具使用资格者较少,因此在我国还未被广泛应用。儿童孤独症评定量表(CARS)也是常用诊断工具之一。但上述工具仅作为诊断 ASD 的参考依据,不能替代医师的综合诊断。

(四) 发育评估

临床上用于发育评估的量表有韦氏智力量表、贝利量表、盖塞尔量表、孤独症评定量表第三版(PEP-3)等,作为评价其目前症状表现的参照。

(五) 其他评估

其他的综合评估包括患者的适应性行为能力评估、家庭功能评估、父母能力、相关干预资源评估等。

二、诊断标准

ASD 诊断采用传统意义上的 Kanner 三联征:人际交往障碍、言语和语言发育障碍、行为刻板和兴趣范围狭窄。具体诊断标准如下:患者存在交互性社交交流和社交互动的持续损害(诊断标准 A)和受限的、重复的行为、兴趣或活动模式(诊断标准 B),这些症状从生命第一、第二年开始出现(通常在 12~24 月龄时被识别出),并限制或损害了患者的日常功能(诊断标准 C 和 D)。同时,这些症状不能用智力障碍或全面发育迟缓等来更好地解释,即使伴有智力障碍的 ASD 患儿,其社交交流能力应该低于患者智力水平下预期的总体发育水平。

三、鉴别诊断

(一) 发育障碍相关疾病

如果具有 ASD 特征的男性患儿同时伴有特殊面容,如前额突出、面形较长、面中部发育不全、大耳、鼻根宽、下颌大而前突、高腭弓、厚唇且下唇较突出、掌纹出现猿线等,需警惕有无脆性 X 综合征(FXS)。FXS 是一种 X 连锁的单基因遗传疾病,主要由于位于 X 染色体(Xq27.3)上的 *FMR1* 基因发生全突变或前突变引起。该病在男性中发病率较高,患者可能出现智力低下、孤独症样表现,常被误诊为 ASD、ADHD,

与 ASD 的共病率为 25%~30%,确诊需要做 *FMR1* 基因分析。

如果是诊断为 ASD 的女性患儿、发育迟缓或倒退者,需注意鉴别 Rett 综合征(RTT)。RTT 以手部刻板动作为明显特征,包括绞手、拍手、咬手、搓手等,或者已经会的手部活动可以部分或全部丧失。RTT 为 X 连锁显性遗传,40%~80% 的患儿存在 *MECP2* 基因突变,在男童中罕见,女童患病率为 7/10 万 ~10/10 万,既往曾与 ASD 同属广泛性发育障碍类别之下,现已被单独列出。

(二)听觉障碍

听觉障碍患儿因听觉系统损伤而产生言语交流障碍,采用非言语方式(如手势、面部表情及模拟表演等)与他人沟通。ASD 患儿多无听觉系统器质性病变,但对外界声音缺乏反应。应当通过适当的听力测验来排除。

(三)语言障碍

语言障碍与 ASD 的区别在于语言障碍患儿对成年人的感知反应正常,非语言交流保持完好,没有刻板重复的行为和兴趣,表现为"接受性"或"表达性"语言障碍。

(四)精神发育迟缓

尽管精神发育迟缓患儿的智商低下,但相对于 ASD 患儿来说,精神发育迟缓患儿对其他人的反应接近正常。ASD 患儿智力各方面发展不平衡,智力测验各分量表的得分高低不一,操作智力分数常高于言语智力,而精神发育迟缓患儿则是智力全面发育低下。此外,在其他技能方面,ASD 患儿的语言损害比精神发育迟缓患儿更为严重。

(五)注意缺陷多动障碍

ASD 患儿常伴随注意缺陷和多动症状,但 ADHD 患儿不会伴有社会交往等方面质的损害。如果注意缺陷或多动显著超过患儿的发育水平,可以单独诊断。

(六)精神分裂症

儿童期起病的精神分裂症通常在发病前存在正常的发育过程,幻觉、妄想等精神病性症状不是 ASD 的特征表现,但在询问病史时需要注意仔细甄别。

(七)选择性缄默症

选择性缄默症的患者的早期发育通常没有异常,患者可以表现出恰当的交流技能,也没有受限的或重复的行为模式。

(八)刻板运动障碍

ASD 患儿常常存在刻板性运动,当 ASD 足够解释这些重复行为时可不再做额外诊断。但当刻板动作引起患儿自我伤害和成为治疗的焦点时,可以给予 2 种诊断。

目前认为,对 ASD 患儿综合能力的评定比诊断更应受到重视。综合能力评定必须考虑以下因素:①认知水平;②语言能力;③交流技能、社交技能和游戏技能,以及反复或其他的异常行为;④与年龄、心理年龄相适应的社会化发育阶段及语言发育阶段;⑤相关的躯体情况;⑥心理社会因素等。

▶▶▶　第四节　治疗及预后　◀◀◀

一、治疗

ASD 缺乏有效的治疗药物,主要依靠早期的干预训练,使儿童尽可能掌握各种生活技能(如社会交往能力、手眼协调能力、感知觉能力、生活自理能力等),控制问题行为,发挥最大的社会性,从而提高其生活质量。一般治疗越早、疗程越长,干预方式越科学合理、强度越足够,效果越好。孤独症治疗主要包括 3 个方面:对异常行为的处理;社会化和教育设施的安排;对家庭的帮助。使用抗精神病药除了对行为问题有短期疗效以外,目前没有任何一种抗精神病药对 ASD 有效。

(一) 康复训练

根据美国 ASD 非药物干预治疗推荐指南建议,高密度、长时间的干预训练能够显著改善 ASD 患儿的核心症状。美国儿科学会专家建议,ASD 患儿的干预强度应达到每周 25 h 以上,由一对一或一对二进行干预,提倡早期干预(18 月龄至 6 岁),利用结构化、策略性的方法提高患儿的语言、社交和行为等多方面的能力,从而最大程度地促进患儿的社会适应,改善患者的生活质量,减少家庭的负担。康复训练主要包括言语训练、社会交往训练及日常生活技能训练。具体的训练方法包括应用行为分析法(ABA)、结构化教育(TEACCH)、丹佛早期干预模式(ESDM)、人际发展干预计划(RDI)、图片交换交流系统(PECS)、地板时光、听觉统合训练、团体认知行为治疗等,都有肯定的疗效。治疗时需针对不同的患者,制订个体化的康复训练方案。

(二) 特殊教育

大多数 ASD 患儿需要特殊教育。一般认为,患儿最好住在家里或参加日间特殊学校。如果病情非常严重,患儿不能待在家里,则必须就读特殊学校或住院治疗,但社交退缩可能在住院的环境下加重。在有些地方,ASD 患儿对于教育和居住方面的特殊需求可以在为精神发育迟缓患者提供的服务设施中得到很好的满足。对年长的青少年 ASD 患者可能更需要职业训练。

(三) 家庭治疗

医师应当予以 ASD 患儿家庭良好的支持,因为患儿的父母在帮助儿童发掘潜力的过程中,需要不断的支持和鼓励。父母管理对于改善家长的情绪状态、患儿及其家长的互动行为和交流方式等有积极作用。许多父母发现参加志愿者组织很有益处,因为他们在那里可以遇到其他孤独症儿童的家庭,讨论共同的问题。通过对家庭提供全方位的支持和教育,尽可能提高家庭在干预中的参与程度,提高依从性。

(四) 药物治疗

针对 ASD 的核心症状缺乏有效的治疗药物,药物仅用于改善患儿的精神及行为症状。抗精神病药利培酮、阿立哌唑等,可以用于改善患者的各种精神症状和异常行为;抗抑郁药舍曲林、氟伏沙明、氟西汀可以改善患儿的情绪症状、重复行为、自伤和攻击行为等;中枢兴奋剂可以用于共病 ADHD 的 ASD 患儿。如果患儿共病癫痫,则可根据其发作形式、频率、不良反应等选择适合的抗癫痫药,如苯妥英类、丙戊酸盐、苯二氮䓬类药物等。褪黑素等可以用于改善 ASD 患儿的睡眠障碍。

(五) 物理治疗

有报道,重复经颅磁刺激(rTMS)通过给予大脑特定部位磁脉冲刺激以调节大脑皮质的活动,促进大脑功能的改善、神经网络的建立从而改善症状,但疗效个体差异大、循证证据尚不足。

(六) 其他治疗

近年来有研究报道,限制 ASD 患儿食品中的某些成分,如食用无麸质饮食等特殊饮食、采用微生物疗法改善肠道微生物状况等,可能对 ASD 患儿有一定疗效,但缺乏进一步的研究证据,通常不推荐使用。

二、预后

本病预后不良,多数患儿无法就业和升学,给家庭和社会都带来巨大的负担。经过早期诊断和干预,3%~25% 的 ASD 患儿可以"痊愈",达到正常水平的认知、适应能力和社交技巧。其中,不典型 ASD 患儿有较好的转归,其中近 50% 的不典型 ASD 患儿在长期随访中不满足诊断标准。大多数 ASD 儿童长大后不能独立生活,需要长期的监护。而部分症状改善的患儿可能会继续遗留语言问题,持续存在怪异行为及情绪淡漠。少部分在青少年期发生癫痫。早发现、早诊断、早干预对于 ASD 儿童的预后至关重要。

▶▶▶ 第五节 危险因素与发病机制 ◀◀◀

ASD 的病因不明。其主要的大脑功能损害可能涉及象征性思维和语言的认知功能异常,而行为异常则继发于认知功能缺陷。

一、遗传因素

目前多数研究认为,ASD 与遗传或基因异常有关,而且不是由一个或少数几个基因引起,多基因遗传可能性较大。一项关于双生子的 meta 分析报道,尽管非遗传因素很重要,但 64%~91% 的 ASD 风险由遗传因素引起。近期一篇发表在 JAMA Psychiatry 上的研究通过分析来自 5 个国家超过 200 万人的人群数据发现,ASD 的遗传度为 80% 左右,这意味着遗传效应可以解释 ASD 发病风险的大部分差异,对于 ASD 的致病风险远高于环境因素。随着基因测序技术的进步,在基因层面上的研究越来越深入。研究者在上千个不同基因中发现了与 ASD 相关的变异,其中大多是罕见变异,涵盖了从单个碱基对的改变[单核苷酸变异(SNVs)]到上千乃至数百万个碱基对[拷贝数变异(CNVs)]的丢失或增加,有新生的也有遗传的;常见变异也可能增加 ASD 的风险。越来越多的 ASD 风险基因(如 *FMR1* 基因、*MECP2* 基因、*SHANK* 基因、*UBE3A* 基因等)被鉴定,不仅有助于 ASD 病因和发病机制的认识,也提高了早期诊断和早期干预的可能。但由于 ASD 遗传的复杂性,具体哪些基因如何参与其发病机制仍不明确,进一步鉴定 ASD 的易感基因仍是遗传学研究的重要方向。

二、神经发育及生化异常

近年来研究发现,一系列神经突触发育的重要基因都参与了 ASD 的发病,如 *nlgn*、*nrxn*、*shank* 等。异常的神经突触可塑性是目前广为接受的 ASD 病理假说。研究发现,ASD 患者存在 5- 羟色胺、多巴胺等单胺类神经递质异常。也有研究显示,存在 γ- 氨基丁酸循环、谷氨酸受体等功能障碍,脑内阿片肽含量过多可能与患者情感麻木、社交障碍有关。

三、脑结构及脑影像学异常

脑器质性损害已被提出作为 ASD 的可能病因,因为患者常合并妊娠期或生产的并发症,并且与癫痫关系密切(25% 的 ASD 患有癫痫)。ASD 患者脑灰质和脑白质均存在微观结构异常,异常的脑区主要表现在额叶、颞叶、顶叶、胼胝体、扣带回等。功能磁共振研究显示,ASD 患者存在影响大脑连接的神经发育缺陷,ASD 可能是一类广泛的大脑皮质工作网络空间分布异常的发育障碍,ASD 可能与存在多个脑区连接异常、环路活动紊乱及整合功能下降有密切的关系,即"脑发育失连接综合征"假说。

四、环境因素

通过研究发现,环境因素对 ASD 发病风险的作用似乎显著低于遗传因素,但环境方面的各种危险因素(涉及从妊娠到出生期间子宫的环境等高危因素)是可变的,即使对于发病相对作用较小,这些因素也值得进一步探讨,有望成为降低 ASD 发病风险的可变因素。研究发现,与母亲相关的因素,如高龄(≥35 岁)、慢性高血压、先兆子痫、妊娠前及妊娠期超重会增加后代罹患 ASD 的风险。此外,母亲妊娠期接触某些药物如丙戊酸、SSRI 等,妊娠期酗酒,重度吸烟,叶酸缺乏,接触汞等重金属物质,接触多联氯苯、甲苯等化学物质,等可能增加 ASD 的患病风险;母亲妊娠期感染、母体应激等可能会通过干扰免疫途径导致 ASD 等神经发育障碍的发生。研究还发现,父亲高龄、早产、低出生体重、围产期缺氧及新生儿疾病、母亲及患儿肠道微生物群的改变等可能是 ASD 患病的危险因素,但其作用机制尚不明确。此外部分研究认为,社会环境因素如贫困、失业率高、低文化程度、单亲家庭和移民家庭比例高地区的儿童患 ASD 的概率更高;母亲文化程度高、家庭矛盾性低、家庭收入高、父母担任主要抚养人可能为其保护性因素。另外,基因-环境交互作用也可能增加 ASD 的患病风险。

五、异常的养育方式

Kanner(1943)提出,ASD 是儿童对于异常父母的反应,这类父母具有冷酷、离群、强迫的特点,但

Kanner 的观点并没有沿袭下来。目前认为,父母的任何心理异常,是对抚养 ASD 儿童过程中出现的问题的反应,或者是引起 ASD 的基因在父母身上的表达。

（司徒明镜　黄颐）

网上更多……

📊 教学 PPT　　　　　📖 拓展阅读　　　　　📝 自测题

第六章

注意缺陷多动障碍

▶▶▶ 第一节 概 述 ◀◀◀

一、概念

注意缺陷多动障碍（attention deficit/hyperkinetic disorder，ADHD）又称多动症、多动性障碍，是指与同龄人相比，患者具有明显持续的注意不集中、活动过度、冲动为主要特征的一组综合征，这是在学龄期儿童中最常见的神经发育障碍。但该病不仅局限于儿童和青少年，还是一种影响终身的慢性疾病，常共病学习困难、品行障碍、抽动障碍、情绪障碍等，对患者本人、家庭、学校和社会等造成广泛而消极的影响。

二、流行病学

全球 ADHD 的儿童患病率为 5%~7%，成年人患病率约为 2.5%，男性多于女性（比例为 2~3∶1），女性比男性更有可能表现出注意缺陷的特征。由于不同研究采用的诊断标准各异，报道的患病率差异较大。在我国，报道的学龄儿童 ADHD 患病率为 0.73%~14.8%，meta 分析显示的总体发病率为 5.7%；患病率呈逐年上升趋势，不发达地区高于发达地区，年龄越大患病率越低，约 70% 的患者症状持续到青春期，30%~50% 的患者症状持续到成年，特别是注意缺陷症状。患者多数在 7~9 岁被确诊。按照患者症状表现不同分为注意缺陷型、多动–冲动型、混合型，其中以注意缺陷型最多见，但就医的多为混合型患者。

▶▶▶ 第二节 临床表现 ◀◀◀

一、注意障碍

注意障碍为本病最主要的临床症状。患者表现为不能较长时间地维持注意；做事不注意细节，在学习或进行其他活动时经常粗心大意，易忽视或遗漏细节；经常不能听从指导，难以按时完成指定的作业、家务、工作等任务；也可表现为不能发起或组织活动，做事缺乏条理性，常显得凌乱、没有头绪，时间管理混乱；经常回避或不愿意从事需要较长时间持续精神活动的任务，如课堂作业或家庭作业；由于存在注意障碍，患者对他人的话常常表现为仿佛没听见，与他人交流时即使没有明显的干扰也常显得心不在焉；平时容易丢三落四，不是丢掉玩具就是丢掉学习用具；在日常生活中表现为容易忘事；经常容易被外界的刺激分散注意，或者做事时出现不相关的想法，频繁地从一种活动转向另一种活动。

二、多动

患者表现为不能安静,坐着时常在座位上扭来扭去,手或脚喜欢动个不停;在教室或其他需要保持在原地的场合中途自行离开座位;在一些不适宜的场合到处乱跑或过度的攀爬,显得坐立难安;难以从事安静的活动或游戏;看起来总是在不停地动、精力特别旺盛,随时都像上满了发条一样;也可表现为多嘴多舌,说话过多;随着年龄的增长,患者肢体的大运动逐渐减少,青少年的多动主要表现为细小动作的增多,而成年人则主要表现为不安、烦躁。

三、冲动性行为

患者的行为和情绪都具有冲动性。在采取行动前缺乏思考、不顾及后果、凭一时兴趣行事,常造成不良后果。如表现为喜欢接话,经常在提问结束之前就将答案脱口而出,不能遵守交谈的顺序;难以耐心排队等待,喜欢插队;经常轻率地打断他人的谈话或闯入他人正在进行的活动或游戏,侵扰他人;缺乏合作精神,喜欢顶撞他人,容易与同伴发生逗打或纠纷,社交方面常不受他人欢迎;情绪稳定性差,容易过度兴奋,或易于感觉挫败;患者的要求通常必须立即予以满足,否则就哭闹、发脾气,受挫折后容易过分反应,出现反抗和攻击性的行为。

四、学习困难

由于存在注意障碍和多动等问题,常常影响患者在课堂上的学习效果、完成作业的效率和质量,加上一些儿童合并的学习技能问题,常常导致患者的学习成绩低下,或者成绩忽高忽低,学习成绩一般与其智力水平不相称。

五、神经和精神的发育障碍

部分 ADHD 患者可能存在精细动作、协调运动、空间位置觉等方面的发育异常,可能存在神经系统软体征,如翻手,对指运动,系鞋带、扣纽扣不灵便,左右分辨困难等。一些患者还有语言发育延迟、语言表达能力差、智力低下等方面的问题。

▶▶▶ 第三节　诊断与鉴别诊断 ◀◀◀

目前,ADHD 的诊断尚无确切的实验室指标,主要依靠家长和老师提供的病史和临床表现,结合体格检查和精神检查、心理评估结果等作出临床诊断。

一、诊断

(一)心理评估

临床使用的心理评估量表和测验有助于筛查 ADHD,判断症状的严重程度和评估干预效果和预后,但由于测验结果受不同原因影响的可能性较大,不能仅凭阳性结果就作出诊断或代替医师的面诊。

1. 行为评定量表

常用的行为评定量表有 SNAP-Ⅳ量表父母版和教师版,Conners 儿童行为量表父母问卷(PSQ)和教师问卷(TRS),Achenbach 儿童行为量表(CBCL)及教师报告表(TRF),长处和困难问卷(SDQ)等。这些量表在我国均已修订并有常模,可对患者行为问题的频度、严重性、对社会功能(学习)的损害程度进行量化分析。

2. 神经心理测验

神经心理测验主要用于测试注意力、冲动和执行功能,最常用的有持续性操作测验(CPT)、划销测验、stroop 测验、反应/不反应任务测验、威斯康星卡片分类测验等。

3. 智力测验

常用的智力测验有韦氏智力测验（WIS）成年人、儿童、幼儿版，及雷文推理测验。ADHD 患者的智力一般在正常范围，进行智力测验有助于排除精神发育迟缓，了解患者各智力因子发育水平及智力发展是否平衡，其中算术、背数、译码等部分测试在评估注意障碍方面有较高的参考价值。

4. 情绪等方面的共病评估

情绪及共病的评估有如下量表，儿童焦虑性情绪障碍筛查量表、儿童抑郁障碍自评量表等用于情绪评估。儿童自我意识量表适用于评定患者是否存在自尊低下。Weiss 功能缺陷量表父母版、儿童功能大体评定量表（CGAS）可以用于评估患者的社会功能损害情况。

5. 定式和半定式诊断访谈

定式和半定式诊断访谈有学龄儿童情感障碍和精神分裂症定式访谈问卷（K-SADS）、美国国立精神卫生研究所儿童诊断访谈提纲（DISC）等，可以由经过训练的访谈者用于详细收集病史，全面、系统了解儿童的各项功能情况及问题，主要用于临床科研和流行病学调查。

（二）辅助检查

1. 常规检查

常规检查包括血常规、尿常规、肝肾功能、心电图、生长情况等，以了解患者的基本躯体状况，必要时完善视觉、听觉、染色体、甲状腺功能等方面的检查，以排除其他躯体疾病，便于确定治疗方案、监测药物不良反应等。

2. 脑电图检查

45%~90% 的患者存在非特异性脑电图异常，表现为慢波较多，调幅不佳，不规则，基线不稳，β 波的频度及波幅较低，而 α 波频度增高，觉醒反应的水平和类型异常等，但与 ADHD 的诊断并不相关，如出现明显异常，则应考虑有其他疾病如癫痫等的存在。

3. 脑诱发电位和脑电涨落图检查

ADHD 患者由于注意不集中，主动注意下降，被动注意亢进，在主动注意时其脑诱发电位的晚成分波幅较小，被动注意时波幅变化不明显，主动 - 被动状态之间脑诱发电位的变异率减小。脑电涨落图可能显示 α 波能量分布不集中、慢化，有序度降低，α 波左右不对称等异常，提示患者觉醒状态不足、脑发育迟缓、左右脑协同功能异常等。

4. 神经影像学检查

必要时可以完善 CT、MRI 等检查排除颅脑先天性发育畸形或其他器质性疾病。近年有脑结构及功能影像学研究发现，ADHD 儿童额叶 - 纹状体和额叶 - 顶叶环路异常，但结果仍需进一步验证。

（三）诊断标准

ADHD 的诊断总标准有以下几个方面：

1. 持续存在（至少 6 个月以上）的注意缺陷或（和）多动 - 冲动，并对社会功能及个体的身心发育构成损害。

2. 持续存在的注意缺陷或（和）多动 - 冲动发生于 12 岁之前。

3. 持续存在的注意缺陷或（和）多动 - 冲动应存在于至少 2 个或以上的不同的场景中（如学校、公共场合、家庭等）。

4. 上述情况明显干扰或损害了个体的社会功能（包括学习、社交等）。

5. 应有证据表明上述情况不是其他精神疾病（如精神分裂症、焦虑障碍）症状的一部分。

关于注意障碍及多动或冲动行为的具体情境，在此不详细描述。如果患者同时符合"注意障碍"和"多动 - 冲动"的诊断标准即为混合型，如仅符合其中一种，则为注意缺陷型或多动 - 冲动型；同时可根据患者的症状及功能损害程度判断疾病目前的严重程度。

二、鉴别诊断

(一) 正常儿童

诊断 ADHD 应强调患者的症状必须与其发育水平不相称。正常儿童的活动水平存在较大差异,在不同的发育时期可能表现出不同的多动/冲动行为,如有的婴幼儿从出生起活动量就较大,显得精力旺盛、好奇心重,喜欢不停地提问、长时间地玩耍、从事冒险活动,做事比较冲动,尤其在兴奋的状态下表现更明显,但这些儿童并没有社会功能的损害。儿童注意集中的时间是随年龄的增长而逐渐延长的,需要用发育的观点来判断正常与否。一般来说,5~6 岁的儿童专注时间为 12~15 min,7~10 岁延长为 20 min,10~12 岁为 25 min,12 岁以上可以达到 30 min。如果一个 1 年级的孩子上课时认真听讲的时间不超过 10 min,这种情况可能为异常;但是一个 3 岁左右的孩子不能安静画 10 min 也可能是正常现象,很难就此作出诊断。对于年龄较大的儿童,还需要了解他们有没有想集中注意、控制冲动 - 多动,但是缺乏自我控制的主观感受。

同时,在评估症状时需要考虑儿童的兴趣水平不同、任务对儿童的刺激不同等所导致的表现差异。ADHD 儿童在做他们感兴趣、对注意集中时间要求比较短、刺激性比较大的事情(如玩电子游戏、看动画片)时可以专注很长时间,并不代表他们的注意力没有问题;正常儿童对他们不感兴趣、不想做的事情容易分心、不能坚持太长时间,不能就此随便判断为异常。

另外,对于同一儿童的同一行为,对其期待过高/过度关注的家长可能认为孩子没有达到自己的要求,容易将其正常的行为判断为异常;对其期待过低/忽视的家长则可能认为孩子总是正常的,反而无视存在的问题。收集病史时需要排除由于病史提供者个人的原因造成的信息偏倚。

(二) 遗传性疾病

部分遗传性疾病在其本身具有的临床特征之外,还可能出现注意问题或多动 - 冲动的行为特征,如 William 综合征(7q11.2 微缺失)、脆性 X 综合征、21- 三体综合征、腭 - 心 - 面综合征(22q11 缺失)、Turner 综合征(47,XXY)、Prader-Willi 综合征(PWS)、神经纤维瘤等。

1. William 综合征

William 综合征是由于 7 号染色体长臂近端(7q11.2)区域微缺失所致,患者常以"多动、注意不集中、语言发育迟缓"为主诉就医。该病独特的面部特征包括:眶周丰满,面颊突出,嘴唇厚,嘴巴宽,下颌小,人中长,耳朵突出,耳垂较大,鼻梁扁平,鼻子短或鼻孔前倾,牙齿发育不良等,其中眶周丰满、面颊突出、嘴唇厚、嘴巴宽、人中长、鼻梁扁平较为常见。患者的多动、注意不集中症状突出,常表现过度活泼,热情,不怕陌生人,对每个人都过于友好,给人天真幼稚的感觉,对声音敏感,易受外界影响出现快速、极端的情绪波动,语言发育缓慢,表达异常。

2. 脆性 X 综合征

脆性 X 综合征是一种 X 连锁的单基因遗传疾病,主要由位于 X 染色体(Xq27.3)上的 *FMR1* 基因发生全突变或前突变引起。患者常见的躯体特征为身高和体重超过正常儿,发育较快,前额突出,面形较长,面中部发育不全,大耳,鼻根宽,下颌大而前突,高腭弓,厚唇且下唇较突出,掌纹出现猿线,男性患者的睾丸增大;患者常表现出明显的智力低下、语言障碍、行为异常等,20% 的患者有癫痫发作。患者的智力低下通常为中度到重度,说话含糊不清,较难理解,有时会发出一些没有意义的声音;行为异常表现为认知和社交方面有严重缺陷,出现类似 ADHD 的计划性、认知灵活性等方面的执行功能损害。男性患者智力损害更为突出,常见多动 - 冲动行为,伴有刻板、孤独症谱系障碍特征,存在攻击、自伤、怪异行为;女性患者常有注意、冲动、社会交往问题,情绪易变,易出现抑郁、焦虑等。该病在男性中的发病率为1/1 000~1/1 500,患者易被误诊为 ADHD 或孤独症谱系障碍。

如果患者既存在 ADHD 相关症状,同时伴有发育异常、特殊面容及行为等疑似上述遗传性疾病相关的特征,需注意识别,必要时予完善基因诊断以明确。

(三) 其他躯体疾病

大脑缺血缺氧,外伤,发育不良,癫痫,甲状腺功能异常,视觉和听觉受损等均可产生或伴有 ADHD

症状。苯丙酮尿症等代谢性疾病患者也可出现多动-冲动和注意问题。环境因素如铅暴露、铁缺失等，也可以损害患者的认知功能，影响其行为发展，出现 ADHD 相关表现。有研究报道，ADHD 儿童的血清铁水平较正常儿童降低，而且下降的水平与其症状的严重程度相关。多种感染性疾病，如病毒性脑炎、Sydenham 舞蹈病、A 组链球菌感染相关性儿童自身免疫性神经精神障碍(pediatric autoimmune neuropsychiatric disorder associated with group A streptococci, PANDAS)等也可以引起类似 ADHD 的症状。因此，诊断 ADHD 时须明确有无上述躯体疾病，仔细询问病史，根据需要安排相关辅助检查予以鉴别。

(四) 精神发育迟缓

精神发育迟缓患者可以伴有注意缺陷、多动-冲动症状，ADHD 也可以导致患者学习成绩不佳，给人以智力低下的印象，其智力测验分数受症状影响，可能低于同龄正常儿童，易与精神发育迟缓患儿相混淆。但精神发育迟缓患儿学习成绩与其智力水平相符合，而 ADHD 患者学习成绩波动较大，明显低于其相应的智力水平。此外，精神发育迟缓患者具有异常的生长发育史，往往同时存在语言、运动的发育延迟，可予以鉴别。

(五) 孤独症谱系障碍

孤独症谱系障碍是一类以不同程度的社会交往障碍、言语发育障碍、兴趣范围狭窄和刻板重复的行为方式为特征的发育行为障碍，也可有多动、冲动和注意障碍等症状，但这类患者主要以严重的言语障碍及社会和人际交往障碍为特点，表现为孤僻离群、刻板动作等，患者的多动常是一个人的独自活动，内容较为单调，缺乏目的性，缺乏与周围人的联系，患者对感兴趣的事物可以长时间地专注，甚至达到痴迷的程度，多数伴有不同程度的智力障碍，易与 ADHD 相鉴别。

(六) 儿童精神分裂症

儿童精神分裂症早期可表现为组织不好、调节不良和过度的活动，以及注意减退、情绪不稳等，但仔细询问病史可以发现一些精神分裂症的特殊症状，如情感淡漠、孤僻离群、脱离现实、行为怪异及幻觉、妄想等特殊思维、情感知觉障碍。同时本病一般起病于 10 岁以后，病前社会功能良好。以上特点均有助于鉴别。

(七) 情绪障碍

焦虑、抑郁或躁狂状态可以表现为多动不安、注意涣散、冲动激惹、学习成绩下降等类似 ADHD 的症状，创伤后应激障碍、急性适应障碍也可以出现 ADHD 样表现，这与儿童神经系统发育不成熟、症状泛化有关；此外，注意缺陷多动障碍的患者长期接受来自老师、家长、同伴的负性反应，易产生不愉快或沮丧的情绪或观念，故两者常有重叠。仔细询问病史可发现，情绪障碍患者的首发和主要的症状是情绪障碍而不是行为问题，病程为发作性，具有间歇期，病前社会功能良好，常有情绪障碍阳性家族史，而注意缺陷多动障碍患者的病程呈慢性持续性。如果患者同时具有与情绪障碍无关的、能明确显示出独立性的注意缺陷多动障碍存在时，可以考虑诊断为共患病。有研究显示，在 ADHD 患儿中共患焦虑障碍的患病率为 25.8%，共患抑郁障碍的患病率为 18.2%。

(八) 对立违抗性障碍和品行障碍

对立违抗性障碍和品行障碍与注意缺陷多动障碍的共病现象较多见，共病率分别达到 35.2% 和 25.7%，并且与 ADHD 的不良预后有关。单纯的 ADHD 患者并不想有破坏性的行为和举止，常常因为自控力差而作出不考虑后果的事。而对立违抗障碍患者的特点是持续性地针对权威的对抗、逆反、拒绝服从和敌视行为，如经常发脾气，频繁挑起与成年人的争执，故意惹恼他人，由于自己的错误指责他人，报复他人等，多见于 10 岁以下的儿童；品行障碍则是经常表现出明显违反与其年龄相应的社会规范或道德准则的行为、反社会或犯罪行为，如攻击人和动物、破坏财产、欺诈或盗窃、严重违反规则等，这些表现明显超出了同龄人在相同的社会文化背景中正常的行为范围。持续存在的对立违抗性障碍可能会发展为品行障碍，此类患者一般智力正常，体格检查没有神经发育迟缓的表现，使用兴奋剂治疗无效。相对单纯的 ADHD 患者，共病对立违抗性障碍和品行障碍的 ADHD 患者预后更差，不良行为的发生率和犯罪率更高。

(九) 抽动障碍

抽动障碍的主要症状为头面部或四肢、躯干肌群不自主的快速、短暂、重复、不规则的抽动,表现为挤眉弄眼、耸肩、歪颈、投手蹬足、扭动等,可伴有喉头不自主的发声,易被误认为多动或顽皮,这类动作往往无目的性,可以在短时间内受意志控制,受到应激时症状加重,在睡眠时减轻或消失,抽动多发生于儿童时期,可为短暂性,少数可持续至成年。由于抽动障碍和 ADHD 的表现方式不同,两者可以鉴别。

在 ADHD 患儿中,常伴随各种类型的抽动障碍,而抽动障碍的症状越严重,伴随的 ADHD 症状越多,ADHD 症状常先于抽动症状。两者共病的具体机制不清,可能与前额叶功能失调、递质功能紊乱等有关。当两种障碍共病时,家长往往更关注抽动障碍,且兴奋剂治疗可能加重抽动症状。

(十) 特定学习障碍

特定学习障碍指智力基本正常的患者持续存在学习和使用学业技能方面的困难,如阅读理解、书面表达、计算和数学推理等,严重干扰了患者的学业表现。ADHD 患者可能存在不同程度的神经发育迟缓、言语智力落后于操作智力、注意不集中、空间感知觉异常等问题,均可能导致学习困难。研究发现,ADHD 合并学习障碍的发生率为 12%~60%,特别是在注意缺陷型和混合型患者中多见。区别在于学习障碍者不一定符合注意缺陷多动障碍的诊断标准,如两者均达一定程度,则应该分别作出诊断。

(十一) 其他

其他如阻塞性睡眠呼吸暂停、遗尿症患者也可以表现出注意不集中等问题或共病 ADHD,在病史询问中应全面仔细了解以鉴别。

▶▶▶ 第四节　治疗及预后 ◀◀◀

一、治疗

(一) 一般管理

针对 ADHD 患儿,家长和教师需要密切配合,根据患儿的特点进行教育。避免歧视、惩罚或其他粗暴的教育方法。可恰当运用表扬和鼓励的方式,提高患儿的自信心和自觉性。安排日常作息时间要动静结合,使患儿有充分的活动时间以消耗过多的精力。培养有规律的学习生活习惯,养成做任何事都一心一意的品格。

(二) 行为治疗

行为治疗是学龄前儿童 ADHD 的主导治疗方式,也可以作为学龄期儿童 ADHD 的辅助和基础治疗。主要是利用行为矫正技术和社交学习理论的方法让注意缺陷多动障碍的患儿通过观察与模仿恰当的行为、态度和情感反应,学会适当的社交、学业(职业)等一系列社会化技能,用新的有效的行为来替代其不适当的行为,强调预防性管理。研究发现,注意缺陷多动障碍患儿通常缺乏一定的社会化技能,他们往往不知怎样去发起、维持和结束人际间的交流过程,如果抚养者过于将注意放在患儿不适当的社会化行为上,给予过多的指责,将不利于他们学会遵守社会规则。行为治疗强调利用操作性条件反射的原理,及时对患儿的行为予以正性或负性强化。常用的行为矫正治疗方法包括正性强化法、暂时隔离法、消退法、示范法、行为分析等。对症状持续时间较长,合并不愉快、沮丧体验的患儿,由于他们的自尊心低下、自我意识被破坏,可能形成了一些阻碍人际关系发展的观念,此时须结合认知行为治疗。近年来对行为治疗多提倡小组治疗环境,认为其对儿童与青少年学会适当的社会化行为更有益,因为同伴的反馈和榜样作用常常是自我意识的刺激源,由有经验的治疗师组织的小组治疗对儿童及青少年注意缺陷多动障碍是一种有效的心理治疗模式。

(三) 家长培训

注意缺陷多动障碍患儿大多伴有与父母不同程度的冲突,且父母常生硬地责备患儿的问题行为,与患儿之间缺乏一致的、公平合理的、导致良性循环的沟通模式。研究发现,通过系统的家长培训改变教育方式可明显改善患儿的行为。系统的家长培训内容包括介绍 ADHD 的病因与临床表现、治疗和干预、亲子关系和家庭教育、学校干预、行为管理、情绪调控等,通过理论结合操作的方式,循序渐进地指导家长理解孩子产生不良行为的原因,学习如何正确地关注孩子的行为,如何有效地管理孩子的行为,减轻家长养育 ADHD 孩子的压力和苦恼,创造持续性的干预氛围,从而巩固干预效果。家长培训可以提供良好的支持性环境让家长接受父母职能的再训练,让他们学会以一种新的应对方式解决家庭问题,学会如何与孩子共同制订和约定明晰的奖惩协定,将选择权交给孩子,从而有效地避免冲突。

(四) 学校干预

学校干预是 ADHD 患儿治疗的重要部分。成功的学校干预可以降低患儿在学校的不良行为,提高患儿的学习效率。例如,通过观察课堂行为和在校表现监测患儿的症状变化,对于患儿的进步及时给予赞赏和表扬,从学校、教师、同学等角度提供更多支持性的社会资源,给予患儿更多的理解和帮助,让其建立自信等,均可进一步巩固治疗效果,最大程度地改善患儿的社会功能。

(五) 药物治疗

基于 ADHD 的生物学基础,药物治疗是所有治疗中最根本的手段。药物可减少多动,改善注意缺陷,延长注意期限,在一定程度上提高患儿的学习成绩,短期内改善患儿与家庭成员的关系,常用的药物有以下几类。

1. 中枢兴奋剂

此类药物通过提高神经突触内的多巴胺和去甲肾上腺素的利用率,促进认知的完成和注意的集中,增加对强化的敏感性及行为抑制的控制,可以安全、高效地改善注意缺陷、认知功能和多动症状。

(1) 哌甲酯(methylphenidate):该类药物起效快,有效率为 75%~80%,是 ADHD 常用药。目前主张选用疗效好、副作用相对较少的长效控释制剂,但一般不建议 6 岁以下的儿童使用。短效制剂如利他林(ritalin),6~17 岁儿童青少年的剂量从每次 5 mg,每日 1~2 次(通常为早晨 7:00 左右和中午)开始,在饭前服用,最后一次给药不要晚于入睡前 4 h,每周逐渐增加 5~10 mg,每日最大推荐剂量一般不超过 40 mg;18 岁以上的青少年和成年人可用到 60 mg/d,常用最适量在 0.3~0.7 mg/(kg·d)。不同剂量作用不同,高剂量(0.7 mg/kg)有助于改善多动、冲动,减少行为问题;而低剂量(0.3 mg/kg)则有助于改善注意力。较理想的剂量是 0.45 mg/kg,一般在用药 45 min 后有认知行为的改变,最好的认知行为改变是用药后 0.5~3 h。长效制剂如专注达(concerta)在我国市场上有 18 mg 和 36 mg 2 种剂型,在体内作用时间为 10~12 h。剂量一般从 18 mg/d,每日 1 次开始,1~2 周调整一次剂量,最大推荐量为 54 mg/d,必须整粒吞服,不能咀嚼、掰开或磨碎服用;禁忌证包括青光眼、药物滥用、服用单胺氧化酶抑制药或急性精神病。因该类药物有失眠、烦躁等副作用,因此,不推荐在下午 4:00 后用药,除非每日 2 次服药不足以控制症状或患儿有课外活动须较长时间维持注意力时;为避免药物活性降低,最好在饭前 20~30 min 服用。

(2) 右苯丙胺(dextroamphetamin):常用剂量为 0.2~0.5 mg/kg,其半衰期长于哌甲酯,最大剂量可至 40 mg/d,最适剂量须按个体的不同临床反应而定,每隔 1~2 周逐渐加量至最适剂量。有效率为 70%~75%。

上述几种药物均可出现类交感神经兴奋药的副作用,包括食欲下降、失眠、头痛、烦躁易怒等,一般在用药 4 周~6 个月消失,此外,也可诱发或加重抽动症状。

2. 选择性去甲肾上腺素再摄取抑制药

用于 ADHD 的选择性去甲肾上腺素再摄取抑制药主要为托莫西汀(atomoxetine),该药可用于治疗 7 岁以上儿童及成年人 ADHD,疗效与哌甲酯相当。托莫西汀为非中枢兴奋剂,没有药物依赖和成瘾的风险,不诱发抽动,具有较好的安全性。目前研究认为,其治疗作用为选择性阻断前额叶突触前去甲肾上腺素的转运,提高突触间隙去甲肾上腺素和多巴胺的浓度,从而改善 ADHD 症状。对于体重小于 70 kg 的儿童及青少年患者,每日初始剂量为 0.5 mg/kg,早晨服用。服用至少 3 天后增加至 1.2 mg/kg,每日早晨单次服用或早晨和傍晚平均分为 2 次服用,每日最大剂量不可超过 1.4 mg/kg 或 100 mg。对于体重大于 70 kg 的儿童、青少年及成年人患者,每日初始量可为 40 mg,3 天后可增加至目标剂量 80 mg/d,每日最大剂量不可超过 100 mg。该药在延迟入睡方面的不良反应较小,最常见的不良反应有消化不良、恶心、呕吐、疲劳、食欲减退、眩晕和心境不稳,可睡前服药或早晚分次服用以减轻不良反应。该药起效较慢,一般用药1~4周起效,10~12周疗效达最大化,须强调足量、足疗程治疗,停药时不必逐渐减量。

3. 抗抑郁药

(1) 三环类抗抑郁药:对60%~70%的患者有效,其短期作用与中枢兴奋剂类似,常用的有丙米嗪、地昔帕明(去甲丙米嗪)、氯米帕明(氯丙米嗪)和阿米替林,因存在心脏毒性作用,故不作为首选药物,只有在用中枢兴奋剂无效或同时合并抑郁障碍、品行障碍、抽动障碍者,可作为有效的替代治疗。

(2) 选择性5-羟色胺再摄取抑制药(SSRI):SSRI中氟西汀(fluoxetine)、舍曲林(sertraline)、氟伏沙明(fluvoxamine)有在儿童中使用的适应证,除治疗儿童期抑郁障碍外,还被用于强迫障碍、ADHD、选择性缄默症和进食障碍等,与三环类抗抑郁药相比具有不良反应小、服药方便等优点,但治疗ADHD的相关报道较少,如合并上述疾病时可慎重使用。

4. α_2 去甲肾上腺素能拮抗剂

常用于ADHD的α_2去甲肾上腺素能拮抗剂是可乐定(氯压定),是一种中枢活性的抗高血压药,通过抑制蓝斑区突触前去甲肾上腺素的释放,间接影响多巴胺,降低过高的警觉性,从而改善注意障碍、多动、冲动和情绪不稳,减少抽动症状,故对伴有抽动、攻击、对立违抗行为及失眠的ADHD有效。该药属于治疗ADHD的二线药物,只有在中枢兴奋剂和选择性去甲肾上腺素再摄取抑制药无效或禁忌的情况下才考虑使用。其血浆中半衰期短,约为2.5 h。经皮肤治疗的可乐定贴片,每片含可乐定2 mg(国产);口服片剂每片为0.075 mg,初始剂量为1/3片,逐渐加量,有效剂量为1/2~1片,每日2~3次。该药主要的副作用为过度镇静和低血压,撤药需缓慢。

当ADHD的症状完全缓解至少1年以上时,才建议在压力较小的情况下尝试停药,但仍需严格监测患者的反应。

(六) 合并其他问题的治疗

1. 合并抽动障碍的治疗

用中枢兴奋剂治疗ADHD时,由于药物副作用常可诱发或加重抽动症状,症状严重时给患儿带来的社会功能(学校功能)影响远大于ADHD本身,对于这类患者,可考虑换用其他类药物,如α_2去甲肾上腺素能拮抗剂(可乐定)或三环类抗抑郁药。对于抽动症状特别严重或合并抽动秽语综合征者,有学者认为中枢兴奋剂与抗精神病药合用有效,但对于抽动症状轻微或仅出现在患儿高度紧张时,最好继续使用中枢兴奋剂治疗。

2. 合并情绪障碍或品行障碍的治疗

对合并情绪障碍的患者首先应评估心理社会因素、是否与兴奋剂治疗有关、症状的严重程度等。药物长期治疗并不能改善患者对冲动的控制,也不能改善同伴关系、减少违纪行为,对成年后发展成违法犯罪、成瘾行为及反社会性人格障碍没有预防作用。对于这类患者,尤其要强调消除诱因,采取药物治疗结合心理治疗、行为训练和父母的心理教育的综合治疗。

3. 共病遗尿症的治疗

由于神经发育不成熟,ADHD共病遗尿症在临床常见,表现为5岁以上的儿童仍反复出现尿床或尿湿裤子,同时可伴夜惊、梦游或其他行为障碍。存在共病常提示药物治疗效果不佳、预后差。治疗需综合评估症状及功能损害程度,优先处理相对严重症状。研究发现,托莫西汀对夜间遗尿有较好的缓解作用,中枢兴奋剂则可能加重遗尿,1-去氨基-8D-精氨酸血管升压素、丙米嗪也可控制夜间遗尿,可同时配合心理治疗、排尿功能训练等。

4. 共病睡眠问题的治疗

与正常儿童相比,ADHD患儿存在更多的就寝抵抗、入睡困难、夜醒等睡眠问题,睡眠呼吸暂停、不宁腿综合征、周期性肢体运动障碍的发生率高于一般人群。使用哌甲酯、托莫西汀治疗中也可能会出现睡眠相关的问题。应注意观察评估,根据需要采取睡眠卫生指导、行为干预、调整中枢兴奋剂的使用、药物治疗等综合处理措施。临床上常用的药物包括抗组胺药、镇静催眠药、抗抑郁药、褪黑素等,但儿童用药的安全性和疗效的证据较少。对存在睡眠呼吸暂停的患儿,建议转至耳鼻咽喉科进一步评估处理。

5. 合并语言障碍的治疗

ADHD 患者的神经功能缺陷可能影响其语言功能,出现听、说、读、写等方面的困难,导致学业、社交等方面的功能损害。可在排除听力、口腔发育、智力等方面的障碍后,提供个体化的综合治疗,指导家属树立合理的治疗预期,尽早转介至语言治疗师开始进行语言训练。

(七) 神经反馈治疗

除了传统的行为训练以外,近年来,国外许多学者将现代计算机技术用于 ADHD 患者的神经反馈训练,取得了较好的效果。神经反馈治疗即通过让患者学会利用其脑电活动的信息反馈来调节、改善其脑电波,从而达到改善注意障碍、减少多动、增强对行为的自控能力等目的。显然,神经反馈治疗对于存在生理觉醒反应异常的患者疗效比较明显。但仍缺乏足够的研究证据,目前仅作为一种补充治疗。

ADHD 的治疗最好采用药物、心理(行为)训练、父母训练等为一体的综合治疗,单用药物只能短期缓解部分症状,而对于 ADHD 给患儿及其家庭带来的一系列不良影响则更多地依靠非药物治疗。综合治疗对于患儿获得社会化技能,改善其家庭功能,增强自控能力具有重要作用。

二、预后

ADHD 的预后并不乐观,目前的研究认为,有相当一部分在儿童期诊断为 ADHD 者症状常持续至成年人,同伴关系不良、自尊心低下、成就低下也与成年期一系列精神障碍、反社会性人格、物质滥用、违法犯罪的发生有关。预后与是否合并品行障碍、阅读困难及其他的情绪障碍(如抑郁、焦虑)有关,有合并症者预后明显差于单纯 ADHD,同时也与一系列心理社会因素、智力水平有密切关系,破裂家庭、家庭气氛紧张、父母离异、母亲患抑郁障碍或癔症、父亲有反社会行为或成瘾行为及家庭社会经济地位低下等预后差。

▶▶▶ 第五节 危险因素与发病机制 ◀◀◀

目前认为,ADHD 是由多种生物学因素、心理因素及社会因素协同所致,遗传和环境因素在该病的发病中占有重要作用。本病所涉及的危险因素及可能的病理机制如下。

一、遗传因素

注意缺陷多动障碍具有家族聚集现象,ADHD 患者一级亲属患病的风险为正常人的 5~9 倍;双生子研究得出 ADHD 的遗传度平均为 0.76,均说明遗传因素在 ADHD 的病因学中具有重要的作用。多数学者认为,ADHD 为多基因遗传疾病,儿茶酚胺类神经递质代谢通路上的受体、转运体、代谢酶等多个基因可能是 ADHD 的易感基因,但目前尚缺乏肯定的结论。近年来的研究倾向认为,单核苷酸多态性(single nucleotide polymorphisms,SNPs)及基因拷贝数变异(copy number variations,CNVs)等研究发现的变异尚不具备特异性,对 ADHD 的表型变异及遗传力解释有限,但当多种散在分布于基因组中的微效基因改变在特定情况下富集时可能发挥显著作用而致病。

二、神经生化因素

目前多数研究结果表明,ADHD 患者大脑中特定的化学物质发生了改变,学者们相继提出了 ADHD 的多巴胺、去甲肾上腺素及 5- 羟色胺假说,因发现患者血和尿中多巴胺、去甲肾上腺素功能低下,而 5- 羟色胺功能亢进或相对不足等,进一步推测 ADHD 可能是神经递质失调或去甲肾上腺素、多巴胺、5- 羟色胺 3 个系统出现失调所致的行为障碍。单胺氧化酶 A(monoamine oxidase A,MAOA)与攻击、冲动、抑郁及情绪变化、脑区活性及细胞存活、大脑发育和多种神经精神障碍密切相关。研究发现,MAOA 基因启动子区串联重复序列多态性同 ADHD 相关,此外还影响 ADHD 患者共患品行障碍和对立违抗性障碍,以及脑区活性、智力水平、工作记忆等症状表型特点,并且同哌甲酯的疗效相关。另外,兴奋性氨基酸(Glu、Asp)和抑制性氨基酸(GABA、Gly)、脑源性神经营养因子(BDNF)的代谢失调也可能对该病存在影响。

三、神经系统发育损害和延迟

根据既往的神经电生理研究结果,研究者提出了ADHD儿童脑发育迟缓、脑发育偏离正常、觉醒不足3个假说。研究发现,患儿母亲在妊娠期或围产期并发症多者,神经系统发育损害或延迟常伴随严重而持续的注意缺陷多动障碍,在幼年发育过程中可观察到动作不协调、语言发育延迟、言语异常。神经影像学研究发现,ADHD患儿可能存在皮质成熟延迟,额叶、颞叶和顶叶等区域白质微结构异常,皮质激活异常,皮质-皮质下区域和全脑网络功能异常等。患者的丘脑、基底节区,特别是纹状体,可能存在结构和功能缺陷,在ADHD成年人和儿童中都发现额叶纹状体网络存在白质结构连接异常和非典型功能连接,并认为纹状体结构及功能连接损害与ADHD儿童多动冲动相关。研究提示,大脑结构和功能连接缺陷与ADHD症状来自共同的病因学机制,包括多巴胺和其他因素在生长发育过程中对突触增长和修建的调节改变,导致皮质间连接模式改变,并可能持续到成年。

四、心理社会因素

不良的心理社会因素可作为疾病的诱因或使症状持续。这些因素包括:父母关系不和、家庭破裂、教养方式不当、父母性格不良,母亲患抑郁障碍或有癔症,父亲有反社会行为或成瘾行为、家庭经济困难、住房拥挤、与父母分离、儿童受虐待、学校教师教育方法不当及社会风气不良等。

五、其他因素

母孕产期的不利因素(如吸烟、饮酒、感染等)及各种原因造成的婴儿脑损伤等均可能引起神经发育异常,成为ADHD患病的危险因素。此外,儿童血铅水平过高、铁缺乏也可能是ADHD的潜在病因之一。

(司徒明镜　黄颐)

网上更多……

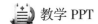教学PPT　　拓展阅读　　自测题

第七章

人格发育障碍

▶▶▶ 第一节 概　述 ◀◀◀

一、概念

(一) 人格

人格又称为个性,是指个体在一般情况下表现出来的稳定的可以预测的心理特征,包括认知、情感、意志、行为等特点。人格包括两大方面,即人格的倾向性和人格的个人类型特点。

人格的倾向性表现在4个方面:①个人的需要、兴趣、爱好、理想、信念等心理活动的倾向性;②情感反应与心境的倾向性,如不同个体在遭遇到同样问题时所出现的不同的情感反应,乐观或忧郁、焦虑或平静、暴躁或温顺等;③意志特征和行为方式的选择性,如不同个体遇事果断或犹豫不决、坚强或怯弱、好动或好静、合群或孤僻等;④认识能力特征,如感知觉的敏感与迟钝,观察的细致与粗糙,注意力与记忆力的强与弱,想象力的丰富与贫乏,思维的具体与抽象等。

人格的个人类型特点包括气质、性格和能力。气质是人格在生理方面的特征,在描述人格特征时所提到的气质主要是指个体的心理活动在动力方面典型的、稳定的和持久的特点,而心理活动的动力特点是指心理活动的速度、强度、易变性和稳定性等,如知觉的广度和速度、思维的敏捷性、注意的稳定性等。性格是个体对现实的态度及行为方式的心理特征,体现个体对人、对事的基本态度,认知方式及行为方式。能力则是指个体从事某种活动的可能性。

以上所描述的各方面的特点共同构成了个体的人格,各方面的不同表现构成了个体之间不同的个性心理特征。

(二) 人格发育

人格的形成与很多因素有关,个体的遗传素质、早年所受到的家庭和学校教育、早年所处的家庭和社会环境及父母的行为模式等均对个体的人格形成有重要作用。人格的发展有一个从幼年到成年稳步、逐渐发展的过程。在人格发展的各个阶段总会出现这样或那样的问题,这属于人格发展过程中必然要经历的问题。个体人格偏离常模越远,个体在人格发育过程中所面对的生活环境越不好,则人格发育所受到的影响就越大。个体人格发育的不成熟可体现在几个方面:①过分的依赖,主要是指精神方面总是依附于他人,如依附于父母、配偶、长辈、朋友等,难以独立作出重要的抉择或选择,总是希望得到他人的建议和指导。在失去依赖对象以后,个体会难以适应周围的环境,并出现明显的焦虑情绪。②价值取向的不稳定,个体的价值取向是指一个人的生活目标,有稳定价值取向的人在行动中才会具有较为稳定的和循序渐进的目标序列,而没有稳定价值取向的人行动往往带有明显的冲动性,缺乏明确的目标,有时容易有不切实际的"雄心壮志"或强烈的追求享乐的倾向,不能或不敢面对困难和挫折。③明显的自我中心,即以自己为中心去考虑问题和处理人际关系。④缺乏羞耻感或有过分强烈的羞耻感。⑤性心理发育不成熟,主要体现在性幻想和现实生活中求偶行为方面的障碍。人格的发育是一个循序渐进的过程,有个体的人格在其成年以后,仍然保留着许多不成熟的成分。

如前面章节所述,人格发育一般经历如下过程:个体与母体的"物理分离"→自恋的形成→自我中心的形成(独立意识的初步建立)→自我中心的消除和逐步融入原生家庭以外的社会群体→完成与母体及原生家庭的心理分离并形成完整的独立个体。由于时代的变迁使目前社会,特别是中国社会形成以下特点:①独生子女现象及"留守儿童"现象普遍存在;②原生家庭养育子女的时间大大延长,有的父母甚至从经济、精神方面支撑子女至结婚生子或负担第三代人的养育;③社会经济状况的改善,维持基本生活已经不是个体或家庭的基本目标,同样,奉养父母也已经不是成年子女的主要责任。鉴于上述变化的情况,使某些个体在人格发育方面明显滞后于生理年龄的发育。如生理年龄已经成年,但仍保持自我中心的不成熟人格特征,因而带来工作及生活方面的困扰及情绪问题;又如生理年龄虽处于成年期,但遇到烦恼或激动之事不是与人分享或以正常方式排解,而是割自己的手腕或手臂,这是处于自恋尚未完全形成的阶段。

(三)人格障碍

人格障碍(personality disorders)是指个体的人格特征,如情感、认知、行为模式或待的人方式等明显偏离大多数人的范围,当这些人格特征变得固定下来且出现适应不良时就会引起有意义的社会功能损害或精神痛苦。由于这种偏离使患者形成了较为固定的反映个人生活风格和人际关系的异常行为模式。这种模式显著偏离特定的文化背景和一般认知方式,在人际关系方面体现得更为突出。此外,这种偏离已经达到明显影响患者的社会功能(社交功能,职业功能,遵守社会道德规范及法规,法律的功能,正常执行家庭角色的功能等方面功能)的程度,造成对环境,尤其是对社会环境的适应不良。患者对此感到明显的痛苦,并可造成对他人及社会的伤害。患者一般没有明显的智力障碍,但是,除少数人在成年后程度上可以有所改善外,一般适应不良的行为模式难以矫正。人格障碍通常始于童年或青少年期,并长期存在至成年或终身,这是传统精神病学的观念。而从人格发育的观念来看,人格发育滞后是相对生理年龄而言的延迟,人格障碍则是指人格在发育中偏离轨道。人格发育永远都"在路上",在不断生活实践及教育,特别是在不断的挫折教育的情况下,人格总是在趋向成熟的过程中。促进人格的成熟是这类问题的根本解决方法。

二、流行病学

无论是人格发育滞后还是偏离,由于其特点均是起源于幼年,并在外界不良环境下逐步形成,严格意义上讲应该将其归为精神卫生问题而非精神疾病,因此谈人格问题或人格障碍的流行病学不恰当。人格发育问题及关于人格障碍的流行病学资料甚少,且正常人格与问题人格或障碍人格间也没有十分明确的界限,因此流行病学问题在此不再详述。

▶▶▶ 第二节 临床表现 ◀◀◀

【典型案例】

患者,男性,30岁,初中文化,未婚,无固定职业。因抢劫杀人被判死刑,申请司法鉴定。

患者自幼娇生惯养,经常恶作剧、欺负弱小同学、扰乱课堂秩序、扎老师的自行车车胎,学习成绩较差。身上常带匕首,好与人打架,屡教不改,于初中二年级被学校开除。离开学校后做过多份工作,均因不遵守纪律、不服领导、打架斗殴等原因被解雇,一直无固定职业。后发展至晚上到附近邻居家里偷窃,甚至拦路抢劫。曾多次被劳教,但屡教屡犯。于1周前的夜晚在村边公路对某过路男青年实施抢劫,对方反抗,遂将其乱刀砍死。因此被判死刑。患者奶奶和叔叔都有精神病史,法院申请司法精神病学鉴定。脑电图检查无异常发现,精神状态检查未发现精神症状,对所犯罪行无悔改之意。

鉴定诊断:反社会型人格障碍,完全责任能力。

一、人格发育滞后的临床表现

人格发育滞后是指个体相对于生理年龄而言,存在心理年龄的滞后。如生理年龄已经进入成年期,而心理年龄则停留在自恋期或自我中心期。这种发育上的不匹配可表现出一系列心理及行为问题,包括以下方面。

1. 焦虑情绪。
2. 情绪不稳定。
3. 缺少持久的愉悦感。
4. 没有明确的生活目标,因此感到空虚、缺少生活计划及做事缺乏动力。
5. 冲动行为,常常以自伤、毁物等为主要表现。
6. 不能与人保持良好关系,而由此又使个体感到孤独及没有归属感。
7. 其他表现,如容易出现游戏依赖、酗酒、物质依赖、性身份及性取向等问题。

如果前述情况已经符合其他精神问题的诊断标准,则可作出相应的诊断。值得注意的是,人格发育滞后是发生这些问题的基础。

二、偏执型人格障碍的临床表现

偏执型人格障碍(paranoid personality disorder)的核心症状是患者普遍、毫无根据地不信任他人。这种不信任具有广泛、持续和不恰当的特点。具体体现在患者怀疑他人的动机,先入为主地认为他人试图利用、伤害或欺骗他们。他们可能会不由辩解地质疑朋友或爱人的真诚和信任,并且因为害怕自己被人针对而不愿去信赖他人。偏执型人格障碍患者表现出谨慎、紧张和高度警觉。往往会对他们所感知到的侵害迅速作出过分的反应,出现暴怒并伴有攻击行为。

患者还表现出特别固执,有时可以固执到令人难以接受的程度。体现在患者在任何时候都坚持自己的固有观点,很难接受他人的意见或建议,容易与他人争执,强词夺理,即使坚持自己的主张会对自己不利也不放弃,这类人在日常生活中常被称为"一条路走到黑"或钻"牛角尖"的人。由于固执,患者很难改变自己固有的生活模式,不容易接受新思想和新潮流,总是与所在的群体格格不入;同时,患者很少有或根本不会去培养自己的兴趣、爱好,因此很少或者根本没有自己的享乐活动。极端固执的结果还可以使患者在社会生活中很难与他人建立较为亲密的人际关系,少有或根本没有朋友;在个人的生活中,很难成功地寻找到配偶,即使勉强建立家庭,也难以很好地维持良好的家庭关系,并很容易导致家庭的破裂。

三、分裂样人格障碍的临床表现

分裂样人格障碍(schizoid personality disorder)最早由 Kretschmer 在 1936 年提出。这一名称很容易使人联想到精神分裂症,其实两者之间并没有因果的必然联系,前者是人格障碍之一,而后者则是一种精神疾病,并非意味着有分裂样人格障碍的人就必然会患精神分裂症。

在情感方面,分裂样人格障碍的主要特点是情感的冷漠。患者缺乏丰富的情感内心世界,少有或完全缺乏幽默感;对周围事物少有或者完全没有兴趣;少有或完全没有自我的享乐活动,生活相当单调、乏味;对于周围的人缺少必要的热情和关心,同时也不善于或不能向他人表达自己的情感和内心感受。因此,患者很难或完全不能和他人建立亲密的关系。

在行为方面,患者总是喜欢独处,不愿甚至拒绝与人交往或合作,不愿或拒绝与异性交往,因此有的患者可以终生独身。

在思维方面,患者内向,不愿或不善于向他人表达自己的思想,总是沉浸在自我思维的世界里。且患者的思维内容一般均涉及较为抽象、空泛、"高深"的理论问题,少有富于浪漫色彩的幻想。

分裂样人格特征突出的患者很难维持作为正常人的生活,而程度较轻者虽然在社交、求偶及情感生活方面有明显的问题,但其可以保持正常工作。由于兴趣、爱好少,交往少,不为周围环境的变化所吸引,能够忍受寂寞和坚持长时间地做某项工作,有的人甚至可以在某方面取得高于常人的成就。

四、社交紊乱型人格障碍的临床表现

社交紊乱型人格障碍(dissocial personality disorder)又称为反社会型人格障碍(antisocial personality disorder)。这类人格障碍的患者主要的特点如下。

1. 冷酷无情,从不关心他人。这类患者可以对他人的痛苦无动于衷,甚至在某些情况下可以有意给他人制造痛苦和麻烦。他们可能对他人(性伴侣或任何儿童)采取残忍或有辱人格的行为,以使他人受到身体或性虐待。鉴于这种情况,患者的家庭关系极不稳定,常常出现配偶的出走或离异。

2. 与他人的关系肤浅而短暂,不负责任,并有违反社会规范的行为。他们不遵守规则,反复触犯法律,常因暴力犯罪而入狱,且其犯罪行为通常始于青少年期。

3. 行为冲动,易激惹。做事缺乏目标和计划,工作不稳定且频繁被免职。行事冒险,不顾及他人和自身的安全。易发生暴力袭击他人的行为。

4. 缺乏罪恶感或悔恨,逃避责任。他们即使受到惩处或发生其他不利于自身的结果,也难以改变他们的行为。而且总是惯于推卸责任,将自己的过失合理化。

此外,由于行为模式方面的特征,这类患者很容易伴有酗酒、酒精依赖或其他物质依赖,如果出现这种情况,反社会人格的特征就会表现得更加突出。

五、表演型人格障碍的临床表现

表演型人格障碍(histrionic personality disorder)又称癔症型人格障碍(hysterical personality disorder)。其主要特点是过分的情绪化、易受暗示,情感肤浅易变,寻求注意和刺激,过分的自我中心和过分富于幻想等。情绪化一方面表现在患者总是以自己当时的感受来决定自己的好恶,另一方面体现在患者无论对人还是对事,情绪总是容易走极端。例如,喜欢一个人,便视其为完美无缺;讨厌一个人,便视对方一无是处,甚至"必欲置之死地而后快"。富于表演和夸大表现在日常生活的许多方面,如谈话的语调、动作等,有这类人格问题的人患病后,可以将自己的躯体症状或不适的感受夸大。过分的自我中心体现在2个方面,一方面是患者总是在群体中以各种方式突出自己,成为群体注意的中心;另一方面患者总是争强好胜,希望将自己的意愿强加于他人,而不顾对方的感受,如果目的不能达到,患者会出现强烈的情感反应,造成自身的极大痛苦或与他人产生极大的冲突,因此这类患者的人际关系十分紧张。幻想在每个人都存在,患者的过分富于幻想体现在有时不自觉地用幻想代替现实,尽管出现与现实的冲突,患者仍然强词夺理地将自己的幻想内容作为现实来坚持。在极端的情况下,患者可以不自觉地凭自己的想象编造出完全不存在的经历或故事,这种情况称为"病理性说谎者"。此外,在性行为方面,尽管患者有较高的性激情,但当与异性躯体接触时则又表现出明显的性冷淡,女性患者尤其如此,因此这类患者少有满意的性生活。

以上所描述的情况可以在儿童期出现。如果儿童具有以上所描述的情感、思维或行为特征属人格发育过程中的问题,是人格尚未成熟的表现,而成年人具有以上特征则应视为人格障碍。

六、强迫型人格障碍的临床表现

强迫型人格障碍(obsessive-compulsive personality disorder)的患者专注于细节、规则,因完美主义使其行为受到抑制、过分认真负责和犹豫不决、过分关注工作成果、僵化和固执,期望他人按自己的方式行事。这类患者行为刻板,总是习惯于按照自己已经熟悉的行为模式办事,总是习惯于沿着固有的轨迹生活。生活或工作环境的改变会使患者感到明显的焦虑和不安。患者常有过度的不确定感和多虑,由于自我怀疑或担心而致依赖性较强,总是希望不断地征询他人的意见,难以甚至不能作出决定。即使对某事作出决定,事后也会不断地反复考虑其正确性。患者有过高的道德标准和生活目标,谨小慎微,做任何事情都

惟恐有错；力求完美，对自己所做的事情很难满意及过分在意他人对自己的评价。此外，患者还表现出甚少或基本没有兴趣、爱好，不善于表达自己的情感和缺乏幽默感和生活情趣等。人际交往的能力受限，坚持他人服从自己的需要。常常取悦他们认为更重要的权威并努力去满足这些人的愿望，但极少有亲密的朋友。任何威胁到患者的秩序性、稳定性和完美感的事件和情景都会引起极大的焦虑。

强迫型人格障碍和强迫症之间没有必然的联系，强迫人格特征很突出的患者可以出现明显的强迫症状，也可以出现明显的抑郁和焦虑症状。

七、焦虑－回避型人格障碍的临床表现

焦虑－回避型人格障碍(anxious-avoidant personality disorder)的主要特点是患者持久地处于紧张状态，有不安全感，缺乏自尊，自感社会地位低下，缺少吸引力，与人交往显得笨拙。患者总认为可能会遭到拒绝和会受到指责，并且担心自己陷入窘境或被嘲弄。总是害怕接受新的工作和承担新的责任。在社交活动中，患者总是回避与人接触，更不敢向他人提出要求，因对拒绝高度警惕，易将他人的评论理解为嘲笑和贬低，或不敢面对面地和他人交谈，或不敢和他人一起到公共场所，如餐馆、舞厅、卡拉 OK 厅等，特别是不敢在大庭广众之下讲话。因此这类患者不能和他人建立和保持较为亲密的关系，亦不会有特别要好的朋友。在上述情况特别明显的情况下，患者没有办法正常地生活和工作，本人的生活质量明显受到影响。

八、依赖型人格障碍的临床表现

依赖型人格障碍(dependent personality disorder)的主要表现是过分地缺乏自信和过分地依赖他人。这种患者缺少主见，总是以他人的意志为转移。有的患者总是通过依靠他人来达到自己的目的。如果结婚，其配偶往往是热情、主动、善于社交和爱管事的人，而患者的过分缺乏自信和缺少主见的症状被掩盖。但更多的人由于人格方面的明显缺陷而长期处于失业和单身的状态，生活质量受到明显的影响。

▶▶▶ 第三节　诊断与鉴别诊断 ◀◀◀

一、诊断标准

(一)诊断要点

人格障碍的诊断要点为：不是由广泛性大脑损伤或病变及其他精神障碍所直接引起的状况，并符合下述标准。

1. 明显不协调的态度和行为，通常涉及几方面的功能，如情感唤起、冲动控制、知觉与思维方式及与他人交往的方式。

2. 异常行为模式是持久的、固定的，并不局限于精神疾病的发作期。

3. 异常行为模式是泛化的，与个人及社会的多种场合不相适应。

4. 上述表现均于儿童或青春期出现，延续至成年。

5. 这一障碍会给个体带来相当多的苦恼，但仅在病程后期才明显。

6. 这一障碍通常会伴有职业及社交的严重问题，但并非绝对如此。

在不同的文化中，需要建立一套独立的标准以适应其社会常模、规则与义务。人格发育滞后的现象及相应表现正是这种情况。

下面将列出不同人格偏离在 ICD-10 中的诊断标准，通常要求存在至少 3 条临床描述的特点或行为的确切证据，才能作出诊断。

(二)偏执型人格障碍的诊断标准

1. 对挫折与拒绝过分敏感。

2. 容易长久地记仇,即不肯原谅侮辱、伤害或轻视。

3. 存在猜疑及将体验歪曲的普遍倾向,即把他人无意的或友好的行为误解为敌意或轻蔑。

4. 与现实环境不相称的好斗及顽固地维护个人的权利。

5. 极易猜疑,毫无根据地怀疑配偶或性伴侣的忠诚。

6. 将自己看得过分重要的倾向,表现为持续的自我援引态度。

7. 将直接相关的事件及世间的形形色色都解释为"阴谋"的无根据的先占观念。

包含:夸大性、狂信性、好诉讼性及敏感性偏执型人格障碍。

(三) 分裂样人格障碍的诊断标准

1. 几乎没有可体验到愉快的活动。

2. 情绪冷淡,隔膜或平淡的情感。

3. 对他人表达温情、体贴或愤怒情绪的能力有限。

4. 对批评或表扬都无动于衷。

5. 对与他人发生性接触毫无兴趣(要考虑年龄)。

6. 几乎总是偏爱单独行动。

7. 过分沉溺于幻想和内省。

8. 没有亲密朋友,与人不能建立相互信任的关系(或只有 1 位),也不想建立这种关系。

9. 明显地无视公认的社会常规及习俗。

(四) 社交紊乱型人格障碍(反社会型人格障碍)的诊断标准

1. 对他人的感受漠不关心。

2. 全面、持久地缺乏责任感,无视社会规范、规则与义务。

3. 尽管建立人际关系并无困难,却不能长久保持。

4. 对挫折的耐受性极低,微小刺激便可引起攻击,甚至暴力行为。

5. 无内疚感,不能从经历中特别是惩罚中吸取教训。

6. 很容易责怪他人,或与社会冲突时对行为做似是而非的合理化解释。

伴随的特征中还有持续的易激惹,儿童期及青春期品行障碍,尽管并非总是存在,如有则更进一步支持本诊断。

包含:悖德型、反社会型、非社交型、精神病态与社会病态型人格障碍。

(五) 表演型人格障碍(癔症性人格障碍)的诊断标准

1. 自我戏剧化,做戏性,夸张的情绪表达。

2. 暗示性,易受他人或环境影响。

3. 肤浅和易变的情感。

4. 不停地追求刺激,为他人赞赏及以自己为注意中心的活动。

5. 外表及行为显出不恰当的挑逗性。

6. 对自己的外观容貌过分计较。

其他特征还包括:自我中心,自我放任,不断渴望受到赞赏,感情易受伤害,为满足自己的需要总是不择手段。

包含:癔症型及心理幼稚型人格障碍。

(六) 强迫型人格障碍的诊断标准

1. 过分疑虑及谨慎。

2. 对细节、规则、条目、秩序、组织或表格过分关注。

3. 完美主义,以致影响了工作的完成。

4. 道德感过强,谨小慎微,过分看重工作成效而不顾乐趣和人际关系。

5. 过分迂腐,拘泥于社会习俗。

6. 刻板和固执。

7. 患者不合情理地坚持他人必须严格按自己的方式行事,或即使允许他人行事也极不情愿。

8. 有强加的、令人讨厌的思想或冲动闯入。

包含:强迫行为与强迫观念型人格障碍,强迫观念 – 强迫行为型人格障碍。

(七) 焦虑 – 回避型人格障碍的诊断标准

1. 持续和泛化的紧张感与忧虑。

2. 相信自己在社交上笨拙,没有吸引力或不如他人。

3. 在社交场合总过分担心会被人指责或拒绝。

4. 除非肯定受人欢迎,否则不肯与他人打交道。

5. 出于维护躯体安全感的需要,在生活风格上有许多限制。

6. 由于担心批评、指责或拒绝,回避那些与人密切交往的社交或职业活动。

其他特征包括:对拒绝与批评过分敏感。

(八) 依赖型人格障碍的诊断标准

1. 请求或同意他人为自己生活中大多数重要事情做决定。

2. 将自己的需求附属于所依赖的人,过分顺从他人的意志。

3. 不愿意对所依赖的人提出即使是合理的要求。

4. 由于过分害怕不能照顾自己,在独处时总感到不舒服或无助。

5. 陷于被关系亲密的人所抛弃的恐惧之中,害怕只剩下自己。

6. 没有他人过分的建议和保证时作出日常决定的能力很有限。

其他特征包括:总把自己看作无依无靠、无能、缺乏精力的人。

包含:衰弱型、不当型、被动型及自我挫败型人格障碍。

二、鉴别诊断

在诊断以上所述的各型人格障碍时,主要应该注意与 2 个方面的问题相鉴别,一是和某些精神疾病相鉴别,例如偏执型人格障碍和偏执型精神障碍的鉴别,分裂样人格障碍和精神分裂症的鉴别,强迫型人格障碍和强迫性神经症的鉴别等;二是应该和某些精神疾病或躯体疾病以后所发生的人格改变相鉴别,例如反社会型人格障碍与病程较长的癫痫患者所出现的反社会型人格改变之间的鉴别。对于以上 2 种情况的鉴别诊断,都应该围绕人格障碍的特征进行。对于第一个问题,人格障碍是发生在青春期,并持续到成年期,而任何精神疾病均有疾病时期和非疾病时期的明确界限;对于第二个问题,任何人格改变均发生在某种精神疾病或躯体疾病之后,病前没有人格障碍的情况。根据以上原则,作出鉴别并不困难。

▶▶▶ 第四节 治 疗 ◀◀◀

一、心理治疗

1. 目标

(1) 人格障碍的实质是人格发育的问题,一是发育滞后的问题,二是发育时偏离正常轨道的问题。因此,心理治疗的目的更应该表述为成长教育或人性教育。

(2) 对现实存在的各种冲突给予心理辅导。

(3) 长期的专业陪伴及角色替代。

(4) 针对不良行为予以矫正。

2. 方法与作用

对人格障碍采用的心理治疗包括精神分析治疗、认知治疗、行为治疗、家庭治疗等。治疗的切入点因人格障碍的类型而异,同时也因人而异。例如,分裂样人格障碍的患者主要问题是对周围环境缺乏正常的情感,治疗主要应针对患者的情感平淡问题;对焦虑型人格障碍的治疗应该主要针对其认知方面的缺乏自信和在工作和社交中的恐惧(如认知治疗、行为治疗等);对于表演型人格障碍的治疗则应针对其人格中的自我中心问题。尽管心理治疗广泛用于人格障碍,但任何一种治疗的疗效目前都难以肯定,主要是因为治疗者很难与被治疗者建立相互信任的治疗关系。例如,由于不自信及在人际交往中的胆怯常影响焦虑型人格障碍患者的就诊,而由于固执和自负使偏执型人格障碍的患者很难接受治疗者的观点。

二、药物治疗

精神药物应用于人格障碍主要是对症治疗,如针对情绪问题、行为问题等。具体用药情况参见相关章节。

▶▶▶ 第五节　危险因素 ◀◀◀

无论是人格发育滞后还是人格发育偏离正常轨道,其危险因素均包括以下几个方面。

一、遗传因素

曾有双生子的研究发现,单卵双生子的共同犯罪率大于 50%,而异卵双生子的共同犯罪率低于 20%,以此可以说明遗传因素与人格障碍的发生和发展有一定关系。此外,Cadoret(1978)研究过 190 例父母具有反社会行为的寄养子,在观察中发现有 22% 左右的个体具有与其父母类似的反社会行为,而对照组所有研究对象的父母均没有人格问题,没有发现有反社会行为出现。这一研究也说明,反社会人格的出现与遗传因素有一定关系。

二、环境因素

1. 幼年的不良生活环境。如由于父母工作及其他原因,由祖父母代为照看,造成自幼父母角色缺失;由于父母早期离异所形成的单亲家庭或在父母离异情况下形成的 2 个家庭轮流居住局面,而带来的幼年家庭归属感不明确的情况等。

2. 幼年不良的教育环境及教育目标。如一味迁就而缺少规则教育的情况,一味追求成绩优秀而忽略文化教育的情况。

3. 父母过分照看。

4. 留守儿童现象。

5. 幼年特殊生活事件。如家庭暴力、校园暴力、被猥亵等明显对人格成长产生影响的事件。

(刘可智　孙学礼)

网上更多……

　教学 PPT　　　　　　拓展阅读　　　　　　自测题

第八章

其他与神经发育相关的精神障碍

▶▶▶ 第一节　智力发育障碍 ◀◀◀

一、概述

(一)概念

智力发育障碍(intellectual development disorder)既往称精神发育迟缓(mental retardation),世界卫生组织(WHO)在2018年发布的ICD-11中采用"智力发育障碍"取代之前版本中使用的"精神发育迟缓"。智力发育障碍又称智力障碍或智力残疾(intellectual disability),是指个体在发育阶段(通常指18岁以前),由先天的或后天的、生物学的或社会的、心理方面的不利因素,使精神发育受阻或不完全,造成显著智力低下和社会适应困难。

(二)流行病学

全世界智力低下的患病率为1%~3%。不同地区的患病率出现差异可能与使用的诊断标准、调查方法及研究人群不同有关。根据美国智力落后协会(The American Association on Intellectual and Development Disability,AAIDD)和WHO发布的数据,儿童智力发育低下患病率为1%~2%。WHO报道,精神发育迟缓的患病率一般为1%~3%,不同国家和地区因调查方法和诊断标准不同各异。我国1993年全国7个地区精神疾病流行病学调查显示,精神发育迟缓患病率在精神障碍中位列第二。7~14岁的患病率为3.86‰,15岁以上的患病率为2.70‰,且均为中重度,城市患病率为1.14‰,农村患病率为4.03‰,男性患病率为3.75‰,高于女性的1.66‰。2001年对全国0~6岁残疾儿童抽样调查显示:儿童智力残疾的现患率为0.931%。

二、临床表现

智力发育障碍的主要临床表现为不符合发育水平和社会文化标准的智力低下和社会适应困难。患者通常都有社会行为的不正常,表现为适应能力、处理人际关系能力及适应职业能力等的欠缺,常伴有精神行为的异常,如冲动行为、易激惹、刻板动作、强迫行为等。WHO根据智商(intelligence quotient,IQ)将智力发育障碍分为以下4个等级。

(一)轻度智力发育障碍

轻度智力发育障碍约占智力发育障碍的85%,心理年龄在9~12岁,IQ在50~69,与平均智力水平之间存在2~3个标准差,人群中所占比例为0.1%~2.3%。这类患者在复杂语言概念和学术技能的获得、使用、理解等方面存在问题,通常在学龄期被发现,表现为学习困难,学习成绩经常不及格或者留级,经过努力可勉强小学毕业;成年患者一般能相对独立地完成简单生活和工作任务,但在完成复杂的日常生活任务时需要适当的帮助。

(二) 中度智力发育障碍

中度智力发育障碍约占智力发育障碍的 12%,心理年龄在 6~9 岁,IQ 在 35~49。存在显著低于平均智力的功能和适应行为,在平均值的 4 个标准差以下,人群中所占比例为 0.003%~0.1%。基于这种程度的智力水平,适应功能方面有很多困难,可能会保留一些基本的自我照顾技能,但对于照顾家庭等活动,大多数患者则难以完成。幼儿时期即表现出言语理解和使用发育迟缓,不能完全表达意思,不能适应小学生活。成年期能从事简单的非技术性工作,但要获得独立的生存和工作能力则需相当程度的持续支持。

(三) 重度智力发育障碍

重度智力发育障碍占智力发育障碍的 3%~4%,心理年龄在 3~6 岁,IQ 在 20~34。个体的智力和适应行为水平显著低于平均水平,通常低于平均值的 4 个或更多标准差以下,在人群中所占比例小于 0.003%。此类患者在出生后即可出现明显的发育延迟,无法到学校学习,语言能力非常有限,可能伴有感觉和运动功能的损害,通常需要每天持续的支持和充足的照顾,经过高强度的系统训练也能获得基本的自我照顾能力。需要随时监护,无社会行为的能力和劳动能力,极少数患者可能出现自伤行为。

(四) 极重度智力发育障碍

极重度智力发育障碍占智力发育障碍的 1%~2%,心理年龄在 3 岁以下,IQ 在 20 以下。智力和适应行为水平在平均值的 4 个或更多标准差以下,在人群中所占比例小于 0.003%。重度和极重度智力发育障碍是根据适应行为差异进行区分,因为现有的智力标准化测试无法精准地对这 2 种严重程度的智力障碍进行区分。极重度智力发育障碍的个体,只能理解简单的指令和手势,完全没有语言能力,仅存原始情绪反应,可能同时出现运动及感觉缺失,生活完全需要被他人照顾。极少数可能出现自伤行为。

除以上主要临床表现外,部分智力发育障碍患者可能伴有躯体发育异常及功能异常,如头颅畸形、面部畸形、唇裂或腭裂、先天性卵巢发育不全、先天性睾丸发育不全、视听觉障碍、运动障碍、大小便失禁等,这类问题在重度、极重度患者中较多。部分智力发育障碍患者可能伴随一些精神症状,如注意缺陷、情绪易激惹、冲动行为、刻板行为或强迫行为、自伤行为、幻觉等。智力损害程度越重,出现各种精神障碍的情况越多。

三、诊断与鉴别诊断

(一) 诊断

1. 诊断要点

(1) 起病于发育期(18 岁前)。

(2) 存在智力功能水平的低下,明显落后于同龄人平均智力至少 2 个标准差。

(3) 智力障碍导致在正常社会环境中对日常生活要求的适应性行为功能的下降。

2. 诊断步骤

(1) 评估智力和适应功能,明确智力发育障碍存在,并评定其严重程度。

(2) 列出同时存在的其他躯体疾病和精神疾病诊断。

(3) 需要进行躯体状况评估,包括体格检查、实验室检查及其他辅助检查,如头颅、脊柱 X 线片,脑电图,视觉、听觉诱发电位,头颅 CT,磁共振等;进行相关躯体疾病(如脑瘫、癫痫等)评估。

(4) 积极寻找病因,尽可能作出病因学诊断。需要对患者进行更全面的评估,包括:①详细病史的询问,包括妊娠期和围产期病史、儿童期生长发育史、三代内家族史及家庭经济文化背景和教育环境等;②考虑遗传代谢性疾病,可进行相应的检查,如进行核型或染色体微阵列分析和检测。

(5) 结合以上分析,得出综合诊断。

(二) 鉴别诊断

1. 正常儿童

正常儿有部分存在语言、运动能力发育缓慢,但一般理解及适应环境能力正常,一旦功能发育,则能迅速达到正常水平。

2. 精神发育暂时性迟缓

精神发育暂时性迟缓多发生于儿童慢性躯体疾病、病后虚弱状态、营养不良、服用镇静药物,或环境不良、学习条件缺乏等情况下,改善其生活学习条件或身体康复后,其智力水平可恢复。

3. 注意缺陷多动障碍

注意缺陷多动障碍通常表现为学习成绩差、不守纪律、适应社会能力差,但其智力水平在正常范围,经治疗后可明显好转。

4. 视听障碍导致适应环境及学习困难

早年耳聋严重者及某些脑病引起的失语、失用、失读、失写常有语言发育障碍,影响学习能力,应进行进一步的鉴别。

5. 儿童精神分裂症

儿童精神分裂症可有学习成绩差、淡漠、对周围环境接触及适应不良等表现,但大多数并非真正精神发育迟缓,且存在其他精神病性表现。

6. 孤独症谱系障碍

参见相关章节。

7. 特殊发育障碍

参见相关章节。

四、治疗及预后

(一) 治疗

1. 教育和训练

教育和训练是针对智力发育障碍问题的关键,根据患者的不同程度,制订不同训练目标,其目的是提高生活自理和社会适应能力。原则是:①早期发现,早期干预;②矫治缺陷;③因材施教,充分发展潜力;④以目标训练为主,灵活使用教学方法。

2. 药物治疗

药物治疗包括 2 个方面。一是促智药的应用,但目前为止没有确切的疗效;二是针对各种情绪、行为、睡眠及特殊认知功能障碍的治疗,有较好的效果。这些药物使用的目的是消除当事人的痛苦,防止危及自身及他人情况的发生,便于当事人的正常生活及对训练的配合。具体精神药物的应用参见相关章节。

(二) 预后

智力发育障碍一般是非进展性的,但是存在某种遗传障碍(如 Rett 综合征)可能在一定稳定期后,逐渐恶化。而有些遗传障碍,如圣菲利波综合征患者的智力是进展性恶化的。尽管随着时间进展严重程度会有些变化,但是智力发育障碍是终身性的。病程可能会受躯体疾病或遗传条件、共病(如听觉或视觉障碍,癫痫)等影响。早期或持续的干预可以改善整个儿童和成年期的适应功能。在一些较轻的病例中,经过干预,智力可以得到改善,以至于不再符合诊断标准。

五、危险因素与发病机制

(一) 遗传因素

遗传因素包括单基因遗传性疾病(先天性代谢异常等)、染色体异常(X 染色体连锁疾病、脆性 X 染色体综合征等),多基因家族性疾病。在遗传疾病智力发育障碍患者中,女孩以 Rett 综合征较常见,男孩则以脆性染色体综合征较常见。

(二) 妊娠期因素

妊娠期因素包括:①感染,包括病毒、细菌、螺旋体、寄生虫等感染,如巨细胞、风疹、弓形体感染及人类免疫缺陷病毒的感染;②有害物质暴露,包括妊娠期暴露于烟、酒精、射线、铅、汞及药物等;③宫内营养不良,胎盘功能不良;④精神创伤等。这些因素均可能造成胎儿脑损伤,影响胎儿的脑发育。

(三)围产期因素

围产期因素包括早产、缺血缺氧性损伤、产伤导致颅内出血、代谢异常(低血糖、高胆红素血症),导致胎儿和新生儿脑缺氧或神经元损伤。

(四)出生后因素

出生后因素包括各种中枢神经系统感染(脑膜脑炎),严重颅脑外伤,缺氧(小儿癫痫、惊厥、溺水导致的窒息、长时间的呼吸困难),代谢异常(低血糖、氮质血症)及营养不良。

(五)心理社会因素

心理社会因素包括母爱缺乏、不良亲子关系,贫穷或被忽视、虐待,早期被隔离致社会交往不足,父母的精神障碍、成瘾性行为等。

▶▶▶ 第二节　发育性学习障碍 ◀◀◀

一、概述

(一)概念

发育性学习障碍(developmental learning disorder)又称学习障碍(learning disorder,LD)。发育性学习障碍是指显著而持续的学业技能困难,个体在受影响的学业技能方面表现为持续明显低于其实际存在年龄和所应到达的综合智力水平,从而导致个体学业和职业功能显著受损。患者可能存在1种或1种以上的基本心理过程异常,导致在相应的学业技能方面能力显著低下。包括:发育性阅读障碍、发育性书面表达障碍、发育性数学障碍和发育性其他特定学习技能障碍。

(二)流行病学

国外报道的学龄儿童阅读困难的发生率为5%~17%,学习障碍终生患病率接近10%,男性多于女性,并有逐年上升的趋势。有研究显示,成年人中的患病率约为4%,但尚不明确。

二、临床表现

(一)发育性阅读障碍

发育性阅读障碍的主要特征是与阅读相关的学业技能显著而持续地低下,包括阅读准确性下降,如对词的辨认能力下降,易省略、替代、歪曲或添加词或词成分;阅读的流畅性下降,如阅读速度慢;长时停顿或不知读到哪里了,短语划分不准确,颠倒句中的词序或词中的字母顺序;阅读理解能力低下,不能从阅读的材料中得出结论和推论,用常识作为背景材料而不是用从所读的故事中得到的信息来回答与故事有关的问题。患者的阅读能力显著低于其所处的年龄、综合智力应有的水平。

(二)发育性书面表达障碍

发育性书面表达障碍的主要特征是与书写相关的学业技能显著而持续地低下,包括拼写的准确性、语法和标点的准确性、写作思维的组织与衔接,显著低于其所处的年龄、综合智力应有的水平。应注意的是,ICD-10中特定拼写障碍仅指拼写技能显著受损。

(三)发育性数学障碍

发育性数学障碍的主要特征是与数学或算术相关的学业技能显著而持续地低下,包括数字感、数字事实的记忆、计算的精确性和流畅性、数学推理的准确性,显著低于患者所处的年龄、综合智力应有的水平。患者不能辨认和理解数学术语或符号,不能记忆数字资料(如乘法表);难以进行标准数学运算,难以理解哪些数字与所要解决的数学问题有关,难以将数字正确排序或在运算中插入小数点或符号,难以将数学运算做空间组合。患者不仅在数学或算术相关的能力方面有问题,在理解抽象概念和视觉空间能力方面也有问题。

(四) 发育性其他特定学习技能障碍

发育性其他特定学习技能障碍的主要特征是除了阅读、数学和书面表达以外的学业技能显著而持续地低下，显著低于患者所处的年龄、综合智力应有的水平。

存在以上发育性学习障碍的患者，一般在早期学校教育中即出现相应科目的学习困难，成绩不佳，但并非由智力发育障碍、感觉器官的缺陷、神经或运动障碍、情绪障碍、因缺乏学习机会或其他不良心理社会因素所造成。这类患者由于学习能力缺陷，难以适应和接受普通的教学方法和教材的学习，需要特殊教育。在学龄期常伴有情绪及行为的紊乱，以及低自尊、学校适应差、同伴关系问题等。

三、诊断与鉴别诊断

(一) 诊断要点

1. 发育性学习障碍首先表现在早年学习技能时。

2. 与实际年龄和综合智力水平不相符的显著而持续的学业技能困难，包括阅读、书写或数学及其他与学业技能相关的能力。

3. 个体学业和职业功能显著受损。

4. 排除智力发育障碍、感觉器官的缺陷、神经或运动障碍、情绪障碍、因缺乏学习机会或其他不良心理社会因素等原因引起。

(二) 鉴别诊断

1. 智力发育障碍

智力发育障碍以学习困难、智力低下和社会适应能力差为主要特征，根据病史和智力测验可进行鉴别。

2. 神经系统或感觉障碍导致的学习困难

儿童卒中、脑外伤、听觉障碍和视觉障碍等可能导致特定的学习障碍，但可通过神经系统检查发现一些异常体征予以鉴别。

3. 注意缺陷多动障碍

注意缺陷多动障碍大多有学习困难，其中 1/3 与特殊技能缺陷共病。可根据临床特征、学习技能检查，必要时使用中枢兴奋剂诊断性治疗鉴别。

4. 其他原因引起的学习困难

学习动机损害或心理障碍等其他原因所致学习技能的丧失或应用障碍，多发生于学习后期。可根据临床特征、病史和学习技能检查、神经心理测验鉴别。

四、治疗及预后

(一) 治疗

1. 特殊教育训练

在明确技能缺陷的种类和神经心理学缺陷后，指导家长在家庭中有针对性地开展基本技能训练，配合学校开展教育补习和强化训练。并通过多种途径针对性地教给患者一些技巧，教授一些补偿策略，以提高承受力。

2. 药物治疗

针对本病的药物治疗，主要为应用促智药和精神药物，但促智药没有确切疗效，精神药物可以针对伴随的症状治疗。

3. 心理治疗

本病患者多伴有自尊心低下、学业失败及留级，通过个别心理咨询、小组治疗、家庭治疗均有助于增强患者的自信心、提高学习动机。

（二）预后

发育性学习障碍是全生命周期的疾病，但是病程和临床表现是变化的，可能与环境的任务需求、个体学习困难的范围和严重程度、个体的学习能力、共病及可获得的支持系统和干预有关。尽管如此，日常生活中阅读流畅性、理解、拼读、书写表达和计算技能的问题一般会持续到成年。约20%的患儿可能继发品行障碍和反社会行为，或导致长期社会适应不良，且青春期后出现抑郁、自杀或精神疾病的风险高于一般人群。

五、危险因素与发病机制

本病病因未明，对于阅读障碍的病因与发病机制的研究较多。

（一）遗传因素

本病具有高度的家族聚集性，遗传度在0.6以上。遗传分析发现，阅读困难存在高度的遗传异质性，部分家系为多基因遗传，而另一部分则表现为单基因显性遗传模式，连锁分析发现其可能的致病基因位于15号和6号染色体上。

（二）中枢神经系统病变

通过尸体解剖、CT扫描、正电子发射断层扫描和磁共振成像等多种手段对本病研究发现，患者有轻度的脑结构异常，如皮质异位、对称性改变、多发微小脑回及皮质神经元发育不良等，尤以大脑外侧裂、额叶中下回居多。因大脑的神经通道改变而引起功能损害，导致大脑功能区域间联系障碍。

（三）围产期与发育异常

围产期损害如窒息、产伤、宫内感染、妊娠期服药、难产、早产及低体重等因素可能与本病有关。有研究发现，胎儿期体内雄激素水平过高，推测可能对异常基因表达起修饰作用，导致皮质诱导分化和偏侧化不全。也有报道与母亲吸烟、吸毒、饮酒有关。

（四）环境因素

家庭心理环境、语言环境、教养方式不良和早期母子关系问题，可与语言的发育迟缓相关，进而导致学习技能的发育障碍。情绪冲突可能增加焦虑、恐惧、抑郁或攻击行为以致学习困难。此外，文化剥夺、父母的社会经济地位低下等也与本病有关。

▶▶▶ 第三节 抽 动 障 碍 ◀◀◀

一、概述

（一）概念

抽动障碍（tic disorder，TD）是一类起病于儿童和青少年时期（18岁前）的神经发育障碍，以突发、快速、非节律性、反复的单一或多部位肌肉抽动或（和）发声抽动为特点。根据抽动特征及病程，抽动障碍分为短暂性抽动障碍、慢性运动或发声抽动障碍、发声和多种运动联合抽动障碍（Tourette综合征）。

（二）流行病学

国外报道的学龄儿童抽动障碍患病率为3%~16%，短暂性抽动障碍的患病率为5%~24%，慢性运动或发声抽动障碍的患病率为1%~2%，Tourette综合征的患病率为3‰~8‰。抽动障碍的患病率有明显性别差异，男童的发生率明显高于女童，学龄儿童中男女性患病比率为（2~4）∶1。男性患者中慢性运动或发声抽动障碍比短暂性抽动障碍更多，且比女性患者更容易发生共病。患病的女性可能表现为更严重的抽动及更高的强迫症状发生率。这种患病率性别间的差异可能与男性具有更高的遗传度或家族史有关。

二、临床表现

抽动障碍的主要症状根据抽动形式可分为运动抽动和发声抽动，而每种抽动形式的复杂程度可分为简单抽动和复杂抽动。简单运动抽动是突然发生、短暂、毫无意义的动作,如眨眼、耸鼻、歪嘴、耸肩、转肩或斜肩等;复杂运动抽动是更慢、更长、似"有目的"的复杂动作,如做鬼脸、蹦跳、跺脚、拍打自己、肌张力障碍姿势或猥亵手势等。简单发声抽动是突然、无意义的声音或噪声,如清理喉咙、吼叫声、嗤鼻子、动物叫声等;复杂发声抽动是突然、似"有意义的"话语,如重复语言、模仿语言、秽语(骂脏话)等。

40%~55%的患者于运动抽动或发声抽动之前有身体局部不适感,称为感觉抽动(sensory tics),被认为是先兆症状(前驱症状),年长儿尤为多见,包括压迫感、痒感、痛感、热感、冷感或其他异样感觉。各种形式的抽动可受意志短时间控制,在睡眠时消失,在情绪紧张、心理刺激、躯体疾病或疲劳时加重。轻至中度的抽动障碍对患者的影响不大,甚至很多儿童并未觉察到自己的抽动。症状严重患者的生活受影响较大,常常损害他们的日常生活功能,导致社会隔离、人际冲突、受同伴欺侮、不能工作和学习等。

抽动障碍根据临床表现和病程特征可以分为以下 3 种类型。

(一) 短暂性抽动障碍

短暂性抽动障碍(transient tic disorder)为最常见的抽动障碍类型。大多数表现为简单运动抽动,抽动局限于某一组肌肉,一般以头面部多见,如眨眼、耸鼻、皱额、张口、侧视,可向颈部或上下肢发展,如摇头、斜颈、耸肩等。也可见多个部位的复杂运动抽动,少数同时有发声抽动或表现为单纯的发声抽动,如清嗓、咳嗽、吼叫、嗤鼻、犬叫或发出"啊""呀"等单调的声音。抽动症状程度可有波动,部位可有转移并表现为此起彼伏,持续时间不超过 1 年,一般对社会功能影响较小。

(二) 慢性运动或发声抽动障碍

慢性运动或发声抽动障碍(chronic motor or vocal tic disorder)主要表现为 1 种或多种运动抽动或发声抽动,但运动抽动和发声抽动并非同时存在。多数患者症状为简单或复杂的运动抽动,少数患者症状为简单或复杂的发声抽动。抽动部位除头面部、颈部和肩部肌群外,也常发生在上下肢或躯干肌群。抽动症状相对固定,可以持续数年(≥1 年),甚至终身。

(三) 发声和多种运动联合抽动障碍

发声和多种运动联合抽动障碍(combined vocal and multiple motor tic disorder)是最复杂、最严重的抽动障碍类型,又称 Tourette 综合征、抽动秽语综合征主要表现为多部位、多种形式的运动抽动和 1 种或多种形式的发声抽动,运动抽动和发声抽动在疾病的某段时间内同时存在。开始间断出现,逐步发展为频繁出现。抽动的形式从开始的简单抽动逐步发展为复杂抽动,由单一运动抽动或发声抽动发展成两者兼有,约 30% 伴随秽语或猥亵行为,甚至可能出现暴力性抽动,如自我拍打、抓咬等。抽动累及的部位多,抽动次数频繁,对部分患儿的日常生活造成极大影响,对患儿的情绪、心理状态也产生较大影响。常共患其他神经发育障碍或情绪障碍,如注意缺陷多动障碍最常见,其次是强迫障碍,其他还有发育性学习障碍、焦虑障碍、抑郁障碍、自伤行为、品行障碍、睡眠障碍等。共病增加了疾病的复杂性和严重性。

三、诊断与鉴别诊断

(一) 诊断要点

1. 短暂性抽动障碍

短暂性抽动障碍起病于 18 岁之前;表现为单一或多种运动抽动和(或)发声抽动,大部分时间内每天均发生,已持续超过 2 周,但不超过 1 年;排除 Tourette 综合征、小舞蹈症、药物或神经系统其他疾病所致。

2. 慢性运动或发声抽动障碍

慢性运动或发声抽动障碍起病于 18 岁之前;表现为单一或多种运动或发声抽动持续存在,但在疾病的某段时间内运动抽动和发声抽动只存在 1 种;大部分时间内每天均发生,持续 1 年以上;排除 Tourette 综合征、小舞蹈症、药物或神经系统其他疾病所致。

3. 发声和多种运动联合抽动障碍(Tourette 综合征)

发声和多种运动联合抽动障碍起病于 18 岁之前;表现为在疾病的某段时间内同时存在多种运动抽动和 1 种或多种发声抽动;大部分时间内每天均发生,持续 1 年以上;日常生活和社会功能明显受损,患者为此感到痛苦和苦恼;排除小舞蹈症、药物或神经系统其他疾病所致。

(二) 鉴别诊断

1. 结膜炎

以眨眼为首发症状的患儿很容易被误诊为结膜炎,但结膜炎具有特征性的症状与体征,如结膜充血、分泌物增多、结膜乳头增生、结膜滤泡形成等。如果患儿只是频繁眨眼,但缺乏相应的症状体征,就应考虑是否有抽动障碍的可能。

2. 风湿性舞蹈症(小舞蹈症)

风湿性舞蹈症为感染所致,实验室检查见抗"O"试验阳性、红细胞沉降率增快可予以鉴别。

3. 肝豆状核变性(Wilson 病)

肝豆状核变性为铜代谢障碍所致疾病。患者可见肝损害、神经系统体征(锥体外系症状常较明显)、精神症状,眼部可见 K–F 环,血铜蓝蛋白降低,24 h 尿酮增高,可予以鉴别。

4. 癫痫

癫痫的肌阵挛发作应与抽动障碍鉴别,癫痫发作时脑电图改变及发作时常伴有意识障碍,可予以鉴别。

5. 肌张力障碍

肌张力障碍也是一种不自主运动引起的扭曲、重复运动或姿势异常,亦可在紧张、生气或疲劳时加重,易与抽动障碍相混淆,但肌张力障碍的肌肉收缩顶峰有短时间持续而呈特殊姿势或表情,异常运动的方向及模式较为恒定。且通常发生在使用抗精神病药后,一般停药后症状即可消失。根据以上特点,可予以鉴别。

6. 迟发性运动障碍

迟发性运动障碍多见于长期使用或突然停止使用第一代抗精神病药后发生的不自主运动,症状较固定单一,无发声抽动,可予以鉴别。

7. 转换障碍

转换障碍患者起病有明确的心理因素,症状多变,一般无发声抽动,症状变化与心理因素及暗示相关。患者具有特定的人格特征(详见第十七章第一节"分离焦虑障碍")。患者对症状的存在无痛苦体验,无求治的动机,具有"获益"的心理机制。根据以上特点,可予以鉴别。

四、治疗及预后

(一) 治疗

1. 药物治疗

药物治疗起始剂量宜尽量小,逐渐加量,保持最低有效剂量。最小程度合并用药。不宜过早换药或停药。

(1) 第一代抗精神病药:氟哌啶醇起始剂量为 0.05 mg/(kg·d),分 2~3 次服用。剂量范围为 1.2~12 mg/d。主要不良反应为锥体外系综合征、嗜睡、体重增加等,应定期监测不良反应,及时处理。硫必利起始剂量为 50 mg/d,逐渐加量,一般治疗剂量为 50~100 mg/ 次,每日 2~3 次,主要不良反应为头晕、乏力、嗜睡,总体不良反应低于氟哌啶醇,但抽动症状容易波动。

(2) 第二代抗精神病药:临床上常用的有阿立哌唑、利培酮、喹硫平、奥氮平等,使用中仍应注意起始剂量尽量低,缓慢加量,阿立哌唑最大剂量一般 ≤20 mg/d。

(3) α_2- 肾上腺素受体激动剂:以可乐定为代表,对于伴有行为问题(如注意缺陷多动障碍)的患者可作为首选,国外使用较多。有口服片剂及经皮贴片。常见不良反应有镇静、头晕、头疼、乏力、直立性低血压等,长期大量服用停药应尽量缓慢,避免血压急剧升高。经皮贴片不良反应明显低于口服片剂,但使用中应注意皮肤过敏现象。

(4) 其他药物:有丙戊酸钠、肌苷、丁苯喹嗪、巴氯芬、苯二氮䓬类药物、托吡酯等。

2. 非药物治疗

（1）心理行为治疗：临床发现，抽动障碍的症状在紧张时加重，放松时减轻，睡眠时消失。可通过支持性治疗、家庭治疗、行为治疗、认知治疗等方法，调整家庭系统，以减轻患者因心理应激因素所产生的抑郁、焦虑等不良情绪，并使患者掌握对心理应激事件的应对方式，提高患者的社会适应能力。此外，帮助家长和老师提高对本病的认识，使家长理解抽动障碍相关知识、掌握恰当养育技巧，亦有助于减轻患者的抽动症状。

（2）物理治疗：可以使用经颅微电流刺激、经颅磁刺激等物理方法，治疗不能耐受药物的患者，或者联合药物和心理治疗改善严重抽动症状。

（3）神经外科治疗：还存在一定的争议，有报道认为深部脑刺激可以改善强迫症的症状，但对抽动障碍的疗效还需要进一步探讨。

（4）共病的治疗：针对共患病选择相应的药物进行治疗。如合用舍曲林、氟伏沙明治疗强迫障碍，合用托莫西汀治疗注意缺陷多动障碍等。

（二）预后

短暂性抽动障碍患者，病程不超过 1 年，部分患者即使不经过治疗，症状也可自行缓解或消失。慢性运动或发声抽动障碍通常在青少年晚期或成年早期逐渐缓解，成年后表现的可能只是慢性运动抽动或发声抽动的残留症状。Tourette 综合征患者的预后与是否合并共病、是否有精神或神经疾病家族史及抽动严重程度等危险因素有关。

五、危险因素与发病机制

（一）遗传因素

研究表明，抽动障碍与遗传因素有关，但具体的遗传方式尚不确定。有学者认为该病可能为常染色体不完全显性遗传或多基因遗传，且遗传存在性别差异，男性多于女性。起病年龄越早，存在阳性家族史的可能性越大。近年来对易感基因的研究成为热点，Alibin 报道单卵双生子的患病率一致性高于二卵双生子；Keen-kim 和 Laurin 等通过对 22 个抽动障碍家系的基因连锁研究证实：常染色体 5 号的着丝粒结构功能异常与抽动有关。还有报道认为，*Neuroligin4*（*NLGN4*）基因缺失及位于 13 号染色体上的 *SLITRK1* 基因突变可能与本病发病有关。还有研究发现，多巴胺、去甲肾上腺素相关基因有许多异常，但尚未找到确切的致病基因。

（二）神经生化因素

抽动障碍与神经生化之间的关系尚无定论。目前的研究认为，患者可能存在以下异常：①多巴胺活动过度或受体超敏；②苍白球等部位谷氨酸水平增高；③去甲肾上腺素功能失调；④5-HT 水平降低；⑤乙酰胆碱不足、活性降低；⑥γ- 氨基丁酸抑制功能降低；⑦兴奋性氨基酸（如谷氨酸和天门冬氨酸）及抑制性氨基酸（如酪氨酸）含量和比值的变化；⑧基底节和下丘脑强啡肽功能障碍；⑨催乳素调节机制失衡，进而造成多巴胺受体超敏。

（三）中枢神经系统病变

50%~60% 的抽动障碍患者存在非特异性脑电图异常；少数患者存在头部影像学的异常，如脑萎缩；部分患者存在基底节缩小及胼胝体缩小。脑影像学、神经生理学及尸体解剖的研究发现，抽动障碍存在皮质 - 纹状体 - 丘脑 - 皮质通路的异常。PET 研究显示，患者存在双侧基底节、额叶皮质、颞叶的代谢过度等。

（四）心理社会因素

抽动障碍的症状波动与心理、压力、紧张明显相关，有研究证实应激可诱发有易感素质的个体发生抽动。

（五）其他因素

某些药物（如中枢兴奋剂、抗精神病药）及咖啡、可乐、一氧化碳、汞也可诱发该病。

▶▶▶ 第四节　其他神经性发育障碍 ◀◀◀

一、发育性言语和语言障碍

(一) 概述

发育性言语和语言障碍(developmental speech and language disorders)包括发育性语音障碍(developmental speech sound disorder)、发育性言语流畅性障碍(developmental speech fluency disorder)、发育性语言障碍(developmental language disorder)。儿童的言语和语言具有很大的个体差异,一半的儿童在 12.5 个月、97% 的儿童在 21 个月时开始使用有意义的词语,一半的儿童在 23 个月时能够将单词连成句子,词汇和语言的复杂性在学龄前期迅速增加。但是,当儿童开始上学后,1% 的儿童在语言方面存在严重迟缓,5% 的儿童在让陌生人理解自己方面存在困难,此时便值得关注及诊疗。

(二) 临床表现

1. 发育性语音障碍

发育性语音障碍指语音发音低于同龄人水平,但语言理解和表达技能正常。正常情况下,4 岁儿童可以出现发音的错误。但 7 岁以后儿童的发音就应当正常了,尽管仍然会有少数错误。到了 12 岁,发音应当完全没有错误。而发育性语音障碍患者在语音的获取、产生和感知方面存在困难,这些困难导致发音障碍非常严重,常有发音困难、发音错误,语音省略、歪曲或代替,以致他人难以听懂。患者无论是在所犯的语音错误的数量或类型上,还是在发音的总体质量上,都超出了年龄和智力水平预期的正常变异范围,导致其语言的可理解性降低和显著影响交流。

2. 发育性言语流畅性障碍

发育性言语流畅性障碍指语音流畅性明显异常,但是语言理解和表达技能正常。患者存在持续、频繁或普遍的语音节奏中断,超出了预期的年龄和智力水平预期的正常变异范围,导致其语言的可懂度降低并显著影响交流。患者可能出现声音、音节或单词的重复、延长、断字、生产受阻,过度使用感叹词和快速的短促讲话等。

3. 发育性语言障碍

发育性语言障碍是指患者对言语的理解、口语表达及语境中语言的应用能力显著低于相应的心理年龄。包括接受性 – 表达性缺陷为主型、表达缺陷为主型和语用语言缺陷为主型。接受性(感受性)和表达性语言能力的发育在正常儿童中各有不同。2 岁开始,在缺乏非语言性提示的情况下,不能对熟悉的名字产生反应,或在 2 岁时不能对简单的指导语产生反应,则可能存在理解口语或手语(即接受性语言)的能力明显异常,强烈提示接受性语言障碍。2 岁儿童不能发单个词语;3 岁儿童不能发双字词语、词汇量少,选择适当的词语存在困难,采用不适当的语法,则可能存在产生和使用口语或手语(即表达性语言)的能力明显异常,强烈提示表达性语言障碍。而语用语言缺陷表现为在社会实际语境中,难以理解和使用语言,如存在推理、理解言语幽默和解决歧义等困难,接受和表达语言的其他成分可能相对完整。这些缺陷,多在幼儿期便出现,常严重影响患者社会交流,可能伴发相关的社交和行为问题。

(三) 诊断要点

1. 在发出语声、理解言语和语言方面,或在语境中使用语言进行交流存在困难。

2. 在发育期(18 岁以前)出现,且不在年龄和智力功能水平预期的正常变异范围内。

3. 明显使沟通能力受限,显著影响交流。

4. 不是由于听力缺陷、口腔疾病、神经系统疾病、精神发育迟缓或孤独症谱系障碍所致,也不能用患者所处的亚文化环境来解释。

(四) 治疗原则

1. 训练是改善以上问题的关键。

2. 家庭成员的关注、关心、理解及沟通在纠正上述情况方面作用非常大。

3. 给予宽松的环境,对存在以上情况的个体予以理解和宽容。

4. 精神药物可以在上述当事人出现情绪、行为等问题时使用,特别是在接受特殊训练出现焦虑情绪时有重要帮助。

二、发育性运动协调障碍

(一) 概述

发育性运动协调障碍(developmental motor coordination disorder,DMCD)又称发育性协调障碍,以大运动、精细运动技能的获得明显落后,协调运动技能出现障碍为特征,表现为动作笨拙、动作迟缓或动作不准确,协调运动技能明显低于实际年龄和智力水平的预期。一般起病于发育期(18岁前),通常从幼儿时期就开始出现,可能持续到成年。虽然智力发育水平正常,但由于动作笨拙、身体平衡及协调能力不足,显著影响了其日常生活、学业、职业和休闲活动。国外报道的学龄期5~11岁儿童患病率为5%~6%,我国儿童的患病率为5%~9%。男性多于女性,比率为2:1~7:1。

(二) 临床表现

临床表现主要为精细运动和粗大运动能力发育受损。多数患者从发育早期就已表现出不同程度的发育迟缓或异常。如幼儿到一定的年龄仍不能翻身、立、行走、跨步,不会用拇指和食指捡起细小物品,步态笨拙,爬楼梯、骑脚踏车或玩球困难;拉拉链或扣纽扣困难,无法完成拼图游戏等。较大龄的儿童,存在书写困难、手眼协调能力差,掌握某种技能时速度慢、幅度大,显得较笨拙,精确度差,常常容易摔坏东西,在做手工艺品或有组织的游戏中表现不好。

(三) 诊断要点

1. 获得性粗大和精细运动技能的显著延迟,表现为动作笨拙、缓慢或不准确的协调运动技能执行损害。

2. 协调运动技能显著低于个体实际年龄和智力功能预期的水平。

3. 起病于发育期,通常从儿童早期就明显。

4. 协调运动技能困难导致功能上的显著和持久的限制(如在日常生活、学校工作及职业和休闲活动中)。

5. 排除步态和运动异常、骨骼肌肉系统和结缔组织疾病、神经系统疾病。

(四) 治疗原则

参"发育性言语和语言障碍"。

(舒畅)

网上更多……

🎓 教学 PPT　　　　📖 拓展阅读　　　　📝 自测题

第三篇
中枢神经系统疾病和躯体疾病中的精神障碍

凡诸百邪之病,源起多途,其有种种形相,示表癫邪之端而见其病。

——孙思邈

太乙元真在头曰泥丸,总众神也,得诸百灵,以御邪气,陶甄万物,以静为源,是知慎子调护,即以守恬和,可以保长生耳。

《颅囟经》

一、概念

中枢神经系统疾病相关精神障碍是一组由脑变性、脑血管疾病、颅内感染、颅脑创伤、颅内肿瘤、癫痫等因素直接损害中枢神经系统导致的相关精神障碍的总称。该组精神障碍均存在中枢神经系统形态或(和)功能异常，这些异常与精神障碍的发生有直接的因果关系。其预后取决于中枢神经系统病变的性质、部位、范围、严重程度、病程特点、治疗转归等诸多因素。躯体疾病相关的精神障碍是由脑以外的躯体疾病，如躯体感染、内脏器官疾病、内分泌障碍、营养代谢等引起脑功能紊乱而产生的精神障碍。

中枢神经系统和躯体疾病中的精神障碍是临床各个科室均可见到的精神障碍，其临床表现具有共同的特征：急性期以意识障碍为主要表现，慢性期则以智力损害为主要表现，多以一组症状或综合征的形式出现，包括谵妄、痴呆、遗忘综合征及有突出精神病性症状的综合。Toelle(1994)曾报道器质性精神障碍(急、慢性)的时点患病率为 2.7%；急性谵妄病例约占全部住院患者的 10%，在社区调查中时点患病率为 0.4%。在国内社区调查中 65 岁以上的慢性痴呆时点患病率为 4.61%，而英国的时点患病率平均约为 5%。

同样，许多躯体疾病，特别是慢性病也是精神疾病的高危因素。在冠心病、糖尿病、恶性肿瘤等疾病患者中，抑郁障碍的发生率高达 20%~50%。抑郁障碍的同时存在影响躯体疾病的疗效、预后和转归。如能对抑郁障碍进行合适的诊疗，躯体疾病的治疗效果和预后会有很大的改观。

此外应说明的是，中枢神经系统疾病和躯体疾病与精神障碍的出现关系并不清楚。因为有多数患者并没有在患躯体疾病或中枢神经系统疾病时出现精神症状，因此采用"相关"一词不够准确。反之也不能判定精神症状的出现与存在的躯体疾病或中枢神经系统疾病无关，本章只描述事实，而不去判定两者之间的关系，因此采用"神经系统疾病和躯体疾病中的精神障碍"这一表述。

二、危险因素

(一)病情进展速度

脑部病变进展速度越快，越易导致意识障碍；而病变进展较缓慢的肿瘤、脑萎缩、代谢障碍及慢性中毒常导致痴呆。

(二)脑损害的范围和严重程度

若脑两侧半球均有损害，即使程度较轻，也可出现精神症状。多数继发性精神障碍是大脑弥漫性病变和脑萎缩的结果，临床上表现为渐进性痴呆，但在弥漫性损害基础上，由于局部病变的加重等因素，亦可导致一过性意识障碍。

(三)脑损害的部位

局限性脑病变若损害间脑–皮质联合机制(胼胝体与第三脑室附近)、边缘系统及颞叶等部位，最易引起精神症状，常为情绪与智力高级整合功能的紊乱。而有的部位受损则不容易出现精神症状。

(四)年龄因素

儿童及中、老年脑病患者容易出现精神症状。如儿童患者易发生谵妄，而中、老年患者人格改变、遗忘和痴呆的发生率均较高。同时由于感染、脱水，以及麻醉药物、抗胆碱药、镇静催眠药的影响，老年患者也容易出现谵妄。

(五)心理社会因素

心理社会因素对中枢神经系统疾病相关的精神障碍的发生类型和严重程度亦有一定的影响。

(六)病前素质、人格特征

病前躯体状况较差者，加上新的病变，容易出现谵妄等器质性综合征。病前焦虑、抑郁人格，易出现焦虑、抑郁；病前偏执人格，易出现妄想。

(安翠霞)

第九章

痴呆综合征

痴呆是一种获得性脑综合征,表现为认知功能从先前的水平持续下降,伴有2个或以上的认知领域的损害(如记忆、执行功能、注意、语言、社交认知及判断、精神运动的速度、视觉感知能力、视觉空间能力)等。这些认知损害不能完全归因于正常的衰老,且显著影响个体独立进行日常生活的功能。

▶▶▶ 第一节 阿尔茨海默病 ◀◀◀

一、概述

(一) 概念

阿尔茨海默病(Alzheimer's disease,AD)是一种中枢神经系统原发退行性脑变性疾病,多发生于老年期,女性稍高于男性,潜隐起病,进展缓慢不可逆,迄今病因不明。临床上表现为记忆障碍、失语、失认、执行功能等认知障碍,同时伴有精神行为异常和社会生活功能减退。1906年德国神经病学家阿尔茨海默(Alzheimer)首次报道了1例51岁的女患者,表现为记忆力减退、言语错乱、藏匿物品,存在人格改变和定向障碍,对其大脑病理解剖发现老年斑及神经元纤维变性,因为患者较年轻,故被称为早老性痴呆,1913年Kraepelin将该病命名为阿尔茨海默病。后来又出现了老年性痴呆(指发生于老年期的痴呆)的疾病名称。除了发病年龄早迟的区别,早老性痴呆和老年性痴呆在临床症状和脑病理改变等方面与AD均无明显不同,1977年美国国立老年学研究所(NIA)、美国国立神经病学言语障碍及卒中研究所(NINCDS)和美国国立精神卫生研究所(NIMH)关于命名达成了共识,不再使用这2个概念,而统一称为阿尔茨海默病。65岁以前发病的称为早发性AD,65岁以后发病的称为晚发性AD,有家族发病倾向的称家族性AD,无家族发病倾向的称散发性AD。

(二) 流行病学

2015年的资料显示,全球约有4 680万人受到痴呆综合征的影响。这一病例数几乎比WHO 2010年报告中提出的高出30%(990万新增病例数)。发病率最高的是亚洲(49%)、欧洲(25%)和美国(18%)。预测到2030年,这一数字将达到7 470万人,2050年将达到13 150万人。美国的官方记录显示,2015年有110 561人死于AD,使AD成为美国第六大死因,在大于65岁的人中为第五大死因;2000—2015年间,脑卒中、心脏病和前列腺癌导致的死亡人数减少,而AD导致的死亡人数增加了123%;2017年,超过1 600万个家庭成员和其他无偿照顾者为患有AD或其他痴呆的人提供了约1.84×10^{10} h的照顾。这些数据值得社会及医学界关注。

二、临床表现

(一) 临床症状

1. 认知症状

(1) 记忆障碍：为 AD 早期核心症状。一般发生在病程 2~4 年,进展缓慢。早期主要累及短期记忆,使记忆保存和学习新知识出现困难。表现为忘性大,丢三落四,如经常放错家中物品,不能在熟悉的地方找到,或是遗留在商店里、汽车上。在疾病早期,学习新知识、掌握新技能的能力减退,只能从事简单、刻板的工作。随着病情进展,远期记忆也逐渐受累,如记不住自己的生日、家庭住址和生活经历;严重时,连家里有几口人,他们的姓名、年龄、职业都不能准确回答,亦可出现错构和虚构。

(2) 视空间和定向障碍：由于记忆是人物、时间、地点定向力的要素,因此定向力亦进行性受累,如常在熟悉环境或家中迷失方向,找不到厕所在哪儿,走错自己的卧室,散步或外出迷途不知返而浪迹街头。画图测验不能精确临摹简单立体图,韦氏成年人智力量表检查显示视空间技能(如积木设计)分值最低。时间定向差,不知道今天是何年、何月、何日,不知道当时是上午还是下午。不论定向力损害如何严重,但意识水平未受损。

(3) 言语障碍：AD 患者常有言语障碍。言语障碍特点为含糊、刻板啰唆、不得要领的表达方式。患者的言语障碍呈特定模式,其顺序先是语义学词意出现障碍,表现为找词困难、用词不当或张冠李戴,说话啰唆冗赘,不得要领,可出现病理性赘述,也可出现阅读和书写困难;继之出现命名失能(能认识物体或能正确使用,但不能确切命名),最初仅限于少数物品,以后扩展到普通常见物体命名;之后,言语障碍进一步发展为语法错误、错用词类、语句颠倒,最终音素也遭破坏而胡乱发声,不知所云,或变得缄默不语。

(4) 智力障碍：患者表现出记忆、注意、判断理解、言语表达等全面认知损害。

2. 精神行为症状

AD 的精神行为症状包括情感障碍、幻觉、妄想、人格改变等。在疾病的不同阶段症状可能不同,如抑郁多见于早期,幻觉妄想往往发生在记忆力严重损害后。情绪不稳定是其情感障碍的特征,也可出现焦虑、抑郁等情况。妄想多为片段性,由于有记忆障碍作为基础,妄想内容也可随时变化,妄想的内容多为被害或被偷盗。行为方面多表现为怪异刻板,如收藏破烂之物或无目的的攻击行为等。

3. 生理上的改变

患者可以出现饮食障碍(如饮食减少)、生物节律改变(如睡眠时间减少、觉醒次数增加、睡眠节律紊乱)、性功能障碍(如性功能减退、不适当的性行为、性攻击)等生理上的改变。

4. 人格改变

有研究认为,痴呆患者人格改变是比较普遍的现象,而且是比较特异的,多见于额、颞叶受损的患者。常表现为固执、偏激、自我中心、自私、依赖性、漠不关心、敏感多疑、行为不顾社会规范、不修边幅、不讲卫生等。

5. 日落综合征

"日落综合征"是指患者所存在的上述症状具有昼轻夜重的特点。

6. 寄居者综合征

寄居者综合征是指患者认为家里还住着另外一个人,与家人同吃同住。初始患者认为这个"第三者"消耗了家里的财物,表现气愤,后期会对此泰然处之。

7. 神经系统症状和体征

轻中度患者常无明显的神经系统体征。重度或晚期患者可出现原始性反射如强握、吸吮反射等。晚期还可出现肌张力增高,四肢屈曲性僵硬呈去皮质性强直。

(二) 辅助检查

心理测验可显示记忆和智力方面的问题。此外,脑影像学检查在绝大多数患者中可以发现明显的脑萎缩。

三、诊断与鉴别诊断

(一) ICD-10 诊断标准

1. 在 65~70 岁以前起病的 AD 患者往往有类似的痴呆家族史、痴呆进展较快和明显颞叶和顶叶损害的特征(包括失语和失用)。起病较晚的患者痴呆进展较慢,以较广泛的高级皮质功能损害为特征。

2. 潜隐起病,缓慢退化,通常难以指明起病的时间,但他人会突然觉察到症状的存在。

3. 无临床依据或特殊检查的结果能够提示精神障碍与其他可引起痴呆的全身疾病和脑疾病相关(如甲状腺功能减退症、高钙血症、维生素 B_{12} 缺乏病、烟酸缺乏症、神经梅毒、正常压力脑积水或硬膜下血肿)。

4. 缺乏突然性卒中样发作,在疾病早期无局灶性神经系统损害的症状、体征,如轻瘫、感觉缺失、视野缺损及运动协调不良(但这些症状会在疾病晚期出现)。

5. 部分患者会同时出现阿尔茨海默病和血管性痴呆的特点,对这些患者应做双重诊断。

(二) 鉴别诊断

估计有 60 多种疾病可出现类似痴呆临床相,其中有些是可治疗或可逆的,故鉴别诊断具有重要意义。

1. 与年龄相关的记忆障碍 (AAMI) (老年人良性健忘症, BSF)

AAMI 为大脑生理性衰老的表现,指老年人有健忘症状而缺乏痴呆的临床证据,AAMI 的记忆减退主要为记忆再认过程障碍,如记不住人名、地点、电话号码等,但经提示就能回忆或采用记录本等方式弥补。而 AD 记忆障碍主要涉及识记过程,即学习新知识困难和不能保存记忆。需注意 AAMI 与早期(即轻度) AD 的鉴别。

2. 血管性痴呆 (vescular dementia, VD)

VD 在痴呆综合征中居第二位,指由脑血管病包括脑梗死、脑缺血、脑出血等引起的痴呆。VD 在我国较西方国家多见。VD 早期症状鉴别较容易,晚期症状严重时鉴别较困难。有高血压、脑动脉硬化,并有脑卒中或脑供血不足病史和症状、体征,CT 检查发现多发性脑梗死病灶,Hachinski 缺血指数量表评分 ≥ 7 分 (≤ 4 分为 AD, 5~6 分为混合性痴呆),均有助于鉴别。

3. 额颞叶痴呆

额颞叶痴呆的早期表现主要为行为和情绪的变化,而 AD 的首发症状通常是记忆障碍。额叶和颞叶萎缩是 Pick 病的特征,脑广泛性萎缩和脑室对称性扩大多见于 AD。

4. 抑郁障碍

老年抑郁障碍可表现为假性痴呆,易与 AD 混淆。抑郁性假性痴呆患者可有情感性疾病的病史,可有明确的发病时间,抑郁症状明显,认知缺陷也不像 AD 那样呈进展性全面性恶化态势。定向力、理解力通常较好。除精神运动较迟钝外,没有明显的行为缺陷。病前智力和人格完好,深入检查可显露抑郁情绪,虽应答缓慢,但内容切题正确。抗抑郁治疗疗效良好。

5. 帕金森病

AD 的首发症状为认知功能减退,而帕金森病的最早表现是锥体外系症状。AD 患者即使合并锥体外系症状,也很少有震颤者,但在帕金森病患者中有震颤者高达 96%。

6. 正常压力脑积水

AD 除痴呆外常伴有小便失禁和共济失调性步态障碍,脑压不高。CT 或 MRI 检查可见脑室扩大,但无明显的脑皮质萎缩征象。放射性核素扫描可见从基底池到大脑凸面所需时间延迟至 72 h 以上。

四、治疗

(一) 药物治疗

1. 胆碱酯酶抑制药

(1) 多奈哌齐 (donepezil):是目前应用最广泛,具有高度选择性的可逆性胆碱酯酶抑制药。主要作用为抑制乙酰胆碱酯酶,增加突触间隙神经递质乙酰胆碱的浓度,为 AD 的标准治疗药物。一经诊断为轻、中度 AD 患者,即可开始胆碱酯酶抑制药治疗。

（2）石杉碱甲（huperzine A）:由我国研发的胆碱酯酶抑制药,能改善与年龄相关的记忆障碍,对 AD 也有一定的治疗作用。常用剂量是 0.2~0.4 mg/d,不良反应相对较少,心动过缓者需禁用。

（3）重酒石酸卡巴拉汀（rivastagmine）:属于氨基甲酸类,能够同时抑制乙酰胆碱酯酶和丁酰胆碱酯酶。半衰期约为 10 h,达峰时间为 0.5~2 h,推荐剂量是 6~12 mg/d。

2. 谷氨酸受体拮抗剂

美金刚（memantine）作用于大脑中的谷氨酸 – 谷氨酰胺系统,具有中度亲和力的非竞争性 N- 甲基 D- 天冬氨酸（NMDA）受体拮抗作用。当谷氨酸病理性过量释放时,美金刚可减少谷氨酸的兴奋性神经毒性作用;当谷氨酸释放过少时,美金刚可改善记忆过程所必需的谷氨酸传递。为中、重度 AD 的标准治疗药物,建议诊断为中、重度 AD 的患者可以选用美金刚单用,或美金刚与胆碱酯酶抑制药联合使用。

（二）精神行为症状的治疗

精神行为症状的治疗主要是针对患者所存在的情绪、认知及行为问题的对症治疗。

（三）心理社会治疗

心理社会治疗的主要原则是:①尽量维持其正常生活;②加强必要的训练,维持其现有的功能,以延缓其病情的发展;③促进其社交及兴趣爱好的培养;④亲属需加强交流、照看,尽量避免进入特别的养老机构。

五、危险因素与发病机制

（一）危险因素

阿尔茨海默病的病因可能是多因素的,包括环境、生活方式和遗传因素的混合物。阿尔茨海默病的危险因素分为可改变和不可改变。年龄、性别和个体遗传因素是不可改变的危险因素。有许多研究试图确定可改变的危险因素,已经被可靠记录的包括心血管危险因素,如高血压、糖尿病、肥胖、缺乏运动和吸烟等。其他可改变的重要危险因素是认知不活跃和低水平的教育。据估计,可改变的危险因素占阿尔茨海默病总风险的 35%,这意味着对这些因素的关注度增加可能导致高达 1/3 的病例得到预防。仅仅推迟 1 年症状的出现就可能使阿尔茨海默病的患病率降低 11%,相当于在接下来的 40 年里全球减少 900 多万例 AD 患者,这将对卫生经济学产生重大影响。

（二）发病机制

1. 遗传

AD 有一定的家族聚集性,患者的后代具有 2 倍的预期终生患病风险;在至少有 1 人患 AD 的家庭中,作为一级亲属的女性在其生存期内比男性有更高的 AD 发病风险;AD 患者的一级亲属患 AD 的危险性是一般人群的 4 倍;说明遗传因素在发病中有一定的作用。

2. 老年斑和神经原纤维缠结

AD 的病理解剖可见大脑皮质萎缩,脑沟增宽,脑室扩大,脑回变平,尤以颞叶、顶叶和海马的萎缩最明显。组织学检查最具特征性的病理学标志是嗜银的老年斑（senile plaques,SP）。SP 为神经元炎症后的球形缠结,内含退化的轴突和树突,周围为变性的星状细胞和小胶质细胞增生,中心为 β 淀粉样蛋白（Aβ）。Aβ 为异质多肽,其中含 42 个和 40 个氨基酸的 Aβ 多肽（Aβ-42 和 Aβ-40）神经毒性最大。Aβ-42 是 SP 的主要成分,Aβ-40 主要见于 AD 的血管性病损。Aβ 的神经毒性能使神经元易于受代谢、兴奋性物质和氧化剂破坏。神经元内氧化应激增加或能量代谢削弱会使 APP（β 淀粉样蛋白前体）裂解过程改变,促使 Aβ 形成。AD 患者脑内 Aβ 的积聚和神经元的衰亡与认知损害严重程度平行。Aβ 除了促使神经退化、损害神经递质的信号通路、抑制乙酰胆碱的产生,还可损害脑血管并造成脑实质营养运输不足。神经原纤维缠结（neurofibrillary tangle,NFT）是神经元内的不溶性蛋白质沉积,构成缠结的蛋白质为双股螺旋形神经丝,其主要成分是过度磷酸化的 Tau 蛋白。Tau 蛋白对维持神经元轴突的微管稳定性起重要作用,而微管与神经元内的物质转运有关。Tau 蛋白过度磷酸化后,其参与微管的结合功能受影响,参与形成神经原纤维缠结。Tau 蛋白的过度磷酸化机制尚不明确,蛋白激酶和谷氨酸能神经元的兴奋性活性异常增高可能与之有关。

3. 氧化应激

氧化应激学说是 AD 的发病机制之一,来源于线粒体的氧自由基对神经元的氧化损害起主要作用。AD 患者的易感脑区特别是退化的神经元蛋白质氧化水平升高,蛋白质糖残基增多(糖化)会增加细胞的氧化应激压力。

4. 神经递质

乙酰胆碱(ACh)假说认为,AD 主要由于脑内 ACh 神经系统功能低下所致,而 ACh 与近期记忆力、注意力密切相关。在 AD 患者脑内,最常见的生化改变是大脑皮质和海马合成 ACh 的胆碱乙酰基转移酶活性减少(50%~90%),认知功能损害的严重程度与胆碱乙酰基转移酶缺失成正比。

▶▶▶ 第二节　血管性痴呆 ◀◀◀

一、概述

(一) 概念

脑血管疾病对脑所产生的持久影响主要为梗死和出血,临床上统称为脑卒中。脑血管疾病伴发的精神障碍,是指由脑动脉硬化、血栓、脉管炎、淀粉样血管病和颅内出血等所引起的精神障碍。严重病例或未经治疗,最终结局常为痴呆,与之关系最密切的是脑血管疾病中脑动脉硬化性疾病,Hachinski 等(1974)称之为多发性梗死性痴呆(MID)。病理形态方面的研究发现,MID 是脑血管疾病相关痴呆中最常见的一个类型,故称为血管性痴呆(vascular dementia,VD)。VD 指由各种脑血管因素导致脑实质损害引起的严重认知功能障碍综合征,如语言、记忆、情感、人格和其他认知功能(如计算力、抽象判断力)障碍等,可伴随精神和运动功能症状,损害达到影响职业、社会功能的程度。

(二) 流行病学

血管性痴呆是居第二位的与年龄相关的常见神经认知障碍。有研究显示,65 岁以上老年人 VD 的发病率为 5%~10%。血管性痴呆的发病率随年龄呈指数增长,估计发病率每 5.3 年增加 1 倍。血管性痴呆严重影响患者的生活质量,治疗花费巨大,给社会和家庭带来沉重负担。

二、临床表现

与 AD 相同,VD 的最终临床表现仍然是智力障碍,其他表现也与 AD 大致相同,而阶梯式进展的痴呆是 VD 的典型表现。VD 可出现认知功能的受损、精神行为异常及神经系统局灶症状和体征。归纳起来,VD 的病程特点为:①症状呈现阶梯式发展;②症状起伏,有时可表现出缓解,继而又加重;③情绪不稳定相对比较突出;④伴神经系统体征者较多;⑤更容易查见影像学征象,如多灶梗死的证据。

三、诊断与鉴别诊断

(一) 临床诊断依据

应结合病史、临床症状、体征及辅助检查的结果综合分析作出诊断。有以下表现示 VD 的可能:起病较急,既往有高血压、脑动脉硬化、脑卒中等疾病,病程呈特征性的阶梯性进展,症状波动大;有局灶性神经系统症状、体征(如假性延髓性麻痹、震颤、肌张力增高);体格检查常有高血压、外周和视网膜血管动脉硬化的体征;精神检查提示人格相对较完整,且智力衰退较晚;头颅 CT 或 MRI 可见多处梗死灶。

(二) 诊断标准(ICD-10)

诊断标准包括 3 个要素:符合痴呆的标准,有脑血管病变证据,脑血管病变与痴呆有因果关系。

1. VD 患者起病通常在晚年。典型病例有短暂脑缺血发作史,并有短暂的意识损害、一过性轻瘫或视觉丧失。可在某次短暂脑缺血发作后突然起病或逐渐起病。痴呆也可发生在多次脑卒中后或一次重度卒中后。此后,记忆和思维损害明显。

2. 认知功能损害的程度往往不平均,故可能有记忆丧失、智力损害及局灶性神经系统损害的体征,而自知力和判断力可保持较好。

3. 突然起病,病程呈阶段性进展。

4. 局灶性神经系统的症状、体征,以及头颅 CT、MRI 检查发现脑血管疾病的证据。对某些病例只有依靠神经病理学检查才能确诊。

5. 相关特征。高血压、颈动脉杂音、情感不稳(伴短暂抑郁心境)、哭泣或爆发性大笑、短暂意识混浊或谵妄,常因进一步的梗死而加剧。人格相对完整,但部分患者也可出现明显的人格改变,如淡漠、缺乏控制力,或原有人格特点更突出,如自我中心、偏执或易激惹。

(三) 鉴别诊断

1. 阿尔茨海默病

VD 与 AD 早期鉴别较容易,到晚期,尤其 VD 与 AD 共病时,鉴别较困难。临床上多采用 Hachinski 缺血指数评分量表辅助鉴别诊断(表 9–1)。

表 9–1　AD 与 VD 的鉴别

鉴别点	AD	VD
发病年龄	50~60 岁	较晚,多在 60 岁以后
起病形式	潜隐起病	急性或亚急性起病
高血压病史或反复卒中史	无	有
病程特点	进行性发展	病情波动,阶梯式恶化
早期症状	人格改变和记忆障碍	情绪不稳,近期记忆障碍等脑衰弱综合征
核心症状	全面性痴呆	以近期记忆障碍为主的部分性痴呆
人格与自知力	早期丧失自知力	自知力与人格相当长时间保持完好
神经系统局灶症状、体征	早期常无	早期常有
脑影像等检查	弥漫性脑皮质萎缩	多发性梗死、腔隙性梗死或软化灶
Hachinski 缺血指数量表评分	<4 分	>7 分

2. Pick 病

Pick 病的症状中,早期记忆障碍不明显,而性格和社交行为改变明显,行为幼稚而无自知力。脑 CT 和 MRI 显示脑萎缩,以额、颞叶前部明显,侧脑室体及顶、枕叶较少受累。根据以上特点,可予以鉴别。

3. 抑郁性假性痴呆

抑郁性假性痴呆呈急性发病且病程较长,病史中有抑郁情绪发作史,患者有抑郁障碍的临床表现,表现为精神痛苦、思维迟钝、精神运动性抑制等。VD 有脑血管疾病史,头颅 CT、MRI 检查可加以鉴别。

四、治疗及预后

(一) 治疗

1. 治疗原发性脑血管疾病

治疗原发性脑血管疾病的主要目标是治疗和稳定可改变的血管危险因素(表 9–2),以降低脑血管进一步损伤和恶化的风险。治疗手段包括抗血小板聚集、管理血压、控制血糖和降血脂等在内的综合干预措施。研究表明,使用抗高血压药(相对风险为 0.7)、阿司匹林(相对风险为 0.8)和他汀类药物(相对风险为 0.9)可降低缺血性脑卒中后发生认知障碍的相对风险。

表 9-2 血管性痴呆的危险因素

不可改变的危险因素	可改变的危险因素
年龄	高血压(特别是 30~50 岁)
受教育年限	2 型糖尿病
遗传	吸烟
卒中 / 痴呆家族史	高脂血症
卒中史(和短暂性脑缺血发作)	心房颤动
复发性 / 多发性梗死	肥胖和久坐的生活方式
认知障碍和脑萎缩(包括非血管原因)	代谢综合征
心血管病史	抑郁情绪
种族	睡眠呼吸暂停

2. 改善认知功能

(1) 胆碱酯酶抑制药(多奈哌齐、加兰他敏、卡巴拉汀):已有研究指出,VD 患者的皮质、海马和纹状体等部位存在乙酰胆碱通路的破坏、乙酰胆碱含量的减少和乙酰胆碱活性的下降等,这些为胆碱酯酶抑制药治疗 VD 提供了理论基础。

(2) 谷氨酸受体拮抗剂(美金刚):美金刚能够降低谷氨酸的毒性,既有神经保护作用,又不会影响谷氨酸受体在学习和记忆等方面的生理作用。

3. 控制精神症状

参见相关章节。

4. 非药物治疗

对 VD 采用非药物干预是很重要的。包括:教会家属和护理人员基本的护理原则;鼓励患者保持适当的睡眠 - 觉醒周期;白天有常规的刺激,是重要的干预措施,因为皮质下血管疾病可能导致失去动力;鼓励患者参加与其技能和需求相适应的活动小组;安装追踪装置用于患者可能会走失的情况。

(二) 预后

与其他类型的痴呆一样,尽管临床医师尽了最大努力来降低心血管疾病的风险,但血管性痴呆仍有可能进展。调节可改变的血管危险因素是限制血管性痴呆发生和发展最重要的干预措施。认知症状的进展和恶化的速度是可以改变的,这取决于受影响的大脑区域、康复的施行效果和进一步损伤的发生与否。脑卒中后痴呆的发展使死亡率增加了 2~4 倍。血管性痴呆的诊断与死亡之间的平均生存时间约为 4 年。

五、危险因素与发病机制

(一) 危险因素

VD 相关危险因素中,可简单将其分为可改变和不可改变的危险因素。血管性痴呆的危险因素主要是心血管疾病,尤其是脑卒中(表 9-2)。最大的危险因素是年龄,65 岁以上的人血管性痴呆的患病率为 1.2%~4.2%。高血压是脑卒中和血管性痴呆最可治疗的危险因素(高血压在 30~50 岁最为显著,随后的几十年中减少)。其他重要的心血管危险因素包括心房颤动、吸烟和主动脉狭窄。睡眠呼吸暂停被认为是一个危险因素,可能是因为它与高血压有关。

(二) 发病机制

除兴奋性氨基酸毒性理论外,目前研究较多的病理机制包括胆碱能神经障碍理论、炎症反应理论和氧化应激理论。乙酰胆碱是中枢神经系统的重要神经递质,脑缺血后胆碱能神经元显著减少。VD 患者存在胆碱能神经元脱失,皮质、海马、纹状体和脑脊液内乙酰胆碱活性普遍下降,提示脑缺血后胆碱能神经功能障碍与 VD 的发生密切相关。推测炎症反应参与了 VD 的病理过程,在 VD 的发病过程中也起着重要作用。氧化应激在 VD 病理过程中的重要作用已得到大多数基础和临床研究证实。

▶▶▶ 第三节　其他痴呆综合征 ◀◀◀

一、帕金森病

(一) 概述

帕金森病(Parkinson disease,PD)又称震颤麻痹,是中枢神经系统变性疾病,主要是由于黑质变性致使纹状体多巴胺不足,使多巴胺与兴奋性乙酰胆碱失去平衡,其特征性表现为震颤、强直、运动迟缓和姿势障碍等,还可伴发精神行为问题,包括抑郁、焦虑、精神病性症状、认知功能障碍、睡眠障碍等。

(二) 临床表现

认知障碍是 PD 常见症状,即使在 PD 早期也可有轻微的认知损害。PD 认知障碍表现为注意力、执行能力(即计划、组织、思维、判断及问题解决)、视空间能力和检索性记忆障碍,且早期 PD 患者即存在额叶认知功能的下降,即皮质下痴呆,以执行能力下降表现为主。执行功能下降早已被认为是 PD 认知障碍和痴呆的核心。痴呆是 PD 最严重的合并症,80% 的患者会出现不同程度的认知功能损害,约 30% 的 PD 患者可能发展成痴呆,多见于年龄在 65 岁以上的老年患者。PD 发生痴呆的危险性是正常人群的 6 倍,与年龄成正相关。

(三) 诊断与鉴别诊断

1. 诊断标准

确诊必须包含 2 个核心症状:①应符合 PD 的诊断标准;②病后出现隐匿性认知能力的下降且逐渐进展,认知损害领域在 1 个以上,其严重程度应损害了日常生活能力。该诊断标准中认知损害的领域包括了注意、执行、视空间、记忆及语言等方面。

2. 鉴别诊断

临床上诊断 PD 痴呆(PDD)需要与 AD、路易体痴呆(DLB)等相鉴别。与 AD 比较,PDD 和路易体痴呆患者的注意和执行功能障碍更明显,但记忆力却好于 AD 患者。PDD 和 DLB 更多被认为属于皮质下痴呆,主要表现在注意减退和波动、信息处理速度下降,以及包括启动、计划、组织、有效进行有目的的活动障碍。AD 通常被认为是一种皮质性痴呆,主要表现为失语、失用、失认和遗忘。这 3 种痴呆均存在语言功能障碍,但语言的流畅性下降在 PDD 和 DLB 患者中表现更明显,它也可能是 PD 患者出现痴呆的先兆。不成比例的视觉信息的处理障碍,包括视觉感知、视觉构建等,在 PDD 和 DLB 患者中表现突出,并可以作为 PDD 和 DLB 与 AD 的鉴别依据。

(四) 治疗及预后

1. 治疗

胆碱酯酶抑制药可能是有效的,与对 AD 的疗效类似,但可能加重 PD 症状,尤其是震颤。在美国 FDA 批准用于 AD 治疗的胆碱酯酶抑制药中,只有卡巴拉汀经过同意用于治疗 PD,常用剂量为 6~12 mg/d。盐酸美金刚可能通过改变谷氨酸能神经递质功能而起作用,能提高患者的记忆力、计算力等,减轻 PD 患者的痴呆程度,不良反应相对较小,安全有效。盐酸多奈哌齐可能通过相似的作用机制,改善 PD 患者的认知功能障碍,也是可以选择的一种药物。心理治疗对 PD 患者认知功能损害具有重建功能,体现在定向力、计算力、命名、空间执行功能等方面,但治疗需要较长时间,尤其对于老年人来说,更是一个长期的过程。提高认知能力和潜在预防或延缓认知能力下降的非药理学措施包括体育锻炼和认知训练。除了改善运动症状外，运动还可以改善认知、情绪和睡眠。

2. 预后

目前尚没有有效的预防和根治措施，该病病程长达 13 年，最长可达 20~30 年，合理应用多巴胺制剂配合康复及综合药物治疗对改善生活质量和延缓病程仍有实际意义。

(五) 危险因素与发病机制

1. 危险因素

PDD 发生的有关危险因素与发病年龄有关，确诊 PD 时年龄越大，则越伴有明显姿势障碍的非震颤运动亚型及步态障碍等。此外，非运动症状如视幻觉、快速眼动睡眠异常及嗅觉功能障碍会促使痴呆更早发生。教育程度及病程与痴呆发生也有一定相关。血液中同型半胱氨酸升高与多种认知障碍疾病密切相关，且呈剂量依赖性。

2. 发病机制

尸检研究证实，PDD 的主要病理相关因素是皮质和边缘系统路易体（α- 突触核病变）的存在。其他的病理因素为蛋白病变，有证据表明淀粉样斑块比 Tau 蛋白病理更为活跃，有助于痴呆的发展。PD 认知障碍的基础是黑质细胞的退变。PD 患者的一些认知缺陷也可能与皮质、皮质下多巴胺环路的破坏，纹状体内的多巴胺减少导致前额叶内多巴胺的耗竭相关。胆碱能系统似乎在 PD 早期受到影响，PD 的 Meynert 基底核胆碱能细胞丢失显著，这也是目前 PD 痴呆应用胆碱酯酶抑制药治疗的基础。

二、路易体痴呆

(一) 概述

路易体痴呆（dementia with Lewy body，DLB）是一种常见于中年晚期及老年的进行性神经系统变性疾病，其主要的临床特点为波动性认知功能障碍、视幻觉和类似帕金森病的运动症状，患者的认知障碍常常在运动症状之前出现；主要病理特征为路易氏体（LB）广泛分布于大脑皮质及脑干。

(二) 流行病学

DLB 占老年期痴呆的 15%~20%，为仅次于 AD 的第二大变性痴呆性疾病。根据非基于人口的研究，DLB 的患病率在 65 岁以上老年人所有痴呆中占的比率为 3.0%~26.3%，与尸检的结果 15%~25% 类似。基于少量的人口学调查，在 65 岁以上人口中 DLB 的患病率为 0.1%~2.0%，在 75 岁以上人口中 DLB 的患病率为 5.0%。DLB 通常很少有家族遗传倾向。

(三) 临床表现

1. 波动性认知功能障碍

波动性认知功能障碍是 DLB 早期出现且持续存在的症状。波动性表现为可在数周内甚至一天内有较大变化，异常与正常状态交替出现。不能以心理、环境等因素加以解释。

2. 帕金森样症状

DLB 患者较常出现双侧对称性帕金森样运动症状，尤其以四肢强直和运动迟缓为明显。但典型的 DLB 震颤为对称性姿势性震颤，而不是静止性震颤。

3. 幻视

幻视在 DLB 疾病早期最为典型，随着疾病进展并不消退，且常在夜间出现。幻视的内容具体而反复出现，不一定是痛苦恐怖的印象，有时甚至是愉快的幻觉。早期患者可以分辨出幻觉和实物，比较常见的描述包括小孩、宠物等。后期患者无法辨别幻觉，对于旁人的否定会表现得易激惹。幻觉可伴有情绪反应，如恐惧、欣快，多于意识低下时出现。

4. 睡眠障碍

快速眼动期睡眠行为障碍（rapid eye movement sleep behavior disorder）是 DLB 最早出现的症状，在认知与运动症状出现数年前即可出现。患者在快速动眼期会出现四肢或躯干的跳动，梦境中可有暴力行为。

5. 自主神经功能障碍

自主神经功能障碍包括直立性低血压、流涎、性功能障碍、便秘等。

(四) 诊断与鉴别诊断

1. 诊断标准

(1) 必需症状：必须存在进行性认知功能减退，影响社会及工作能力；突出或持续记忆障碍不一定出现在早期，但通常具有持续性；注意、执行功能下降，视空间能力改变突出。

(2) 核心症状：①波动性认知功能障碍伴有明显的注意及警觉异常；②反复发作的幻视，典型的幻视内容完整而具体；③同时出现的帕金森病症状。

(3) 提示症状：快速眼动(REM)睡眠障碍，神经阻滞剂高度敏感性，基底节区多巴胺转运体摄取减少。

(4) 支持症状：①反复跌倒；②晕厥；③短暂意识丧失；④错觉；⑤其他形式的幻觉；⑥妄想；⑦抑郁。

(5) 不支持 DLB 的诊断条件：①提示脑卒中的局灶性神经系统体征或影像学证据；②其他可导致类似临床症状的躯体疾病。

2. 鉴别诊断

(1) AD：临床症状以早期记忆力减退为主，没有明显波动性，早期较少出现幻觉和帕金森样症状。AD 的病理特征主要为老年斑和神经原纤维缠结，皮质或皮质下路易体罕见。MRI 示弥漫性皮质萎缩，以内侧颞叶和海马萎缩最明显。纹状体多巴胺转运蛋白活性正常。

(2) PD：原发性 PD 早期一般无明显痴呆表现和视幻觉等精神症状，初期症状多呈双侧不对称性，对多巴胺能药物反应良好。DLB 患者的帕金森样症状主要为强直和运动减少，静止性震颤少见。

(3) PDD：PDD 与 DLB 目前主要以锥体外系症状和痴呆出现的时间顺序进行鉴别。PDD 患者的认知功能障碍多在帕金森样症状出现 1 年以上出现。

(4) 帕金森叠加综合征：主要与进行性核上性麻痹、皮质基底节变性、多系统萎缩进行鉴别。垂直性眼肌运动麻痹、中轴性肌张力增高、严重的姿势不稳导致频繁的跌倒是进行性核上性麻痹患者的特征性表现。皮质基底节变性患者主要表现为一侧肢体的帕金森样症状、皮质性的感觉缺失、失用等，病理上除了锥体外系变性还伴有额顶叶的皮质萎缩。多系统萎缩患者的认知功能损害较少见，程度相对轻，症状主要与小脑、脑干、壳核、尾状核的萎缩有关。

(五) 治疗及预后

1. 治疗

DLB 目前无治愈方法，临床上主要是治疗运动障碍、精神症状和认知功能障碍。治疗时应权衡药物的疗效和可能导致的危险。

(1) 帕金森样运动症状治疗：首选左旋多巴单一疗法，该药应从小剂量开始，缓慢加量至最适剂量后维持治疗。此类药物易引起意识紊乱和精神症状，使用时应当注意，如果出现则将药物逐渐减量或停用。

(2) 精神症状治疗：如需要药物治疗，可选胆碱酯酶抑制药或第二代抗精神病药。

(3) 痴呆治疗：较之 AD 患者，DLB 患者接受胆碱酯酶抑制药物治疗痴呆症状的效果更好，患者的认知波动会下降，警觉性会提高，记忆也会改善。药物治疗中突然停药会出现神经、精神症状的反跳现象，故接受胆碱酯酶抑制药治疗的患者不要轻易停药或换药。

(4) 情绪异常及睡眠障碍治疗：DLB 抑郁症状很常见，推荐选择性 5- 羟色胺再摄取抑制药(SSRI)和 5- 羟色胺 - 去甲肾上腺素再摄取抑制药(SNRI)药物治疗，避免使用三环类抗抑郁药。睡眠障碍如 REM 相关睡眠行为异常者可以睡前服用氯硝西泮、褪黑素和喹硫平等。

2. 预后

DLB 患者发病后的生存年限较 AD 患者显著减少且抑郁共病率高。DLB 是一种不可逆转的进行性加重的神经变性疾病，进展的速度因人而异，一般认为要快于 AD 的病程。严重 DLB 患者可因吞咽困难致营养不良。因长期卧床，患者易于产生压疮、吞咽困难和运动障碍，并导致肺部感染，患者最终死于瘫痪、营养不良及感染等并发症。

(六) 危险因素与发病机制

1. 危险因素

DLB 的危险因素与年龄,高血压,高脂血症,突触核蛋白基因突变,携带 1 个或多个载脂蛋白 E(APOE)ε4 等位基因,抑郁和咖啡因摄入量低等有关。

2. 发病机制

DLB 的病因及发病机制目前尚不清楚。研究证实,DLB 的胆碱能及单胺能神经递质损伤可能与患者的认知障碍和锥体外系运动障碍有关。作为 DLB 病理特征的 LB 主要由不溶性 α- 共核蛋白异常聚集组成。提示导致 α- 共核蛋白由正常可溶状态成为异常折叠的丝状蛋白的因素及过程,是发病的中间环节。DLB 多为散发,多数研究未发现与该病有关的基因多态性。也有研究发现,α- 共核蛋白基因错义突变,可引起显性遗传的路易体型帕金森病。

三、额颞叶痴呆

(一) 概述

额颞叶痴呆(fontotemporal denentia,FTD)是中枢神经系统中额叶、岛叶皮质和颞叶前部的退行性变导致的一组临床综合征,临床上表现为隐袭起病,以进行性精神行为异常、执行功能障碍、语言损害为主要表现,最终发展为全面的痴呆,同时可合并其他运动障碍,是常见的早老性痴呆。

(二) 流行病学

FTD 是神经系统变性疾病痴呆中的第三大常见病因,好发于 45~64 岁的中老年。据报道,最早至 17 岁,晚至 80 岁均有起病,65 岁以下发病率为(5~15)/10 万,该年龄段发病者占所有患者的 60%~80%,被认为是一种早发性痴呆。有研究认为,FTD 居早发神经退行性痴呆的第 2 位,居老年神经退行性痴呆的第 3 位,占全部痴呆的 3%~16%。

(三) 临床表现

FTD 临床主要包括行为异常型 FTD(bvFTD)和原发性进行性失语(PPA)两类,后者又分为进行性非流利性失语(PNFA)、语义变异型(SV)失语和寻词困难性进行性失语(LPA)。也有的将 FTD 直接分为 bvFTD、PNFA 和语义性痴呆(SD)。FTD 经常叠加运动性疾病,主要有皮质基底节变性(CBD)、进行性核上性麻痹(PSP)及合并运动神经元病的 FTD3 种。

1. bvFTD

患者可能会出现:

(1) 人格改变:可表现为情感淡漠伴社交退缩、意志缺失,社交脱抑制和冲动行为。

(2) 缺乏自知力。

(3) 社会意识丧失:患者可能以不同于发病前的行为方式,违反社会规范;礼仪观念改变,出现不合时宜的冒犯性言论和行为,在不合适的地方大小便等。

(4) 刻板行为或仪式化行为:出现机械性重复动作,如徘徊、跺脚、拍手,或者不断重复同一个故事、笑话、词语等。

(5) 进食行为改变:如不知饥饱、食物喜好改变等。

(6) 情感迟钝及对情绪表达能力的降低:如自我中心、不关心家人和朋友等。

(7) 精神僵化:如不知变通地坚持惯例等。

(8) 注意调节缺陷:注意涣散且不连贯,反复使用视线范围内的物品,尽管这些物品与当时的场合没关系。

2. 语义性痴呆(SD)

SD 是一组隐袭起病,进行性加重的命名不能和语义理解障碍。语言障碍是最常见的主诉,表现为失去对词语或词语意义的记忆,因此经常说不出物品的名字。早期经常出现语义性的错误,或者使用代词。

晚期则词不达意,所说的词语与问题和谈论的事情完全无关。

3. 进行性非流利性失语(PNFA)

PNFA表现为言语费力、不流畅、言语使用或语言中缺少语法结构。其典型表现为多种语音错误并存,患者经常都能意识到自己的这些错误,说话速度明显减慢,伴节律紊乱等。

(四) 诊断与鉴别诊断

1. 诊断标准

(1) bvFTD的诊断标准:①核心特征:隐袭发病,逐渐进展;早期出现社会人际交往能力下降,个人行为调控能力丧失,情感迟钝,自知力丧失。②支持特征:行为异常(个人卫生和修饰能力衰退,精神死板及固执,注意涣散及缺乏持久力,口欲增强和饮食行为改变,持续和刻板行为,利用行为);语言症状(语言输出量改变,刻板语言,模仿语言,持续语言,缄默症);躯体症状(原始反射,失禁,运动不能,血压降低或波动)。③影像学表现(结构 / 功能):额叶 / 颞叶异常。

(2) 语义性痴呆(SD)的诊断标准:①核心特征:隐袭起病,逐渐加重;语言障碍的特点(进行性、流利性、空洞性的自发性语言,丧失对词汇意义的理解);感知觉障碍(面容失认、联想失认);知觉性匹配和图形复制功能保留;单个词汇重复能力保留;高声阅读和规则性词语的听写能力保留。②支持特征:语言方面(语言紧凑,特异性的词语使用,没有因素性语言错乱,肤浅的诵读困难和书写困难,计算能力保留);行为方面(丧失同情心和移情,狭窄性的专注行为,吝啬)。③影像学(结构 / 功能):主要为累及优势半球颞叶前部的不对称性异常改变。

(3) 进行性非流利性失语(PNFA)的诊断标准:①核心特征:隐袭起病,逐渐加重;非流利性自发性言语。②支持特征:语言方面(结巴或口唇失用,重复障碍,失读和失写,早期保留对词汇意义的理解,晚期出现缄默);行为症状(早期社会技能保留,晚期行为表现与bvFTD类似)。③影像学(结构 / 功能):主要为累及优势半球的不对称性异常改变。

2. 鉴别诊断

FTD主要与AD鉴别,症状在病程中出现的时间次序和影像学特征为两者的主要鉴别点。FTD早期表现出明显的人格改变、言语障碍和行为障碍,记忆力障碍较轻,空间定向力相对保留,日常生活能力障碍重于AD。AD早期罕见行为症状,即使出现也一般不会构成社会危害,AD早期,存在严重的学习和保存新信息困难,随着疾病进展,这些症状更为突出。影像学上AD显示广泛脑萎缩,FTD则显示局限性额颞叶萎缩,顶枕叶皮质常不受累。PET研究显示,FTD患者左侧脑岛、左侧额下回和双侧额中回的糖代谢明显低于AD患者,而后者的糖代谢在颞中回下降得更明显。

(五) 治疗及预后

1. 治疗

总体而言,目前尚无任何一种药物被美国FDA批准应用于额颞叶痴呆患者的治疗。现阶段对此类患者治疗以对症为主。有激越、幻觉、妄想等精神症状者,可给予适当的抗精神病药。SSRI对减轻脱抑制和贪食行为、减少重复行为可能会有所帮助,美金刚在FTD治疗中的作用正在研究中,而胆碱酯酶抑制药应该避免使用。

2. 预后

本病预后差别很大。FTD 3个亚型中,bvFTD病情进展速度最快,SD病情进展速度最慢。出现运动症状常预示预后不良。有研究认为,从发病到死亡,FTD平均生存期是7.8年。

(六) 危险因素与发病机制

1. 危险因素

FTD的危险因素包括:老年个体、有卒中发生史、没有生活伴侣(离异、丧偶、单身)等。

2. 发病机制

FTD的病因和发病机制尚未明确。FTD有高度遗传性,30%~50%的患者有至少一个亲属出现类似病情,遗传上呈多样性,部分病例中可观察到常染色体显性遗传模式。遗传病理学研究发现,部分FTD的发生与位于 17 号染色体的主要微管相关蛋白 *Tau* 基因（MAPT）有关。也有研究发现，颗粒体蛋白基因（*PGRN*）突变与家族性 FTD 有关。多因素构成了 FTD 病理谱，主要表现为全脑重量减轻，局限性脑萎缩，萎缩位于大脑半球的额叶、颞叶和岛叶区域、顶叶前部，临床上不同亚型起病部位从各自特定的区域开始，不完全相同，随着疾病进展，病变常延及其他部位，部分可累及基底节、黑质等皮质下结构。组织学可见受累皮质微空泡变性、神经元脱失，部分可见神经元肿胀、白质脱髓鞘改变和胶质细胞增生。

（甄凤亚　刘前莉　安翠霞）

网上更多……

 教学 PPT　　　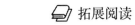 拓展阅读　　　 自测题

第十章

谵　妄

▶▶▶ **第一节　定义及临床表现与发病机制** ◀◀◀

一、定义

谵妄（delirium）的定义有狭义与广义 2 种，狭义的谵妄指"意识内容障碍"，归纳起来其特点为在意识清晰度改变的情况下，所出现的片段错觉、幻觉和妄想及不协调的精神运动性兴奋。而广义的谵妄则是指急性意识障碍的总称，包括意识清晰度障碍、意识范围障碍及意识内容障碍。

二、临床表现

广义谵妄的临床表现即是急性意识障碍的临床表现，其表现自然包括意识清晰度障碍（嗜睡、昏睡、昏迷）、意识范围障碍（如梦样状态、朦胧状态等）及意识内容障碍（含狭义的谵妄）。

三、发病机制

谵妄是一组意识障碍为主要表现的综合征，严重的中枢神经系统疾病、躯体疾病、精神活性物质的过量使用、精神活性物质的戒断、精神药物中度、抗胆碱药的过量使用、高原缺氧等情况均可诱发谵妄。而上述因素导致谵妄状态的基本原因有 2 点：一是神经系统的直接损害，二是由于前述情况所导致的全身功能状态的变化而间接影响神经系统，进而出现谵妄。

▶▶▶ **第二节　评估、诊断与治疗** ◀◀◀

一、谵妄的评估

（一）在认识层面评估

在认识层面评估谵妄的临床表现时要注意以下 2 点：

1. 要从动态的角度去看待病情变化，尤其是在病情的早期，患者仅有一些不明显的注意障碍症状，往往在简短的临床检查中难以发现而被忽略。而当发现患者可疑谵妄如意识障碍、幻觉妄想及行为障碍时，应加强观察，结合患者原发病情及时处理，避免谵妄在短时间内加重出现行为紊乱，影响原发病预后及正常诊疗措施。

2. 临床诊疗过程中由于对患者的意识障碍背景认识不足，在发现患者出现严重幻觉妄想时往往更多地考虑为精神疾病,因此延误治疗或治疗方向选择错误。

(二)精神状态评估

精神状态评估详见第三章。

二、谵妄的诊断与鉴别诊断

(一)诊断原则

1. 充分收集导致高级神经系统功能紊乱的内外源性疾病的症状、体征及实验室检查证据。
2. 评估患者是否存在意识障碍及意识障碍的临床特点。
3. 评估患者是否存在注意障碍及注意障碍的临床特点。
4. 评估患者是否存在感知觉、认知、情绪、行为等精神症状,尤其注意患者的精神行为紊乱的特点。

(二)诊断标准

目前 ICD-10 中有关谵妄的诊断标准是:①意识和注意损害(从混浊到昏迷,注意的指向、集中、持续和转移能力均降低);②认知的全面紊乱(知觉歪曲,错觉和幻觉——多为幻视;抽象思维和理解能力受损,可伴有短暂的妄想,但典型者往往伴有不同程度的言语不连贯,即刻记忆和近期记忆受损,但远期记忆相对保存完好),时间定向障碍,较严重的症状可出现地点和人物的定向障碍);③精神运动紊乱(活动过多和减少,并且不可预测地从一个极端转变成另一个极端;反应的时间增加;语流加速或减慢;惊跳反应增强);④睡眠 – 觉醒周期紊乱(失眠,严重者完全不眠,或者睡眠 – 觉醒周期颠倒;白天困倦;夜间症状加重;噩梦或梦魇,其内容可持续到觉醒后成为幻觉的部分);⑤情绪紊乱,如抑郁、焦虑或恐惧,易激惹,欣快、淡漠或惊奇困惑;往往迅速起病,病程每日波动,总病程不超过 6 个月。

(三)鉴别诊断

诊断过程中还要对谵妄与可能的病因之间的关系进行动态跟踪分析以行鉴别诊断,可能的病因与谵妄症状之间的关系有以下几种情况:①直接导致谵妄;②诱发谵妄;③与谵妄症状仅仅是并存,两者之间的关系不能确定;④在患者的整个谵妄病程中可能是多种因素在起作用,导致谵妄的因素可能在不同的阶段是不同的。例如,有一个老年女性患者,近 3 年有认知功能下降(以近期记忆下降为主),此次因跌倒致锁骨骨折入院,入院后患者因对预后担心顾虑重、骨折疼痛等导致睡眠差,入院后逐渐出现言语不切题,以夜间明显,短暂发作性凭空视物,如看见家人(实际已过世)来看自己,认错地点及护理、陪同人员等,情绪出现欣快、激越等波动,白日症状缓解,可与医护及家人正常应答,能配合护理。临床考虑是由于认知功能下降、应激事件及疼痛、睡眠差导致谵妄可能性大,先后予奥氮平、利培酮治疗,症状缓解不明显。后经头颅磁共振增强检查发现小脑肿瘤。因此患者的精神症状实际是由上述原因共同造成,认知功能下降、跌倒、骨折、睡眠障碍是诱因,也是谵妄早期的主要病因,而小脑肿瘤则可能是谵妄症状持续的后期原因。

三、谵妄的治疗及预后

(一)治疗

1. 对诱发谵妄直接原因的治疗

神经系统疾病、重大躯体疾病、感染、中毒等均可诱发谵妄,因此针对原发疾病的治疗是首要的治疗方向。

2. 针对谵妄症状的治疗

这里主要是指针对精神症状的治疗,如对幻觉、妄想及兴奋躁动采用抗精神病药治疗;针对睡眠、情绪问题采用抗焦虑及镇静催眠药物等。由于患者多存在神经系统疾病或躯体疾病或中毒感染等情况,使用精神药物时应注意到这一问题,如使用抗精神病药时应尽量选择锥体外系不良反应小或没有锥体外系不良反应的药物;使用苯二氮䓬类药物时,应最好选择镇静作用较小且半衰期较短及呼吸抑制作用较轻的药物。此外,使用剂量宜偏小。

3. 其他的辅助治疗措施

防止自伤、伤人、毁物等意外情况的发生，以及加强躯体护理（如保暖、防跌伤、保证营养等）是对谵妄患者必要的管理及护理措施。

（二）预后

大多数谵妄患者预后良好，早期识别和干预可以缩短谵妄的病程。但在一些特殊人群如高龄患者、严重疾病患者，谵妄往往会持续伴随整个病程，并可能成为影响其躯体疾病转归的重要因素，有统计显示，在重症住院患者中，有谵妄的个体死亡率可以高达 40%。

▶▶▶ 第三节　案　　例 ◀◀◀

一、病史

患者，男性，85 岁，因"发热、咳嗽、气促 7 h"入院。

现病史：患者家属代诉 1 日前无明显诱因下出现畏寒、发热，最高体温达 38.5℃，伴干咳、气促、头晕、行走不稳。无寒战，无咳痰，无胸闷、胸痛、心悸，无咯血、晕厥、盗汗，无恶心、呕吐，无腹痛、腹泻，无尿频、尿急、尿痛，无关节肌肉疼痛、眼干、口干等不适，拟"肺部感染"收住院。患者自起病以来，精神、食欲、睡眠一般，大小便正常，体重无明显改变。

入院时查体：T：37.5℃，P：90 次 / 分，R：25 次 / 分，BP：118/74 mmHg。神志清楚，接触主动，应答切题，急性病容，皮肤巩膜无黄染，全身淋巴结未扪及肿大，颈静脉正常。双肺叩诊呈清音，双肺呼吸音粗，可闻及少量干湿性啰音，未闻及胸膜摩擦音。心、腹检查未见异常。辅助检查：胸部、腹部 CT：①两肺弥漫性病变，考虑慢性间质性肺炎；②右肺上叶陈旧性肺结核；③两肺小叶中心型肺气肿；④冠状动脉、主动脉硬化；⑤肝左叶囊肿。

既往史：有 10 余年间质性肺炎病史，呼吸困难 2 年余，平素予家庭氧疗控制。有高血压史，最高血压达 160/110 mmHg，目前服用厄贝沙坦 1 片，每日 1 次治疗，自述血压控制一般，情绪激动及活动后血压升高，血压波动在 150~160/90~120 mmHg；有类风湿关节炎、腔隙性脑梗死、继发性癫痫、过敏性鼻炎、间质性肺炎、前列腺增生并局部钙化灶、肝多发囊肿病史。2013 年有急性胰腺炎病史。2015 年 5 月及 2017 年 1 月 2 次因脑出血于神经内科保守治疗，恢复良好。2019 年 1 月 14 日诊断为胃食管反流病。

过敏史：对青霉素过敏。

手术史：2008 年有脑外伤脑血肿清除手术史。2012 年 8 月行胃癌（贲门原位癌）根治术，术后定期复查。有左眼白内障手术史。有输血史。

个人史：吸烟史 50 年，约 20 支 / 天，已戒烟 20 年。应酬式饮酒，已戒酒。

二、治疗过程

入院后予抗感染治疗，由于抗感染效果欠佳先后换用以下多种抗生素：①头孢地嗪联合奥司他韦；②美罗培南 1.0 g，每 8 h 1 次；，氟康唑氯化钠注射液 0.4 g，每日 1 次；；③头孢哌酮钠舒巴坦钠 2.0 g，每 8 h 1 次；④亚胺培南西司他丁钠［J］0.5 g，每 6 h 1 次 + 注射用替加环素 50 mg，每 12 h 1 次（首剂加倍）+ 注射用伏立康唑［J］0.2 g，每 12 h1 次。

患者经上述治疗感染控制仍不理想，入院 20 日左右开始出现精神症状，表现为兴奋话多，内容为既往生活经历，常常与现实环境混淆，会叫错家人名字，有幻视，如看见有很多蚂蚁在墙上爬等，以夜间明显。

临床考虑谵妄，分析主要原因与疾病应激、肺部感染、血氧饱和度不稳定、抗真菌药伏立康唑的使用有关。因此停用伏立康唑，予利培酮 1 mg/d，患者幻觉消失，情绪缓解，利培酮减量撤药。

经上述抗感染治疗后，感染控制仍欠稳定，患者表现为消瘦，血钠、氯低，肺部感染渐加重，再次出现前述精神症状。由于患者呼吸功能欠佳,未予抗精神病药处理。进一步检查,痰涂片结核分枝杆菌(++),行抗结核治疗,予帕司烟肼、利福平、乙胺丁醇、莫西沙星。此后患者感染有所缓解,但谵妄症状加重,躁动明显,严重时需约束。在停用莫西沙星、改善肺功能、改善营养、纠正电解质紊乱基础上,予利培酮治疗,谵妄症状再次缓解。

三、分析

从患者整个治疗过程看,患者高龄,既往躯体疾病以呼吸系统及神经系统疾病为主。入院后在控制感染过程中反复出现谵妄,考虑抗真菌药是引起谵妄的主要因素,同时肺部感染(肺功能下降)也是重要原因,而高龄、神经系统损害(脑梗死、脑出血后)、营养失衡及电解质紊乱等在病程中的作用也不容忽视,并有可能在疾病的后续阶段上升为主要原因。因此,对此类谵妄需要综合处理。同时,由于谵妄本身有波动性特点,在临床上应做好谵妄本身波动和躯体疾病变化的鉴别,对谵妄症状保持动态关注和警惕。

(孙华)

网上更多……

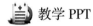 教学 PPT 拓展阅读 自测题

第十一章

其他中枢神经系统疾病相关的精神障碍

▶▶▶ **第一节　癫痫相关的精神障碍** ◀◀◀

一、概述

(一) 概念

癫痫(epilepsy)是一种古老的疾病,有关癫痫的文字记载可以追溯到 4 000 多年前的汉谟拉比法典。2005 年国际抗癫痫联盟将癫痫的概念更新为:"癫痫是一种脑部疾病,其特点是脑部持续存在的导致癫痫反复发作的易感性,以及由于这种疾病引起的神经生物、认知、心理和社会功能障碍,癫痫确诊要求至少有一次癫痫发作"。"癫痫相关的精神障碍"是指作为癫痫症状一部分的精神障碍,包括认知、情感及行为方面的症状。

(二) 流行病学

流行病学调查显示,活动性癫痫的平均患病率为 7.2%。原发性(特发性)及继发性(症状性)癫痫均可出现精神障碍。由于受累部位及病理生理改变不同,症状表现各异。相关报道提示,1/3 的癫痫患者一生中会出现精神障碍,其中以焦虑、抑郁障碍最常见。这些伴发的精神障碍会降低患者对抗癫痫药的耐受性,增加死亡率,降低患者的生活质量,并加重患者、家庭、社会的经济负担。

【典型案例】

患者,男性,32 岁,有 10 年癫痫全身强直阵挛发作病史。个性暴躁,孤僻,报复心强。某日晚上,突然精神异常紧张,恐惧,行为冲动,说牛圈中有人来害他,故砸门、大叫、殴打父亲,整夜未眠。次日清晨在家门口突然用粗尼龙绳捆住一陌生男人脖子,拖进附近的水田,将其面孔朝下按在水里并骑到身上。其间毫不理会陌生男人的挣扎呼救和其他人的劝阻。后来,患者起身走到水田坎边,捡了一把锄头,用力朝陌生男人头后部连砸数次,又骑在陌生男人身上保持不动,面无表情,时间长达 2 h。直到治安人员赶到,强行把他提住,此时水田已成血水一片。在进行司法精神疾病鉴定时,患者对杀人前夜的异常举动至杀人过程完全遗忘,神情痛苦。脑电图检查显示为重度异常。

诊断:癫痫精神运动性发作(朦胧状态)。

二、临床表现

癫痫相关的精神障碍可分为发作前精神障碍、发作期精神障碍、发作后精神障碍和发作间歇期精神障碍。

（一）症状

1. 发作前精神障碍

癫痫发作前精神障碍指癫痫发作的先兆和前驱症状。先兆症状在全身强直阵挛性发作前数秒或数分钟出现，往往代表癫痫异常放电的起始部位，对致痫灶的定位有重要价值。先兆症状可以表现为简单的感知觉或运动障碍，也可表现为复杂的思维、情感和自主神经功能障碍。如颞叶癫痫有 5% 的患者出现幻嗅先兆。前驱症状多出现缓慢，持续数小时或数天，预示着将有痫性发作，或者本身就是一种局灶发作。主要表现为易激惹、紧张、抑郁、淡漠及挑剔抱怨他人，甚至有冲动、攻击等行为，也可以表现为轻微的情绪变化或不适感。

2. 发作期精神障碍

（1）感知障碍发作：以幻觉、感知综合障碍、感觉异常为发作时的主要内容。具体包括以下情况：看见闪光、火焰（简单性幻视）；看见完整的景物，视物显大、显小、视物变形（复杂性幻视和感知综合障碍）；听见如铃声、飞蚊的嗡嗡声等内容单调的声音（幻听）；闻到焦臭味难闻的气味（幻嗅）；尝到苦涩味道或某种特殊味道（幻味）；熟悉感（即似曾相识感，指对某些完全陌生的事物有一种早已体验过的感觉）、不熟悉感（即旧事如新感，指对那些早已熟悉的事物有一种完全陌生的感觉）及不真实感等感知综合障碍；内脏感觉性发作，常为腹胀、腹痛、恶心呕吐、流涎、胸闷、心悸、呼吸困难等。

（2）思维障碍发作：思维中断，感觉思维突然停止；强制性思维，即思维不受自己的意愿控制，强制性地大量地涌现。

（3）情感障碍发作：在意识范围缩小的情况下可有焦虑发作、抑郁发作、愤怒发作、喜悦发作等情况出现。在发作中，患者对各种情感有较深的内心体验，因此可能在情感的影响下出现自伤、自杀及伤人、毁物等现象，应予注意。情感障碍发作持续时间一般较短，但也可较长。患者事后对当时情感障碍发作的回忆程度视发作时意识范围缩小的程度而定，有的患者可有部分回忆。

（4）自动症：自动症实质上是一种发作性意识障碍。表现为患者在意识范围缩小的情况下出现不自主动作或行为，如咀嚼、舔舌、解系纽扣、摸索、无目的地走动，或机械地继续其发作前还在进行的活动。发作历时短暂，一般持续数秒钟，每次症状相同，对发作不能回忆。发作时可见目光呆滞，面色苍白。少数患者出现较为复杂、持久的动作或行为，如外出游荡，历时数天，事后对上述症状不能回忆；在夜间发作时，患者突然从睡眠中起床活动，数分钟后常自行上床或随地躺下入睡，醒后完全不能回忆。

（5）朦胧状态：为癫痫患者最常见的发作性精神障碍，特征是意识清晰度降低，意识范围缩小。患者接触差、表情茫然、反应迟钝，可有生动幻视、片段妄想、思维内容凌乱，常有情绪爆发、冲动、攻击甚至残暴行为。在朦胧状态时，患者可见瞳孔散大、对光反射迟钝、流涎、多汗、步态不稳、腱反射亢进等。

3. 发作后精神障碍

癫痫发作后精神障碍主要是指痫性发作后出现的精神障碍。可表现短暂意识模糊、自动症或朦胧状态（常以异常主观经历为特征，伴有认知障碍和持续言语），伴情绪兴奋、易激惹、淡漠及行为冲动等异常，一般持续数分钟到数小时不等。多见于全身强直阵挛性发作和精神运动性发作后。部分患者在痫性发作后可出现偏瘫、失语或其他局灶体征，也可有偏执症状或幻觉。

4. 发作间歇期精神障碍

癫痫发作间歇期精神障碍是指在癫痫发作间歇期出现的精神障碍，包括慢性精神分裂样精神病、焦虑及抑郁障碍、人格改变、智力缺陷等。部分患者在长期发作后，逐渐出现人格改变，表现为自我中心、固执、敌意、好斗、好争辩、缺乏理智、刻板。人格改变多见于颞叶癫痫患者，约 50% 可以出现人格改变。还可有某些特殊表现，如言语赘述或思维黏滞、情感爆发、较高的伦理道德观与性欲低下。癫痫患者普遍伴有抑郁障碍。

（二）辅助检查

1. 电生理等检查

脑电图是最重要的辅助检查手段，可见棘波、尖波、棘 – 慢波或尖 – 慢复合波等典型表现。目前大部分癫痫发作可通过脑电图确诊。辅以各种诱发试验、闭路电视或脑电图监测(CCTV/EEG)或动态脑电图长程监测,可明显提高癫痫诊断的阳性率。对伴有精神症状的痫性发作患者的诊断,或对难以控制的癫痫患者治疗的选择,以及需要对患者行癫痫外科治疗评估时,采用 CCTV/EEG 监测更为准确和可靠。长程视频脑电图(V-EEG)、蝶骨电极长程 V-EEG 结合影像学及视力、视野检查结果,能有效诊断枕叶癫痫(难治性癫痫),并为手术准确定位提供可靠依据。随着脑电图分辨率的大幅提高,以前认为是双侧起源的癫痫被证明是先后而不是同时出现在不同脑区,从而使拟诊中的全面性发作变为局部起源的部分性发作。

2. 神经影像学检查

神经影像学检查可确定脑结构性异常或损害,MRI 较 CT 更为敏感。对成年首发的癫痫、局灶性癫痫,有神经系统体征,或 EEG 显示局灶性异常,难治性患者,均应行头颅影像学检查。随着高分辨率磁共振的使用,显示出在许多常规影像学技术未发现异常的患者中,也可能存在有临床意义的脑部异常。尤其是功能磁共振的日趋成熟,加深了临床医师对癫痫起源的理解。

3. 神经心理测验

对癫痫性精神障碍的识别,可借助心理测验工具,以利于早期诊断及判断预后。

三、诊断与鉴别诊断

(一) 临床诊断依据

癫痫的临床诊断有 2 个重要依据:痫样放电的脑电图和临床发作特征。癫痫的临床发作具有共性,如发作性(突然发生、终止,间歇期正常)、短暂性(持续数秒钟、数分钟或数十分钟,除外癫痫持续状态,很少超过半小时)、重复性(反复发作)和刻板性(就同一个患者而言,其发作的临床表现几乎完全一致)。

脑电图对强直-阵挛性发作间期患者的阳性诊断率为 70%~80%,而对于癫痫性精神障碍,脑电图出现有诊断意义改变的概率常低于 50%。因此,癫痫发作前、发作期及发作后精神障碍的诊断要点是:精神症状以发作形式出现,既往确诊的任何类型的癫痫发作,有中枢神经系统病理损害证据,EEG 提示癫痫发作。对于癫痫发作间期精神障碍的诊断,既往的癫痫病史是确定诊断的前提和最重要依据。此外,有痫性发作的危险因素:如异常妊娠、热性痫性发作、癫痫家族史、头颅外伤、脑炎、脑膜炎及脑卒中等,对既往抗痫药物治疗的反应,以及有无痫性发作的促发因素:饮酒或睡眠剥夺、精神刺激等,均对诊断有重要参考意义。

(二) 鉴别诊断

精神障碍普遍存在于癫痫的全病程中,有时是癫痫发作的唯一表现,如果只认识抽搐发作这个代表性症状,而不认识精神症状,常易将其误诊为功能性精神障碍。

1. 分离障碍

分离障碍的分离性发作应与癫痫强直-阵挛性发作鉴别,前者多无规律抽动,持续时间较长,终止有一个渐进过程;暗示可使症状发生戏剧性变化;能回忆发作经过;EEG 大多无异常。而癫痫的强直-阵挛性抽搐突然发作,具刻板性,伴意识丧失,可有咬破舌头,大小便失禁,持续数秒至数分钟;发作后常有嗜睡或意识混浊;对发作过程不能回忆;脑电图有特殊异常发现。分离性发作时 EEG 无相应的痫性放电和抗癫痫药物治疗无效是鉴别的关键。但要注意约 10% 的分离障碍患者可同时存在癫痫。

2. 睡眠障碍

(1) 睡行症、夜惊:均常见于儿童,表现为在夜间出现发作性行为紊乱,易与癫痫的复杂部分性发作相混淆。两者的鉴别点主要如下:①睡行症和夜惊出现在入睡后 1~2 h,每晚仅发作 1 次;癫痫可发生在夜间的任何时候,可多次发作。②睡行症的自动症较复杂,不伴有强直-阵挛性发作;而癫痫的自动症较简单,常伴有强直-阵挛性发作。③睡行症、夜惊患者在发作中可含糊应答或被唤醒,且 EEG 为同步、单节律的 δ 波;而癫痫是一种意识障碍性发作,不能被唤醒,且动作行为多具危险性,极易受伤,EEG 出现痫性放电。

（2）梦魇：也称为噩梦性焦虑发作，其与癫痫复杂部分性发作的鉴别要点在于：梦魇是一种快速眼动睡眠障碍，发生在黎明，发作后能回忆发作的过程；而癫痫发作后不能回忆，EEG 出现痫性放电。

3. 精神分裂症

表现为慢性精神分裂样精神病的癫痫患者具有思维方面的癫痫性特征，如思维黏滞、病理性赘述等；情绪焦虑、抑郁、易激惹较明显；接触较好，与环境的不协调不明显；一般没有精神分裂症家族史；既往有癫痫发作史，有癫痫性人格或智力减退等特征，据以上特点可与精神分裂症鉴别。

四、治疗

对癫痫发作前、中、后期的治疗应以控制癫痫发作为基础，根据癫痫发作的不同类型和精神症状，权衡利弊，选择精神类药物。许多抗精神病药和抗抑郁药，可降低抽搐阈值而增加癫痫发作的危险，应避免使用。抗精神病药中以氯氮平和氯丙嗪引起癫痫较为常见，尤其氯氮平在临床使用较多，在使用中要注意出现由药物导致剂量依赖的癫痫发作。

除药物治疗以外，支持性和解释性的心理治疗对癫痫患者及其家庭都很重要。还应该建议患者改变生活方式，如减少饮酒、进食和就寝规律有序、慎用其他药物。

五、危险因素与发病机制

癫痫相关的精神障碍的发生与癫痫潜在的病因如基础脑部病变、癫痫发作本身的脑损害、心理社会因素的影响、抗癫痫药物使用不当及癫痫性人格等有关。要注意，癫痫患者的病死率的增加，主要与其基础疾病有关。在癫痫患者中，意外死亡的发生率较一般人群要高出 25 倍，严重的癫痫和无法控制的全身性抽搐发作是主要危险因素。

▶▶▶ 第二节　颅内肿瘤相关的精神障碍 ◀◀◀

一、概述

颅内肿瘤（brain tumor）又称为脑肿瘤，是中年男性中与癌症相关的居第三位的死亡原因，在所有神经系统疾病相关死因中仅次于脑卒中。大多数脑肿瘤在生命最旺盛的年龄阶段发病，分为原发性和转移性 2 类，其年发生率为(2.25~15)/10 万。尸体解剖中脑肿瘤约占 2%。据国内外文献报道，精神障碍在病程的各个阶段都可出现，其发生率为 52%~78%。部分患者常以精神症状为首发表现，会首先到精神科就诊。良性和生长缓慢的脑肿瘤可只有精神症状和人格改变；继发性的脑肿瘤更多地表现为意识障碍和认知功能障碍。如果未发现所伴发的神经系统症状和体征，或者缺乏对脑肿瘤的基本认识和警惕性，很易误诊。

【典型案例】

患者，男性，49 岁，会计。1 年前与人斗殴后出现失眠、紧张、头痛、记忆力差，但生活劳动正常。半年来逐渐出现手抖，拿笔写字困难，找人代写，且简单计算常出错。自诉出现阵发性头痛、头脑糊涂，偶尔讲话他人听不懂，自己也不明白。性格变得暴躁易怒、敏感、小气好哭。有时会控制不住地大哭或大笑（强哭强笑）。此时劳动、生活需他人协助才能完成。近 1 个月来病情加重，有时双手抱头直跺脚，用手指头顶部，说一些他人听不懂的话。走路摇晃、笨拙、不协调（共济失调）。且白天睡眠多，已不能参加劳动，生活全靠他人照料。就诊时自发性语言多，口齿基本清楚、言语流畅，对他人和自己讲的话多数不能理解。所以检查虽合作，每问必答，但常答非所问，如问："你哪里不舒服？"答："眼睛痛、脑子痛、嘴里痛，内心显多，不显脑子不显身，嘴是脚的不够，脑子睡不好（很多都听不懂了）……。"（Wernicke 失语，以往被称为感觉性失语）对一些较复杂的指令不能完成，如嘱其卷起袖子测血压，然后解开衣服听诊心脏，却傻笑着东张西望,手慌脚乱地解裤带后呆立不知所措;对简单的指令仅能部分完成,如嘱其伸出左手或右脚,能够举手、抬脚,但不能分辨左右(左右失认)。嘱其用笔写出自己的名字,只能勉强辨出其所写为"谢"字(患者姓谢),且字迹笔画潦草、大小不一、歪歪倒倒,其名则为画圆圈样乱画笔画(失写)。检查发现其左眼瞳孔缩小,双眼底视盘生理凹陷消失、边界模糊、颜色苍白(慢性视盘水肿);双下肢肌力差,以右侧为甚,双手掌背屈时有粗大震颤,右手掌大小鱼际肌明显萎缩。脑电图检查示:在低幅 α、β 背景上,左侧顶、颞区多形性 δ 波局灶性异常。头颅 CT 检查示:左侧颞、顶叶内有约 5.2 cm×7 cm 椭圆形稍高密度灶病影,周围有水肿带,占位效应明显。诊断:左侧颞、顶叶脑肿瘤。予神经外科手术摘除(术后病理检查:神经胶质瘤)。

二、临床表现

(一) 症状

1. 躯体症状

躯体症状主要由颅内高压引起,表现为头痛、呕吐、视盘水肿三联征。

2. 精神症状

生长缓慢或病程长的脑肿瘤主要表现为慢性脑综合征。生长迅速、常伴有颅内压增高的脑肿瘤多出现急性脑综合征。Bleuler(1951)报道,37% 的患者有意识混浊。意识障碍波动性大,时而清醒,时而谵妄,与颅内压改变相关。在脑肿瘤早期常出现焦虑及相关障碍,以及癔症、强迫症表现,还可以有精神分裂症样、类情感性障碍。所有精神症状都可见于脑肿瘤患者,而脑肿瘤各个阶段也都可以出现精神症状。精神症状本身对脑肿瘤并无诊断和定位价值,但在临床工作中,若患者的精神障碍具有器质性特点,如原始性幻觉、情绪欣快、行为幼稚愚蠢、嗜睡、定向障碍、记忆减退、智力缺陷、人格改变,以及颅内压升高,如持续性头痛、呕吐等,应警惕脑肿瘤的可能性。

3. 局灶性脑损害症状

不同部位的脑肿瘤,因局灶性损害可以出现一些特殊的神经精神症状,又称为局灶性脑综合征,对于定位诊断有参考价值。额叶肿瘤早期很少出现神经系统体征,而主要表现为精神症状,如主动性差、记忆减退、认知功能低下、严重的人格改变,以及不典型抑郁和情感淡漠、欣快、幼稚愚蠢、不知羞耻、易激惹等,病史和体格检查可有尿失禁、癫痫大发作、失语、原始反射等。顶叶脑肿瘤虽然精神症状不多见,但其复杂的感知障碍等精神症状常被误诊为癔症。颞叶肿瘤精神障碍的发生率居所有脑肿瘤之首,主要有智力缺损、人格改变、精神运动性癫痫发作和精神分裂症样障碍等表现,也可导致特征性复杂的幻视、幻听、幻嗅及幻味。枕叶肿瘤精神症状亦较少,主要为复杂的视觉空间障碍、原始性或复杂性幻视,可伴有偏盲。胼胝体前部的肿瘤早期即出现精神症状,且多为首发症状,以人格改变和迅速发生的严重认知功能障碍为主要特点,还可出现偏执性精神障碍、紧张症和木僵。第三脑室肿瘤缺乏局灶性症状,主要表现为间歇性突发颅内压增高症状,另可引起嗜睡、尿崩、肥胖、生殖功能低下或性早熟。丘脑肿瘤症状常较隐蔽,多数患者仅有头痛,随着颅内压增高逐渐出现淡漠、迟钝、嗜睡、记忆减退和痴呆,还可有自主神经系统和内分泌功能障碍,情绪易激惹,甚至出现被害妄想和各种幻觉。垂体肿瘤可致思维迟缓和情感淡漠,有时可伴有情感不稳定和偏执观念,也可引起多种内分泌变化,以及肿瘤扩展至间脑和颞叶后部出现的症状。

(二) 辅助检查

1. 神经心理测验

针对患者所表现的具体精神症状,可选用简短精神状态检查(MMSE)、汉密尔顿抑郁量表(HAMD)、简明精神病量表(BPRS)、明尼苏达人格测定(MMPI)、90 项症状自评清单(SCL-90)等检查,结合病史和临床检查所发现的可能为脑肿瘤或其他脑器质性疾病的证据,尽早确诊,避免错过最佳手术治疗机会。

2. 影像学检查

MRI 分辨率高,对颅后窝脑肿瘤的检查最理想。CT 检查速度快,对脑肿瘤的定位诊断具有重要价值。对转移性脑肿瘤应做胸部 X 线片、腹部 B 超检查,寻找原发病灶。数字减影血管造影(DSA)能清楚地显示脑肿瘤的血供,有利于脑动脉瘤、动静脉畸形的诊断和鉴别诊断。

三、诊断与鉴别诊断

(一) 诊断

有以下发现提示脑肿瘤的可能:有头痛、呕吐及视力减退等颅内压增高症状,且呈进行性加重;中年以后出现局限性癫痫,或首发单侧神经性耳聋;不明原因的女性停经、泌乳及男性性功能减退;儿童频繁呕吐却无消化道疾病;神经系统检查发现视野缺损、视力减退、眼底视盘水肿及其他局灶体征;精神检查发现具有器质性特征的精神障碍;结合头颅 CT、MRI 等辅助检查结果,可作出诊断。

(二) 鉴别诊断

脑肿瘤相关的精神障碍应与情感障碍、原发性精神病等鉴别。脑肿瘤早期出现的或首发的精神症状,因此时神经系统症状和体征不明显,易误诊。但焦虑及相关障碍的严重程度随心理社会因素波动大,而原发性精神病分别具有其自身特有的精神症状和病程特征,且始终都不会有与其相关的神经系统症状、体征,以及严重的认知损害,可资鉴别。

四、治疗

脑肿瘤的主要治疗手段是手术切除。对于不宜手术治疗的患者,可采用放疗、化疗抑制脑肿瘤的生长或扩散。对出现的精神症状,必要时给予精神药物治疗,精神药物的使用原则同器质性精神障碍。有少数脑肿瘤患者在早期只有精神症状,而缺乏神经系统症状和体征,往往到精神科就诊,因此精神科医师应高度警惕,及时完善必要的检查并请神经科等相关科室会诊,以避免误诊。

对于所出现的精神症状应使用相应的精神药物对症治疗,关于精神药物的使用参见相关章节。

2011 年,美国国立综合癌症网络中枢神经系统肿瘤治疗指南提出,医护人员和患者家属应共同关注脑肿瘤患者的心理治疗,对其必须采取心身综合治疗措施,且贯穿于从诊断、治疗到康复的全过程中。

五、危险因素与发病机制

脑肿瘤相关的精神障碍机制比较复杂,与脑肿瘤的部位、性质、生长速度及个性、素质等因素有关。位于颞叶、额叶、丘脑、胼胝体、天幕上、双侧半球的肿瘤,因脑肿瘤的占位出现脑水肿、脑脊液流通受阻或吸收障碍引起颅内高压,均易出现精神症状。如果脑肿瘤生长速度快,颅内压急剧增高及广泛累及周围脑组织易致谵妄、昏迷。某些精神疾病的遗传素质在肿瘤患者是否出现精神障碍方面起着重要作用,成为肿瘤患者出现精神障碍的重要危险因素,因此应注意患者家族史、不良个性特征对产生精神障碍的影响。此外,心理社会因素,如恶劣的生活环境、工作状况、经济状况、不良生活习惯、精神刺激等均可作为肿瘤患者出现精神障碍的不良因素。

▶▶▶ 第三节 颅内感染相关的精神障碍 ◀◀◀

一、概述

颅内感染相关精神障碍由病毒、细菌、立克次体、螺旋体及寄生虫等病原体直接侵犯脑组织所致。颅内感染的病种很多,如病毒性脑炎、脑脓肿、结核性脑膜炎、神经梅毒和 HIV 脑炎等。本节以病毒性脑炎为代表性疾病,讨论颅内感染相关的精神障碍的特征、识别及治疗等问题。病毒性脑炎(viral encephalitis)是指一组可能与病毒感染有关的急性脑病综合征。若能确定病毒的名称,则建议以病因命名,如流行性乙型脑炎、单纯疱疹病毒脑炎、朊病毒脑炎等。其病理改变以脱髓鞘改变为突出。

【典型案例】

患者,男性,44 岁,农民。1 周前曾有头痛、发热(自测体温 38℃)、疲乏无力、失眠、鼻塞等症状。3 天前出现言语行为紊乱,阵发性出现紧张、恐惧,躲在屋里不敢出门。自诉看见红色条状物,魔鬼围着他转(幻视),将手伸入沸水中,听到有高低不同音调的声音在骂他"傻瓜"(幻听)。半夜不睡觉赤足在地上转圈,并不时大叫:"坏人！坏人！""快去报警！"常叫错人、认错人,叫亲人都滚出去。白天稍微安静一些,形容为"头脑恍惚,像做梦一样"。找不到几天前拿去买肥料的 2 000 元钱,也未见买回的肥料,且不能回忆此事。于当晚急诊入院,诊断为谵妄。查体不合作,右手包裹纱布(烫伤相关),表情茫然、数问一答,不时自言自语:"这个……吃,死神头、哭、过来、鬼叫、鸡爪、杀呀……法术"(思维不连贯)。乱吐口水、乱抓人,要冲出去,大声吼叫:"上坡了,天亮了,还在家里呀！"(为时间、地点定向障碍)。将站在身旁照顾他的女儿喊为"花花"(实为其家中宠物犬的名字),喊邻居为"同惠"(实为其爱人名字)(人物定向障碍)。双手在空中乱舞或不停地解衣扣及搓捏床单一角,还出现无目的单调、摸索动作(一种原始反射)。测体温为 38.9℃,左下唇见一约 0.3 cm×0.3 cm 的疱疹,有破溃和结痂。颈抵抗,双侧病理征阳性。血常规检查:白细胞 6.7×10^9/L,其中淋巴细胞为 63.4%(增多)。脑电图检查:弥漫性高幅慢波异常。脑脊液检查:蛋白定性可疑阳性,细胞数 46×10^6/L,以淋巴细胞增多为主。立即给予阿昔洛韦(无环鸟苷)静脉滴注抗病毒,以及抗感染、对症等治疗。在明显烦躁时临时给予肌内注射氟哌啶醇 5~10 mg。约 2 周后病情明显缓解,患者对自己住院经过及病情表现全部不能回忆(顺行性遗忘)。拟诊单纯疱疹病毒脑炎相关精神障碍(若要确诊,则需进行病毒学检查,找到单纯疱疹病毒或其抗体)。

二、临床表现

(一) 躯体和神经系统症状、体征

颅内感染相关的精神障碍多为急性或者亚急性起病,病前 1~2 周常有发热、头痛、乏力、咳嗽、鼻塞等上呼吸道感染症状,或呕吐,腹泻等消化道症状。其躯体症状表现为意识障碍、癫痫发作、肢体瘫痪等弥漫性或局灶性脑损害的症状和体征。意识障碍最为多见,多数患者在早期可以表现出意识障碍,如嗜睡、精神萎靡、神志恍惚、定向力障碍、大小便失禁,甚至昏迷。癫痫发作常见,以全身发作居多,有的以癫痫持续状态为首发表现。有的患者可以表现为各种不随意运动,如舞蹈样动作、震颤等;还可见脑神经损害的症状,如吞咽困难、面肌麻痹、眼球运动障碍等,以及自主神经功能紊乱(如面部多汗、潮红等)。随着病情进展可出现病理征、脑膜刺激征、原始反射、肌张力增高等神经系统体征。严重者可出现颅内压急剧增高而致死亡,部分患者可迁延数月并残留神经功能缺损。

(二) 精神症状

1. 意识障碍

意识障碍是本病基本症状,多数患者存在。意识障碍的表现形式可为朦胧状态、谵妄或意识清晰度障碍。朦胧状态属意识范围缩窄,在程度较轻的情况下容易被忽略,应注意。

2. 精神运动性抑制

精神运动性抑制表现为患者可以出现言语、行为减少,或出现木僵、亚木僵的表现。

3. 精神运动性兴奋

患者表现出的精神运动兴奋一般为不协调的,可出现言语行为紊乱、攻击行为等。在谵妄的基础上出现的精神运动性兴奋可伴随出现片段的、恐怖性的幻觉,因此患者还可伴随出现惊恐的情绪体验,事后不能回忆或不能完全回忆。

4. 幻觉、妄想

在意识清楚的情况下,患者可以出现各种幻觉及妄想症状,常见的幻觉多为幻视和幻听;常见的妄想为被害妄想、关系妄想等。

5. 注意、记忆障碍

患者可表现为主动注意障碍,也可表现出片段性的遗忘。

6. 其他

少数患者在疾病的后期出现智力障碍。

(三) 辅助检查

1. 神经心理测验

急性起病的患者,无论表现为什么内容的精神障碍,多为意识障碍。虽有时程度较轻,但患者配合差,可选用较简单、耗时短的认知检测量表如 MMSE 等,在检查中密切观察患者反应和完成情况,快速了解其主要精神症状及严重程度,以利于临床早期诊断。对于慢性期患者,可酌情选用智力、人格及情绪等相关量表进行测定。

2. 电生理检查

EEG 检查可发现,患者脑部大多呈弥漫性改变或在弥漫性改变基础上出现局灶性改变,可随着临床症状好转而恢复。早期 EEG 异常是本病区别于原发性精神障碍最重要的客观依据之一。

3. 影像学检查

MRI 常能早期显示病灶。MRI 检查结果主要为在 T_1W_1 上呈略低信号,在 T_2W_1 上呈略高或者高信号影,在 FLAIR 和 DWI 相上呈均匀或不均匀的高信号影,其信号改变在 FLAIR 相更明显。而头颅 CT 在发病的早期常无明显异常。

4. 实验室检查

有的患者可见脑脊液压力增高,白细胞数和蛋白质轻度增加,糖和氯化物正常。

5. 免疫学检查

免疫学检查可发现 IgG、IgM 免疫球蛋白增高,通过病毒分离和抗体检测可以确定病毒种类。

三、诊断与鉴别诊断

(一) 诊断

根据急性或亚急性起病,病前有病毒感染的躯体症状;意识障碍为主,可伴有精神运动性兴奋或者抑制;神经系统症状及体征(如肌张力增高、偏瘫、腱反射亢进、病理征阳性、脑膜刺激征、自主神经症状、颞叶或额叶局灶性损害症状);EEG 弥漫性异常,头部 MRI 或 CT 检查的异常发现;血液和脑脊液检查 IgG、IgM 免疫球蛋白增高,以及病毒分离、聚合酶链反应(PCR)或病毒抗体测定阳性等,可作出诊断。

(二) 鉴别诊断

当患者以精神症状就诊,同时又有证据提示颅内感染时,应注意与以下疾病鉴别。

1. 结核性脑膜炎

结核性脑膜炎(tuberculous meningitis,TBM)是结核病最严重的类型之一。好发于儿童和青少年,农村发病率高。起病隐袭,病程较长,症状轻重不一。早期多以情感症状为主,如情绪不稳、易激惹或缺乏主动性。同时表现为:结核中毒症状,如低热、盗汗、食欲减退、全身倦怠无力、精神萎靡不振;颅内压增高症状,如头痛、呕吐、视盘水肿;脑膜刺激征和脑神经受损症状;精神症状,如淡漠、谵妄、幻觉、妄想和焦虑、抑郁,以及认知损害与人格改变。严重者可导致精神发育迟缓或痴呆。脑脊液涂片找结核分枝杆菌及结核分枝杆菌培养是 TBM 诊断的常规方法,但阳性率低,目前临床上一般采用结核分枝杆菌特异性抗原和特异性抗体的免疫学检测方法。头颅影像学检查对诊断也很有帮助,可显示出结核球、脑底池渗出、脑实质粟粒性结核、脑积水、脑水肿和脑梗死等。MRI 诊断优于 CT。根据密切的结核接触史、卡介苗接种史、结核病史或身体其他部位结核灶、脑膜刺激征,以及脑脊液培养或涂片中发现结核分枝杆菌和免疫学检查,即可鉴别。

2. 麻痹性痴呆

麻痹性痴呆(dementia paralytic)为梅毒螺旋体侵犯大脑引起的慢性脑膜脑炎。患者为传染源。主要通过性接触传播,孕妇感染后可通过胎盘或产道传给胎儿。初次梅毒感染后到发病的潜伏期为 10~20 年,发病年龄以 40~50 岁多见,男性多于女性。感染后是否发生麻痹性痴呆,主要取决于机体对梅毒螺旋体的免疫反应。本病早期常表现头痛、失眠、注意减退、易激惹、疲劳等神经症性症状。可逐渐发生躯体功能减退和日益加重的认知损害和人格改变,最终导致痴呆和肢体麻痹。要注意其伴发的夸大妄想变得少见,而抑郁却变得更常见,且人格的改变常常是首发症状。如仔细询问和检查,可发现患者工作能力减退和人格改变。随着病情发展,精神症状日益明显。患者举止轻浮、放荡不羁、淡漠,有时出现抑郁或情绪失控,常因小事而大怒。可出现具有痴呆特征的各种妄想,其内容支离破碎。偶尔有癫痫或卒中发作。约 60% 的患者早期出现阿-罗(Argyll-Robertson)瞳孔,即对光反射消失,调节反射保存。根据冶游史、梅毒感染史、典型麻痹性痴呆症状和阿-罗瞳孔、精神症状(尤其是人格改变和智力障碍)、血清和脑脊液梅毒试验阳性,便可鉴别。

3. 获得性免疫缺陷综合征

获得性免疫缺陷综合征(acquired immune deficiency syndrome,AIDS)又称艾滋病。AIDS 为人类免疫缺陷病毒(HIV)感染所致,感染 HIV 后患者常表现为全身衰竭和免疫功能低下,引起一系列机会性感染,同时伴多种精神行为症状。传播途径有性传播、血液传播及母婴传播。典型症状为发热、头痛、肌肉关节痛、乏力、腹泻、消瘦、皮疹、神经症状和脑膜刺激征,全身淋巴结肿大(直径≥1 cm)无压痛、不粘连,持续时间 3 个月以上。HIV 可直接致中枢神经系统感染,也可产生中枢神经系统机会性感染,还可导致中枢神经系统肿瘤、脑血管病变等。AIDS 患者由于中枢神经系统受损,以及遭遇心理社会因素的刺激,可产生多种精神症状,包括谵妄、痴呆、遗忘、神经症性障碍、精神病性障碍、人格改变等。MMSE 等认知功能筛查工具和 HIV 痴呆量表可用于 AIDS 患者认知功能评估。磁共振波谱对 HIV 早期的变化较敏感,这种技术有望成为诊断与治疗的监测手段。结合病史和神经精神症状,依据 HIV 抗体检测及必要时进行 HIV 核心抗原(P24)的检测结果,可予以鉴别。

四、治疗

颅内感染相关的精神障碍的治疗主要是对症治疗和支持治疗,如积极控制脑水肿、癫痫发作、呼吸衰竭等威胁生命的症状,辅以增强免疫力、促进能量代谢的药物及营养保证。对兴奋躁动、幻觉妄想明显的患者,可以使用小剂量的抗精神病药控制精神症状。因患者对精神药物很敏感,且精神症状多为意识障碍,应避免使用可加重意识障碍的药物,如抗胆碱能副作用大的药物;避免使用可降低抽搐阈值、诱发癫痫的药物。还要注意在治疗中所使用的激素也可引起精神障碍,应及时识别,正确处理。还应保护好患者,防止因意识障碍发生危害自己和他人的危险行为。

五、危险因素与发病机制

颅内感染相关的精神障碍的产生,直接原因是病毒所致的大脑炎症损害,心理社会因素对精神障碍的促发和持续亦有重要作用。病毒性脑炎通常是在人体免疫力降低的情况下,与脑实质或体内潜伏的病毒被激活相关。在引起免疫力下降的因素中,心理社会因素及个体对它的反应起着十分重要的作用。个体长期处于紧张应激状态,以及持久的、严重的负性情绪,必然降低机体免疫力,让病毒乘虚而入,而出现一系列临床症状。

▶▶▶ 第四节　颅脑损伤相关的精神障碍 ◀◀◀

一、概述

颅脑损伤相关的精神障碍是指头部遭受直接(如暴力打击)或间接(如从高处跌下臀部着地时的冲击伤)外力造成脑组织损伤相关的精神障碍,过去称为脑外伤性精神病。颅脑损伤(brain injury)分为开放性和闭合性损伤 2 大类。前者指因损伤致脑组织与外界相通,后者指脑组织因碰撞其周围坚硬的骨性外壳而受损。据统计,脑外伤的年发病率约为 1.8‰。严重颅脑损伤的死亡率接近 50%,估计在脑外伤存活者中出现精神障碍的人数超过 1/4。近年来,随着急诊医学和神经外科学的发展,颅脑损伤的急性期死亡率已有大幅下降,但脑外伤相关的严重精神和躯体残疾,以及复杂的诉讼赔偿纠纷等问题却较普遍地存在,引起了精神病学家、心理学家、神经病学家和法学家的共同关注。

【典型案例】

患者,男性,52岁,驾驶员。10个多月前驾车行驶中,其车头左侧突然被一重型货车右保险杆撞击变形,致患者头部重伤。据医院抢救记录记载:意识丧失15 h,右侧瞳孔缩小,左眼睑青紫肿胀,双耳、口腔、鼻腔流血,左额、颞部位有大片颅骨凹陷。头颅CT示左额、颞部脑挫裂伤伴血肿形成,蛛网膜下腔出血,颅骨骨折。经开颅手术等处理,抢救了生命。约1周后逐渐清醒,2周后能睁眼,在亲人探视时,有时能用手捏一下对方手指,或在对方自报姓名后能点头以示认识,但叫不出对方名字。以后逐渐能说出亲人名字,但吐词不清楚,记忆差。否认有头部受伤,否认受伤前曾驾车去机场接人一事(逆行性遗忘)。也不知道为何会在医院,不知道住院治疗经过(顺行性遗忘)。说话常词不达意,把"香皂"说成"香蕉",不能区别如"钢笔、圆珠笔、铅笔"等不同类别的笔,也说不出"笔"这个字(命名性失语),但知道笔是用于写字的。存在简单计算错误,且重复回答问题,如问:"2+2等于几?",答:"等于5",对"2+4"结果的回答,仍为"等于5",随后连续多次对不同问题的回答,均说:"等于5"(持续性言语)。知道自己的名字,但想不起年龄和生日,诉岁数比儿子还小。反应迟钝,喊亲人名字常张冠李戴,生活不能自理,大小便不能自控,外出后找不到回家的路,需完全由亲人照料其生活起居(记忆、智力损害)。4个多月以来,在亲人的协助下简单个人生活已逐渐能部分自理(此时行韦氏成年人智力测验IQ为42;脑电图显示为重度异常),但出现肢体抽搐的现象,尤以近1个月来为甚。突发走路不稳,且喃喃自语:"一千六、一千七、一千八……我对你这么好,你还凶我……"紧接着左手3个手指伸直并拢呈爪样强直、左脚伸直抽搐,双眼凝视、口吐白沫、面色青紫倒地全身抽搐。约数分钟后渐清醒,但表情茫然呆滞,不认识周围亲人,不知所云。约1 h后完全清醒,醒后否认有上述情况发生。有时又表现为突然垂头、发呆、双眼向上凝视,或突然讲话跑题,且吐词含糊不清,此表现转瞬即过,事后患者完全否认(均为痫性发作)。逐渐性格变得暴躁、小气、固执、多疑。经神经外科颅骨修补术及抗癫痫治疗后发作有所减少。

诊断:颅脑外伤相关痴呆状态,人格改变;颅脑外伤后癫痫。

二、临床表现

(一) 症状

1. 急性期精神障碍

(1) 脑震荡(concussion of brain):是颅脑外伤引起的急性脑功能障碍。临床上主要表现为意识障碍和近事遗忘。受伤程度轻微,意识丧失的时间较短(短于30 min),中枢神经系统查体和头颅CT检查未见弥漫性或局灶性损害征象。清醒后出现遗忘和脑衰弱综合征症状,如对受伤当时和受伤前后片刻的经历不能回忆,以及有头痛、头晕、恶心、疲劳、对噪声敏感、注意不集中、记忆差、失眠、多梦、脸色苍白、冷汗和心悸等不适。一段时间后可出现烦躁、焦虑、抑郁和易激惹。这些症状可在数小时或1~2周消失。要注意脑震荡的患者可能完全感觉不到曾有过"意识丧失",只是说:"有点头昏眼花""一直清醒",可被误诊为神经症或应激相关障碍。但若仔细检查可发现对事故发生前后的事情有逆行性和顺行性遗忘,此时常需留院观察至少24 h,因其中约有5%的患者有发生迟发性颅内血肿的可能。若迁延不愈则称为脑震荡综合征。

(2) 脑外伤性谵妄:严重颅脑外伤后常产生一段较迁延的意识模糊,有时伴有定向力障碍、情绪不稳、行为紊乱、幻觉和妄想。若谵妄持续1周以上,则表示颅脑损伤已经相当严重。

(3) 记忆障碍:主要表现为脑外伤后遗忘(post traumatic amnesia,PTA),是一种顺行性遗忘,患者对颅脑外伤当时及以后一段时间的经历不能记忆。不仅遗忘了颅脑外伤发生意识障碍时的经历,在意识清楚后仍然继续存在识记和记忆巩固过程的严重障碍。PTA持续时间是指受伤到恢复正常记忆间的时间间隔,因为可回顾性地准确计算,是临床判断颅脑损伤严重程度和预后的一个重要指标。PTA持续时间越长则脑损害越重,如在24 h以内一般无后遗症,而1周以上的则可能遗留永久性损害(痴呆)。若发生意识障碍,无论是较轻微的脑震荡,还是严重的脑挫裂伤,在意识清楚以后都会有 PTA,只是持续时间不同。据资料显示,超过 40% 的颅脑外伤患者能重返工作岗位。

2. 慢性期精神障碍

(1) 脑震荡后综合征(或称脑外伤后神经症性综合征):是多种颅脑外伤后最普遍的慢性后遗症,常可出现于轻微的颅脑外伤后,以及较严重的颅脑外伤恢复期。其主要临床表现包括焦虑及相关障碍,还可有疑病、强迫症状或癔症症状。焦虑及相关障碍的出现并非一定与脑损伤严重程度相关。一般情况下,症状在 2~6 个月逐渐缓解,但少数患者(尤其是参与诉讼或赔偿纠纷的患者)可达数年之久,体格检查大多没有异常发现,但可有眼球震颤,部分患者可有不典型的神经系统体征,如腹壁反射不对称等。

(2) 人格改变:多见于较严重的颅脑外伤,特别是额叶、颞叶损伤,常与痴呆并存。患者若无明显认知障碍,则很少有明显的人格改变。人格改变包括失去理想、抱负和进取心,意志薄弱、控制力差,固执、自私,易激惹、冲动、攻击,常对犯下的暴力行为不知悔改。人格改变比其他颅脑外伤后遗症状对家庭生活质量和亲人间的关系影响更大。性释放症状亦可以很明显,如对异性挑逗或性骚扰。

(3) 痴呆:常由广泛、严重的颅脑损伤引起,可呈轻微智力缺损到明显痴呆。PTA 持续时间越长,智力损害越重。如 PTA 持时间超过 24 h,可引起持久的损害,主要表现为认知损害和个性改变。中、重度颅脑损伤的患者常在 1 年内开始恢复,2 年以后的恢复除了脑损伤严重程度、治疗等因素外,也取决于患者自身的努力,若能加强记忆训练、尽量参加社会活动等,认知功能会得到持续改善。

(4) 遗忘综合征:由与记忆有关的大脑部位如乳头体、海马等处损伤引起,不包括颅脑外伤后的顺行性遗忘和逆行性遗忘。主要表现为明显的近事记忆力减退、时间定向力障碍和虚构症,而其他认知功能损害不明显。患者内隐性记忆(程序式学习)亦几乎不受影响,如骑自行车、操作机床等能力仍可保持完好。

(5) 精神分裂症样障碍:发生率约为 2.5%,主要见于颞叶损伤的患者,多发生于颅脑外伤后平均 2 年的时间,常伴有不同程度的人格改变和智力缺损。另外,常有外伤后癫痫、偏瘫等神经系统症状、体征,以及头颅 CT 显示脑萎缩等异常改变,可与精神分裂症鉴别。

(6) 其他:如偏执性障碍的发生率约为 2%,重性抑郁的发生率约为 1%,在脑外伤后期的自杀发生率明显升高。

(二) 辅助检查

有关认知功能、智力测验等神经心理测验均可用于颅脑外伤患者。

头颅 CT 或 MRI 对检出可手术治疗的颅内血肿很有价值。CT 扫描因其快速、方便而常为首选,可很好地显示硬膜外及硬膜下结构。对所有颅脑外伤的患者均应做头颅 CT 检查。必要时应摄颈椎侧位 X 线平片,将第 1~7 颈椎完全显示清楚,以排除颈椎的不稳定性骨折。

颅脑外伤急性期后,则首选头颅 MRI 检查,脑挫裂伤通常发生在骨脑交界处,对此 MRI 较 CT 能更清楚地发现病灶。在 MRI 显示正常时,PET 或 SPECT 可见代谢减低。EEG 主要用于脑外伤后患者意识障碍或癫痫发作的判断。

三、诊断与鉴别诊断

(一) 诊断

根据病史,尽快查明颅脑外伤事故详情,确定颅脑外伤的受力方式和部位、严重程度,以及患者意识状态、外伤后处理及恢复情况。结合详细体格检查和神经系统检查,如观察有无颅骨骨折、脑脊液漏、去皮质或去大脑强直、步态异常、癫痫发作等。精神检查用以发现有无意识障碍,如嗜睡、混浊、谵妄、昏睡或昏迷,有无注意、定向、记忆障碍,有无遗忘、痴呆及其他精神症状。根据脑影像学检查判断有无颅骨骨折和脑出血等异常。综合分析,作出诊断。

(二) 鉴别诊断

颅脑损伤的急性期精神障碍较易识别。慢性期精神障碍应与其他病因导致的痴呆、人格改变、焦虑及相关障碍、精神分裂症样障碍、抑郁状态及躁狂状态相鉴别。除临床症状具有的特点外,需结合病前人格、既往精神疾病史、家族精神疾病史、病程及治疗反应、预后等予以鉴别。

四、治疗

颅脑外伤的尽早确诊和正确处理是决定其治疗效果和预后的关键。当发生严重颅脑外伤时，应由神经外科和急诊科联合紧急救治。例如，后颅窝硬膜外血肿因其高颅压可很快引起昏迷和死亡，且有的患者可在意识恢复短短的几小时后又陷入昏迷，此时需脑外科急诊手术以清除血肿。

对颅脑外伤相关的精神障碍，可针对不同精神症状采取相应的对症治疗措施。精神药物使用的原则同前，但用药应更谨慎，因颅脑外伤后的患者对药物的耐受性很差，可能出现许多少见且严重的药物副作用。应避免使用降低抽搐阈值、抗胆碱能及锥体外系不良反应大的药物。尽量减少合用药物的种类，以减少酶诱导等药物相互作用所引起的不良反应。抗癫痫药如苯妥英钠和卡马西平可能加剧颅脑外伤患者的认知损害。抗精神病药（氟哌啶醇、氟奋乃静、硫利达嗪、氯丙嗪）因其强抗多巴胺能和（或）抗毒蕈碱能特性，可加重认知损害，并可延长创伤后遗忘时期。苯二氮䓬类即使在健康人群中也会损害记忆及认知的其他方面。最好避免在缺乏颅脑外伤后癫痫、严重心境紊乱或难治性激越的明确诊断时处方这些药物。对颅脑外伤后认知损害的治疗，首先推荐认知康复治疗。当这些干预不能改善时，增强脑内儿茶酚胺能及胆碱能功能的药物可能有效，对记忆显著损害的患者，胆碱酯酶抑制药可能有较好效果。

对慢性期精神障碍的患者，早期应用认知、物理和职业训练等方法，以支持性心理治疗和有效的康复治疗为主。住院时间不宜过长，一有可能应尽早返回家庭或工作岗位。最重要的是帮助患者恢复自信心。即使是较严重的痴呆或人格改变等慢性缺陷患者，只要经过积极的康复治疗，配合必要的药物治疗和其他措施，就会有所改善。

五、危险因素与发病机制

颅脑损伤相关的精神障碍的发生机制很复杂，与脑损伤的程度、部位、急性期的病理生理变化和修复期的后遗病变等多种因素有关。脑外伤越严重，部位越广泛，越易引起精神障碍。颞叶损伤最常出现精神障碍，其次是前额叶和额叶眶部、顶叶和枕叶。颞叶和前额叶损伤常引起人格改变。顶叶损伤易引起认知功能障碍。脑基底部损伤易引起记忆损害。广泛性脑损伤一般引起全面认知功能障碍，如谵妄、昏迷和痴呆。急性期出现的精神症状比慢性期精神症状与脑损伤的部位、范围相关性更大；而慢性期认知功能的损害与脑损伤的严重程度更具有相关性。脑外伤后病理改变，如瘢痕、粘连、囊肿、脑积水等是发生癫痫、痴呆、人格改变等症状的病理基础。

颅脑损伤相关的精神障碍的发生发展，除与脑损伤有关外，还与一些心理社会因素有关。心理社会因素主要包括受伤前的人格特征、对外伤的态度、外伤对生活及工作的影响、赔偿动机等。

▶▶▶ 第五节 自身免疫性脑炎相关的精神障碍 ◀◀◀

一、概述

自身免疫性脑炎（autoimmune encephalitis，AE）泛指一类由自身免疫机制介导的脑炎。目前 AE 患病比例占脑炎病例的 10%~20%，以抗 N-甲基-D-天冬氨酸受体（NMDAR）脑炎最常见，约占 AE 患者的 80%，其次为抗富含亮氨酸胶质瘤失活蛋白 1（LGI1）抗体相关脑炎与抗 γ-氨基丁酸 B 型受体（GABABR）抗体相关脑炎等。自身免疫性脑炎不断受到重视，其相关的精神障碍也是常见的临床现象。

【典型案例】
患者，女性，17 岁，反应迟钝伴胡言乱语 1 天入院。入院后查体：查体不合作，体温：38.8℃。巴宾斯基征阴性。血白细胞 11.43×10^9/L；脑脊液检查：潘氏实验阳性，有核细胞数 94×10^6/L，淋巴细胞 97%，糖、氯化物正常，蛋白含量 135.6 mg/dL，墨汁染色、抗酸染色、革兰氏染色阴性。考虑病毒性脑炎，予阿昔洛韦静脉滴注抗病毒等对症支持治疗。1 周后症状好转。出院 5 天后患者症状加重,胡言乱语,精神恍惚,夜间失眠,伴有肢体不自主运动。复查脑脊液,提示抗谷氨酸受体抗体 IgG 阳性(+++):1∶32。修正诊断为抗 NMDAR 脑炎。予免疫球蛋白、抗癫痫药及小剂量抗精神病药后,症状逐渐缓解。

二、临床表现

(一) 临床分型
根据不同的抗神经元抗体和相应的临床综合征,AE 可分为 3 种主要类型。

1. 抗 NMDAR 脑炎
抗 NMDAR 脑炎是 AE 的最主要类型,其特征性临床表现符合弥漫性脑炎。

2. 边缘性脑炎
边缘性脑炎以精神行为异常、癫痫发作(起源于颞叶)和近期记忆力障碍为主要症状,脑电图与神经影像学符合边缘系统受累,脑脊液检查提示炎性改变。

3. 其他 AE 综合征
其他 AE 综合征包括莫旺综合征(Morvan's syndrome)、抗 GABAAR 抗体相关脑炎、伴有强直与肌阵挛的进行性脑脊髓炎(progressive encephalomyelitis with rigidity and myoclonus,PERM)、抗二肽基肽酶样蛋白(DPPX)抗体相关脑炎、抗多巴胺 2 型受体(D_2R)抗体相关基底节脑炎等,这些 AE 综合征或同时累及中枢神经系统与周围神经系统,或表现为特征性的临床综合征。

(二) 症状与体征

1. 前驱症状与前驱事件
抗 NMDAR 脑炎常见发热、头痛等前驱症状。抗 NMDAR 脑炎偶尔可以发生在病毒性脑炎等中枢神经系统病毒感染之后。

2. 主要症状
主要症状包括意识水平下降与昏迷、各种类型的睡眠障碍、精神行为异常、认知障碍、近事记忆力下降、癫痫发作、言语障碍、运动障碍、不自主运动、自主神经功能障碍等。抗 NMDAR 脑炎的症状最为多样。一些 AE 患者以单一的神经或精神症状起病,并在起病数周甚至数月之后才出现其他症状。不自主运动在抗 NMDAR 脑炎中比较常见,可以非常剧烈,包括口面部的不自主运动、肢体震颤、舞蹈样动作,甚至角弓反张。自主神经功能障碍包括窦性心动过速、泌涎增多、窦性心动过缓、低血压、中枢性发热、体温过低和中枢性低通气等,在抗 NMDAR 脑炎中相对多见。

3. 其他症状或体征
(1) CNS 局灶性损害:相对少见,抗 NMDAR 脑炎可累及脑干、小脑等,引起复视、共济失调和肢体瘫痪等。

(2) 周围神经和神经肌肉接头受累:神经性肌强直等周围神经兴奋性增高的表现见于莫旺综合征。抗 GABABR 抗体相关脑炎可有肌无力。抗 DPPX 抗体相关脑炎常伴有腹泻。

(三) 辅助检查

1. 脑脊液检查
脑脊液细胞增多($>5×10^6$/L),或者脑脊液细胞学呈淋巴细胞性炎症,或者脑脊液寡克隆区带阳性。

2. 神经影像学和者电生理检查
MRI 边缘系统 T_2 或者 FLAIR 相呈异常信号,单侧或者双侧;或者其他区域的 T_2 或者 FLAIR 相呈异常信号(除外非特异性白质改变和卒中);或 PET 边缘系统高代谢改变,或者多发的皮质和(或)基底节的高代谢;或脑电图异常:局灶性癫痫或癫痫样放电(位于外),或弥漫或多灶分布的慢波节律。

3. 与 AE 相关的特定类型肿瘤检查
与 AE 相关的特定类型肿瘤检查主要包括边缘性脑炎合并小细胞肺癌、抗 NMDAR 脑炎合并畸胎瘤的检查等。

4. 特异性抗体检查

特异性抗体检查主要为抗神经元表面抗原的自身抗体检查呈阳性。

三、诊断与鉴别诊断

(一) 诊断

根据患者急性或者亚急性起病(<3 个月),具备以下 1 个或多个神经与精神症状或临床综合征,即可确诊。

1. 边缘系统症状

边缘系统症状包括近事记忆减退、癫痫发作、精神行为异常,3 个症状中的 1 个或者多个。

2. 脑炎综合征

脑炎综合征为弥漫性或者多灶性脑损害的临床表现。

3. 基底节和(或)间脑/下丘脑受累的临床表现

临床表现结合脑脊液检查、神经影像学、神经电生理学改变及特异性抗体检测,可作出诊断。

(二) 鉴别诊断

1. 感染性疾病

感染性疾病包括病毒性脑炎,神经梅毒,细菌、真菌和寄生虫相关的中枢神经系统感染,Creutzfeldt-lakob 病等及免疫抑制剂或抗肿瘤药物相关的机会性感染性疾病。可根据免疫学检查等方法鉴别。

2. 代谢性与中毒性脑病

代谢性与中毒性脑病包括 Wernicke 脑病、肝性脑病和肺性脑病等代谢性脑病,青霉素类抗生素或喹诺酮类抗菌药物、化疗药物或免疫抑制剂等引起的中毒性脑病、放射性脑病等。可根据影像学检查、免疫学检查等予以鉴别。

3. 中枢神经系统肿瘤及神经系统变性疾病

中枢神经系统肿瘤及神经系统变性疾病可能出现类似 AE 的临床表现,通过头部影像学检查、腰椎穿刺检查等可予以鉴别。

四、治疗原则

AE 相关的精神障碍的治疗包括免疫治疗、精神症状及癫痫的控制、支持治疗及康复治疗,合并肿瘤的患者需要做相应的处理。

在用激素免疫治疗中,需要考虑激素可能诱发或加重精神症状。另外,控制精神症状可以选用奥氮平、喹硫平等第二代抗精神病药,以及氟哌啶醇等针剂治疗,应注意抗精神病药引起的镇静及锥体外系反应的可能。免疫治疗起效后应及时减停抗精神病药。

五、危险因素与发病机制

AE 相关的精神障碍,主要与自身免疫介导相关。也有由病毒感染诱发的,例如单纯疱疹病毒脑炎后有的患者可以转换为自身免疫性脑炎,继而引起相关的精神障碍。

(李惠春)

网上更多……

教学 PPT　　　　拓展阅读　　　　自测题

第十二章

躯体疾病相关的精神障碍

▶▶▶ 第一节 概 述 ◀◀◀

一、定义

躯体疾病相关的精神障碍主要是指躯体感染、重要的脏器疾病、内分泌疾病、代谢性疾病及结缔组织疾病、血液疾病等躯体疾病的病程中造成躯体血流动力学改变、水和电解质平衡紊乱、代谢障碍等情况，进而造成中枢神经系统功能紊乱所导致的精神障碍，该类精神障碍是原发躯体疾病的全部症状中一个组成部分。躯体疾病相关的精神障碍，一般不包括精神活性物质相关的精神障碍和脑器质性精神障碍。

二、症状特征

躯体疾病相关的精神障碍可表现出 2 个方面的症状，一方面是认知功能障碍，包括意识障碍、记忆障碍、注意障碍、智力障碍等；另一方面是感知、思维、情绪、行为等障碍及人格改变。然而，这些精神症状是非特异性的，其严重程度随躯体疾病的严重程度而波动。其中，以急性精神障碍表现较为多见。

三、诊断应注意的问题

首先，要确定原发病是属于躯体疾病，还是中毒性疾病或脑器质性疾病，即对躯体疾病本身的诊断。其次，要根据精神症状和躯体疾病的关系判断精神症状是否为躯体疾病的必然结果，即精神障碍的出现是在躯体疾病之后还是之前，以及是否随躯体疾病严重程度的变化而变化，是否随着躯体疾病的改善而消失。

四、处理原则

(一) 对躯体疾病的积极治疗

从病因出发，首先要积极治疗原发躯体疾病，同时停止使用可能引起相关障碍的药物。一般原发躯体疾病在有效治疗后，大多数精神障碍可以缓解。

(二) 联合精神药物对症治疗

当精神障碍的存在影响了原发躯体疾病的治疗时，需要联合精神药物以达到对症治疗的目的。在选择精神类药物时，应慎重选择不良反应相对少的药物，小剂量起始，逐渐增加，当精神症状稳定或缓解后，逐渐减量至停药。同时，应注意精神类药物与躯体疾病治疗药物之间的相互作用。

(三) 综合应用非药物治疗

在进行躯体疾病治疗的同时，可根据患者躯体疾病的性质和严重程度选择合适的心理治疗和针对精神症状的护理。其中,可给予支持性的心理治疗。对于躯体疾病患者,心理治疗既操作比较简单也较易被患者及家属接受。首先,治疗时医师耐心地倾听、理解患者,有助于建立良好的医患关系;其次,可适当地向患者及家属介绍疾病的相关知识,对其疑惑给予解释,对其认知和情绪的问题给予指导和纠正,从而更好地提供支持、安慰、鼓励,帮助患者和家属渡过难关。

▶▶▶ 第二节　内分泌疾病相关的精神障碍 ◀◀◀

神经内分泌系统的调节活动与精神、行为之间的关系非常密切,从胚胎学、组织结构、功能上都有广泛而复杂的联结。临床上常可以见到,精神疾病时易出现内分泌功能的异常,内分泌疾病也可以导致精神障碍。

一、甲状腺功能异常相关的精神障碍

(一)甲状腺功能亢进症相关的精神障碍

甲状腺功能亢进症(hyperthyroidism)简称甲亢,是由多种原因导致甲状腺功能增强,分泌甲状腺激素(TH)过多,造成机体的神经、循环及消化等系统兴奋性增高和代谢亢进为主要表现的临床综合征。临床上所描述的甲亢相关精神障碍主要是指弥漫性毒性甲状腺肿(Graves 病,GD)相关的精神障碍。Graves病是甲亢中最常见的类型,被认为是一种心身疾病,其发生有一定的遗传素质基础,心理社会应激诱发躯体的免疫功能紊乱,使躯体免疫耐受、识别和调节功能障碍,进而导致甲状腺自身的结构损害、功能异常及 T_3、T_4 的增高,并导致临床症状的出现。

甲亢相关的精神障碍临床表现的主要形式是在高代谢症状群的基础上出现精神症状。高代谢症状群表现为怕热、出汗多、食欲亢进、体重明显下降、皮肤温暖潮湿等,有的患者有体温的轻度增高。精神症状可出现躁狂综合征的表现,有的患者出现幻觉、妄想等精神病性症状,有的患者可表现典型的躁狂综合征或精神分裂综合征。甲状腺危相时,患者可出现意识障碍,主要表现为谵妄,同时伴有体温的明显增高。

甲状腺功能亢进症的诊断在临床上并不困难,根据临床症状结合血清甲状腺激素水平的测定,血清 T_3、T_4 升高,大多数患者都可以得到及时和正确的诊断。

甲亢相关的精神障碍的治疗以针对甲亢的病因治疗为主。对精神症状的治疗,较轻的可予以心理支持治疗和抗焦虑药;对抑郁患者可以选用小剂量的抗抑郁药,对躁狂、有精神病性症状者可选用小剂量的抗精神病药。同时,还需要加强护理,减少诱发因素的影响,防止患者在精神症状的影响下所产生的出走、冲动等行为。

(二)甲状腺功能减退症相关的精神障碍

甲状腺功能减退症(hypothyroidism)简称甲减,是由多种原因引起的甲状腺激素合成、分泌或组织利用不足相关的一种全身代谢减低综合征。根据病变发生的部位分为:①原发性甲减,即由甲状腺腺体本身病变所致;②中枢性甲减或继发性甲减,由于下丘脑或垂体病变,致促甲状腺激素释放激素(TRH)或促甲状腺素(TSH)产生或分泌减少引起;③甲状腺激素外周作用障碍导致的甲减。以原发性甲减最常见,占甲减的95% 以上。根据起病年龄不同分为呆小病(始于胎儿或新生儿)、幼年黏液水肿、成年甲减或黏液水肿。

甲减相关的精神障碍的病理机制主要是甲状腺激素分泌减少、躯体代谢低下,脑细胞对氧和葡萄糖代谢减低,透明质酸、黏蛋白、黏多糖在器官和组织的浸润造成脑血流量减少、脑细胞萎缩、神经纤维的退行性变等,导致精神障碍的产生。有研究表明,甲减伴发的精神障碍与患者病前的个性也有一定的关系。对于婴儿期的患者来说,甲减导致躯体及中枢神经系统的发育障碍,在此基础上出现精神方面的问题。

甲减相关的精神障碍的临床表现以精神活动的反应性、兴奋性、警觉性下降为特点。

呆小病的临床表现以智力发育低下和躯体矮小为特征,可出现情感反应迟钝、淡漠,精神运动性抑制。

幼年黏液水肿的精神症状中,年幼者类似呆小病的症状,成年后呈现黏液水肿的特点。

成年期甲减的精神症状可表现为:①认知功能障碍,如注意不集中、记忆力减退、思维贫乏、反应迟钝

等,如果及时发现并治疗原发性疾病,这些障碍是可逆的;②抑郁综合征;③幻觉、妄想等精神病性症状,常见于急性发病者;④意识障碍,好发于冬季,老年、病程长的患者多见;昏迷较为常见;在发生昏迷以前,可有畏寒、嗜睡、体温下降等前驱表现;轻者定向力丧失、嗜睡,重者出现错乱状态、昏迷。

甲减相关的精神障碍治疗与甲亢相关的精神障碍的原则类似。除治疗原发疾病以外,抑郁综合征可采用抗抑郁药进行治疗。对精神病性症状者可选用小剂量的抗精神病药。对于由甲减所导致的智力减退应加强训练,以促进其智力的恢复。甲状腺素对于缓解抑郁综合征的症状有重要的作用。对于甲减患者,特别是老年患者应加强营养和护理。

二、糖尿病相关的精神障碍

糖尿病(diabetes mellitus)是常见的以血糖升高为主要表现的内分泌、代谢障碍综合征。其病理特点为胰岛素分泌绝对或相对不足,或外周组织对胰岛素敏感性降低,导致糖类、蛋白质、脂肪、水与电解质代谢紊乱,可引起躯体多器官的损害,出现躯体、神经系统症状和精神症状。

糖尿病伴发精神障碍的病因和发病机制尚未完全清楚,可能与遗传、心理社会因素、躯体因素及这些因素之间的相互作用有关。糖尿病相关的精神障碍可能与酮症酸中毒及合并动脉硬化、脑血管异常导致的脑供血不足有关,糖尿病出现引起各种继发的代谢障碍和器官功能的下降也与精神障碍的出现有关。此外,糖尿病作为一种慢性内科疾病可能给患者带来一定的应激影响:糖尿病需要限制饮食及活动等,给患者生活上带来影响;患者对糖尿病可能引起严重躯体并发症威胁的过分担心等,均可作为心理因素导致精神症状的产生。

(一) 临床表现

1. 脑衰弱综合征

脑衰弱综合征多于糖尿病早期出现,表现为疲倦无力、精力不足、失眠、烦闷、注意不集中、记忆力减退。

2. 抑郁状态

抑郁状态是糖尿病患者最常出现的精神症状,表现为情绪低落、悲观消极、兴趣下降,伴有明显焦虑,严重时有自杀观念或自杀倾向。

3. 焦虑状态

糖尿病患者焦虑情绪突出,表现出紧张、恐惧、疑病、苦闷、坐立不安等症状,伴有心悸心慌、多汗、震颤等自主神经症状。焦虑和抑郁状态常交织在一起。

4. 感知觉障碍

少数糖尿病患者有一过性闪光,或看到彩色物体的幻视;或听到头脑中有声音,声音缺乏有意义内容的幻听;还有的患者有环境中个别物体在转动的异常知觉体验。患者在感知觉异常的基础上可继发思维、情绪、行为障碍,有时被误诊为精神分裂症等精神疾病。

5. 意识障碍

患者躯体症状加重、血糖升高、酮症酸中毒时均可出现意识障碍,轻者嗜睡,重者昏迷,意识障碍的程度因血糖的变化而波动。

另外,糖尿病患者发生低血糖时也可能出现精神症状,包括意识障碍、躁狂状态、情绪不稳、易激惹、焦虑、恐惧、抑郁,甚至幻觉、妄想等。

(二) 治疗

1. 根本措施

治疗的根本措施在于控制好血糖,应针对患者的糖尿病制订合理的治疗方案,包括药物治疗、饮食控制及运动等。

2. 健康教育、心理行为干预

健康教育和心理行为干预在糖尿病的管理和控制中具有十分重要的作用,可帮助患者正确了解糖尿病知识、防治糖尿病并发症、消除疑虑、增强信心、调节情绪、避免各种应激因素影响、提高生活质量,有利于血糖的控制。

3. 精神症状的治疗

对精神症状较重的患者可以给予抗抑郁药、抗焦虑药、抗精神病药等治疗。SSRI 因有改善血糖的作用,为糖尿病伴发抑郁焦虑障碍的首选抗抑郁药。三环类抗抑郁药、米氮平、氯氮平、奥氮平等可增加食欲和体重,对糖尿病患者有升高血糖的作用,应谨慎使用。

4. 其他

其他治疗包括对症支持治疗及对躯体症状和精神症状的护理。

三、垂体前叶功能异常相关的精神障碍

(一) 垂体前叶功能亢进症相关的精神障碍

垂体前叶功能亢进症是由于垂体前叶的嗜酸性细胞瘤或嫌色细胞瘤分泌过量的生长激素所致,在青春期导致巨人症,在成年人导致肢端肥大症。男性多于女性,以 20~40 岁多见。精神障碍的发生与疾病引起的内分泌紊乱有关,可能原因有:①生长激素过多直接导致精神症状的产生;②生长激素水平改变通过其他中间环节,如代谢异常导致精神障碍;③由于躯体外形改变作为心理因素导致患者出现精神障碍。

垂体前叶功能亢进症相关的精神障碍的临床表现包括以下几方面:①个性改变:有的患者表现为懒散、始动性差,有的患者则可表现为情绪不稳、易激惹,还有的患者表现幼稚行为和冲动行为;②认知功能障碍:表现为反应慢,领悟较困难,有的患者可以出现智力障碍;③部分患者可表现出敏感、多疑;④少数患者可出现抑郁综合征。

垂体前叶功能亢进症相关的精神障碍的治疗包括:病因治疗、精神症状的治疗(如抗抑郁、抗焦虑、镇静催眠、抗精神病性症状等及相应的心理治疗)、支持性治疗、对躯体症状和精神症状的护理和监护等。

(二) 垂体前叶功能减退症相关的精神障碍

由于脑垂体前叶缺血、炎症、肿瘤、坏死等原因可引起垂体功能减退,垂体前叶激素分泌不足,继发导致甲状腺激素、肾上腺皮质激素、性腺激素的分泌不足,进而导致躯体症状、体征及精神症状的产生。产后垂体坏死(希恩综合征,Sheehan syndrome)是垂体前叶功能减退症最常见的原因。

垂体前叶功能减退症可伴有甲状腺功能减退、肾上腺皮质功能减退及性腺功能减退时所伴发的各种精神障碍,包括:①类神经衰弱症状,表现为无力、疲倦、记忆减退、迟钝及睡眠节律的改变等,多发生于早期或轻度患者;②分离障碍的表现,以情感波动为主,常不自主地哭、笑,或者少言懒语、不饮不食等木僵、亚木僵状态;③精神病性症状,如幻觉或妄想,多为继发性被害妄想,伴有幻听,多见于病程较长的患者;④意识状态改变,常见朦胧状态。

垂体前叶功能减退症相关的精神障碍的治疗包括:给予高蛋白、高热量和高维生素饮食,避免各诱发因素的影响;可补充垂体激素;精神症状的治疗可酌情选用抗抑郁、抗焦虑、镇静催眠、抗精神病药及相应的心理治疗,精神药物的剂量应尽可能小,有意识障碍者应慎用抗精神病药;对症支持治疗;对躯体症状和精神症状的护理和监护等。

四、肾上腺皮质功能异常相关的精神障碍

(一) 肾上腺皮质功能亢进症(皮质醇增多症)相关的精神障碍

皮质醇增多症又称库欣综合征(Cushing syndrome)。皮质醇增多症相关的精神障碍的病因目前尚没有完全阐明。可能的病理机制包括:①肾上腺皮质功能亢进,导致血钾、血氯降低引起碱中毒、高血压等。②肾上腺素浓度增高,激活色氨酸酶,致脑内 5- 羟色胺减少,导致抑郁。已有研究显示,抑郁障碍患者存在显著的皮质功能亢进。③有学者推测抑郁症状可能和患者患病以后所出现的外貌改变,如向心型肥胖"满月脸""水牛背"等有关,即躯体疾病作为明显的心理因素导致精神障碍的产生。库欣综合征属于一种心身疾病,发病与应激及情绪因素有密切的关系。有研究显示许多患者在患病之前就存在应激性生活事件,

可能与皮质醇增多症相关精神障碍有关。④遗传和病前个性特征也与精神障碍的发生有关。

有 50%~75% 的皮质醇增多症患者可出现精神症状，以抑郁综合征最为常见，占 60%~80%。患者可表现出明显的情绪低落、自我评价的下降、精神萎靡不振、睡眠障碍、思维和行为抑制等，也可伴有明显的焦虑情绪，患者的抑郁程度多为中至重度，因此有的患者可有自杀观念和自杀行为，还有的患者可表现出抑郁性木僵。此外，有的患者可在抑郁综合征的基础上出现思维障碍，如被害妄想、关系妄想、疑病妄想等，在临床上呈现精神病性抑郁的表现。除抑郁综合征外，认知功能的损害是患者的另一类常见精神障碍，主要表现在非言语功能损害方面，如操作、躯体感觉辨别等。

皮质醇增多症相关的精神障碍的治疗首先是针对病因治疗；对症处理精神障碍，对于抑郁者应该降低 HPA 轴的活性或稳定其功能，可选用抗抑郁药，如氟西汀、度洛西汀、文拉法辛等。

(二) 肾上腺皮质功能减退症相关的精神障碍

肾上腺皮质功能减退症 (adrenocortical hypofunction) 按病因可分为原发性和继发性。原发性又称 Addison 病，与自身免疫、感染、肿瘤等破坏肾上腺相关；继发性为垂体、下丘脑等病变引起 ACTH 不足所致。慢性肾上腺皮质功能减退症发病隐匿，病情逐渐加重，约有 70% 可出现各种精神症状，精神障碍产生的机制可能和糖皮质激素、盐皮质激素、性激素的下降有关。

精神症状表现：①认知障碍，表现为记忆障碍，尤其近期记忆障碍，也可以在记忆障碍的基础上发展为智力活动的全面减退，出现痴呆症状；②个性改变，如情绪不稳、易激惹、悲观消极等；③类躁狂或抑郁状态，患者表现欣快、乐观，或伤感、忧愁；④幻觉或妄想，多周期性出现；⑤意志减退。

肾上腺皮质功能减退症相关的精神障碍的治疗，首选是肾上腺皮质激素替代治疗，对躯体症状及精神障碍均有效，但应注意激素剂量，避免激素性精神障碍的发生。精神症状的治疗，可选用抗抑郁药、抗焦虑药和小剂量抗精神病药。

▶▶▶　第三节　消化系统疾病相关的精神障碍　◀◀◀

一、功能性胃肠病相关的精神障碍

功能性胃肠病 (functional gastrointestinal disorder, FGID) 是一组功能性胃肠道疾病，是生理、精神心理和社会因素相互作用而产生的消化系统疾病。FGID 患者常具有胃肠道外症状，如呼吸困难、心慌、慢性头痛、肌痛等。精神方面的疾患也常见于 FGID 患者，尤其是症状严重或顽固的患者，其发生率为 42%~61%。

FGID 是多种发病因素共同作用的结果，主要包括胃肠动力异常、内脏高敏感、局部炎症、应激，以及其他影响胃肠动力、内脏感觉和疾病应对能力的精神因素等。其中，心理社会因素是 FGID 发病的重要原因。生活应激事件常常诱发或加重 FGID，如应激可明显加速腹泻型肠易激综合征 (irritable bowel syndrome, IBS) 的口 - 盲肠通过时间，从而加重腹泻；神经质、情绪化等人格特征明显影响患者就诊率和症状程度，躯体化症状更多见于 FGID 患者；焦虑、抑郁和恐惧等情绪常可导致胃肠道动力低下，而愤怒、厌恶可导致高动力反应。

功能性胃肠病包括以下几种类型：

(一) 功能性食管病

1. 功能性胃灼热

患者有烧灼样胸骨后不适或疼痛。

2. 食管源性的功能性胸痛

患者有非烧灼样胸骨后疼痛或不适。

3. 功能性吞咽困难

患者对固体和 (或) 液体食物黏附、留存或通过食管感觉异常。

4. 癔球症

患者持续或间断发作的咽喉部非疼痛性团块感或异物感,好发于中年妇女。

(二)功能性胃十二指肠病

1. 功能性消化不良

功能性消化不良的症状必须符合一点或一点以上:餐后饱胀不适;早饱;上腹痛;上腹灼烧感,胃胀气、恶心等症状。

2. 嗳气症

嗳气症分为吞气症和非特异性过度嗳气,嗳气时常伴随响亮的声音。

3. 恶心与呕吐症

恶心与呕吐分为慢性特发性恶心、功能性呕吐及周期性呕吐综合征。①慢性特发性恶心:发作频繁,不常伴呕吐;②功能性呕吐:呕吐平均每周发作 1 次或 1 次以上;③周期性呕吐综合征:同样的呕吐反复急性发作,但每次发作不超过 1 周,患者常有偏头痛家族史或病史。

4. 反刍综合征

反刍综合征的患者持续或反复将刚进食、咽下不久的食物反流口中,然后吐出或重新咀嚼吞咽,反食前无干呕。患者不存在食管运动障碍,亦无胃食管反流病,食管 24 h 动态 pH 检测正常。

(三)功能性肠病

1. 肠易激综合征

肠易激综合征分为 2 个亚型,即以腹泻为主型和以便秘为主型。

2. 功能性腹胀

功能性腹胀的患者反复出现腹胀感或可见腹部膨胀,不是功能性消化不良,大部分患者无法明确胀气部位,可用肉眼观察或腹部体检感触到。

3. 功能性便秘

功能性便秘的患者无腹痛,不是肠易激综合征便秘型,必须符合以下 2 点或 2 点以上:①至少 25% 的排便感觉费力,至少 25% 的排便为块状便或硬便;②至少 25% 的排便有不净感;③至少 25% 的排便有肛门、直肠梗阻感/阻塞感;④至少 25% 的排便需以手法帮助。

4. 功能性腹泻

功能性腹泻的患者至少 75% 的排便为不伴腹痛的松软(糊状)或水样便。

5. 非特异性功能性肠病

非特异性功能性肠病患者有肠道症状,不与躯体病变相关,且不符合上述疾病的诊断标准。

以上描述的"功能性症状"按照第三章躯体疾病的心身分类原则,实际上应该被解读为各种精神因素的躯体表现。除上述表现外,患者往往存在以下精神症状。

(1)抑郁状态:可表现为情绪低落,悲观消极,兴趣下降,以及伴有明显焦虑;严重时有自杀观念或自杀倾向。

(2)焦虑状态:患者焦虑情绪突出,表现为紧张、恐惧、疑病、苦闷、坐立不安,伴有心悸心慌、多汗、震颤等自主神经症状。焦虑和抑郁状态常交织在一起。

(3)睡眠障碍:患者可表现为失眠、入睡困难、早醒、多梦等症状,明显影响次日社会功能。

(4)疑病:患者总是怀疑自己患了重病,甚至是不治之症,从而反复检查、频繁更换医师,甚至会怀疑医师的诊断和治疗。

部分功能性胃肠病患者在病情严重时,可发展为抑郁障碍、焦虑障碍,或少数患者可在功能性胃肠病发作前已符合抑郁障碍、焦虑障碍的诊断标准。

功能性胃肠病的检查目的主要是需要排除器质性疾病。因此,根据患者的临床表现和病史、家族史等,往往需要做多项检查,除了常规的实验室检查外,需要进行结核感染相关的检查、肿瘤标志物检测、内分泌检查、幽门螺杆菌(Hp)、食管 pH 监测、压力监测、高分辨阻抗分析、胃排空试验、胃肠排空试验、氢呼气试验、肛门括约肌压力测定、排粪造影等检测等。

FGID 的诊断原则是排除性诊断。根据病史、临床表现,结合上述相关检查,在排除相关器质性疾病的前提下,依据罗马诊断标准进行诊断。

功能性胃肠病相关的精神障碍的治疗首先是原发疾病的治疗。此外,需要给予心理治疗。心理治疗不但可使 FGID 患者的精神症状明显减少、疑病心理减轻,且可明显改善肠道和躯体症状,是内科常规治疗的补充。对于有明显精神症状或抑郁和焦虑情绪的 FGID 患者,可使用小剂量起始的抗抑郁药和抗焦虑药。选择性 5- 羟色胺再摄取抑制药(SSRI)是最常用的抗抑郁药,抗抑郁药能减轻 FGID 的症状。

二、肝病相关的精神障碍

肝病导致精神障碍主要是由于肝功能不全,不能有效地执行解毒功能及门腔静脉的分流,体内代谢所产生的有害物质或由消化道吸收的有害物质直接进入体循环,引起各种代谢产物积蓄、氨基酸代谢紊乱、血氨增多、电解质代谢紊乱等,影响大脑功能而出现神经精神综合征。严重的肝病引起的以中枢神经系统功能障碍为主要表现的综合征在临床上统称为肝性脑病(hepatic encephalopathy)。

急性肝性脑病多见于重症肝炎,发展迅速,以意识障碍为主要表现,患者可很快进展到昏迷期。慢性肝性脑病发展缓慢,多见于慢性肝炎、肝硬化患者,精神症状可时轻时重,病程长达数月至数年。慢性肝性脑病的患者可出现人格改变,智力障碍,幻觉,妄想等精神病性症状,意识障碍等。

肝性脑病的临床表现以意识障碍和昏迷为主,包括躯体、神经系统和精神 3 个方面的症状。在临床上将肝性脑病分为 4 个时期。

1. 前驱期

前驱期以情绪障碍和行为障碍为主要表现。患者表现出易激惹、情绪低落或情感淡漠等情绪问题及意志减退、生活懒散、退缩等行为问题。部分患者可出现头痛、反应慢、记忆力减退、乏力等,有的患者可以出现嗜睡。

2. 昏迷前期

昏迷前期患者可表现为明显的嗜睡,并伴有时间、地点及人物定向障碍,理解力减退,近期记忆力明显减退。有的患者可出现明显的兴奋、躁动、易激惹等情况。随着躯体疾病的加重,患者可出现谵妄,伴有错觉、幻觉及不协调的精神运动性兴奋等症状。

3. 昏睡期

昏睡期患者的意识清晰度明显下降,言语刺激的应答反应基本消失,而对非言语刺激(如疼痛刺激,较强的声、光、冷、热的刺激)有部分应答反应。

4. 昏迷期

昏迷是意识清晰度的严重障碍,表现为对言语和非言语刺激均完全没有应答反应,患者完全不能被任何刺激所唤醒。随着昏迷程度的加深,可以出现震颤、抽搐、肌张力增高、腱反射亢进、各种病理征阳性等。当昏迷程度继续加深,患者可表现为各种形式的震颤及抽搐均停止、肌张力明显下降、腱反射消失、各种病理征消失、对光反射迟钝等。提示重度昏迷的关键指标是角膜反射的消失。

肝性脑病目前无特效疗法,主要还是以原发病治疗,如降低血氨、保肝、对症支持治疗等为主。对于出现的精神症状,禁用或慎用镇静剂、抗精神病药、麻醉剂,以免加重或诱发昏迷。必要时可小剂量使用半衰期短的苯二氮䓬类药物及对肝影响较小的抗精神病药,如奥氮平。

▶▶▶　第四节　呼吸系统疾病相关的精神障碍　◀◀◀

一、支气管哮喘相关的精神障碍

支气管哮喘是一种起病于幼儿或儿童早期的变态反应性疾病,多为多种细胞(如嗜酸性粒细胞、肥大细胞、T 淋巴细胞、中性粒细胞、气道上皮细胞等）和细胞组分参与的气道慢性炎症为特征的异质性疾病。这种慢性炎症与气道高反应性相关，通常出现广泛而多变的可逆性呼气气流受限，导致反复发作的喘息、气促、胸闷和（或）咳嗽等症状，强度随时间变化。多在夜间和（或）清晨发作、加剧，多数患者可自行缓解或经治疗缓解。

目前认为哮喘的发生与免疫、感染、内分泌、自主神经和心理因素有关，其中，心理因素可诱发和加重哮喘的发作。

支气管哮喘的患者除了哮喘的症状外，往往存在如下的负面情绪和行为特征。

1. 抑郁状态

抑郁状态可表现为情绪低落、沮丧，兴趣下降，低自尊，羞耻感，悲观，严重时有自杀观念或自杀倾向。

2. 焦虑状态

由于长期反复发作的哮喘，患者对呼吸困难本身和对死亡的恐惧，经常会表现出过分紧张、焦虑、坐立不安、敏感、失眠，常有濒死感，多伴有心悸心慌、多汗、震颤等自主神经症状。严重者可发展为惊恐障碍。焦虑和抑郁状态常相互交织在一起。

3. 行为改变

由于长期发作哮喘，患者会过分注意自己疾病的行为模式，家人也容易给予过多的照顾，从而形成固定的疾病行为模式，甚至患者会出现"继发获益"。

支气管哮喘相关的精神障碍的治疗首先是对原发疾病的治疗。此外，需要给予心理治疗。对患者要给予有条件的积极关注，但要避免过度保护；鼓励患者改变行为方式，如增加锻炼，鼓励增加外部活动。对有明显抑郁和焦虑的患者，可使用小剂量起始的抗抑郁药和抗焦虑药。选择性 5- 羟色胺再摄取抑制药（SSRI）是最常用的抗抑郁药。

二、肺性脑病相关的精神障碍

肺性脑病（pulmonary encephalopathy）又称肺脑综合征（pulmono-cerebral syndrome），是由慢性肺部疾病引起重度肺功能不全或呼吸衰竭时的神经精神障碍。感染是其中重要的促发因素之一。其基本的病理生理改变是 CO_2 潴留和脑缺氧。

意识障碍是肺性脑病的最主要表现，患者可以表现为嗜睡、昏睡、谵妄状态等，严重者出现昏迷。在肺部疾病进展缓慢、肺功能较好的患者，或在出现意识障碍以前，有易疲劳、记忆力下降、注意不集中、睡眠不好、情绪不稳定等症状。有的患者出现错觉、幻听、幻视、关系妄想、被害妄想等精神病性症状。

可根据慢性肺部疾病史和上述的神经精神症状，再结合血气分析等实验室检查，诊断肺性脑病。

肺性脑病治疗首先是原发疾病的治疗。要加强通气功能，加速 CO_2 排出，但不可吸入高浓度的氧以免引起意识障碍。应逐渐改善脑缺氧，维持电解质及酸碱平衡。同时，要避免诱发肺性脑病的因素，如禁用或慎用麻醉药、镇静催眠药、抗精神病药等，以免进一步抑制呼吸功能。当意识障碍出现严重的兴奋紊乱时，可口服或肌内注射地西泮或小剂量的氟哌啶醇。

▶▶▶ 第五节　肿瘤相关的精神障碍 ◀◀◀

心理社会因素在肿瘤，特别是恶性肿瘤的发生、发展、诊疗、护理、转归中起到了非常重要的作用，将心理社会的因素整合到恶性肿瘤的临床中是医学发展的必然趋势。这一领域是一门新兴的交叉学科，即心理社会肿瘤学。该学科主要是研究恶性肿瘤患者及家属在疾病发展的过程中所出现的心理反应，以及心理、行为、社会因素在恶性肿瘤的发生、发展及转归中的作用。

目前认为，肿瘤发生发展的过程中，通过炎症因子、皮质醇和肿瘤表皮生长因子、长期负性的应激、低社会支持、易感人格和个性、不良的应对方式、肿瘤的转移、抗肿瘤药物等多因素共同导致精神障碍。反之，精神障碍的发生，也会导致恶性肿瘤患者的高死亡率、低生存期等问题，从而相互影响。

恶性肿瘤患者常见的精神障碍主要是焦虑障碍、抑郁障碍和谵妄。

1. 焦虑障碍

肿瘤患者常对死亡、残疾和依赖等过分担忧，感到无助，常伴随食欲差、失眠等躯体症状。其中，急性焦虑常见于刚得知肿瘤诊断时，患者感到死亡的威胁，生命的无望、恐惧、担忧，严重者会选择自杀。慢性焦虑常见于病情反复发作时，患者往往会担心肿瘤的复发，有强烈的不确定感、不安全感，甚至出现惊恐发作。

2. 抑郁障碍

肿瘤患者的抑郁障碍除了有情绪低落等抑郁发作的表现外，还可以表现为懒动、抵触治疗或放弃治疗、情绪不稳定、暴躁、绝望，严重者会出现自杀。

3. 谵妄

肿瘤患者易出现意识模糊、定向力障碍、错觉、幻觉等症状，常由于精神病性症状影响睡眠、情绪及治疗和康复。有时患者的表现会出现晨轻夜重的规律。

除了原发病的治疗外，肿瘤患者焦虑和抑郁的治疗常需要包括心理治疗和药物治疗的整合治疗。可采用心理治疗减轻一定程度的焦虑、抑郁，对患者的认知进行适当地调整，用积极行动的方式可增强患者的体力。也可以结合一定剂量的抗抑郁药、抗焦虑药进行治疗，使用一线抗抑郁药如 SSRI、SNRI 等。采用药物治疗时，需要考虑抗抑郁药和抗肿瘤药之间的相互作用。一般从小剂量开始，根据患者的病情逐渐滴定剂量。药物治疗和心理治疗的整合治疗可适当改善肿瘤患者的生活质量。

当患者出现谵妄时，首先需要评估，积极寻找导致谵妄的可能原因，如电解质紊乱、感染等。其次，要针对找到的可能原因进行治疗。经过病因治疗，患者仍然存在谵妄的症状，或由于精神病症状导致患者有伤害自己或他人的风险，或明显影响肿瘤的治疗时，需要给予药物治疗。小剂量的抗精神病药如氟哌啶醇、奥氮平、喹硫平等对谵妄有效，宜从低剂量开始，逐渐滴定。

▶▶▶ 第六节 其他疾病相关的精神障碍 ◀◀◀

一、心血管疾病相关的精神障碍

在心血管疾病中，最易诱发或导致精神障碍的疾病有高血压、冠心病、心脏介入手术后心律失常、心力衰竭等。这些心血管疾病通过应激可诱发或导致患者出现情绪问题，同时通过交感神经、副交感神经的平衡失调、血管内皮功能失调、氧化应激、肾素–血管紧张素系统的紊乱等因素加重情绪障碍。此外，药物的相互作用也是其中一个重要的因素。心血管药物的使用可出现精神方面的不良反应，如利血平可导致抑郁；精神药物也可出现心血管方面的不良反应，如三环类抗抑郁药（TCA）可导致直立性低血压，部分第二代抗精神病药可引起 Q–T 间期延长。

心血管疾病相关的精神障碍如下。

（一）焦虑障碍

患者可表现为恐惧、紧张，过分担心自己的生命安全、健康状况，忧心忡忡，甚至怀疑自己的心血管疾病在逐渐严重；由于过分的焦虑，常伴有失眠、心悸、胸闷、胸痛、气短、乏力、出汗等躯体症状。严重者可在介入手术后仍然觉得心悸、胸闷。少部分患者可出现感觉异常，如感到介入手术后支架的移动、刺痛等症状。

（二）睡眠障碍

患者常出现失眠、早醒、梦多，睡眠浅，甚至噩梦，从而影响次日的情绪，并可以影响血压的控制及心律失常等。

（三）抑郁障碍

患者可表现为情绪低落，兴趣减退，担心健康，严重者可因为感到心脏问题严重而自杀。

心血管疾病相关的精神障碍的治疗,除了原发心血管疾病的治疗外,应积极给予健康教育和心理干预,减少患者的心理负担,鼓励其树立良好的信心应对疾病,并对于不适的个性和行为模式、不当的生活方式积极调整。对严重的焦虑障碍、抑郁障碍,可适当给予抗焦虑药、抗抑郁药治疗,但需要谨慎选择药物,需要根据药物间相互作用合理选择抗抑郁药,并密切监测血压、心率等。

二、妇产科常见的精神障碍

女性在月经、妊娠、分娩、产后和绝经(围绝经期)等生理或病理情况下,或在性腺发育不全等因素的影响下造成性激素平衡失调时容易产生精神障碍。

(一) 经前期综合征

经前期综合征(premenstrual syndrome,PMS)又称经前紧张症,是指育龄妇女反复在月经周期的黄体期(月经前 7~14 天)出现的躯体、精神及行为方面改变,月经来潮后症状消失的一组综合征,症状明显妨碍某些方面的生活功能。经前期综合征的确切病因尚不清楚。遗传因素可能起一定的作用,有研究显示同卵双生的姐妹患该病的概率是异卵双胞姐妹的 2 倍。也有假说认为其与性激素、中枢神经递质的交互作用有关;如激素水平的变化引起 5-HT 水平下降导致抑郁、焦虑情绪的产生;黄体酮的水平下降可引起醛固酮的分泌增加,后者也可导致精神症状的产生,特别是引起焦虑和抑郁。文化背景、对月经知识的了解和看法、生活事件等对于经前期综合征的产生也有一定作用。

经前期综合征有 3 组常见症状。

1. 躯体症状

躯体症状有头痛、乳房胀痛、腹胀、腹痛、关节或肌肉疼痛、双下肢的轻度水肿、体重增加等。

2. 精神症状

精神症状以情绪不稳为主,可出现抑郁、焦虑、烦躁、紧张、易怒、情绪波动、睡眠障碍、注意不集中等,严重者可产生自杀观念。

3. 行为变化

行为变化表现为工作效率下降、自信心不足、冲动、自我控制困难,严重者可出现意外事故。

经前期综合征的治疗,除了激素治疗外,一般采用心理治疗为主、药物治疗为辅的整合治疗。对症状较重的患者可以选用选择性 5- 羟色胺再摄取抑制药(SSRI)治疗,如氟西汀、舍曲林、帕罗西汀等改善抑郁、焦虑情绪。

(二) 孕产期精神障碍

妊娠和分娩是女性生命过程中的特殊阶段,是正常的生理现象,但也是重大的心理应激事件。由于生理和心理的巨大变化,女性在这个过程中容易产生各种各样的心理问题。

孕产期精神障碍是指妊娠过程中,在下丘脑 – 垂体 – 性腺轴的内分泌病理生理改变的基础上,同时在遗传素质、心理社会因素等方面的共同作用下所产生的精神障碍的总称。

孕产期精神障碍临床表现如下。

1. 情绪不稳

情绪不稳定是孕产妇最常见的症状,表现为情绪变化大,易哭泣,甚至是对日常小事也会有较大的反应,周围的人难以理解。从而形成恶性循环,导致孕产妇更觉得家人或朋友不能理解自己,感到委屈。

2. 焦虑

孕产妇可表现为对妊娠、分娩,甚至是产后等表现出过度的担忧、紧张、焦虑,并伴有明显的躯体不适,如出汗、心悸、头痛、疲乏无力等。

3. 抑郁

孕产妇可表现为情绪低落、兴趣减退、缺乏信心,甚至对妊娠后悔,生活能力下降,感到生活无望。

4. 精神病性症状

有的孕产妇可出现情感淡漠、思维松弛、行为怪异、无故发笑、幻觉、妄想等。孕产妇的精神病性症状多为短暂发作,病程呈一过性。但由于症状的出现常导致其异常的精神状态加重,因此需要引起警惕,必要时积极干预。

5. 其他症状

由于生理和心理两方面的原因,孕产妇容易出现睡眠障碍,如入睡困难、早醒、眠浅多梦等,白天感到疲乏无力、头晕等。有的孕产妇易在妊娠过程中出现严重的恶心、呕吐、反酸、腹部饱胀、食欲减退,或出现反复觅食等行为。

关于妊娠期间使用精神药物的问题,可以参见第二十九章。

(三) 产后抑郁障碍

产后抑郁障碍是指产妇在分娩后出现抑郁症状,达到抑郁发作诊断标准时,称为产后抑郁症(postpartum depression)。产后抑郁症的发病率在15%~30%,近年来有逐渐上升的趋势。典型的产后抑郁症于产后6周内发生,可在3~6个月自行恢复,但严重的也可持续1~2年,再次妊娠则有20%~30%的复发率。既往有抑郁症病史的产妇,其分娩后抑郁症的复发率可达50%。

产后抑郁症的发病因素往往是与生物学因素和心理社会因素相关。

产后抑郁症的临床特征与其他时间的抑郁发作无明显区别。患者最突出的症状是持久的情绪低落,表情阴郁,无精打采、困倦、易流泪和哭泣,兴趣减退,觉得自己无用、无能,有的患者会觉得自己无法照料婴儿,甚至严重者会出现自杀的念头或行为,或伤害孩子;少部分患者会出现扩大化自杀,会觉得世间很痛苦,所以自杀时连同婴儿一起以免把孩子留在世间受苦。除了抑郁的表现外,常伴有易疲倦、入睡困难、早醒,食欲下降等躯体症状。

产后抑郁症的治疗同抑郁发作的治疗原则。

(四) 围绝经期精神障碍

围绝经期是指卵巢功能衰退并逐步完全丧失功能的一个过渡时期,人们长期习惯于称之为"更年期"。绝经是妇女的生理现象,提示卵巢功能衰退、生殖能力终止,多发生于45~55岁。约1/3的妇女可以平稳度过此时期而没有明显不适,约2/3的妇女出现程度不同的症状,给个体心理、行为带来不同程度的影响,并持续较长的时间。

内分泌功能减退、心理因素、性格因素和遗传因素等对围绝经期精神障碍起病均有一定影响。内分泌方面主要是激素水平的改变,如雌激素的水平下降,可以造成中枢神经系统5-羟色胺减少,引起精神障碍,特别是抑郁障碍;另外,卵巢功能减退,可使下丘脑、垂体功能亢进,引起自主神经功能紊乱。心理因素方面,此时期个体由中年步入老年,容颜衰老、年龄的增长和精力的不足、慢性躯体疾病、退休、子女的成年和离家、配偶去世等,可作为精神障碍产生的诱因。性格因素方面,个性好强、固执、敏感者或个性脆弱者容易发生精神障碍。

围绝经期精神障碍的临床表现如下。

1. 抑郁状态

抑郁状态以情感低落、思维迟钝为主,重者可有自卑、自责、自罪及自杀企图或行为。

2. 焦虑状态

焦虑状态较为常见,表现为紧张不安或急性焦虑发作。

3. 偏执状态

患者可以出现固执、敏感多疑,严重者可以出现妄想,如被害妄想、忌妒妄想、关系妄想、疑病妄想,可伴有幻觉,幻觉与妄想内容较为固定,并影响患者的情绪与行为。

4. 伴随的躯体症状

伴随的躯体症状可见面部潮红、头痛、头晕、发冷、发热、出汗、胸闷、心慌、气紧、胃肠功能紊乱、肥胖、骨质疏松、性功能障碍等。

围绝经期是一个正常的生理过程,出现的症状是暂时的,一般经过1~2年可自行缓解,应注意生活的规律性,适度锻炼身体,经常参加文体活动,调剂生活。

症状明显者,可使用激素替代治疗。有明显抑郁、焦虑的患者,可给予抗抑郁药、抗焦虑药治疗;偏执状态的患者,可给予抗精神病药治疗。

三、系统性红斑狼疮相关的精神障碍

系统性红斑狼疮是一种病因未明的结缔组织疾病,病程迁延,病变损害皮肤、血管、内脏器官及神经系统,表现为多型性水肿、发热、出血、淋巴结肿大及神经精神症状等。系统性红斑狼疮相关的精神障碍病因尚不清楚,可能与遗传、感染、内分泌紊乱、免疫调节异常等危险因素有关,这些因素导致免疫功能紊乱,可直接损害中枢神经系统,造成中枢神经系统功能障碍;同时,通过损害皮肤、浆膜、肾等部位所致的功能障碍,也是导致精神障碍的重要原因。部分患者也可在大量使用糖皮质激素的过程中出现继发的精神障碍。

系统性红斑狼疮的精神症状出现较早,表现如下。

(一) 急性脑病综合征

患者多表现为谵妄,持续时间可为数小时至数天,并可反复出现。

(二) 慢性脑病综合征

患者表现为记忆障碍、智力障碍和人格改变等。

(三) 躁狂综合征

患者出现类似躁狂症的临床表现,如情感高涨或易激惹、活动增多、自我评价过高等。

(四) 抑郁综合征

抑郁综合征较常见。患者多表现为情感的平淡,或思维、行为的抑制症状,严重者可表现亚木僵或木僵状态,或自杀观念和行为。

(五) 分裂样精神障碍

患者可出现幻觉、妄想、思维形式障碍及不协调的精神运动性兴奋、紧张综合征。

(六) 各种焦虑障碍

患者可出现类似癔症、疑病症、焦虑障碍、脑衰弱综合征等表现。

系统性红斑狼疮相关的精神障碍的治疗包括原发疾病的治疗和神经系统症状的治疗,如激素、免疫抑制药等的使用。同时,要防止诱发和加重精神症状的因素。对于精神症状的治疗,可以根据精神症状选择抗抑郁药、抗焦虑药、苯二氮䓬类药物,在使用中注意监测疗效及不良反应。必要时可慎用小剂量第二代抗精神病药。还要给予对症支持治疗和对躯体症状、神经系统症状和精神症状的护理,以及心理治疗。

四、血液系统疾病相关的精神障碍

白血病容易导致中枢神经系统出血、白血病细胞增生和浸润、中枢神经系统感染等,这些因素都可引起精神障碍。

缺铁性贫血、再生障碍性贫血、巨幼细胞贫血等各种类型的贫血都可能通过不同的病理机制,如缺血后细胞线粒体功能异常等,引起贫血相关的精神障碍。

血液系统疾病相关的精神障碍的临床表现如下。

(一) 意识障碍

血液系统病相关的精神障碍中以意识障碍最为多见,往往是脑损害的主要表现。初期,患者可表现为兴奋、躁动不安。随着病情的加重,患者可出现幻觉、妄想。之后可逐渐发展为嗜睡、谵妄,部分患者最终可进展为昏迷。

(二) 焦虑及睡眠障碍

患者可表现为恐惧、紧张,过分担心自己的生命安全、健康状况,忧心忡忡。常伴有失眠、早醒、梦多、眠浅,甚至噩梦等症状。

（三）抑郁状态

患者可出现少动、悲观、消极，情绪低落，严重者可出现自杀倾向和自杀行为。

血液系统疾病相关的精神障碍的治疗，首先应积极治疗原发疾病。其次，在选择抗白血病药物等原发病的药物治疗时，应注意药物对神经精神系统的不良反应，合理选择治疗方案。精神障碍的治疗可在原发疾病治疗的基础上进行对症治疗，如应用小剂量的抗精神病药、抗焦虑药、抗抑郁药。

（杨建中）

网上更多……

 教学 PPT　　　　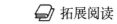 拓展阅读　　　　 自测题

第四篇
精神分裂症及其相关障碍

人无论尊卑,不分贵贱,皆适用那些对正常与病态一视同仁的行为法则。

——西格蒙·弗洛伊德

凡诸百邪之病,源起多途,其有种种形相,示表癫邪之端而见其病。

——孙思邈

　　精神分裂症及其相关障碍,包括精神分裂症(schizophrenia)、其他精神病性障碍(other psychotic disorder)、分裂型障碍(schizotypal disorder)等。该类疾病的临床表现主要涉及幻觉、妄想、思维及言语紊乱、行为异常及阴性症状等 5 类症状域,也称为精神分裂症谱系及其他精神病性障碍(schizophrenia spectrum and other psychotic disorder)。阴性症状在精神分裂症中发生率明显高于其他精神病性障碍。这些精神病性症状的临床特点是精神活动与现实脱节,且患者缺乏自知力。本篇中的其他精神病性障碍包括妄想性障碍、急性短暂性精神病性障碍、精神分裂样障碍(schizophrenic form disorder)、分裂情感性障碍(schizoaffective disorder)等。在进行该类疾病的临床诊断时,应结合患者临床表现所涉及的症状范围、症状严重程度及持续时间进行分析判断,同时还要排除医用药物或精神活性物质、躯体疾病或脑器质性疾病等所致的精神病性障碍。

　　分裂型障碍亦属于人格障碍的亚型之一,多无明确的起病,在儿童青少年或成年早期表现类似于精神分裂症的古怪行为、异常思维和情感反应,症状轻以致达不到精神分裂症的诊断标准,在精神分裂症患者的亲属中较为多见,且部分患者会发展为精神分裂症,故分裂型障碍被认为是精神分裂症谱系障碍之一。妄想性障碍(delusional disorder)的症状仅包括一类精神病症状域——妄想,持续时间 1 个月以上。紧张症(catatonia)也仅涉及一类精神病症状域——行为异常。紧张症在 ICD-10 中是精神分裂症的一个亚型,即紧张型精神分裂症。但紧张症并非只见于精神分裂症,也可以见于发育性障碍、双相障碍、抑郁障碍、药物或躯体疾病所致精神障碍等,故 ICD-11 将紧张症作为与"精神分裂症及其他原发性精神病性障碍"并列的一个诊断分类,并进一步分为"紧张症,与其他精神障碍相关""紧张症,由精神活性物质导致,包括药物"及"继发性紧张综合征";DSM-V 对紧张症的进一步分型与此基本相同,但未将紧张症作为一个独立的分类,而是列在"精神分裂症谱系及其他精神病性障碍"之下。急性短暂性精神病性障碍和精神分裂样障碍均急性起病;前者可以在 48 h 内或 2 周内出现明显异常的精神病性状态,1 个月之内完全缓解;后者的临床表现符合精神分裂症的症状学标准,但病程短于 1 个月,如果病程超过 1 个月,则诊断为精神分裂症。分裂情感性障碍则是在同一次发作中既有明显的分裂性症状,又有明显的情感性症状,两者同时或相隔几天出现;而 DSM-V 诊断标准规定,有 2 周或以上的时间在没有情感症状的情况下存在幻觉、妄想症状,且在疾病的急性期或残留期的大部分时间存在情感症状,因而可以与精神分裂症、心境障碍相鉴别;有不少研究提示,分裂情感性障碍可能不是一个独立的疾病分类,有部分患者可能会转化为精神分裂症。

　　对于物质或者药物使用导致的精神病性障碍,患者在非谵妄状态下表现出明显幻觉或妄想症状,影响患者社交、职业及其他重要功能,DSM-V 将其归类于其他精神病性障碍,而 ICD-10 和 ICD-11 则将其归类于物质使用。可能引起精神病性障碍的物质包括:①酒精、大麻、致幻剂、镇静催眠药物、兴奋剂等;②某些医用药物,如麻醉药、镇痛药、抗胆碱药、抗惊厥药、抗高血压药、心血管药物、抗菌药、抗帕金森病药、精神药物;③某些有毒物质,如有机磷杀虫剂、沙林和其他神经气体、一氧化碳、二氧化碳、油漆等。

　　综上,精神分裂症谱系及其他精神病性障碍是由临床表现以精神病性症状为主,精神活动和行为与环境不协调,现实检验能力缺乏的一系列疾病构成的诊断分类,病因及病理机制不明,即使是该分类之下的某一个疾病,如精神分裂症,也是一组病因不明的、复杂的、异质性的疾病单元;不同的诊断与分类体系之间对精神分裂症谱系及其他精神病性障碍的认识和界定不同;对该类疾病的流行病学、疾病负担及危险因素等方面的研究难以有确切一致的结果。该类疾病中最多见的是精神分裂症,其流行病学资料详见精神分裂症章节。一般人群中物质或药物引起的精神性障碍患病率不清楚,但有 7%~25% 的个体在首次出现精神病性障碍时报告有物质或者药物使用。我国 2012 年开展的全国横断面流行病学调查数据显示,精神分裂症及其他精神病性障碍的终生患病率为 0.7%,30 天患病率为 0.6%,同时认为由于社会偏见及精神症状的复杂性,该调查数据可能会偏低。

　　比较公认的观点认为,精神分裂症及其他精神病性障碍是具有生物学改变作为基础的疾病。可能的病因和危险因素包括神经生化改变、遗传因素、遗传与环境因素的相互作用、脑结构和脑功能的异常、环境和家庭因素因素等。

(王惠玲)

第十三章

精神分裂症

▶▶▶ 第一节 概　述 ◀◀◀

【典型案例】

患者,男性,24岁,大学三年级学生。2年前开始出现睡眠差,白天精神萎靡不振、注意不集中等情况。随后进一步出现对他人不关心,上课迟到、早退,当受到批评后不做任何解释,仍然我行我素,成绩明显下降。同时,出现一些不能理解的行为,如用点燃的蜡烛来烧自己的头发,然后在镜前观察被烧出的缺损处,当问及为什么时,回答是喜欢嗅烧焦的头发味。1年前除以上情况外,出现多次偷拆、偷看他人的信件,偷拿他人的录音机等现象,被发现后在接受保卫部门询问时显得非常紧张,解释为越来越担心寝室里的同学在合伙收集对自己不利的材料,看他人的信件、拿他人的录音机是为了要拿到迫害自己的证据,以便去揭发他们。患者经常独自坐着发呆,有时发笑,有时一个人嘟嘟囔囔。当有人问其在干什么时,一般拒绝回答,有时说他通过无线电波在和一个或几个陌生人对话,有时则说他正和一个喜欢的女学同学在山顶上野餐,所以才愉快地发笑。这一期间,患者的学习成绩明显下降,由平均84分降到30分左右,甚至有的课程为0分。由于上述情况而被要求退学。回到家里以后,家人认为他是连续十几年读书累的,所以让其先休息一段时间再说。在此期间,患者仍坚持认为学校有很多人要害自己,而且已经和邻居们串联,自己被这股"恶势力"所包围,感到无助和害怕。在家里不愿意做任何事,后来发展到不与家人主动说话,不主动换衣服,不洗澡,不刷牙,不上床睡觉,经常开着电视,但并不观看演播的内容。6个月前被家人送当地精神卫生机构就诊,初步诊断为"精神分裂症"。

一、概念

上述案例是精神分裂症较好的、直观的说明。精神分裂症(schizophrenia)是一组病因未明的精神障碍,多在青壮年发病,起病往往较为缓慢,临床上可表现出感知觉、思维、情感、行为等多方面的障碍及精神活动的不协调。患者一般意识清楚,无智力障碍,部分患者在疾病过程中可以出现部分认知功能损害,如注意不集中、记忆力和执行功能下降等。该组疾病一般病程迁延,呈反复加重或恶化,部分患者可最终出现衰退和精神残疾,部分患者经治疗可痊愈。

二、流行病学

精神分裂症患者绝大部分(90%)的发病年龄为15~55岁,因此该组精神疾病多见于青壮年。男、女发病没有明显的差异,但有调查结果显示男性的平均发病年龄比女性早5年左右。对55岁以上、既往没有精神疾病病史者,诊断精神分裂症时应慎重。

根据WHO于1992年所公布的资料,精神分裂症的年发病率为0.07‰~0.14‰。各国及同一国家的不同地区精神分裂症的年发病率差异很大。例如来自欧洲的资料表明,丹麦发病率较低,而英国发病率则较高。

来自不同国家或地区的报道显示,精神分裂症的时点患病率差异也较大,可为 1‰~11‰。这意味着在某些国家或地区精神分裂症的患病率极低,而在另一些国家或地区则相反。例如,调查发现美国的某些地区精神分裂症的患病率仅为 1.1‰,而在瑞典北部可高达 11‰。一般人群中,精神分裂症终生发病的危险性为 7‰~13‰。

世界各地的精神分裂症的流行病学资料差异较大存在着以下原因:①调查中所采用的诊断标准不一样。例如,有的调查以 Schneider 的一级症状作为调查中的诊断标准,有的则以 ICD 诊断系统、DSM 诊断系统或本国所制定的诊断系统为标准。②人口迁移的影响。例如有学者分析,瑞典北部之所以精神分裂症患病率极高可能是因为精神分裂症患者多数具有孤僻、退缩和不愿进行社交等特点而逐步迁移到这个人口稀少的地区;相反,人口稠密地区精神分裂症患病率较低则是因为患者主动远离这些地区的结果。③调查人员本身的业务素质问题。

中国(不含港、澳、台地区)的精神分裂症流行病学情况是发病率为 0.09‰~0.35‰,其中年发病率最低的是山东崂山,较高的是上海和四川,其发病率分别为 0.27‰和 0.35‰(20 世纪 70 年代资料)。根据 1982年国内 12 个地区精神疾病流行病学调查显示,精神分裂症的时点患病率城市为 6.06‰,农村为 3.42‰;总患病率城市为 7.11‰,农村为 4.26‰。2002 年的资料还表明,女性患病率高于男性,城市和农村均有此特点,男女的患病比例为 1∶1.6,这和国外的资料相反。2013 年,我国横断面流调数据显示精神分裂症的终生患病率和 30 天患病率均为 0.6%;30 天患病率,男性和女性之间的差异无统计学意义,18~34 岁年龄段最高为 1.4%,其次为 35~49 岁年龄段(0.4%),50~64 岁和 65 岁以上人群分别为 0.1% 和 <0.10‰。

三、疾病负担问题

精神分裂症是重要的精神疾病,构成了患者家庭及社会疾病负担的重要部分。从全球的情况看,精神分裂症居疾病总负担的前 10 位。中国 1990 年的统计资料显示,精神分裂症占总疾病负担的前 20 位,并且推测至 2020 年,精神分裂症的疾病负担仍将保持这一水平。此外,目前中国的精神分裂症患者仅有 30% 左右在接受正规的治疗。有部分精神分裂症患者则根本没有接受过治疗,除造成这部分患者本身的健康、生活质量受到严重影响以外,还构成危及自身及他人生命财产安全的重要危险因素。患者就诊率低的原因主要有:①患者家庭及本人经济困难,特别是由于病前个性的明显缺陷及病后精神症状的影响和认知功能受损,患者的就业能力下降,导致收入低下无能力就医;②精神卫生知识的缺乏。许多患者的亲属并没有意识到患者有精神疾病,当患者出现各种异常情况时,家人习惯于用受到外界刺激或患者本人“思想狭隘”等理由加以解释。于是所给予的处理措施仅就围绕如何弥补由外界刺激所造成的影响或对患者进行“开导”和“思想工作”,如安排散心、进行劝慰等,而忽略了寻求医学的援助。这种由于精神卫生知识缺乏造成的治疗延误不仅发生在边远的农村,也同样发生在大城市,发生在文化程度较高的群体中。③对精神疾病的歧视和偏见。④医学专业人员,特别是非精神专科医师精神卫生知识的培训不足,导致对就诊患者的识别困难,进而不能使患者及时就医。

▶▶▶ 第二节　临床表现 ◀◀◀

一、前驱症状

前驱症状是指在发病初期主要症状出现以前,患者所出现的一些非特异性的症状。精神分裂症前驱症状的表现多种多样,主要体现在如下方面。

（一）个性改变

患者对亲属、同事或同学的态度变得冷淡,从勤快逐步变得较为懒散,不注意个人卫生,不收拾房间,不勤换衣裤,从过去的循规蹈矩逐步变得不严格遵守劳动纪律、不拘小节等。

(二) 脑衰弱症状

患者表现出不明原因的焦虑、抑郁、不典型的强迫症状、失眠,以及感到记忆力下降、注意不集中、白天萎靡不振等,学生可以出现成绩下降。

(三) 偶尔出现不可理解的行为

有的患者可以突然作出一些出乎周围的人意料的、不可理解的决定,患者可以突然决定放弃一份很好的工作,可以突然决定停学。有的患者可以突然出现冲动行为,还有的患者可以出现突然攻击亲属的行为。

(四) 恐惧与多疑

患者可以出现对周围环境的恐惧、害怕,虽然从理智上讲自己也觉得没有什么不妥,但就是感到对周围环境的恐惧和对某些人的不放心。

(五) 对自身某个部位的不合理关注

有的患者可出现对自身,尤其是某个部位超乎常理的过分关注。例如,某 18 岁的女性患者在主要的精神分裂症症状出现前的 10 个月,对自己颈部的 1 个约 1 cm 的瘢痕过分关注,认为瘢痕严重影响了自己的美观,可能会给他人留下不好的印象,因此不愿意到学校上学,并四处寻求完全消除瘢痕的办法,表示不解决瘢痕的问题就不考虑做其他事情。

前驱症状不具有特异性,不能作为诊断的依据,但其意义在于对该病的早期发现和诊治。前驱症状的走向有 3 种:一是继续发展为典型的精神分裂症,二是长期处于此状态中,三是一段时间后症状消失。因此,对前驱症状需要因人而异地判断及观察。

二、精神病性症状

精神病性症状是精神分裂症急性期表现的总概括。精神病性症状为:①认知过程障碍,尤其以思维障碍为主要表现;②表现出认知、情感及行为过程明显不协调,并与外界环境不协调;③现实检验能力即自知力丧失或不完整。

精神病性症状主要被归纳为以下方面。

(一) 阳性症状

阳性症状(positive symptom)主要是指正常心理功能的偏移,涉及感知、思维、情感和行为等多个方面。常见的阳性症状如下。

1. 知觉障碍

精神分裂症最常出现的知觉障碍是幻听,特别是第二人称幻听和第三人称幻听。还可出现任何形式的幻觉,如幻视、幻嗅、幻味、幻触等。此外,患者也可以出现各种非幻觉性知觉障碍,如视物变形、人格解体症状等。知觉障碍对患者的思维情感和行为都有一定的影响。如在知觉障碍的基础上可产生妄想,以致产生妄想行为,如患者有幻嗅而闻到有毒气味,就认为有人对他进行谋害,患者为之而写控告信。知觉障碍也可引起恐惧、发怒、喜悦等情感反应,如听到咒骂声患者即愤怒、听到赞扬声即喜悦。在行为方面,有幻听时患者可做倾听状或堵住双耳或与之对骂。在命令性幻听的支配下,患者可作出各种行为以致自伤、伤人,应加强注意。

2. 思维障碍

思维障碍的各类症状均可体现在急性期症状中,最常见的症状是各类妄想症状,而最具"分裂"特征的思维障碍为思维联想障碍,如思维散漫、思维破裂、音韵联想等。在此值得特别提出的是"内向性思维",是精神分裂症经典的思维障碍症状之一,主要表现为患者沉浸在自己的思维活动中,并且分不清楚主观思维和客观现实之间的界限。内向性思维的患者总是生活在主观的世界里,故表现出明显地脱离现实。

3. 情感障碍

(1) 精神分裂症急性期的情感障碍:主要是患者情感的不协调,包括患者的情感反应与自身认知活动和行为的不协调及与外界环境的不协调。情感的不协调有许多种具体的表现形式,如果出现内心体验与外界刺激不相符,即一个正性刺激引起患者负性的情感体验或一个负性刺激引起患者正性情感体验的情况,被称为情感倒错(parathymia),例如患者听到家人去世的消息出现喜悦的内心体验,并出现喜悦或高兴的表情,让人感到不可理解;如果内心体验和外在表情出现不协调或出现完全相反的情况,称为表情倒错(paramimia),如患者内心所体验到的是喜悦,而表情却是悲伤;如果内心同时体验到2种相互矛盾甚至相反的情感,称为矛盾情感(ambivalence),如对某人爱和恨同时存在,其结果是患者不知道在那一时刻该如何对待此人。此外,精神分裂症还可出现情感退化(指情感变得幼稚、简单)和情感幼稚(指患者的情感容易受到本能活动和直觉的影响)。

(2) 精神分裂症所伴随的情感障碍:主要是抑郁。精神分裂症的抑郁症状早在21世纪初就有学者报道,据初步统计,有25%~30%的精神分裂症患者有抑郁症状。抑郁症状可以出现在精神分裂症早期,或和其他精神症状同时出现,或出现在疾病的后期。抑郁症状是导致患者出现自杀行为的主要原因之一。精神分裂症出现抑郁症状可能的原因有3种:①抑郁症状是精神分裂症本身症状之一;②抑郁症状为抗精神病药应用后的不良反应之一,许多抗精神病药,特别是第一代抗精神病药,如氯丙嗪、氟哌啶醇及一些长效抗精神病药等均有引起抑郁症状的报道;③心理社会因素所导致的抑郁症状,特别是当在患者经过治疗精神症状缓解,自知力恢复,开始面对自己的疾病、就学、就业、家庭等一系列现实问题时,容易出现抑郁症状。此外,患者的心理社会因素还包括社会和家庭对患者的态度。如某29岁的男性患者因精神分裂症被强行收入院治疗。主要症状是被害妄想、关系妄想、行为紊乱、人格改变等。在经过治疗后症状基本消失,自知力开始恢复,此时患者对自己的疾病开始担心,常向医师和护士了解精神分裂症的有关知识。患者父母由于对这种疾病不了解,认为他是思想意识不好,更鉴于他在病中曾在单位对领导进行过多次无理纠缠,在当地也曾有不正常的行为,父母觉得"丢人",不愿再让其在家里长住;单位由于担心其在工作中出问题,明确向他表示工资可以全发,但暂时不愿意让他上班;女朋友得知他患精神分裂症后决定和他分手。在这种情况下,患者在出院见了女友最后一面后,从11楼跳下,当场身亡。

4. 意志和行为障碍

意志是指个体自觉地确立目标,同时自觉地采取行动,并在行动中克服困难以最终达到目标的心理过程。意志活动的特点:①指向性;②目的性;③自觉性;④果断性;⑤自制性。意志总是和个体的行为联系在一起,意志和行为障碍有如下主要表现。

(1) 意志增强(hyperbulia):与其他精神症状密切相连。如在被害妄想的支配下不断告状,虽反复受阻,但仍然坚持去做。

(2) 精神运动性兴奋:主要是指个体的整个精神活动,包括感知觉、思维、情感意志和行为等方面的活动均高出一般水平,表现为言语动作增多,情感活跃,亢奋,或易激惹及动作和行为增多,或出现怪异或攻击自身和他人的行为等。如果患者所表现出的精神运动性兴奋是在自身的认识、情感和行为3个心理过程协调的基础上,并和环境相一致,称为协调性精神运动性兴奋。如果患者所出现的精神运动性兴奋发生在自身的3个心理过程不协调的基础上,或(和)外界环境不协调,称为不协性调精神运动性兴奋。不协调性精神运动性兴奋行为缺乏动机和目的性,显得杂乱,让人不可理解。精神分裂症所出现的精神运动性兴奋多属于这种情况。

(3) 木僵(stupor):患者在意识清楚的情况下,出现精神活动的全面抑制,表现为患者不吃不喝,呼之不应,推之不动,肌张力增高,大小便潴留,对外界刺激缺乏反应。在木僵的基础上如果患者的肌张力高到能够让其四肢任意摆成各种姿势,并维持较长时间不变,这种情况称为蜡样屈曲(cerea flexibilitas)。在肌张力增高的情况下,如果抽掉患者所枕的枕头,患者可头部悬空,长时间地做睡枕头状,这种情况特称为"空气枕头"。

此外,患者还可以出现如缄默(mutism)、违拗症(negativism)、刻板动作(stereotyped act)、模仿动作(echopraxia)、作态(mannerism)等情况。

(二) 阴性症状

阴性症状(negative symptom)是指正常的心理功能的缺失所表现出来的各种症状。主要表现在以下几方面。

1. 思维贫乏

思维贫乏主要表现为言语减少、谈话内容空洞、应答反应时间延长等,给人的感觉是思维没有内容。

2. 情感平淡或淡漠

情感平淡或淡漠可表现为表情的变化减少或面部表情完全没有变化,自主活动减少,对外界可以引起各种情感变化的刺激的反应减少或完全没有反应,患者可以对周围的人和自己漠不关心。情感淡漠往往伴随意志活动的明显减退。

3. 意志活动的减退

患者的意志活动减退可以表现在许多方面,如不修边幅,不注意个人卫生,不能坚持自己的正常工作或学习、精力缺乏,社交活动的减少或完全停止,和家人或朋友保持亲密的能力丧失。患者处于一种随遇而安的状态,对自己的现在和未来均没有任何计划。

(三) 认知功能损害症状

认知功能是指感知、思维、学习等方面的能力,认知功能是健全的中枢神经系统的基本功能。认知功能一般包括智力、超前计划的能力、对外界环境正确作出反应的能力、从周围环境获取经验的能力、解决实际问题的能力、避免麻烦的能力、对外界可能发生的事件的预见能力等。精神分裂症患者的认知损害症状还可以表现在以下方面。

1. 智力的损害

智力测验表明,尽管精神分裂症患者智商(IQ)的绝对值一般均在正常范围,但较正常人群低,或低于患者自己患病以前的水平。在近年来的一些调查中发现,精神分裂症患者的智力存在着多方面的损害,这种损害一般发生在患病后的最初 2 年内或首次发病过程中,在之后的发展过程中患者的 IQ 变化不大。

2. 学习与记忆功能的损害

记忆过程是一个涉及神经系统多方面功能的复杂过程。记忆分为短时记忆和长时记忆两大类。工作记忆是短时记忆的主要成分之一,与中枢神经系统执行当前功能有关。长时记忆包括外显记忆和程序记忆。研究表明,症状较轻的分裂症患者有短时记忆的损害,如语词记忆的损害、视觉记忆的损害、数字记忆的损害等。中、重度症状患者的记忆损害则涉及记忆的每一个方面。研究还表明,精神分裂症患者记忆损害的严重程度与发病年龄、病程、住院次数、停药次数等因素均无直接联系。此外,有研究显示精神分裂症患者出现记忆损害的原因可能和颞叶结构的某些改变有关。

3. 注意的损害

精神分裂症患者的主动注意和被动注意功能均有不同程度的受损,具体表现在不能集中注意从事各种活动,特别是脑力活动,因此患者接受外界信息受到影响,可具体表现在成绩下降、工作效率下降等方面。此外,由于患者的被动注意能力受到影响,可表现为对外界刺激的敏感性下降、注意的转移速度减慢等。至于精神分裂症患者出现注意损害的原因及所涉及的中枢神经系统的结构目前还不清楚。

4. 运动协调性的损害

对发展成为精神分裂症儿童的回顾性研究表明,精神分裂症患者患病前已经有运动发育的迟缓,表现在:①学习走路较晚;②学习讲话较晚并且比一般人群存在更多的困难;③与一般人群比较,有较多的非常规的行为,如挤眉弄眼、上肢的抖动或动作过大等。当发病以后,患者则有运动的始动性下降、运动的速度减慢及眼球运动的跳跃和不规则等。眼球运动的异常可以通过水平眼跟踪的检查加以证明。运动异常的情况在服用一些抗精神病药以后可以变得更为明显。此外,精神分裂症患者所出现的刻板动作、刻板言语及作态等也被认为是运动协调性受损的表现。但运动协调性的损害并非出现于所有的患者。

5. 言语功能的损害

精神分裂症患者言语功能的损害表现在患者在与他人交谈或写作中,总是使用较偏的词汇,或总是用词不当,或用词不确切,或在交谈中不能紧扣主题,给人以"东拉西扯"或"难以沟通"的印象,有的人会将这种情况作为思维障碍的表现来加以描述,如思维散漫或思维破裂等,但细致的精神检查表明上述现象并不是思维障碍的表现。在精神分裂症的部分亲属中,可以观察到同样的情况。此外,语词新作及由于思维贫乏所产生的语词贫乏也属于言语功能的受损表现。精神分裂症患者出现言语功能的损害基础目前尚不清楚,有学者认为是中枢神经系统语词的组织功能出现障碍的结果。

6. 自知力的损害

自知力的损害表现为患者对自己的精神疾病缺乏认识能力,也不愿意配合治疗。也有的患者存在部分自知力。

三、临床类型

以往将精神分裂症分为偏执型、青春型、紧张型、单纯型等亚型,但目前在学界已经淡化。在此,特别介绍2类值得注意的临床类型。

(一) 分裂症后抑郁

精神分裂症后抑郁(post schizophrenia depression)是指在精神分裂症症状部分或基本消失后患者所出现的抑郁情绪或抑郁综合征。精神分裂症后抑郁的程度可以为轻到中度,有的患者也可以出现较为严重的抑郁。据统计,60%左右的精神分裂症患者在其疾病的后期可以出现抑郁情绪或抑郁综合征,其中50%的患者有自杀观念或行为,在有自杀倾向的患者中约有10%自杀成功,因此精神分裂症后抑郁值得注意。

(二) 精神分裂症I型和精神分裂症II型

有学者提出根据阴性症状和阳性症状的程度将精神分裂症分为I型和II型(type I, type II schizophrenia)。精神分裂症I型的特点包括起病较急,以阳性症状为主要临床表现,对抗精神病药有较好的反应,在症状缓解以后,患者的社会功能未受到明显的损害;而II型的特点正好相反,即起病缓慢,甚至在不知不觉中,临床表现以阴性症状为主,患者可出现思维贫乏、情感平淡或淡漠、始动性明显下降、退缩明显,患者对抗精神病药一般不会有很好的反应,患者的症状很难完全缓解,在疾病发生后,患者的社会功能受到明显的损害。此外,有学者发现II型的患者有较多的脑影像改变。但这种分型到底在研究和临床诊断、治疗方面的意义还有待观察。

四、神经系统体征

精神分裂症患者可出现一些神经系统的非定位体征。例如,查体可发现患者有实体觉、本体觉、平衡觉异常,这种异常反映了患者中枢神经系统整合功能的障碍。

五、辅助检查

在精神分裂症的辅助检查方面,国内外学者做了大量工作,目前可以作为临床诊断、治疗及预后借鉴的实验室检查如下。

(一) 电生理检查

在进行多导睡眠图检查中,Kupfer(1991)发现,精神分裂症患者主要有睡眠阶段4的减少或缺乏;部分患者有快速眼动(REM)睡眠潜伏期缩短及REM活动度、REM强度、REM密度增高等改变;Kupfer认为,睡眠阶段4的减少可能是精神分裂症患者有特征性的睡眠图改变。孙学礼等(1994)报道,在其研究的偏执型精神分裂症病例中,有1/3的患者有REM睡眠的插入(REM sleep insertion),这些改变是否可以反映精神分裂症的某些生物学特征,有待进一步证实。脑电图(EEG)检查发现,约有50%的精神分裂症患者有脑电图异常,主要为α波减少、β波和θ波增多、调频和调幅差等。P300检查发现,许多患者波幅下降。眼跟踪检查发现,精神分裂症患者有眼跟踪运动(EET)的异常。

(二) 功能性脑影像学检查

SPET检查发现,未接受治疗的精神分裂症患者额叶皮质血流明显下降,在阴性症状为主的患者中更为明显。曾有学者观察1名为患者、1名为正常人的双生子在进行脑力活动(接受神经心理检查)时的功能性脑影像学变化,发现精神分裂症患者的前额叶血流量明显下降。该检查提示患者的颞叶和额叶功能受到影响。

(三) 神经心理测验

神经心理测验提示,精神分裂症患者有语言学习、记忆、注意、视运动等方面的损害。损害多数涉及认知功能,与患者所出现的各种认知功能损害的临床表现一致,并与患者精神症状的出现密切相关。如有学者认为,由于有注意的损害,患者不能控制无关的信息刺激进入中枢神经系统,结果是不能有效地结合以往的经验对现有的信息进行正确地组织和分析,进而导致妄想等精神症状的产生。

▶▶▶ 第三节　诊断与鉴别诊断 ◀◀◀

一、诊断标准

ICD-10中关于精神分裂症的诊断标准如下。

(一) 症状标准

ICD-10所列出的常见症状:

1. 思维鸣响,思维插入或思维被撤走及思维广播。

2. 明确涉及躯体或四肢运动,或特殊思维、行动或感觉的被影响、被控制或被动妄想;妄想性知觉。

3. 对患者的行为进行跟踪性评论,或彼此对患者加以讨论的幻听,或来源于身体一部分的其他类型的幻听。

4. 与文化不相称且根本不可能的其他类型的持续性妄想,如具有某种宗教或政治身份,或超人的力量和能力(如能控制天气,或与另一世界的外来者进行交流)。

5. 伴有转瞬即逝的或未充分形成的无明显情感内容的妄想,或伴有持久的超价观念,或连续数周或数月每日均出现的任何感官的幻觉。

6. 思潮断裂或无关的插入语,导致言语不连贯,或不中肯或词语新作。

7. 紧张性行为,如兴奋、摆姿势,或蜡样屈曲、违拗症、缄默及木僵。

8. 阴性症状,如显著的情感淡漠、言语贫乏、情感反应迟钝或不协调,常导致社会退缩及社会功能的下降,但必须澄清这些症状并非由抑郁障碍或神经阻滞剂治疗所致。

9. 个人行为的某些方面发生显著而持久的总体性质的改变,表现为丧失兴趣、缺乏目的、懒散、自我专注及社会退缩。

(二) 诊断要点

诊断精神分裂症通常要求在1个月或以上时期的大部分时间内确实存在属于上述1到4中至少1个(如不甚明确常需2个或多个症状)或5到9中来自至少2组症状群中的十分明确的症状。符合此症状要求但病程不足1个月的状况(无论是否经过治疗)应首先诊断为急性精神分裂症样精神病性障碍,如症状持续更长的时间再重新归类为精神分裂症。

回顾疾病过程可发现在精神病性症状出现之前数周或数月,有一明显的前驱期,表现为对工作、社会活动、个人仪容及卫生失去兴趣,并伴广泛的焦虑及轻度抑郁或先占观念。由于难以计算起病时间,1个月的病程标准仅适用于上述特征性症状,而不适用于任何前驱的非精神病期。

如存在严重的抑郁或躁狂症状则不应诊断为精神分裂症,除非已明确分裂性症状出现在情感障碍之前。如精神分裂性症状与情感性症状同时发生并且达到均衡,即使精神分裂性症状已符合精神分裂症的诊断标准,也应诊断为分裂情感性障碍。如存在明确的脑疾病或处于药物中毒或戒断期,则不应诊断为精神分裂症。药物、癫痫或其他中枢神经系统疾病时所发生的类似情况另有归类,不属于精神分裂症诊断的范围。

二、早期诊断

目前,对精神分裂症的诊断均应按照共同制定的公认的诊断标准进行,值得注意的是对患者的早期诊断。但由于在疾病早期,患者所表现的症状不典型、不充分,判定有较大的困难,应注意密切观察。一般患者出现不能用其他原因加以解释的个性方面的明显减退,情感的平淡或不协调,零星的行为异常等情况均应引起专业人员的高度重视。

三、鉴别诊断

(一) 躁狂症和抑郁障碍

躁狂症和抑郁障碍均可出现精神病性症状,如幻觉、妄想等。鉴别的要点在于前者是在情绪高涨或低落的情况下出现,与周围环境有着密切的联系,而精神分裂症的精神病性症状不是在情绪高涨或低落的背景基础上产生,患者所表现出的多为情感与自身思维、行为等方面的不协调及与外界环境的不协调。躁狂症和抑郁障碍患者均与外界有相对较好的接触,而精神分裂症患者一般与外界接触较差。根据这些情况,再结合具体的患者的各方面资料,可以作出鉴别。

(二) 躯体疾病相关的精神障碍

许多躯体疾病均可出现各种精神症状,如思维联想障碍、幻觉、妄想及行为障碍等。有的躯体疾病还可首先表现出某些精神症状,然后再出现本病的特征性表现,给诊断带来困难。鉴别的关键是:①想到躯体疾病也可以出现精神症状,有足够的警惕性;②各种躯体疾病均有相应的特征性症状、体征、辅助检查等方面的证据,应注意收集;③有的躯体疾病在起病形式和病程方面有其特点,如起病的缓急、症状的昼轻夜重,可作为重要的参考;④在躯体疾病中,躯体症状和精神症状有着平行的关系,精神症状随躯体疾病的加重、缓解而加重和缓解。

(三) 中枢神经系统疾病相关的精神障碍

许多中枢神经系统病变可以出现各种精神症状,应该注意和精神分裂症进行鉴别。鉴别要点:①首先应警惕中枢神经系统病变出现的可能性;②中枢神经系统疾病所造成的病理损害在症状、神经系统体征、辅助检查方面的特征性异常,如意识障碍、智力障碍、记忆障碍、神经系统的异常体征及脑影像学(CT、MRI)、血及脑脊液常规、生化、脑电生理(脑电图、脑地形图)等方面的异常等可作为与精神分裂症鉴别的主要依据;③精神症状随着中枢神经系统病变的加重或缓解而加重、缓解,当中枢神经系统病变缓解或消除后,精神症状随之消失。根据这几点,可与精神分裂症鉴别。

(四) 焦虑障碍或躯体形式障碍

在精神分裂症早期,患者可以出现脑衰弱症状,如失眠、易疲劳、记忆力下降、注意不集中、工作和学习的效率下降等及焦虑、强迫症状等。鉴别要点:①现实检验能力是否存在,自知力是否完整,焦虑障碍或躯体形式障碍的患者对自己躯体和精神方面的变化极为关注,积极寻求和配合治疗,有的患者甚至对自己的病情出现过分担心的情况,而精神分裂症早期的患者对自己的躯体和精神方面的变化不够关心,不积极寻求和配合治疗;②是否有人格改变,焦虑性障碍或躯体形式障碍没有人格改变的情况,而精神分裂症早期的患者则相反;③精神分裂症的患者在其发病的早期有零星的思维、行为异常的情况。根据以上各点可以进行鉴别。

(五) 创伤后应激障碍

创伤后应激障碍的发生与生活事件有密切联系,而心理因素也可以成为某些精神分裂症患者发病的诱因。此外,创伤后应激障碍也可以出现错觉、幻觉、妄想及行为障碍等精神症状。鉴别的关键问题是应该注意到两类障碍各自的特点,急性应激反应在严重的精神创伤的影响下发病,主要表现是精神运动性兴奋或精神运动性抑制,部分患者伴有意识范围缩窄,症状一般持续1周,部分精神分裂症患者虽然可以在精神创伤的影响下发病,但病程持续、迁延是其特点,精神症状持续时间远远超过1周,一般没有意识障碍;延迟性应激障碍可出现错觉、幻觉、妄想等多方面的精神症状,并且可以持续较长时间,但患者总是伴有明显的情感反应,患者可以反复重现创伤性体验,创伤情景的再现可以使各种精神症状加重,随着时间的推移或患者的生活环境改变,可以使精神症状逐步减轻,而精神分裂症没有这些特点。根据以上各点,可予以鉴别。

▶▶▶ 第四节　治疗及预后 ◀◀◀

一、药物治疗

(一) 抗精神病药概述

治疗精神分裂症的主要药物为抗精神病药。抗精神病药又称强安定剂,或称神经阻滞剂。目前,常用抗精神病药可按对中枢神经系统的作用及问世先后分为第一代和第二代抗精神病药两大类型,前一类药物又称为传统抗精神病药或典型抗精神病药,后者则又可被称为新型抗精神病药或非典型抗精神病药。抗精神病药的基本情况请参见第四章。

(二) 抗精神病药的临床应用

关于抗精神病药的作用机制可参见总论的有关章节,在此主要介绍抗精神病药在治疗精神分裂症中的具体情况。

1. 常用抗精神病药的剂量

目前常用抗精神病药主要是指第二代抗精神病药。常用抗精神病药的使用剂量:舒必利的一般治疗剂量为 300~1 200 mg/d;利培酮由 1~2 mg/d 开始,一般治疗剂量为 2~8 mg/d;奥氮平的起始剂量为 5~10 mg/d,一般治疗剂量为 10~20 mg/d;氯氮平的起始剂量为 25~50 mg/d,此后逐步加量,一般治疗量为 300~600 mg/d;齐拉西酮的起始剂量一般治疗剂量为 40~80 mg/d,一般治疗剂量为 80~160 mg/d;喹硫平的起始剂量为 100~200 mg/d,一般治疗剂量为 400~800 mg/d;阿立哌唑的起始剂量为 5~10 mg/d,一般治疗剂量为 10~20 mg/d;帕立哌酮的起始剂量为 3~6 mg/d,一般治疗剂量为 6~12 mg/d。

2. 抗精神病药的临床应用

在临床上对抗精神病药的选择和应用应该注意以下的一些基本原则。

(1) 在选药物时,应注意因人而异和因症状而异。从临床精神医学的发展方向看,无论对于以阳性症状为主要表现的患者还是以阴性症状为主要表现的患者或是阳性症状和阴性症状皆有的患者均理应首先选用第二代抗精神病药,如利培酮、奥氮平、氯氮平、喹硫平等,因为第二代抗精神病药弥补了第一代抗精神病药的不足,可以同时解决多个问题,并且不良反应一般均低于第一代。就临床症状而言,对于伴有兴奋躁动的患者宜选用氯丙嗪、奋乃静、氟哌啶醇、氯氮平等镇静作用较强的药物;对于慢性期、起病缓慢、以阴性症状为主的患者宜用利培酮、奥氮平、三氟拉嗪、舒必利等药物;对于伴有情绪抑郁的患者宜选用兼有缓解抑郁情绪的药物,如舒必利;对于口服药物不合作的患者或不方便每天使用药物的患者可以采用长效药物。由此可见,临床上对于抗精神病药的选择更多的是考虑到各类药物的"附加效应"。

(2) 在剂量的增加方面,也应该遵循因人而异和因症状而异的原则。一般在使用药物时应该从小剂量开始,以后再根据情况逐步增加剂量。对于急性患者或青壮年患者,增加剂量宜快,一般希望能够在 3~7 天达到基本治疗剂量。而对于慢性病程的患者或体弱、伴有躯体疾病及老年患者增加剂量则宜缓慢,并更应该注意药物所带来的不良影响。

(3) 在治疗过程中当一种药物无效更换另一种药物时,应注意是否用了足够的剂量及维持了充分的时间。剂量不足和过早的换药是治疗过程中最易发生的错误,通常认为足量药物维持 6~8 周后无效才考虑更换药物。常规药物需要每天应用,一般分 1~2 次给药;长效药物一般每 1~4 周给药 1 次。另有临床观察表明,如果一种药物在达到基本治疗剂量的情况下应用 2 周后显出部分效果,则说明进一步增加剂量或维持治疗更长时间可望取得进一步的疗效。反之如果使用 2 周后完全无效,则无论进一步增加剂量或继续维持较长时间可取得进一步疗效的可能性较小。

(4) 除非被证明合并用药属必需,一般主张单一用药,但对于患者存在的其他症状可以分别使用药物进行治疗。例如,对伴有抑郁情绪的患者可以合并使用抗抑郁药,对伴有睡眠障碍的患者可以合并使用镇静催眠药物或抗焦虑药等。

（5）一般治疗量不宜太大，因为维持治疗需要很长时间，剂量太大患者不宜耐受，影响药物治疗的依从性。另一方面，国外经过PET研究已证明阻滞D_2受体只需较低量的抗精神病药，如氟哌啶醇只需5 mg/d。因此具体使用到每个患者的剂量一般以基本不出现明显的不良反应同时有能够发挥较为满意的治疗效果为宜。如果治疗效果不佳，而不良反应已经很明显，理应换药；如果没有明显的不良反应，而临床效果尚不十分满意，则可以继续增加剂量；如果在患者疗效较为满意而同时也出现比较明显的不良反应的情况下，需针对患者的具体情况进行评估，权衡利弊以决定药物的使用。对于老年、儿童的用药剂量应小于青壮年的用药剂量。

（6）精神分裂症患者的维持治疗原则：待症状完全消失后1~2个月以后可以开始缓慢减量，维持剂量为治疗剂量的1/4~2/3。

（7）鉴于精神分裂症对于患者本人的社会功能、个人安全及对家庭和社会可能造成的危害，同时也鉴于目前对该疾病的治疗属于对症治疗，一般认为对精神分裂症的维持治疗应该是无限期维持治疗或终身用药。基于这样的治疗设想，在选择药物的时候应该充分考虑到药物的不良反应对患者的影响，由于第二代抗精神病药的明显疗效和较少的不良反应，其应用将越来越广泛。

（三）抗精神病药的常见不良反应

目前在精神科临床治疗中，主要以使用第二代抗精神病药为主，不良反应较以往已明显少见，但第一代抗精神病药仍然在某些地区或某些个案中使用，因此对抗精神病药的常见不良反应仍然应该了解和关注，应该关注的不良反应包括如下几方面。

1. 抗多巴胺能效应

（1）帕金森综合征即震颤麻痹综合征。约有15%的精神分裂症患者在使用第一代抗精神病药以后5~90天发生该综合征。该综合征主要表现为持续出现肌张力增高，活动减少，运动缺乏灵活性，运动时启动尤其困难，走路时呈前冲步态，双手不摆动，由于面部表情肌肉强硬而出现面具面容。神经系统检查可发现双上肢静止性震颤，有时肌肉的震颤也可出现在唇、下颌及双下肢，此外可查见肢体铅管样强直。所有的能够阻断黑质纹状体多巴胺受体的第一代和第二代抗精神病药均能导致该综合征的发生，尤其是高效和低抗胆碱药更易出现，如氟哌啶醇、三氟拉嗪等。由于产生震颤麻痹综合征的原因主要在于阻断黑质纹状体的多巴胺受体后造成多巴胺和乙酰胆碱平衡失调，所以对该综合征的处理主要是减少抗精神病药的使用剂量，或抗精神病药剂量不变的情况下给予抗胆碱药，如给予盐酸苯海索2~6 mg/d口服或给予东莨菪碱、阿托品等肌内注射。由于抗胆碱药的使用又会带来新的不良反应，所以在该综合征基本得到控制后的4~6周，抗胆碱药应该撤除。约有50%发生震颤麻痹综合征的患者在该综合征消除以后需继续使用抗胆碱药维持治疗，甚至在抗精神病药停止后，该综合征仍可持续2周，在老年患者可达3个月，对于这样的患者要待本综合征症状完全消失，才能停止抗胆碱药。如果震颤麻痹综合征较为严重地影响了患者的日常活动，或虽然合并使用抗胆碱药但效果较差，或抗胆碱药给患者带来较为明显的新的不良反应，则应该考虑改变药物。

（2）急性肌张力异常：约10%的患者在口服或肌内注射第一代抗精神病药，如氯丙嗪、氟哌啶醇等药物后发生，一般出现在用药的初期，特别是出现在用药以后的12 h或头4天内。青壮年更易出现，男性多于女性。临床上主要表现为躯体某个肌群张力的突然增高，并由此产生相应的功能障碍，具体形式有：①颈面综合征，主要体现在颈、面部及下颌部的肌肉张力明显增高，具体可出现张嘴困难、头向后仰、不能低头、头歪向一侧等情况，有的患者可以出现呼吸困难、发绀或窒息。②动眼危象，主要由眼肌张力障碍而产生，临床上可观察到眼球上翻，或偏向一侧，或眼球不能转动并伴眼睑痉挛、震颤等情况。③在躯干肌肉受到影响的情况下，患者可以出现角弓反张、躯体向一侧扭转等情况。急性肌张力异常产生的机制和震颤麻痹综合征相同，仍然是多巴胺受体阻滞，造成中枢神经系统多巴胺和乙酰胆碱平衡失调的结果，因此给予抗胆碱药仍然是缓解症状的关键。由于急性肌张力异常出现较急，急需尽快缓解症状，因此在处理时一般采用肌内注射东莨菪碱0.3 mg或苯甲托品2 mg，一般肌张力异常可得到迅速缓解。此外，地西泮也可成功控制此副作用。

（3）静坐不能（akathisia）：其发生率约为20%，女性为男性的2倍，多数病例发生在给予抗精神病药治疗后的头2个月。患者具体表现为不能静坐或静站，感到不得安宁及下肢自主运动，常来回踱步，不能自控，按照有的患者的描述是"不是我想走，而是我的脚要走"。由于此种情况，许多患者可以继发出现明显的焦虑情绪，因此患者会感到非常痛苦，有的患者甚至出现自伤行为，故在临床工作中应认真识别，及时处理。由于产生该不良反应的机制仍然和阻滞中枢神经系统治多巴胺受体有关，因此给予抗胆碱药仍然是重要的治疗方法，此外给予口服普萘洛尔、地西泮或可乐定也能够达到缓解症状，特别是缓解继发焦虑情绪的目的。在静坐不能症状较为严重的情况下，可以静脉注射地西泮10~20 mg，以及时解决问题。

（4）迟发性运动障碍（tardive dyskinesia，TD）：TD一般发生于较为长期服用第一代抗精神病药的患者，在长期用药的患者中，其发生率约为20%，常见于女性和老年患者及本身有广泛性脑病理学改变基础的个体。主要表现为口、唇、舌等部位的不自主活动及四肢、躯干的舞蹈样动作。患者无法控制，在上述情况明显时对患者的日常生活构成明显影响。发生TD的原因目前并不十分清楚，鉴于抗精神病药主要阻滞中枢神经系统某些部位的多巴胺受体，而TD又发生在较为长期应用特别是较大剂量应用抗精神病药治疗以后，因此推测多巴胺受体被长期阻滞后造成多巴胺受体处于超敏状态，而这种状态又导致中枢神经系统功能失调，进而发生TD。目前还没有对TD症状特殊处理的办法，这意味着一旦出现TD症状将很难消除，所以在使用抗精神病药的过程中应该特别注意。在症状较轻的情况下，停药可使约一半患者的TD症状消失。此外，使用碳酸锂、普萘洛尔等药物可以使部分患者的症状得到改善。抗胆碱药可以使TD加重或促其发生。所以临床上对TD最好的预防方法应该是对于需长期用药的患者，应首先选用第二代抗精神病药，且用药剂量应尽量偏小。

2. 抗胆碱能效应

抗胆碱能效应表现为口干，尿潴留或尿急、尿频，便秘，出汗减少，视力模糊，促发青光眼等。

3. 抗肾上腺素能效应

抗肾上腺素能效应包括镇静，直立性低血压，反射性心动过速，鼻充血，射精抑制。肌内注射后或者老人口服后易引起低血压反应，有的药物这项反应较为突出，如氯丙嗪。

4. 精神方面的不良反应

（1）过度镇静作用：如疲乏、嗜睡、动作缓慢。

（2）意识障碍：数种抗胆碱能的不良反应相加，例如多种抗精神病药合并，又合用苯海索，甚至TCA则易于引起意识障碍，减药或停药则可消失或恢复。

（3）精神障碍：在长期维持治疗中并未停药或减药而出现精神障碍很可能误认为是疾病反复，但减药则好转，有些患者尚可出现精神运动性兴奋、冲动，常为一过性，是由药物的超敏现象导致。

（4）恶性综合征：分为3种情况，一是突发型，一般发生在用药以后的24~48 h；二是早发型，发生于用药后的5~15天；三是迟发型，与长期服药有关，尤其是与长期服用氟哌啶醇、氟奋乃静等药物有关。恶性综合征的表现主要有：①高热，在有的患者体温可达42℃；②严重锥体外系症状，如肌强直、流唾液、吞咽困难、斜颈或角弓反张等；③明显的自主神经功能紊乱的症状，如血压升高、呼吸急促、心动过速、明显出汗、小便失禁等；④多种形式的意识障碍，如谵妄、昏睡或昏迷；⑤实验室检查：可发现有白细胞升高、肌球蛋白尿及血清肌酸激酶、转氨酶、乳酸脱氢酶、碱性磷酸酶升高等变化。对恶性综合征的处理原则主要是立即停止使用抗精神病药，同时可以给予溴隐亭及肌肉松弛剂如丹曲林钠（dantrolene sodium）、地西泮等药物，并可针对患者的具体症状给予相应的对症处理。由于恶性综合征发生后，患者死亡率较高，所以在临床工作中首先是应该注意防止其发生，避免不必要的大剂量用药及不必要地合并使用2种或多种抗精神病药是防止恶性综合征发生的重要环节。此外，应该注意对恶性综合征症状的早期识别并积极给予治疗。恶性综合征发生的具体机制不十分清楚，由于给予溴隐亭（bromocrytine）有效，而溴隐亭是DA受体的激动剂，因而推测该综合征的发生仍然可能与DA受体的阻滞有关。在恶性综合征恢复以后，仍然可以根据病情继续使用抗精神病药，但在使用过程中应该严格掌握剂量，同时应该首先选用不良反应较轻的药物，避免使用长效药物，尽量避免合并用药。

5. 其他不良反应

有的抗精神病药可以导致心律不齐以及 Q-T 间期延长和 T 波倒置等心电图改变,有的药物可导致严重的心律不齐,如匹莫齐特。有的抗精神病药还有以下作用:①可发生情绪抑郁;②引起体重增加;③在女患者可引起泌乳和闭经;④在老人有低体温;⑤氯丙嗪可增加癫痫发作倾向,长期治疗可对光敏感,皮肤和角膜晶状体色素沉着。硫利达嗪可引起肾变性,氯丙嗪可引起黄疸,但发生率很低(约为 0.1%),在应用氯氮平宜特别警惕白细胞减少。关于对妊娠的影响说法不一,但一致认为妊娠头 3 个月不宜用药。

(四) 其他药物在精神分裂症中的应用

患者如果存在相应的问题,可以分别合并其他药物进行处理,如伴有焦虑情绪及睡眠障碍的情况下,可以给予苯二氮䓬类药物或非苯二氮䓬类抗焦虑药;如果合并抑郁情绪,可以同时使用抗抑郁药;如果患者出现情绪激惹、冲动等情况则可以给予心境稳定剂等。

二、心理治疗

对精神分裂症的心理治疗主要应针对患者的具体情况进行,例如可以通过支持性心理治疗解决心理社会因素给患者带来的打击,通过家庭治疗解决患者家庭成员对患者的情感表达问题,通过认知治疗促进恢复患者的自知力等。心理治疗是治疗精神分裂症的重要辅助治疗措施。

三、电抽搐治疗

精神分裂症患者出现兴奋躁动,特别是出现冲动伤人、木僵或亚木僵、精神症状所致的拒食、出走、明显的阴性症状、分裂症疾病过程中或病后的较为严重的抑郁情绪等情况,适合接受电抽搐治疗。此外,有学者观察到在药物治疗的基础上合并电抽搐治疗,可以缩短对患者阳性症状的治疗时间,减少患者的住院时间,对患者的康复有利。因此,除以上所列举的情况外,在阳性症状特别丰富,没有电抽搐治疗的禁忌证,同时患者本人又愿意接受电抽搐治疗的情况下,也可以对一般的患者合并使用电抽搐治疗。对精神分裂症行电抽搐治疗的疗程及具体治疗方法:国外报道为一个疗程 10~40 次,一般每天 1 次,对于病情特殊的患者,可以每天进行 2 次;国内对精神分裂症的电抽搐治疗次数一般为每个疗程 12 次,开始可以连续进行,每天 1 次,此后可以每周 2 次,直至完成 12 次。对于阴性症状特别突出、意志减退特别明显的患者,可增加电抽搐治疗次数至 20~30 次。对于精神分裂症患者是否将电抽搐治疗作为首选治疗存在不同的看法,近年来,多数学者认为电抽搐治疗不宜作为对精神分裂症治疗的首选方法,同时对电抽搐治疗在精神分裂症的思维障碍方面是否确切有效的问题也存在不同看法。

四、精神康复

大部分精神分裂症患者在接受药物治疗使症状基本消失以后,仍然存在认知、行为及个性等方面的问题,有的患者还可能残留部分阳性症状或阴性症状,所以需要继续接受精神康复方面的治疗和训练。精神康复可概要地理解为尽量采用各种条件和措施使患者的精神活动,特别是行为得到最大限度的调整和恢复。精神康复因人而异,因患者不同的问题而定,途径可以有多种。例如,通过对恢复期患者及其亲属的精神卫生知识教育,特别是与精神分裂症有关知识的教育,可使患者和亲属了解到有关精神分裂症的表现、维持治疗、护理和监护等方面的知识,有利于患者和亲属对治疗的配合,也有利于使患者对自己病情的更加重视;通过开展各种娱乐活动和体育锻炼,特别是各种集体活动,可使患者的孤僻、退缩行为得到改善,与他人沟通的能力得到增强;通过的患者生活自理及家政方面的训练,有利于促进患者自理自己的生活和恢复对家庭的责任感;通过职业训练,可以增加患者对恢复社会生活和自立的信心,为患者进入真正的社会生活奠定基础。

对于精神分裂症患者的康复工作应该在治疗的早期就开始。

五、预后与预防

精神分裂症的结局有 3 个,一是经过治疗后得到彻底的缓解;二是经过治疗,症状得到部分控制,残留下部分症状,社会功能受到部分损害;三是病情恶化,患者走向衰退和精神残疾。而据国外学者观察,以上 3 种结局各占患者总数的 1/3。此外,根据各方面的观察,精神分裂症患者的预后可能与以下因素有关。①以急性形式起病患者的预后明显好于起病缓慢者;②病程短者的预后好于病程较长的患者;③初次发病者预后好于反复发作者;④情感症状,如抑郁、焦虑等症状明显者预后好于情感平淡者;⑤从亚型来看,Ⅰ型精神分裂症预后较好,Ⅱ型精神分裂症预后差;⑥发病年龄越小,预后越差,因此老年期的精神分裂症预后最好;⑦在接受治疗方面,有良好的依从性者预后优于治疗不合作者;⑧病前人格相对完好者预后好于病前人格有明显缺陷者;⑨从家庭因素来看,婚姻保持完好者预后好于家庭破裂者和独身者;⑩从社会因素方面看,有良好的工作记录、保持良好的社会关系者的预后好于没有固定工作和没有良好社会关系的患者。

由于精神分裂症的病因还不清楚,因此对精神分裂症的预防主要是应该注意早期发现和早期治疗,同时应该注意预防复发和加强康复工作,尽量保持患者的社会功能,防止患者出现精神衰退。

▶▶▶ 第五节　危险因素与发病机制 ◀◀◀

精神分裂症的危险因素和发病机制都还处在研究阶段,目前并没有公认的、一致的结果。但近 1 个世纪以来,许多学者对该组疾病从不同的角度进行了多方面的探索。

一、遗传因素

探索遗传因素和精神分裂症的关系主要应该解决的问题是:①精神分裂症的发病是否存在遗传基础;②不同的临床类型是否与不同的遗传基础有关;③遗传模式是什么。为探索和解决这些问题,在遗传方面所作的研究主要有以下方面。

(一)家族研究

家族研究的工作进行得最早。1916 年 Ernst 发现,早发性痴呆患者兄弟姊妹中同样疾病的发病率高于一般人群。1938 年 Kallman 报道,精神分裂症先证者的兄弟姊妹和下一代患同样疾病的人数显著增加。1986 年国外的另一项利用先证者来估计亲属发病危险性的研究表明,精神分裂症的一级亲属发病危险性为 5%,而一般人群仅为 0.2%~0.6%。1993 年 Kendler 等观察到 200 例精神分裂症母亲的子女中,有 16.2% 发病,而对照组的下一代的发病率为 1.9%。此外,分裂症母亲的子女另有 21.3% 的人出现分裂人格、偏执人格、分裂样人格。

(二)双生子和寄养子的研究

对双生子同病率的观察是遗传学研究的重要手段。精神分裂症双生子的研究最早由 Luxenberger(1928)报道。在他的研究中发现,19 对单卵双生(MZ)子中,同时发生精神分裂症的有 11 对。在此后的研究中 McGuffin(1988)发现,单卵双生(MZ)子精神分裂症的同病率为 50%,而二卵双生(DZ)子为 10%,前者明显高于后者。

寄养子的研究主要是将分裂症母亲所生的子女和正常母亲所生的子女在其幼年时期寄养在同样的生活环境中,并观察他们一直到成年以后,以比较 2 组不同的个体精神分裂症的发病情况。1966 年 Heston 首先进行了这样的研究。他将 47 名精神分裂症母亲所生的子女在其出生 3 天后与母亲及其家庭分开,寄养在相同的环境中,同时将未患精神分裂症的父母所生的子女 50 人做同样的安排进行对照。在这些子女 36 岁时发现,精神分裂症母亲的子女中有 5 人患精神分裂症,同时在这批子女中还发现有反社会人格、神经症性障碍等情况者 22 人,而对照组的子女没有人患精神分裂症,人格有明显问题者 9 人,2 组有明显的差异。

根据以上资料,有理由认为遗传因素在精神分裂症的发病中起重要作用。但遗传因到底是单独起作用,还是和其他致病因素共同作用目前仍不清楚。有学者认为,在遗传素质的基础上,许多外界因素在发病中起到重要作用。研究表明,有家族史的个体,在有产科并发症的情况下更易发病或发病年龄提前。

关于遗传方式,有学者提出了"单基因理论",即认为某个优势基因在精神分裂症的发病中起决定性的作用;有学者提出了"多基因蓄积效应理论",认为精神分裂症的发病是体内多个致病基因蓄积的结果,当人体的致病基因累积到一定数量,超过某个易感阈值后便可发病,而致病基因未达到这个易感阈值的个体则是精神分裂症致病基因的携带者;还有学者提出了"基因异质性理论",该理论认为基因在不同人群的附加效应加上环境附加效应导致精神分裂症的发生。有的亚型或患者的发病符合单基因理论,有的则符合多基因蓄积效应理论,有的发病与遗传因素关系较小。例如,McGuffin(1988)认为分裂症的偏执型遗传倾向较小,而紧张型遗传倾向则较明显。单基因理论和多基因蓄积效应理论均以精神分裂症是一种单一的疾病为前提,而基因异质性理论的基础则是将精神分裂症视为由一组不同的障碍所组成的复合体。

（三）分子遗传研究

精神分裂症的分子遗传研究目前采用的方法有 2 种:连锁分析与候选基因的研究。连锁分析主要是对精神分裂症家系的分子遗传研究。20 世纪 90 年代曾报道在 5 号染色体、6 号染色体的某个位点及性染色体的假性常染色体位点与精神分裂症相关,但随后都被否定。在候选基因的研究方面,遗传学界曾对 D_2、D_3、D_4、$5-HT_{1A}$、$5-HT_2$ 等编码基因进行过研究,但目前尚无明确的结果。

二、神经生化病理假说

精神分裂症的发生是由于体内代谢异常,从而产生有毒的中间产物造成自身的中毒的推测由来已久。近 40 年来的中枢神经系统生化研究发现,某些中枢介质在调节和保持正常的精神活动方面起着重要的作用,而许多抗精神病药的治疗作用也和某些中枢神经介质或受体的功能密切相关,因此提出了关于精神分裂症的种种神经介质或受体的假说。其中最受重视的是多巴胺活性过度假说。该假说的提出是基于 2 个基本事实,一是中枢兴奋药物如多巴胺(DA)受体的激动剂苯丙胺可以产生类精神分裂症的症状,并且苯丙胺可以使分裂症患者的病情恶化;二是抗精神病药的药理作用均和阻断多巴胺受体和拮抗多巴胺敏感性腺苷酸环化酶的功能有关。尸体解剖研究发现,多巴胺受体浓度在尾状核、杏仁核及边缘系统等处明显增高。Sceman(1994)发现在脑干的某些区域 D_4 受体高于正常 6 倍。此外,采用 H-Haloperidal 和 H-Spiperone 与受体结合的方法发现,精神分裂症患者尾状核和壳核等处 DA 受体与上述放射性核素标记的神经阻滞剂的结能力明显高于正常人,表明精神分裂症患者 DA 受体的敏感性明显增加。以上情况表明,DA 及其受体的异常在精神分裂症的发病中有重要意义,值得注意。

三、脑结构和脑影像学的异常

使用三维 MRI 技术对青少年发病的精神分裂症患者随访 5 年,结果显示,精神分裂症组的大脑灰质体积比健康对照组明显下降;精神分裂症患者和健康对照组在基线和 5 年后分别进行 MRI 扫描,结果显示,精神分裂症组的左侧额上回、左侧颞上回、右侧尾状核和右侧丘脑的灰质体积相比健康对照组明显下降;对 10 例新近发病(发病 5 年内)的精神分裂症患者和 10 例健康对照进行全定量(R) - [^{11}C]PK11195 PET 扫描,结果显示,与对照组相比,精神分裂症患者大脑灰质的(R) - [^{11}C]PK11195 结合力明显增加,表明精神分裂症发病的最初几年即存在小胶质细胞的活化,提示存在神经元损伤。上述影像学的研究结果提示,精神分裂症实质上是脑变性疾病,其变性的原因可能是多元化的因素,但至少与遗传因素有重要关系。鉴于此种情况,构成了对于精神分裂症患者终身治疗的理论基础。

四、心理、家庭、社会因素

Freud 认为,从精神动力学的角度分析,精神分裂症的发生是因为个体的性欲(libido)退缩的结果,即由指向外界而转为指向自身。由于这种退缩,使患者不能对外界产生移情,外部世界对患者不再重要,患者自我(ego)的重要性被夸大,因而产生异常的信念。

　　有学者认为不正常的家庭角色对于精神分裂症的发生起重要作用。夫妻关系中,一方过度依附于另一方,特别是男方过度依附于女方的倾斜婚姻会成为子女发病的重要因素,此外,夫妻双方相互对立的婚姻常常造成子女也随之分成"两派",这种情况导致了家庭沟通的严重障碍,使该家庭的子女和外界的沟通出现障碍,进而使子女的人格发展受到影响,因而成为精神分裂症发病的家庭基础之一。

　　在精神分裂症的发病因素研究方面,调查显示,精神分裂症患者的生活事件明显多于一般人群,说明生活事件对该病的发生有重要意义,但生活事件是发病的原因还是结果还不能确定。Freeman(1994)报道,在低社会阶层及受教育程度较低的人群中精神分裂症患者较多,但认为这可能是精神分裂症的结果,而不是原因。Jablensky(1993)调查在美国的第二代非洲移民,发现精神分裂症的发病率高于一般人群,但移民和该病发生的关系尚不清楚。此外,调查还发现,文化程度虽然和发病无关,但和症状的类型有关。

（王惠玲）

网上更多……

　　📊 教学 PPT　　　　　📖 拓展阅读　　　　　📝 自测题

第十四章

与精神分裂症相关的原发性精神障碍

▶▶▶ **第一节 分裂型障碍** ◀◀◀

一、概述

（一）定义

分裂型障碍（schizotypal disorder）是以类似于精神分裂症的古怪行为及异常思维和情感为特征，但在疾病的任何时期均无明确和典型的精神分裂症性表现，无占优势的和典型症状的精神障碍，包含了分裂型人格障碍。

（二）流行病学

据估计，美国的分裂型障碍终生患病率不到4%，其中男性（4.2%）高于女性（3.7%）。在黑种人妇女、低收入者及分居、离婚或丧偶的人中，分裂型障碍的患病率更高。而且，亚洲男性中分裂型障碍的患病率低。分裂型障碍常与双相情感障碍、创伤后应激障碍、边缘人格障碍和自恋型人格障碍共病。各种精神障碍共病分裂型障碍后残障率明显高于没有共病分裂型障碍的。挪威寻求治疗的人格障碍患者中，有1.37%符合分裂型障碍的诊断标准，而21%的患者报告了至少2种分裂型障碍的表现。1/3的分裂型障碍患者没有共病其他任何人格障碍，1/3的患者共病另一种人格障碍，1/3的分裂型障碍患者共病2种或多种其他人格障碍。

二、临床表现

认知功能缺陷是分裂型障的主要临床特征。由于认知功能缺陷是许多精神障碍的主要表现，因此严格界定分裂型障碍的表现有较大的困难。归纳起来看，其认知功能缺陷的表现主要如下。

1. 工作记忆及上下文处理功能损害，具体表现在文字及语言表达方面"不够靠谱"，虽然与外界的沟通勉强能够进行，但总给人以不确切及"对位不准"的印象，并影响其沟通功能。

2. 人际关系存在问题，给人以不能接近或无法接近的感觉。如亲属喜欢某患者的小孩，想带出去玩，该患者一本正经地拿出纸笔让对方写借条并签字。

3. 存在注意缺陷。

4. 某些思维内容或看待问题的方式不能被人理解。给人以"古怪""离奇"或"不可理喻"的感觉。如当见到同病房的一个患者准备上吊时无动于衷，甚至还教对方怎么打结，当对方准备实施上吊时还帮对方抬凳子。在对方上吊后他立即去向值班护士报告。当被埋怨为什么不早说时，他回答是不接受这种指责，因为他是第一时间来反映的，而指导怎样打结及抬凳子是病友之间的相互帮助，至于他人为什么这样做,他不愿意猜测,在上吊的行为没有被坐实以前他不能汇报。

5. 行为"古怪",较为孤僻,有社会退缩倾向。如某患者不是用鞋油擦皮鞋,而是在水盆里用水洗皮鞋,当被问及此事时,回答是"我愿意"。

三、诊断与鉴别诊断

(一) 诊断

符合以下标准中的任何一种情况并因此影响本人的社会功能,可以考虑该诊断。

1. 情感不恰当或受限制(患者显得冷酷和淡漠)。

2. 古怪、离奇或独特的行为或外表。

3. 人际关系差,倾向于社会退缩。

4. 古怪的信念或巫术性思维影响着患者的行为并与亚文化规范不符。

5. 猜疑或偏执观念。

6. 无内在阻力的强迫性穷思竭虑,常伴畸形恐怖的性的或攻击性的内容。

7. 不寻常的知觉体验,包括躯体感觉异常或其他错觉,人格解体或现实解体。

8. 思维模糊,赘述,隐喻性的、过分琐碎或刻板表达,表现为离奇的言语或他种形式,无严重的言语不连贯。

9. 偶发的短暂性准精神病发作,伴严重的错觉、幻听或其他幻觉及妄想样观念,起病往往没有外界诱因。

(二) 鉴别诊断

鉴别要点:①具有上述表现并影响个体的社会功能;②如果自幼就是如此表现应考虑为分裂型人格或偏执型人格,而由此使个体在人际关系、工作能力方面受到影响,则应考虑为分裂型人格障碍或偏执型人格障碍;③如果此种表现继续发展为具有精神分裂症特征的临床综合征,目前的表现则应被视为精神分裂症的早期或前驱症状。由此可见,该诊断名词的使用非常有限,提出这一诊断名词及概念的目的在于识别并救助长期处于这种精神状态,并受这种状态影响而社会功能受损的个体。

四、治疗

对分裂型障碍的治疗原则是针对精神异常症状或综合征的治疗,如采用中枢兴奋剂哌甲酯和选择性 α_{2a} 受体激动剂胍法辛(guanfacine)等改善注意缺陷;用 SSRI 及苯二氮䓬类药物改善焦虑症状;用第二代抗精神病药改善认知等。具体药物及治疗方案的选择请参见相关章节。心理治疗或辅导方面的总原则在于协助患者设计生活模式或恰当的工作。

五、危险因素与发病机制

由于分裂型障碍属于精神分裂症一类问题,而在临床症状及实验室检查方面没有更为特异的发现,因此关于病因及发病机制问题可参见精神分裂症的相关研究。关于对这类问题的较为特殊的研究有以下方面。

(一) 分子遗传学研究

与精神分裂症类似,COMT Val158Met 多态性也是研究最多的候选分裂型障碍基因之一,还与分裂型障碍的认知功能受损有关。研究还发现了参与 l- 电压门控功能的蛋白钙通道的 CACNA1C 基因多态性与分裂型障碍之间的关系,该等位基因与偏执症状相关。在对健康人群的研究中,锌指蛋白 ZNF804A 的常见变异与偏执、牵连观念有关。参与神经细胞发育的精神分裂症 1 基因(DISC1)与健康参与者的精神分裂症阴性症状的社交性快感缺乏症相关。在健康的参与者中,人际分裂型因子已被证明与 p250GAP 基因的变异有关,该基因涉及 N- 甲基 -D- 天冬氨酸(NMDA)受体功能。

(二) 神经生物学研究

就分裂型障碍的神经生物学而言,它和精神分裂症有共同的和不同的因素。分裂型障碍和精神分裂症均表现出左颞叶体积减小,但是,与精神分裂症相比,在分裂型障碍中颞叶体积异常在解剖学上受到更多的限制,并且随着时间的推移进展程度较小。在分裂型障碍中还发现了额叶和纹状体解剖异常。但是,这些发现并不一致,可能还包括补偿性或"保护性"因素,这些因素限制了患者向完全的精神分裂症的发展。纹状体和皮质区域的多巴胺能神经生物学似乎在未接受临床诊疗的分裂型障碍和精神分裂症特征中起重要作用。

▶▶▶ 第二节 急性短暂性精神病性障碍 ◀◀◀

一、概述

(一)定义

急性短暂性精神病性障碍是一组比较常见的精神障碍,起病急骤,病情发展迅速,症状鲜明、丰富、多变,症状缓解迅速,总病程一般不超过 1 个月,预后一般良好,少数患者可能出现复发倾向。该病的概念最早于 1886 年由欧洲精神科医师马格南提出,他认为这一精神障碍发作突然,一般不是由明显的应激所引起,常见于那些"多少有点不均衡或精神病态"的人。

(二)流行病学

急性短暂性精神病性障碍起病多见于青壮年,平均起病年龄在 35 岁左右,几乎不发生于儿童和 50 岁以上成年人。在美国,急性短暂精神病性障碍占所有首发精神病的9%。女性急性短暂精神病性障碍的发病率相对较高,是男性的 2 倍。

二、临床表现

(一)临床表现特征

急性短暂性精神病性障碍起病急骤,常在数小时内由正常状态迅速发展为明显异常状态,暴发性起病者可在 48 h 内症状表现达到高峰;急性发作者一般在 2 天~2 周病情充分发展。

(二)症状

急性短暂性精神病性障碍症状鲜明、丰富、多变。患者可出现各种精神病性症状,其中中毒妄想是其突出的症状,可包括被害妄想、夸大妄想、关系妄想、嫉妒妄想、被控制妄想等多种妄想。妄想结构松散,可以是多种片段妄想共存,在妄想基础上可伴发多种生动的幻觉。患者思维结构混乱,语言紊乱,情绪障碍,还可出现严重的行为紊乱或紧张症表现。

1. 妄想

妄想多、发病急、发展快,是该病特有的临床表现。患者常产生被害、中毒、被控制、宗教或神秘妄想等多种妄想。这些妄想可混合存在,即同时出现 2~3 种或以上的妄想。患者完全被这生动的妄想所吸引,并发生各种幻觉,有时会沉溺于一种身临其境的感受中。

2. 情感障碍

情绪的多变性也是该病的重要症状之一。随着妄想的起落,患者可表现为情绪高涨或低落,或从恐惧到茫然,也可有焦虑或激越。情绪障碍可交替出现,持续时间不长,一般为几小时或 1~2 天,最长不超过 1 周。

3. 行为及意识表现

患者可有行为异常,这多与妄想及情绪变动有关。有时患者可出现意识范围缩窄,突然感到走入一个新的环境而感到迷惑恍惚;也可表现为活动增多或沉默少语,过后患者有一种似梦非梦的感受。

(三)病程

该病病程短暂,患者一般在数天至数周内恢复正常,一般不超过 1 个月。

三、诊断与鉴别诊断

对于急性短暂性精神病性障碍,诊断主要靠病史采集、精神检查和躯体检查。急性短暂性精神病性障碍发病短暂,临床表现看似简单,但诊断必须慎重。由于有类似表现的疾病还有反应性精神病、精神活性物质和非成瘾物质所致的精神障碍、器质性精神障碍、抑郁障碍伴精神病性特征、双相障碍伴精神病性特征、诈病与做作性障碍等,故在明确诊断前,需一一排除这些类似病症。

(一) 诊断要点

1. 因缺乏经过试验和检测的多轴系统,为了避免混淆诊断,诊断标准采用的方法是根据本病某些关键特征的优先顺序而排列诊断顺序。症状的优先顺序为:①急性起病(2 周以内)为本组全部障碍的特征;②存在典型综合征;③存在相应的急性应激。

不符合这一优先顺序者仍可被确定为具有上述特殊表现之一的急性精神病性障碍。

2. 急性起病的定义是,在 2 周或更短的时期内从缺乏精神病特征的状态转变为有明显异常的精神病性状态。有证据表明,急性起病往往与预后良好有关,而且可能起病越急预后越好。只要情况适合就应定义为"暴发性起病"(48 h 之内)。48 h 和 2 周的标准并非指严重度和障碍达到顶峰的时间,而是指精神症状变得明显并至少妨碍了日常生活和工作的某些方面所需时间。急性和暴发性起病者此后均可达到障碍的顶峰。只要在指定时间内症状和障碍明显,导致患者寻求某种帮助或求助于医疗机构即可诊断。表现为焦虑、抑郁、社会退缩或轻度异常行为的前驱期不应包括在此时期。

3. 典型综合征中首推迅速变化和起伏的状态,这里称之为"多形性",具备多种类型的幻觉或妄想,其类型和程度每天或在同一天内不断变化,它对急性精神病状态的诊断十分重要。其次,为存在典型的精神分裂症症状,但没有任何一种症状持续到足以符合诊断精神分裂症所规定的时间。此外,虽然患者可时常出现明显的情绪变化和情感性症状,但本组障碍中没有任何一种症状能够满足躁狂发作或抑郁发作的标准。

4. 现有的为数不多的证据表明,相当一部分急性精神病性障碍的起病缺乏相应的应激,因此必须记录是否存在应激。在这里相应的急性应激意味着当一件或多件在类似环境下对该文化处境中的大多数人构成应激的事件发生后,2 周以内即出现第一个精神病性症状。典型的应激事件可为亲人亡故,非预期性地失去伴侣、工作或婚姻,或战争、恐怖主义和严刑所致心理创伤。长期存在的痛苦或烦恼不应包括在本类应激源内。如果在明确应激因素影响下,出现前述精神障碍的表现则应首先考虑急性应激障碍的诊断。由此可见,判断患者在发病前是否存在应激是鉴别诊断的关键,由于患者所存在的应激情况有时难以判断,因此对于该诊断的确定存在困难。

5. 患者一般在 2~3 个月(往往在几周甚至几天内)痊愈,仅有一小部分患者发展成持久的精神残疾。如果患者的精神障碍情况持续发展则将其视为某些重型精神障碍,如精神分裂症的前驱症状更为恰当。凭现有知识尚无法预测究竟哪一个部分患者不会很快恢复,从此亦可得出作出此项诊断存在困难。

6. 这些障碍也不应在中枢神经系统损害、外伤、躯体疾病、精神活性物质影响、酒精中毒及某些药物因素的影响等基础上发生。如果临床判断当前精神异常不能明确撇清与前述因素的关系,则该诊断不能成立。之所以确立该诊断概念,其意义在于有利于判断患者的预后及确定治疗措施。

(二) 鉴别诊断

鉴别诊断应该注意:①如果有应激因素与发病密切相关,则应考虑急性应激障碍,但由于应激源有时难以确定,因此鉴别有难度;②如果症状或综合征持续存在,自然病程超过 2 周或更长,则应该考虑为其他重性精神障碍的前驱症状,但在首次发病的头 1 周是没有办法确定的;③如果上述情症状群在特定情况下反复发作,每次持续时间、临床表现、治疗结果等均符合该诊断概念的特征,方可确定,但这对某次的治疗指导作用意义不大。综上所述,鉴别诊断的意义不大,对症治疗是关键。

四、治疗

(一) 药物治疗

药物治疗可参见相关章节对重性精神障碍的治疗。治疗原则是对症为主,此处显然是采用第二代抗精神病药物控制幻觉、妄想症状群。只是由于患者起病急,采用作用强、镇静作用明显的药物更为适宜,如氯氮平、奥氮平等。

(二) 电抽搐治疗

电抽搐治疗证实对本病有效。据报道,2011~2015年瑞典医院收治的42例急性短暂性精神病性障碍患者,行电抽搐治疗有效率和缓解率分别为90%和45%。

(三) 心理治疗支持和心理教育

研究证实,心理治疗支持和心理教育可能不仅有助于减轻症状的影响,而且可以预防复发。

五、危险因素与发病机制

本病的危险因素与发病机制尚不明确,一般无发病诱因,即便有可寻的心理因素,也是微不足道的。存在人格障碍的特质(如分裂型人格障碍、边缘型人格障碍,或精神病性范畴的特质如知觉失调,以及负性情感如多疑)可能使个体易于发展成短暂精神病性障碍。

六、预后

由于目前还无法判断精神症状的急性发作到底是一类独立的精神障碍还是其他精神障碍的前驱症状,该类精神障碍的走向有3种情况,一是患者终生就只有一次发作;二是在某种特定情况下,可以出现多次发作,但每次均体现病程短、缓解完全的特点;三是最终出现病程迁延,甚至出现社会功能衰退的情况。

▶▶▶ 第三节 妄想性障碍 ◀◀◀

一、概述

(一) 定义

妄想性障碍是以各类较为系统妄想为主要表现的精神障碍。此障碍的特点是患者尽管长期保持其"信念",但整体社会功能相对保持完整。

(二) 流行病学

妄想性障碍在普通人群中的终生患病率为0.02%~0.1%。妄想性障碍的患病率比精神分裂症、双相障碍和其他情绪障碍等其他精神障碍低得多。这可能是由于妄想性障碍的患者除非受到家人或朋友的强迫,否则不会寻求心理健康方面的诊疗。发病年龄为18~90岁,平均年龄约为40岁。被害和嫉妒妄想在男性中更为常见,而色情狂在女性中更为常见。

二、临床特征

(一) 临床表现

与其他疾病相比,妄想性障碍患者的总体功能或多或少得以保留,但可能严重损害患者的职业能力,也可能存在社会隔离。独特的表现是当不讨论特定的妄想时,患者的心理功能和外表都是正常的。

1. 被害型

被害型妄想性障碍是最常见的类型之一,患者可感到焦虑、易怒、好斗甚至是攻击性的。有些患者可能会不断提出诉讼。

2. 嫉妒型

嫉妒型妄想性障碍也称为奥赛罗综合征,在男性中较为常见。它有时可能与自杀或杀人观念相关,因此安全性是评估和管理中的重要考虑因素。

3. 色情狂型

色情狂型妄想性障碍表现为妄想涉及被有较高地位的人爱上的信念。这些患者通常在社交和(或)

职业功能水平较差时会社交退缩、依赖、受到性抑制。悖论行为是其重要特征,所有对爱的否认都被合理化为肯定。有这种妄想的男性可能具攻击性。

4. 躯体型

躯体型妄想性障碍又称单纯性疑病性精神病,现实性损害严重。患者对症状的严重性深信不疑。最常见的躯体型妄想是寄生虫侵扰、躯体畸形妄想和体臭或口臭妄想。这些患者也有焦虑和紧张。

5. 夸大型

夸大型妄想性障碍也称为自大狂,以增加自我重要性为主要表现。

6. 混合型

患者型妄想性障碍表现为有 2 个或 2 个以上的妄想主题。

7. 不定型

不定型妄想性障碍是指有时无法确定主要的妄想的类型。例如,卡普格拉综合征(Capgras syndrome,又称冒充者综合征)是一种妄想综合征,人们认为已知的人已经被冒名顶替者取代;科塔尔综合征(Cotard syndrome)是指患者认为自己失去了财产、地位甚至身体器官。

妄想性障碍患者的伴侣也可出现妄想,称为感应性精神障碍。感应性精神障碍是一种罕见的由情感关系密切的两人或(偶尔)多人所共有的妄想性障碍,其中仅有一人患真正的精神病性障碍,另一人的妄想因感应而产生,并且当他们彼此分开后妄想就消失。感应者所患精神疾病以精神分裂症最为常见,但并非一定如此,也可为其他类型的精神障碍。感应者原有的妄想及被感应者的妄想通常均为慢性,内容可为被害性或夸大性。妄想性信念的这种传递仅限于不寻常的处境。所涉及的人物几乎无一例外地具有非常密切的关系,并且在语言、文化或地理上与他人隔离。被感应者通常依赖于或附属于真正的精神病患者。

本病的典型病例缺乏其他精神病理改变,但可间断地出现抑郁症状,某些患者可出现幻嗅和幻味。清晰和持久的幻听(说话声)、精神分裂症性症状(如被控制妄想和明显的情感迟钝)及脑疾病的确凿证据均与本诊断不相容。但只要不是典型的精神分裂症性幻听,且只占临床总体表现的一小部分,则偶尔和短暂的幻听(尤其在老年患者)并不排除本病的诊断。

(二) 精神检查

对妄想性障碍患者精神检查的整体印象是患者接触良好。情绪方面的表现通常与妄想一致,例如,一个夸大型的患者可能是欣快的,被害型的患者可能会焦虑、轻度抑郁。感知方面通常没有幻觉。思维障碍是其主要特征,主要表现出某种形式的妄想,但其特点是妄想内容不"离奇"和"荒谬",且非常系统,即将尽可能多的生活信息统统纳入其妄想系统。大多数患者对他们的妄想没有自知力,但能够与周围环境维系基本联系。在不涉及妄想内容的情况下,甚至使人看不出其异常,而由于妄想信念的系统性,在没有认真了解实际情况时会使外界对其信念信以为真。

三、诊断与鉴别诊断

(一) 诊断

1. 妄想是最突出的或唯一的临床特征,妄想必须存在至少 3 个月,必须明确地为患者的个人观念,而非亚文化观念。

2. 可间断性地出现抑郁症状甚至完全的抑郁发作,但没有心境障碍时妄想仍持续存在。

3. 不应存在与之相关的神经系统损害的证据。

4. 没有或偶然才有幻听。

5. 不出现精神分裂症性症状(如被控制妄想、思维被广播等)。

(二) 鉴别诊断

1. 强迫症

如果患者相信强迫是真正的信念,则应该被诊断为缺乏自知力的强迫症而不是妄想性障碍。

2. 精神分裂症样和精神分裂症

可以通过存在精神分裂症活跃期的其他症状的与妄想性障碍鉴别。

3. 谵妄/重度神经认知障碍

谵妄/重度神经认知障碍可与妄想性障碍相似,但根据症状的时间顺序可以区分。

4. 抑郁或双相情感障碍

抑郁或双相情感障碍的妄想会随着情绪发作而发生。只有当妄想的跨度超过情绪症状的总持续时间时,才会考虑诊断妄想性障碍。

四、治疗

妄想性障碍缺乏自知力,治疗是很困难的。良好的医患关系是治疗成功的关键。治疗包括通过建立信任和建立治疗联盟来进行心理治疗。患者的药物依从史是选择合适的抗精神病药的最佳指南。抗精神病药应开始6周的试用期,此后应评估药物的有效性。开始低剂量并根据需要滴定。如果最初的治疗无效,则可以在6周后尝试使用另一类药物。如果单一抗精神病药治疗失败,可考虑心理治疗与精神药物结合的治疗。如果治疗效果差,可以考虑在维系必要的人际关系的情况下,保持其基本社会功能并让患者带着其病理信念与社会和平相处。

五、危险因素与发病机制学

妄想性障碍相对少见,与精神分裂症相比发病年龄较晚,也无性别优势。患者的状况相对稳定。妄想性障碍的确切原因尚不清楚。病因可能是异质性的,与精神分裂症的关系尚不能确定。遗传、人格特点及生活环境在其起病中的相对作用也未能确定,估计各不相同。

超敏者的反应和自我防御机制(如反应形成、投射和否定)是妄想性障碍的心理动力学理论,当社会孤立、嫉妒、不信任、猜疑、自卑等一些因素变得无法忍受时,会导致人们寻求解释,从而形成妄想作为解决方案。移民中有语言障碍、听力障碍、视力障碍者和老年人是特殊人群,他们更容易出现妄想。从另一个角度解释,妄想是偏执的极端形式,而偏执的病理心理机制在于如果改变自己的看法和行为方式,可以导致个体严重的恐慌。偏执的基本病理心理机制是"认知层面的焦虑",因此为其提供宽松的环境,以及配合抗焦虑药的使用至少可以对患者由于病理信念所产生的负性情绪有所帮助。

(关念红)

网上更多……

教学PPT　　　拓展阅读　　　📝自测题

第五篇
心 境 障 碍

人有五藏,化五气,以生喜怒悲忧恐。

《素问·阴阳应象大论》

五志之火,因七情而起,郁而成痰,故为癫痫狂妄之证。宜人事治之,非药石所能疗也,须诊察其由以平之……此法唯贤者能之耳。

——朱丹溪

心境障碍是一组重大精神疾病。不仅仅是专科,也值得医学其他学科密切关注和学习。心境障碍又称为情感障碍、情感性精神障碍,主要特征为显著而持久的情感或心境改变,通常伴有相应的认知、行为、心理生理学及人际关系方面的改变或紊乱,严重者会有较高的自杀风险,可能会伴有幻觉、妄想等精神病性症状,而且病程常呈现反复发作,虽然间歇期精神症状及社会功能可能基本正常,但部分患者会有残留症状或转为慢性病程,成为一种严重的复发性甚至慢性致残性精神障碍。

临床上常见的心境障碍主要包括:抑郁障碍(单次抑郁发作、复发性抑郁障碍、混合性抑郁焦虑障碍、心境恶劣)和双相及相关障碍(双相Ⅰ型障碍、双相Ⅱ型障碍、环性心境障碍)。

一、流行病学

由于依据不同的疾病概念和诊断标准,或者采用了不同的流行病学调查方法和工具,加之被调查人群的种族、社会、文化的差距,当前心境障碍的流行病学调查结果相差甚远。我国最新的流行病学调查数据是 2013—2015 年黄悦勤教授团队牵头进行的中国精神障碍疾病负担及卫生服务利用的研究(CMHS),是首次全国规模的精神障碍流行病学调查,结果显示任意一种心境障碍的终生患病率为 7.4%。

(一)抑郁障碍

国际精神疾病流行病学调查的资料显示,在全球 10 个国家 37 000 例成年人样本中,抑郁障碍的终生患病率为 3.0%~16.9%,大多数国家为 8%~12%。我国的调查显示抑郁障碍的患病率呈上升趋势。2003 年,北京安定医院马辛等以 ICD-10 中抑郁障碍的诊断标准为依据,对北京市 15 岁以上的人群进行抑郁障碍的流行病学研究,结果显示,抑郁障碍患者的终生患病率为 6.87%,其中男性为 5.01%,女性为 8.46%。2014 年《自然》杂志报道的全球抑郁症流行病学情况中,中国的抑郁症患病率为 3.02%。黄悦勤教授团队牵头的流行病学调查显示(2013),抑郁障碍的终生患病率和 12 个月患病率加权后分别为 6.8% 和 3.6%,其中抑郁症的终生患病率和 12 个月患病率加权后分别为 3.4% 和 2.1%。

(二)双相障碍

西方国家 20 世纪 70—80 年代的流行病学调查显示,双相障碍的终生患病率为 3.0%~3.4%,20 世纪 90 年代上升到 5.5%~7.8%。由世界卫生组织(WHO)协调的世界心理健康调查(该调查计划纳入了美洲、欧洲和亚洲的 11 个国家),报道的双相Ⅰ型障碍、双相Ⅱ型障碍和阈下双相障碍的终生患病率依次为 0.6%、0.4% 和 1.4%,12 个月患病率依次为 0.4%、0.3% 和 0.8%。黄悦勤教授团队的流行病学调查结果显示(2013),双相障碍终生患病率和 12 个月患病率加权后分别为 0.6% 和 0.5%,其中双相Ⅰ型障碍的终生患病率和 12 个月患病率加权后分别为 0.4% 和 0.3%,双相Ⅱ型障碍的终生患病率和 12 个月患病率加权后均 <0.1%。

二、疾病负担

根据 WHO 全球疾病负担的研究,抑郁障碍占非感染性疾病所致失能的比重为 10%,预计到 2020 年将成为仅次于心血管疾病的第二大疾病负担源。1990—2010 年 25 种常见疾病导致的全球伤残生命年(YLD)排名中,抑郁症一直名列第二位。预测从 1990 年至 2020 年,加上自杀与自伤,中国的神经精神疾病负担将从 18.1% 升至 20.2%,占全球疾病负担的 20%。在全球疾病负担 2013 年的评估中,双相障碍是精神和物质使用障碍中导致 DALY 的第五大原因,排在抑郁症、焦虑症、精神分裂症和酒精使用障碍后。总体上,心境障碍给全球各个国家都造成了沉重的疾病负担和经济负担。

三、危险因素

目前心境障碍的病因尚无最终结论,涉及生物、心理、社会多方面。生物学因素与心理社会因素在不同患者身上所起的作用也不尽相同。

(一)生物因素

1. 遗传因素

心境障碍与遗传倾向关系密切,尤其是双相障碍,具有明显的家族聚集性。血缘关系越近,患病率越高。抑郁症患者的亲属,特别是一级亲属,罹患抑郁障碍的危险性是一般人群的 2~10 倍。

2. 神经生化改变

神经生化改变主要涉及 5– 羟色胺、去甲肾上腺素、多巴胺、γ– 氨基丁酸、乙酰胆碱、谷氨酸、神经肽类、褪黑素等神经递质的分泌水平和活性改变。

3. 神经内分泌异常

神经内分泌异常包括下丘脑 – 垂体 – 肾上腺轴(HPA)、下丘脑 – 垂体 – 甲状腺轴(HPT)及下丘脑 – 垂体 – 生长素轴(HPGH)的异常改变。

4. 神经影像学改变

神经影像学改变主要包括结构影像学和功能影像学的改变。

5. 神经可塑性与神经营养因素

研究发现脑源性神经营养因子(BDNF)在关键脑区的水平下降与心境障碍的发病机制有关。

6. 生物节律因素

生物节律紊乱可能是心境障碍的发生机制之一。

(二) 心理社会因素

心理社会因素主要包括应激性生活事件、童年经历、不良的人格基础、歪曲的认知、不良的社会或家庭处境等,均与心境障碍的发生、发展、转归有密切关系。

(王刚)

第十五章

抑 郁 障 碍

▶▶▶ **第一节 概　述** ◀◀◀

一、概念

抑郁障碍(depressive disorder, DD)是心境障碍的一种主要疾病亚型,是以显著而持久的情感或心境低落为主要特征的一组疾病。其基本临床表现为情感低落,伴有相应的认知和行为改变,可伴有精神病性症状,如幻觉、妄想。疾病有反复发作倾向,间歇期缓解,部分可有残留症状或转为慢性。

不同的分类系统对抑郁障碍的分类不同。ICD-10系统的抑郁障碍主要包括抑郁发作、复发性抑郁障碍、持续性心境[情感]障碍(恶劣心境)等;DSM-V系统的抑郁障碍主要包括破坏性心境失调障碍、重性抑郁障碍、持续性抑郁障碍(心境恶劣)、经前期烦躁障碍、物质(药物)所致抑郁障碍、由于其他躯体疾病所致抑郁障碍等。

二、流行病学

流行病学的问题可参见本章关于心境障碍流行病学的内容。2019年,北京大学第六医院黄悦勤教授等在《柳叶刀·精神病学》发表在线研究文章,报道抑郁障碍加权终生患病率及加权12个月患病率分别为6.8%和3.6%,其中抑郁障碍是最常见的心境障碍,加权终生患病率及加权12个月患病率分别为3.4%和2.1%。

▶▶▶ **第二节 临床表现** ◀◀◀

一、症状

【典型案例】

患者,女性,21岁,大三学生。4个月前感到学习压力大,莫名感到悲伤,常哭泣,胆小,害怕大的声音,独处增多,不想与人交流,对什么都不感兴趣,不愿参加集体活动,对以前爱吃的饭菜也觉得没有胃口,4个月体重下降6 kg。诉浑身没劲,心烦,心里乱,上课无法专心听讲,为此觉得对不起家人。

(一) 主要症状

1. 抑郁心境

抑郁障碍的主要表现是抑郁心境。在抑郁心境的界定方面,精神病学界统一认为以抑郁情感持续存在 2 周为基本标准。对抑郁心境的识别根据患者本人的描述即内心体验,以及外在表现两个方面来达成。抑郁的内心体验主要强调患者的压抑体验而非忧伤或沮丧。外在表现方面,兴趣的下降或缺失是判定病理性抑郁的重要标志,这一点在国内外的相关共识或指南中并无争议,关键在于对这一情况的解读。实际上,之所以将此项症状作为判定病理性抑郁的关键标志,是因为兴趣下降或缺乏反映了个体的认知功能障碍,即不能赋予行为意义。不能赋予行为意义是病理性抑郁的核心认知功能障碍,也是抑郁障碍出现无望、无助、无价值和自责、自罪、自杀等情况的基础。与之比较,当个体出现经济损失或升职遇到阻碍时也可以出现情绪低落、失望、沮丧等,但那恰恰是因为目标受阻或其某些愿望没有实现所带来的情绪反应,这种反应正好说明该个体对自己的行为没有丧失希望和所赋予的意义,而作为个体对这类情况的普遍反应总是将行为受阻归因于外界,即将攻击对象指向外界,这正是应激相关障碍的病理心理过程,应注意区别。

2. "三无"症状

"三无"症状是指患者出现无望、无助和无价值感。无望强调的是患者感到自己的生活或生命无论是现在还是将来都没有或体验不到希望;无助是患者体验到自身的孤立无援,无论外界是否提供帮助;无价值感是指患者感到自己的存在无论对自己还是对外界都毫无价值。"三无"症状是患者存在不能赋予生活意义的认知功能改变的进一步提示。

3. "三自"症状

"三自"症状即是自责、自罪、自杀。自责有两层意思,一是过分责备自己、埋怨自己;二是做事总后悔或遇事犹豫不决或根本不能解决的情况。自罪是指患者出现过分夸大自己的失误,甚至出现毫无根据地坚信自己存在某种罪恶的情况,即出现罪恶妄想。自杀是个体有意识的、以结束自己生命为目的的行为,造成的后果是当事人的死亡。在此要注意的问题有两点:一是应注意判定自杀重要的是了解个体的动机而不能仅看行为,特别要注意与由于心身痛苦或意识障碍情况下所出现的自伤行为相区别;二是自杀动机的形成和行为的达成是一个渐进的过程,对此过程的了解和界定有利于对抑郁障碍严重程度的评估和对抑郁障碍风险程度的评估。

(二) 伴随症状

1. 认知方面的伴随症状

认知方面的伴随症状包括:①感知觉的敏感性下降;②可出现各种内容的知觉障碍,如幻听、幻嗅、内脏幻觉等;③可出现思维迟缓及各种内容的妄想,特别常见的仍然是关系妄想、被害妄想等;④可出现注意紧张度下降、注意分配障碍及注意转移方面的障碍,具体表现为注意不集中、将心理活动同时指向 2 个或 2 个以上的目标困难、注意转移潜伏期延长或困难。

2. 意志、行为方面的伴随症状

意志、行为方面的伴随症状包括:①在不能赋予行为意义的认知背景基础上,意志、行为方面的伴随症状首先是意志减退,是否存在明显的意志减退表现是判定抑郁障碍严重程度的重要指标之一;②在行为方面所出现的伴随症状主要是动作、行为的抑制,抑郁性木僵是该类情况的极端表现。

3. 本能行为方面的伴随症状

抑郁障碍患者在本能行为方面的伴随症状包括进食行为的明显变化、性欲及性行为的异常。食欲下降和进食行为的抑制是常见的进食行为异常,因此这类患者可以随之出现体重的明显下降。有的患者也可以出现明显的食欲增加和进食行为的增强,这类患者随之出现的问题是体重的明显增加。精神病学界对于进食行为增强个案的病理心理解读是进食行为可获得快感,在心境低落情况下的进食行为增强是因为患者希望通过进食来缓解内心所感受到的痛苦。在不能赋予行为意义的认知背景基础上,一般表现为性欲的下降和性行为的抑制。但在某些患者中也可以观察到性欲的增强及性行为的亢进,精神病学界对这类个案的病理心理解读仍然是患者试图通过性行为中所得到的快感来缓解压抑所产生的痛苦体验。

4. 睡眠方面的伴随症状

睡眠方面的伴随症状主要包括:①失眠的表现,多导睡眠图研究及神经介质研究表明,反映病理性抑

郁的特征性失眠主要是早醒,但由于造成睡眠问题的原因是多元化的,因此病理性抑郁的患者也可以表现入睡困难、觉醒次数增加或受梦的困扰等多种失眠的表现;②过度睡眠的表现,主要体现在睡眠时间延长,并且患者在睡后没有"清爽"或体力、精力恢复的良好体验。在近几年的病例中,过度睡眠最长的案例为 17 h/24 h,同时伴有思维迟缓及精力严重不足,治疗后睡眠时间恢复至 7~8 h/d。③睡眠节律障碍的表现,最常见的情况是睡眠昼夜节律的颠倒。

5. 躯体方面的伴随症状

所有形式的躯体症状均可出现于抑郁障碍。但需要说明的是,无论出现何种形式的躯体症状,总是以器官功能的减弱为主要表现。

6. 其他的伴随症状

(1) 伴随焦虑情绪或焦虑综合征:病理性抑郁的认知背景是不能赋予生活的意义,即对自身及对外界缺少关注或至少是关注程度下降。而焦虑的基本背景是警觉性增高,对自身及外界的情况过分关注和在意。两者不应该同时在一个个体中出现,即"抑郁伴焦虑"或抑郁障碍和焦虑障碍共病是不应该成立的。但不排除两种情况:一是患者的基本认知是警觉性增高和对自身及外界过分关注,而同时伴有沮丧、忧伤失望的体验,并非不能赋予生活的意义,这种情况在病理心理方面应视为焦虑或焦虑障碍;二是患者的基本背景是"不能赋予生活的意义",但由于种种原因如病后对照看亲人的无能为力、病后对工作目标达成的无能为力、对躯体症状所产生痛苦的反应、对药物不良反应的痛苦体验等均可使患者产生焦虑情绪,在这种情况下,抑郁是病理性的,而焦虑应该解读为正常心理反应,因此对这类情况诊断及治疗方向仍然应该是抑郁而非共病。对抑郁、焦虑或共病的判断与治疗方向的确定及治疗方案的制订有关,特别是与制订包括支持性心理治疗在内的全面治疗方案有关,虽然目前许多药物被认定为既可抗抑郁又可抗焦虑,但仍不认同抑郁焦虑共病的概念,而只强调围绕一个中心制订治疗措施。

(2) 伴随慢性疼痛:基于心理学的基本理论,疼痛应该解读为预警信号,只是在有伤害的情况下,这种预警被理解为合理,而在没有相应伤害的情况下,这种预警被理解为不合理。从这种理解看,疼痛似乎更应成为焦虑障碍的躯体问题而非抑郁障碍的躯体问题。在近 3~4 年的案例调查研究中,也证实了这一点。

二、常见临床分型

(一) 抑郁发作

根据症状的数量、类型及严重度,抑郁发作分为轻度、中度、重度。不同程度之间的区分有赖于复杂的临床判断,包括症状的数量、类型与严重程度及日常工作和社交活动的表现。

(二) 复发性抑郁障碍

复发性抑郁障碍的主要特点是反复出现抑郁发作,可为轻度、中度或中度。

(三) 恶劣心境

恶劣心境指持续存在的心境低落或沮丧,程度可较轻,少有自杀行为,也没有躁狂发作,但由于持续存在,因此给个体造成的痛苦仍然不能忽略。该症状持续存在,并保持较长时间,与抑郁障碍的发作病程特征有一定区别。

三、辅助检查

抑郁障碍是多元因素所引发的综合心身障碍,1~2 项实验室指标不能够反映其全貌,但目前的一些研究结果能够提供重要参考,也可以给将来的探索及研究提供重要的思路。

1. 心身研究结果的意义

从 1 500 余例抑郁患者的资料中显示,神经内分泌改变对于抑郁障碍的分型、治疗方案的选择及从心身角度对抑郁障碍的理解有重要意义。项目内分泌研究结果总结见表 15-1。

表 15-1 抑郁障碍的内分泌改变及临床特征

	内分泌改变特征	临床特征(伴随症状的组合特征)
HPA 轴抑郁	HPA 轴活性增高的表现,体现为 ACTH、皮质醇血浆浓度增高	激越症状
HPT 轴抑郁	HPT 轴功能不稳定为其特征,可表现出不同组合的异常,如低 T_3,低 T_3、T_4,高 TSH+ 低 T_3、T_4	迟钝症状,精神病性症状,睡眠障碍症状
HPG 轴抑郁	雌激素水平的下降	中、老年女性多见躯体症状伴随频率高
HPA 轴和 HPT 轴的联合异常抑郁	HPA、HPT 两个内分泌指标异常的组合	认知功能损害突出,海马、杏仁核等结构损害突出,治疗后患者的残留症状突出
无内分泌改变的抑郁	无改变	青春期患者多见,快感缺失的体验较为突出

上述结果表明:①内分泌指标的变化与抑郁综合征保持着较为密切的关系,因此至少可以从内分泌的变化中去理解抑郁障碍;②HPT 轴的改变与抑郁障碍的节律性症状联系更为密切,因此应更多关注 HPT 轴与双相情感障碍的联系;③既然内分泌指标与情感障碍的病程变化关系密切,内分泌指标的变化至少可以作为诊断、鉴别诊断、评估疗效、决定维持治疗等方面的重要参考;④内分泌指标与双相情感障碍或与抑郁障碍的关系及其意义需要进一步研究。

2. 功能影像学研究结果的意义

根据脑影像学的研究,特别是利用 fMRI 技术所进行的动态脑影像学的研究发现,抑郁障碍患者存在海马、杏仁核及前额叶皮质的体积缩小、神经胶质密度降低及血流量改变、糖代谢异常等情况。这些改变主要提示上述区域的结构萎缩和功能障碍等后果。其中尤其以海马区域的改变引人关注。这是因为该区域主要与个体的认知功能有关,而认知功能的异常可能是构成病理性抑郁的最核心的环节。功能影像学诸多变化在抑郁患者中并不完全一致,这个情况所带来的思考是以临床症状特征为主要依据对抑郁障碍的判定是否准确。此外,即使判定准确,而临床症状的同一性并不能表明其生物同源性。但无论怎样,影像学的改变在对病理性抑郁障碍的辅助诊断及对治疗预后的判定方面是有意义的,应该关注和继续进行这方面的研究。

3. 多导睡眠图研究结果的意义

近 30 年的抑郁及双相情感障碍的多导睡眠图研究结果提示,一组快速眼动(REM)睡眠指标的改变是病理性抑郁的重要电生理标志。这些指标为 REM 睡眠潜伏期缩短,REM 活动度、REM 强度、REM 密度增高及 REM 睡眠频度的增高。临床实践表明,这组电生理指标对抑郁障碍或双相情感障碍的意义在于作为诊断、鉴别诊断的参考指标及疗效评估的辅助指标。

4. 认知功能研究结果的意义

对抑郁障碍患者的认知功能研究发现,病理性抑郁存在 3 种类型的认知功能异常:①认知过程障碍,为主要或伴随症状,如不能赋予生活的意义并在此基础上所出现的“三无”症状和“三自”症状,注意紧张度及注意分配障碍等均属于此类。②认知图式障碍,指以持续的歪曲和僵化的认知图式为特征,这些认知图式导致持久地体验到负性情绪,例如自我概念的歪曲、人际关系知觉的歪曲等,并伴随对自己、他人、社会的消极看法。这类认知障碍不仅出现在发作期,也存在于间歇期,成为个体认知模式的一部分。其认知特征为“我不被别人喜欢”“我不能给别人留下坏印象”“我不能犯任何错误”“我必须做好每一件事情”“我要通过婚姻向我的父母和同事证明我是优秀的女人”等。③认知内容障碍,认知内容是个体人格的重要的组成部分,由此构建一个内部的挫败和失望的主观世界。其认知特征为以认知内容的极端化、绝对化、挑战性及人格中现实与理想自我对立为特点,对现实世界的否定、排斥、退缩、回避及防御性地发展了过度膨胀的理想化自我,存在不成熟的、想象的自我超越,否认对现实成就的需要,以虚假的精神化的理想自我作为替代。抑郁障碍认知功能研究结果的意义在于对情感障碍的深入认识,如认知过程仅提示抑郁障碍发作期的认知问题,认知图式障碍和认知内容障碍则提示有的患者在发病的间歇期也存在认知问题,而这类问题的存在又成为抑郁或情感症状反复发作或持续存在的基础,提示有的抑郁或情感障碍发生与早期发育或遗传因素相关。如果将认知图式障碍和认知内容障碍理解为抑郁症状发展的结果,则提示症状对认知功能的影响及疾病的动态发展趋势。在诊断方面,认知功能障碍的存在是判定病理性抑郁或情感障碍的关键指标。在对治疗目标的确立及治疗方案的选择方面,如果仅有认知过程障碍存在,以药物治疗为主;如果存在认知图式障碍,则应以药物治疗合并相关的心理治疗;如果患者存在认知内容障碍,除发作期的药物治疗外,长期的心理治疗、心理辅导应在治疗中占重要地位。

▶▶▶ 第三节　诊断与鉴别诊断 ◀◀◀

一、诊断标准

抑郁障碍的诊断主要应根据病史、临床症状、病程及体格检查和实验室检查综合判定。通过密切的临床观察,把握疾病横断面的主要症状及纵向病程的特点,对典型病例诊断一般不困难。ICD-10 分类系统中相关抑郁发作类型的诊断标准见表 15-2 和 15-3。

表 15-2　ICD-10 中抑郁发作诊断标准

一般标准	1. 发作需持续至少 2 周	
	2. 在患者既往生活中,不存在足以符合轻躁狂或躁狂标准的轻躁狂或躁狂发作	
症状标准	A	B
	抑郁心境	注意减退
	丧失兴趣和愉快感	自尊和自信心降低
	精力下降和活动减少	罪恶观念和无价值观念
		悲观想法
		自伤观念
		睡眠障碍
		食欲下降
严重程度	轻度:至少具备 A 和 B 中各 2 项	
	中度:至少具备 A 中的 2 项和 B 中的 3 项	
	重度:具备 A 中的所有 3 项和至少 B 中的 4 项	

表 15-3　ICD-10 中复发性抑郁障碍诊断标准

一般标准	1. 既往曾有至少 1 次抑郁发作,持续至少 2 周,与本次发作之间至少有 2 个月的时间无任何明显的情感障碍
	2. 既往从来没有符合轻躁狂或躁狂发作标准的轻躁狂或躁狂发作
症状标准	同抑郁发作的相应部分
诊断标准	同抑郁发作的相应部分
分型	根据发作状态可分为:
	复发性抑郁障碍,目前为轻度发作
	复发性抑郁障碍,目前为中度发作
	复发性抑郁障碍,目前为不伴精神病性症状的重度抑郁发作
	复发性抑郁障碍,目前为伴有精神病性症状的重度发作
	复发性抑郁障碍,目前为缓解状态

二、鉴别诊断

(一) 精神分裂症

精神分裂症患者亦可出现抑郁障碍症状,主要见于以下 3 种情况:①伴发抑郁障碍症状:抑郁障碍症状作为精神分裂症症状一部分,一般认为精神分裂症起病前 3 个月有抑郁障碍症状;②精神分裂症后抑郁:发生在精神分裂性疾病的余波之中的抑郁发作,病程可迁延;③药源性抑郁:一些抗精神病药如氟哌啶醇、氯丙嗪均可引起抑郁。精神分裂症患者的典型情感不是抑郁,而是平淡或淡漠,妄想内容也比较荒谬。精神分裂症紧张型应与抑郁木僵状态相鉴别,前者精神活动与环境不协调,常伴有违拗、紧张性兴奋的表现。

(二) 躯体疾病

许多伴有躯体症状的抑郁障碍或躯体疾病伴抑郁障碍患者往往首诊于综合医院。如果抑郁障碍症状是躯体疾病的一部分,是由躯体疾病引起的,则可诊断为躯体疾病所致的精神障碍。有躯体症状的抑郁障碍常无器质性基础。

(三) 神经系统疾病

神经系统疾病常常出现抑郁障碍症状。帕金森病患者的抑郁障碍症状出现率可高达 50%~75%;颞叶癫痫所表现的病理性心境恶劣也常常类似抑郁发作;阿尔茨海默病患者中 20%~50% 有抑郁障碍症状。但随着时间的推移,慢性脑病综合征的表现会越来越明显。相关检查是鉴别的基础。

▶▶▶ 第四节 治疗及预后 ◀◀◀

一、治疗策略

抑郁障碍的治疗以药物治疗为主,并结合心理治疗、物理治疗和其他治疗予以综合治疗。治疗方案需要综合考虑患者的症状特点、年龄、躯体状况、对药物的耐受性、治疗成本等。抑郁障碍的治疗有 3 个目标:①提高临床治愈率,最大限度减少病残率和自杀率,关键在于尽早消除临床症状;②提高生存质量,恢复社会功能;③预防复发。抑郁障碍的治疗倡导全病程治疗策略,分为急性期治疗、巩固期治疗和维持期治疗。

(一) 急性期治疗

急性期治疗的目的是控制症状,以达到临床痊愈(可以 HAMD-17 总分≤7,或 MADRS 总分≤12 作为评判标准)为目标。治疗严重抑郁障碍时,一般药物治疗 2~4 周开始起效。如果用药治疗 6~8 周疗效不显,应考虑换用作用机制不同的另一种药物,或者加 1 种作用机制不同的抗抑郁药。

(二) 巩固期治疗

巩固期治疗的目的是防止症状复燃。巩固治疗一般为 4~6 个月。

(三) 维持期治疗

维持期治疗的目的是防止症状复发。2 次以上的复发者应维持治疗 1 年以上。如果患者出现 3 次及以上发作,其维持治疗时间则应该更长,多次复发者主张长期维持治疗。维持治疗结束后,病情稳定,可缓慢减药直至终止治疗。当发现有复发的早期征象,应恢复原有治疗。

二、药物治疗

各种抗抑郁药的疗效大体相当,又各有特点,药物选择主要取决于以下因素:①抑郁障碍症状特点:如伴有明显激越的抑郁发作可优先选用有镇静作用的抗抑郁药,伴有精神病性症状的抑郁发作不宜选用安非他酮;②药理学特征:如镇静作用较强的药物对明显焦虑激越的患者可能较好;③既往用药史:如既往治疗药物有效则继续使用,除非有禁忌证;④药物间相互作用:有无药效学或药动学配伍禁忌;

⑤患者躯体状况和耐受性;⑥治疗获益及药物价格。目前一般推荐SSRI、SNRI、NaSSA作为一线药物选用。

值得强调的是,病理性抑郁情绪往往由认知功能受损所致,因此在某种意义上讲,与其说抑郁障碍是情感或心境障碍,还不如说首先是认知障碍的一种表现。因此在临床治疗中,多数情况下至少应选择第二代抗精神病药与抗抑郁药联合使用才能取得更好的效果。此外,根据第一章所提到的"节律理论",在对抗抑郁药联合第二代抗精神病药治疗效果仍差的病例,增加使用心境稳定剂也是重要的用药方式。

三、物理治疗

(一) 电抽搐治疗

电抽搐治疗主要适用于伴有严重自杀观念和行为的抑郁障碍、抑郁性木僵、伴有精神病性症状的抑郁障碍、难以耐受药物治疗或对药物治疗无效的重性抑郁障碍患者。急性期治疗从每日1次过渡到隔日1次,一般治疗6~12次,通常不超过20次。电抽搐治疗后仍需用药物维持治疗。

(二) 重复经颅磁刺激治疗

一些临床研究证实,重复经颅磁刺激治疗对抑郁障碍有明确疗效,尤其是对难治性抑郁障碍治疗。

(三) 光照治疗

一些抑郁发作呈季节性特点,使用光照治疗方法,有效率或可达到50%以上。一般照度在1 500~3 000 lux,治疗时间多在清晨,每日1~2 h。有研究显示,该疗法的作用与修正被扰乱的生物节律及调整血清素和儿茶酚胺系统有关。

四、心理治疗

对抑郁障碍采取心理治疗目的:①减轻和缓解症状;②恢复正常心理社会和工作功能;③预防复发;④改善对服药的依从性;⑤矫正因抑郁障碍状发作所产生的继发后果(如婚姻不睦、自卑等)。抑郁障碍的心理治疗包括支持性心理治疗、认知治疗、行为治疗、人际心理治疗、婚姻治疗及家庭治疗等一系列的治疗技术。

(一) 认知行为治疗(CBT)

CBT在抑郁障碍急性期治疗中可有效减轻抑郁障碍状,在巩固期和维持期治疗中可有效预防或减少复燃与复发。疗程一般为12~16周。

(二) 人际心理治疗(IPT)

IPT主要通过帮助患者识别出诱发或促发其抑郁发作的人际因素,鼓励其释放哀伤,帮助其解决角色困扰与转换问题,学习必要的社交技能以建立新的人际关系和获得必要的社会支持,从而改善抑郁。通常包括3个阶段,共约16次治疗。

五、预后

研究发现,经药物治疗已康复的患者在停药后1年内复发率较高。对抑郁障碍患者追踪10年的研究发现,75%~80%的患者有多次复发。故抑郁障碍患者需要维持治疗,预防复发。若第一次发作且经药物治疗临床缓解的患者,药物的维持治疗时间需6个月到1年。如果患者存在以下情况之一,就应该进行长期或无限期维持治疗。

1. 症状残留。

2. 症状消失,但内分泌指标没有恢复正常,特别是HPT轴指标未恢复正常。

3. 症状消失,但功能影像学提示中枢神经系统,特别是海马、杏仁核、前额叶皮质等区域有永久性损害。

4. 认知功能检测提示患者存在认知图式或认知内容障碍。

5. 有自杀未遂的历史。

6. 经正规治疗后,复发在 3 次或者以上。

"长期"或"无限期"在此的含义是至少 5 年或以上的维持治疗。但作出终身治疗的决定应慎重。

▶▶▶ # 第五节　危险因素与发病机制 ◀◀◀

一、危险因素

抑郁障碍的病因学研究有许多不同的方法,目前至少可以肯定多元化因素是产生抑郁障碍的原因,涉及的危险因素,每个个体不尽相同,可参见心境障碍对危险因素的描述。

二、发病机制

(一) 病理心理学机制

1. 精神动力学模式

精神动力学模式强调童年经历对成年期障碍的影响。Freud 认为,抑郁可继发于"客体丧失"(包括实际的客体或某种"抽象"客体的丧失)。

2. 行为学模式

行为学模式认为,抑郁障碍患者具有类似抑郁动物模型的"习得性无助"(learned helplessness)体验。

3. 认知模式

Beck 关于抑郁障碍的最简洁的认知模型认为,抑郁障碍的发展和持续存在 3 种心理学机制:抑郁源性结构(潜在的信念)、负性自主思维和推理过程系统性逻辑错误。

4. 人格特征

Kraepelin 提出,环性人格者(具有反复持久心境波动者)更易于患躁狂抑郁障碍。

(二) 病理生理机制

1. 5-羟色胺(5-HT)假说

5-羟色胺该假说认为抑郁障碍的发生与大脑 5-HT 的缺乏相关。有研究发现,抑郁障碍患者的血浆色氨酸水平较低,且代谢为中性氨基酸和注射左旋氨基酸后转化为 5-羟基吲哚乙酸(5-HIAA)的速率均较低。当从康复期抑郁障碍患者的饮食中清除色氨酸后,患者出现抑郁加重。许多抑郁障碍患者中还发现血小板 5-HT 机制的异常,如 5-HT 摄取位点减少(有报道称抑郁障碍患者大脑中也有此种现象)、$5-HT_2$ 受体增加和 5-HT 摄取减少,而这些异常现象可在疾病康复过程中恢复正常。一些研究表明,抑郁障碍的发生可能与突触前膜 $5-HT_{1A}$ 受体超敏上调和突触后膜 $5-HT_{1A}$ 受体低敏下调有关。电生理实验表明,抗抑郁药长期应用是通过改变突触前、后膜 $5-HT_{1A}$ 受体的敏感性而实现抗抑郁作用的,这些受体敏感性的改变与抗抑郁药治疗起效时间明显相关。

2. 去甲肾上腺素(NE)假说

去甲肾上腺素假说认为抑郁障碍是因为大脑去甲肾上腺素过少所致。近年的研究发现,抑郁障碍患者的儿茶酚胺系统中 NE 分泌不成比例地增加。但在自然死亡或(和)自杀死亡的抑郁障碍患者中并未发现有持续的 NE 或相应酶系统的紊乱。长期使用抗抑郁药治疗的患者可出现 NE 受体及环腺苷酸(第二信使)的敏感性减退,对抗抑郁治疗(包括 TCA、非典型抗抑郁药和 ECT)产生不同的效应导致大脑 β-受体密度的减少。研究观察到,5-羟色胺再摄取抑制药(SSRI)中某些种类可产生这种效应。有证据显示,某些抗抑郁药能够下调中枢 α 受体,通过减弱 α_2 受体介导的自主抑制控制作用而增加 NE 的释放。

3. 多巴胺(DA)假说

多巴胺假说认为抑郁障碍的病因与 DA 系统的活动抑制有关。某些证据表明,增加 DA 功能的药物可影响情绪,如中枢兴奋剂苯丙胺和哌甲酯具有短暂的提高情绪的作用,直接激活 DA 受体的药物如溴隐亭亦有抗抑郁作用。MAOI 的临床疗效可能与它能增加每次神经冲动所引起的 DA 释放量有关。有一部分抑郁障碍患者(特别是迟缓症状明显者)脑脊液中高香草酸(HVA)的浓度较低(HVA 为衡量 DA 转化率的指标)。一些抑郁障碍动物模型和抗抑郁药作用机制显示,DA 具有重要的抗抑郁作用。

4. 其他的神经递质

胆碱能假说认为抑郁障碍患者有过度的胆碱能活动。抑郁发作时 ACh 增加且 NE 减少。许多研究证据显示,抗抑郁药能够影响 GABA 受体,且 GABAβ 拮抗剂可增加单胺能神经递质。这些发现提示,GABAβ 拮抗剂单独使用或与抗抑郁药合用可能会对治疗抑郁障碍有效。磷酸二酯酶选择性抑制药咯利普兰在临床实验中显示有抗抑郁作用。据此认为抑郁障碍患者存在 cAMP 功能的低下,当磷酸二酯酶被抑制后,cAMP 灭火过程受阻,使其功能增强,进而起到抗抑郁作用。有学者推测,第二信使物质 cAMP 与磷酸肌醇(IP)不平衡是导致躁狂和抑郁的基础。

5. 神经内分泌异常

神经递质对垂体的控制及垂体激素的调节过程非常复杂,研究发现,抑郁障碍患者出现的神经内分泌功能异常,有以下情况。

(1) 甲状腺素:有 1/3 的抑郁障碍患者对于下丘脑促甲状腺素释放激素(TRH)所引起的 TSH 释放反应迟钝,而有小部分患者表现为反应过度。约 15% 的抑郁障碍患者出现基础 TSH 水平升高,且患者中同时发现有甲状腺自身抗体,出现率均明显高于正常人群。有研究认为,在对治疗无反应的抑郁障碍患者中甲状腺素异常的发生率大大增加,一些报道认为甲状腺素可作为难治性抑郁的增效治疗。

(2) 皮质类固醇:有 60% 的重型抑郁障碍患者出现糖皮质激素分泌增加,昼夜节律紊乱,表现为对人为的糖皮质激素地塞米松不产生抑制反应(DST 脱抑制)。抑郁障碍患者可出现垂体和肾上腺增大。这些病理生理学变化可能与下丘脑促肾上腺皮质激素释放激素(CRH)的分泌增加有关。抑郁障碍患者出现皮质类固醇分泌增加及 DST 脱抑制,可能与抑郁障碍患者的认知功能障碍和预后较差有关。

6. 脑影像学改变

(1) CT 扫描:对晚发性抑郁障碍患者进行 CT 扫描发现,其脑室有扩大趋势,对脑室显著扩大的抑郁障碍的随访还发现其死亡率较高。亦发现有中枢器质性改变的患者对抗抑郁药的治疗反应欠佳。

(2) 磁共振成像:重型抑郁障碍患者与正常对照组比较有较小的尾状核和额叶。功能磁共振(fMRI)研究发现,抑郁障碍患者存在海马、杏仁核、前额叶皮质的萎缩及这些区域的糖、氨基酸、乙酰胆碱代谢异常。这些结构和个体的认知功能有明显关系,因此这些结构的损害带来了患者认知功能的明显损害,从而明显影响治疗的效果。

(3) 单光子发射成像:研究显示,部分抑郁障碍患者大脑皮质血流量减少和活动减弱,特别是在颞叶和前额叶区。在左扣带回前部和额叶背外侧有区域性中枢血流量减少,有认知功能障碍的抑郁障碍患者的左侧中央前回这种变化更明显,而在中央蚓部则有血流量的增加。这些发现提示,重型抑郁障碍患者前额叶和边缘区域可能有功能异常。

(陈云春 孙学礼)

网上更多……

    教学 PPT   拓展阅读   自测题

第十六章

双相及相关障碍

▶▶▶ 第一节 概　　述 ◀◀◀

双相障碍又称为双相情感障碍,是指既有躁狂或轻躁狂发作,又有抑郁发作的一类精神障碍。其典型的临床表现为:躁狂发作时,患者主要表现为心境高涨、思维奔逸和意志行为增强的"三高"症状;抑郁发作时,则出现情绪低落、思维迟缓和意志行为减退的"三低"症状;这 2 种发作通常被认为处于心境障碍谱系中的两极,且常共病其他精神障碍如物质滥用、焦虑障碍、人格障碍等,病情严重者可出现幻觉、妄想、紧张症等精神病性症状。

双相障碍一般呈现发作性病程,躁狂/轻躁狂和抑郁常以反复循环、交替往复等多样形式出现,有时也会以混合方式存在。病情严重者会有 1 年之内 4 次以上发作,且为难觅相对稳定间歇期的快速循环方式。因为双相障碍具有反复发作的倾向,多次发作之后会出现发作频率加快、病情复杂化。有的患者间歇期能完全缓解,但也有相当多的患者可有残留症状或转为慢性,对患者的日常生活和社会功能产生不良影响。

双相障碍具有患病率高、复发率高、自杀率高的特点,同时由于多种原因,双相抑郁容易被临床医师所忽略或未能早期识别,因此临床识别率、诊断率和治疗率仍然较低。有研究表明,首次出现肯定的双相障碍临床症状后,平均 8 年才能得到确诊,发病后约 10 年才能得到首次治疗。正因如此,"双相谱系障碍"的概念也越来越得到广泛认同,因从单次或单相抑郁到双相障碍的抑郁发作之间的广泛地带,都可能是这种谱系障碍的表现形式。在 ICD-10 及 ICD-11 中,双相障碍被分为许多亚型,本章重点介绍双相 I 型障碍、双相 II 型障碍及环性心境障碍。

▶▶▶ 第二节 双相 I 型、II 型障碍 ◀◀◀

一、概述

(一)概念

双相障碍是以抑郁症状群或综合征和躁狂症状群或综合征交替出现情况的总称。精神疾病分类中,根据不同的临床特征,将其分类为若干亚型。双相 I 型障碍主要是指以躁狂综合征为主要表现,而抑郁综合征出现时间短,或症状轻,或抑郁综合征表现不典型的情况;双相 II 型障碍,是以抑郁综合征为主要表现,躁狂综合征则出现时间短,或症状轻,或症状不典型的情况;环性心境障碍则是指 2 种综合征交替出现,转换迅速,但症状严重程度较轻,且对社会功能影响较小的情况。较长时间的观察及临床病例的积

197

累表明,以上3种情况存在不同的社会功能损害、治疗上的差别及预后上的不同,推测这些亚型的发生有着不同的病理生理及病理心理特征,因此在临床分类方面有必要加以区别,以便进一步的研究,也有利于临床治疗。但也有研究表明,这些亚型之间没有实质上的区别。故双相障碍的分类仍在观察、实践及变化中。

（二）流行病学

不同国家和地区在不同时间进行的流行病学调查中,双相障碍患病率相差甚远。这主要是由于依据不同的疾病概念和诊断标准,或者采用了不同的流行病学调查方法和工具,以及被调查人群的种族、社会、文化的差异所致。关于流行病学的具体情况可参见对心境障碍流行病学的描述。

流行病学数据报道,约25%双相障碍患者曾自杀未遂,临床实际数据可能更高。meta分析显示,双相障碍患者的全因和自杀导致的标准死亡率比(standardized mortality ratio,SMR)为17.1,与抑郁障碍的19.7接近,高于精神分裂症的12.9。因此在双相障碍中,积极治疗也是降低自杀的重要手段。

二、临床表现

（一）躁狂发作

典型的躁狂发作发作多为急性或亚急性,表现为"三高"症状,即心境高涨、思维奔逸、意志行为增强,同时还可能有精神病性症状、生理症状等伴随症状。

1. 心境高涨

患者表现为轻松愉悦、热情乐观、兴高采烈、洋洋自得、戏谑轻浮。在他人看来,患者的情绪富有感染力,好似人间无烦事,其生动鲜明的心境高涨与内心体验、周围环境相协调。但是这种情绪却又极其不稳定,当其要求得不到满足时,哪怕是细小琐事,就会表现出显著的易激惹性,出现大发雷霆、愤怒、敌意、辱骂,甚至有攻击或破坏性的行为,也极易与他人发生纠纷、冲突。

2. 思维奔逸

患者的思维联想速度明显加速,脑中的思绪和概念接踵而至络绎不绝,讲话也显得急促,语速快,语量大,滔滔不绝,口若悬河且引经据典,高谈阔论,言辞夸大,自认为才华出众、权威显赫、神通广大等,可达到夸大妄想的程度,或派生出关系妄想、被害妄想。即便如此,患者仍感觉说话速度难以跟上思维的速度,哪怕已经口干舌燥,声音嘶哑。思维奔逸的另一典型表现为音联、意联及随境转移。患者的注意不集中,被动注意增强,正常人在思考某一概念时,会涉及概念的内涵和外延,话题的转移多因内涵的延伸,而音联意联时,在快速联想的基础上,话题和概念的转移并不以内涵转移,只是浮于表面,且极易被周围的事物所吸引产生随境转移表现,属于病理性的联想,与正常的思路灵活具有别。

3. 意志行为增强

患者处于躁狂状态时,会表现出明显的活动增多、意志增强。整日忙忙碌碌,有过多的计划和打算,却又多盲目而不切实际;爱好交际,爱管闲事,行为鲁莽,不计后果;喜着装鲜艳,修饰夸张,却不合时宜;花钱大方,挥霍无节制;性欲亢进,性行为混乱,不加节制。人际交往中富有攻击性和威胁性,做事缺乏深思熟虑,有始无终。躁狂发作会耗竭患者大量的能量,尤其是年老体弱的患者,可能会导致虚脱、衰竭。

4. 精神病性症状

躁狂发作时常伴有的精神病性症状为夸大妄想、关系妄想、被害妄想等,精神病性症状多在情绪症状的基础上产生、消长,且内容多与心境高涨等躁狂症状有关。

5. 生理症状

生理症状主要表现为睡眠需求减少甚至根本不睡觉,但患者仍感觉精力、体力、脑力充沛,毫无疲惫感。还可能伴有交感神经功能兴奋的症状,如面色红润、双目有神、心率加快、瞳孔轻度扩大等。

（二）轻躁狂发作

轻躁狂与躁狂核心症状一致,只是轻躁狂在症状的严重程度和社会功能损害水平上未达到躁狂发作的程度,而且不伴有精神病性症状(即患者出现精神病性症状则不能视为轻躁狂)。患者在轻躁狂发作的状态下,表现为心境高涨、精力体力增强、显著的自我感觉良好、社交活动增多、过于热情、喜欢尝试高风险的活动、性欲增强、睡眠需求减少等。有时则表现为易激惹、行为鲁莽等。多数轻躁狂状态的患者不认为自己有病,多描述为自己"状态好",且拒绝治疗。轻躁狂状态与正常的良好状态的鉴别见表 16-1。

表 16-1 轻躁狂状态与正常的良好状态的鉴别要点

	正常的良好状态	轻躁狂状态
自控能力	增强、更能宽容	下降、毫无节制
兴趣爱好	以固有的为核心	过于弥散、多变
计划性	有长远目标	太多、易变
人际关系	增进作用	破坏作用
工作效率	大大提高	一事无成
睡眠需要	不变	锐减
内心体验	不能与轻躁狂相比	没有忧虑、烦恼、挫折感

(三) 抑郁发作

抑郁发作的临床表现在抑郁障碍相关章节有详细描述,这里不再赘述。需要注意的是,双相抑郁在临床特征上与单相抑郁有所不同。了解这些特征有助于医师早期识别和诊断双相障碍。

三、诊断与鉴别诊断

与其他精神障碍一样,双相障碍的临床诊断依赖于临床医师对患者症状的把握和分析。而双相障碍的临床症状、发作形式、病程、共病等复杂多变,加上临床医师精神检查的经验不足、临床观察不够等因素,极易出现误诊或漏诊,因此详细全面的病史采集和精神检查尤为重要,同时结合体格检查和相关的辅助检查,依据国际通行的诊断标准(ICD-10、ICD-11、DSM-V)作出诊断。

(一) 诊断原则与要点

1. 早期正确诊断

据统计,至少一半的双相障碍患者是以抑郁发作起病,多次反复发作后才出现躁狂或轻躁狂发作,因此医师在得到躁狂或轻躁狂发作的证据前,无法确诊双相障碍。双相障碍的临床表现隐匿,从首次出现症状到被确诊要经历 7~10 年时间,在老年、儿童、青少年等特殊人群中,症状更不典型。双相障碍患者还常常共病其他精神障碍,如焦虑障碍、人格障碍、物质使用障碍和 ADHD 等。在躁狂或抑郁发作期,患者可能伴有显著的精神病性症状。以上均增加了临床现象的复杂性,导致诊断难度加大,确诊延迟。这就要求临床医师接诊每一位抑郁状态的患者,都要常规筛查既往有无躁狂和轻躁狂发作史,避免误诊和漏诊。

"软双相"的概念能帮助临床医师从首发抑郁中尽早预测双相障碍的可能。"软双相"是指目前为抑郁发作,且过去的确没有躁狂或轻躁狂发作,但具备某些人口社会学与临床特征,预示着其将来可能会发展为双相障碍。这些特征包括:发病年龄早,有精力旺盛或环性情感气质,有边缘性人格障碍,有双相障碍、自杀、边缘性人格障碍等家族史,病程发作频繁,晨重夜轻或季节性特征的生物节律性更明显,抑郁发作表现为混合型、非典型或激越性等。亦可将"软双相"理解为抑郁障碍和双相障碍期间的过渡地带。

2. 症状学诊断和病程诊断并重

双相障碍的临床症状表现和发作形式复杂多变,除了典型的躁狂/轻躁狂发作、抑郁发作之外,混合特征、非典型特征、快速循环特征等也比较常见,仅仅凭借横断面的临床相很容易造成误诊或者漏诊,因此临床医师必须要遵循症状学诊断和病程诊断并重的原则,纵向了解整个发病过程,全面评估患者症状。

3. 正确识别轻躁狂

轻躁狂症状容易被医师和周围人忽略,且患者本人也常否认,解释为正常的良好状态,尤其是从抑郁转为躁狂/轻躁狂时,患者表现出的开心愉悦、思维活跃、精力体力恢复、活动增多等轻躁狂症状常常被误认为是病情好转。若无法准确识别,则会导致治疗调整的滞后,对患者整体的病情会造成不利影响。因此临床医师应该把握轻躁狂状态和正常的良好状态之间的区别。除了精神检查,医师也要向知情人询问,尽可能搜集全面且准确的信息,同时可以借助一些轻躁狂筛查工具,如"33项轻躁狂症状清单""心境障碍问卷"等。以上2个量表使用简单,医师不仅可以从量表回答中进一步核实病史,划界分也可作为医师诊断的重要参考。但是也应当注意,避免过度诊断或过于轻易处方心境稳定剂。

4. 共病诊断原则

双相障碍与其他精神障碍的共病率高,终生共病率为50%~70%。调查显示,双相Ⅰ型障碍患者最常见的共病为焦虑障碍,约占75%。与ADHD、任何破坏性冲动控制或品行障碍及物质使用障碍的共病率达50%以上;38%的双相障碍患者共病人格障碍,常见自恋、边缘型人格障碍。与普通人群相比,代谢综合征和偏头痛在双相障碍患者中更为常见。在双相Ⅱ型障碍患者中,60%符合3种及以上的精神障碍共病诊断,75%有焦虑障碍,37%有物质使用障碍,14%有进食障碍。儿童和青少年共病焦虑障碍的比例更高。共病现象的存在,给双相障碍的诊断和鉴别诊断带来很多困难,医师应该谨慎考虑双相障碍与共病出现的先后顺序和相互影响,避免漏诊或者过度诊断。

(二) 诊断标准

ICD-10中双相情感障碍各亚型的诊断标准。

1. 双相情感障碍,目前为轻躁狂

(1) 目前发作符合轻躁狂的标准。

(2) 过去必须至少有1次其他情感发作(轻躁狂、躁狂、抑郁或混合性)。

2. 双相情感障碍,目前为不伴有精神病性症状的躁狂发作

(1) 目前发作必须符合不伴精神病性症状的躁狂发作的标准。

(2) 过去必须至少有1次其他情感发作(轻躁狂、躁狂、抑郁或混合性)。

3. 双相情感障碍,目前为伴有精神病性症状的躁狂发作

(1) 目前发作必须符合伴精神病性症状的躁狂发作的标准。

(2) 过去必须至少有1次其他情感发作(轻躁狂、躁狂、抑郁或混合性)。

4. 双相情感障碍,目前为轻度或中度抑郁

(1) 目前发作必须符合轻度抑郁发作或中度抑郁发作的标准。

(2) 过去必须至少有1次轻躁狂、躁狂、抑郁或混合性的情感发作。

5. 双相情感障碍,目前为不伴有精神病性症状的重度抑郁发作

(1) 目前发作必须符合不伴精神病性症状的重度抑郁发作的标准。

(2) 过去必须至少有1次躁狂、轻躁狂、抑郁或混合性的情感性发作。

6. 双相情感障碍,目前为伴有精神病性症状的重度抑郁发作

(1) 目前发作必须符合伴精神病性症状的重度抑郁发作的标准。

(2) 过去必须至少有1次躁狂、轻躁狂、抑郁或混合性的情感性发作。

7. 双相情感障碍,目前为混合状态

患者过去至少有过1次躁狂、轻躁狂或混合性情感发作,目前或表现为混合性状态,或表现为躁狂、轻躁狂及抑郁症状的快速转换。

8. 双相情感障碍,目前为缓解状态

患者过去至少有过1次躁狂、轻躁狂或混合性情感发作,且至少另有1次躁狂、轻躁狂、抑郁或混合性的情感性发作,但目前无明显的心境紊乱,并已处于这种状态数月。然而,不排除患者为减少复发危险而正在继续治疗之中。

(三) 鉴别诊断

在作出双相障碍的鉴别诊断时,应注意可能造成躁狂或抑郁状态的精神疾病、躯体疾病或药物,临床上需要依据病史、体格检查和实验室检查结果,仔细分析精神症状与上述因素的发生、发展与转归之间的关系以进行鉴别。

1. 双相抑郁与单相抑郁

医师在接诊以抑郁症状为主诉的患者,给出治疗方案之前,必须进行单相抑郁和双相抑郁的鉴别。在临床实践中,双相抑郁最容易被误诊为单相抑郁。一方面,因为近 50% 的双相障碍患者最初起病时表现为抑郁发作,多次反复抑郁发作后才可能出现躁狂或轻躁狂的表现,部分患者甚至要在数年后才会展露出双相的本质;另一方面,医师容易忽略轻躁狂发作的表现,尤其是持续时间较短、症状严重程度较轻、对社会功能影响较小的轻躁狂发作,在其漫长的病史中难以被患者本人及家属关注,或无法与正常心境的境遇性变化明确区分,导致在采集病史时被忽略,使那些本质原属于双相 II 型障碍的患者,因轻躁狂发作漏诊而误诊为单相抑郁。鉴别主要应该注意:①患者双相情感障碍的家族史;②采集病史时注意了解轻躁狂的发作情况。

2. 焦虑障碍

当焦虑障碍患者表现出明显的激越症状时,可能会被误认为是易激惹;患者减轻焦虑的行为也可能被误认为是冲动行为。在鉴别诊断时,需要完善病史,明确发作形式和性质,全面评估临床症状及患者的内心体验,区分是心境高涨还是焦虑情绪。

3. 鉴别物质 / 药物所致的双相障碍综合征

许多精神活性物质、药物可能诱发轻躁狂或躁狂症状。原发双相障碍的诊断,必须基于不再使用物质 / 药物后残留的症状仍然满足诊断标准时才可作出。依靠病史和血液、尿液药物筛查可以进行鉴别。可能导致躁狂的药物有:各种抗抑郁药、苯丙胺、巴氯芬、溴剂、溴隐亭、卡托普利、西咪替丁、可卡因、皮质类固醇、环孢素、双硫仑、致幻剂、肼屈嗪、异烟肼、左旋多巴、哌甲酯、甲泛葡胺、鸦片类、苯环己哌啶、丙卡巴肼、普环啶、育亨宾等。

4. 神经系统疾病和躯体疾病所致的双相障碍综合征

一些神经系统疾病和躯体疾病可能出现躁狂或轻躁狂发作表现,但此类患者一般没有心境高涨的特点,而是以情绪不稳定、欣快、焦虑、紧张为主,有时可能伴有意识障碍、智力减退和人格改变。情绪变化与原发病的病情密切相关。详细的体格检查、实验室检查、影像学检查、脑脊液检查等有助于鉴别。可能导致躁狂的神经系统疾病躯体疾病见表 16-2。

表 16-2 可能导致躁狂的神经系统疾病和躯体疾病

分类		疾病名称
神经系统疾病	锥体外系疾病	亨廷顿病、脑炎后帕金森病、Wilson 病
	中枢感染	神经梅毒、病毒性脑炎
	其他	脑肿瘤、脑损伤、丘脑切开术、右侧颞叶切除术、脑血管意外、多发性硬化、颞叶癫痫、皮克病、Kleine-Levin 综合征、Klinfelter 综合征
躯体疾病		尿毒症、透析性痴呆、甲状腺功能亢进症、糙皮病、类癌综合征、Addison 病、Cushing 病、维生素 B_{12} 缺乏症、分娩后躁狂、感染或术后、HIV 感染、流感

5. 精神分裂症

伴有精神病性症状的双相障碍患者常出现幻觉、妄想等精神病性症状,精神分裂症的一级症状亦有可能出现。主要鉴别点包括:①疾病发作形式不同,双相障碍通常为发作性病程,而精神分裂症多为慢性持续病程;②双相障碍的精神病性症状的产生、消长是在情绪症状的基础之上,与情绪的鲜明变化一致,具有一定的现实性,且持续时间不长,经过治疗可以很快消失,而精神分裂症的心境症状继发于思维障碍,且与思维和意志行为通常不相协调;③社会功能受损程度不同,精神分裂症的社会功能往往持续显著受损,而双相障碍患者间歇期社会功能多保持完好。其他方面的区别还包括伴随症状和家族史可供参考。

6. 注意缺陷多动障碍（ADHD）

双相障碍与 ADHD 都可能出现活动过多、行为冲动等表现，主要鉴别点包括：①发病年龄，ADHD 多在 7 岁之前发病，而双相障碍多在青壮年起病；②发病形式，ADHD 多为慢性病程，双相障碍多为发作性病程；③症状特点，双相障碍心境高涨、思维奔逸、性欲亢进等症状具有明显特征性，ADHD 极少出现精神病性症状或自杀，而双相障碍的自杀率高，常伴精神病性症状。需要特别注意的是，两者的共病率较高，而且 ADHD 可从儿童期延续至成年。

7. 人格障碍

双相障碍多起病于青壮年，病程为发作性；而人格障碍起病于儿童期或青春期，缓慢逐渐起病，病程为持续性。双相障碍与人格障碍共病率也非常高，症状相互影响。双相Ⅱ型障碍常需与边缘性人格障碍相鉴别，前者心境变化显著，发作持续数天或更长时间；后者心境变化只持续数小时；前者可见到心境高涨，而后者很少见；前者冲动行为为发作性，后者为慢性；前者自杀行为与抑郁发作有关，后者更多受到内外诱因的影响；前者自残少见，后者自残多见；前者可见到心境障碍家族史，后者家族史常为阴性。

四、治疗及预后

（一）治疗原则

1. 充分评估、量化监测原则

双相障碍患者的症状特点、发作形式、躯体状况、共病情况、治疗用药、家庭及社会背景、心理应激因素等复杂多变，因此需要对患者进行充分的评估，定期应用实验室检查及精神科量表进行治疗反应及耐受性、安全性、社会功能、生活质量、药物经济负担方面的量化监测。

2. 综合治疗原则

应采取药物治疗、物理治疗、心理治疗和危机干预等措施的综合运用，在疾病的不同治疗阶段因需组合、主次有序，力争达到提高疗效、改善依从性、预防复燃复发、降低自杀和攻击风险、改善社会功能、提高生活质量、使患者全面康复的目的。

3. 全病程治疗原则

双相障碍具有病程迁延、高复发的特点，患者的一生中会经历反复、循环发作，尤其是快速循环者。因此应遵循全病程治疗的原则，控制急性期症状与阻断反复发作并重，具体的全病程治疗原则见表 16-3。

4. 全面治疗原则

治疗不能只针对抑郁发作、躁狂发作对症处理，需要考虑以全面提高情绪稳定性作为治疗要点。具有心境稳定作用的药物是针对各种发作类型的核心选择。

表 16-3　双相障碍全病程治疗原则

分期	治疗目标	疗程	要点
急性治疗期	控制症状、缩短病程	6~8 周（难治性除外）	以药物治疗为主，充分治疗并达到完全缓解，以免症状复燃或恶化
巩固治疗期	防止症状复燃、促使社会功能恢复	抑郁发作 4~6 个月，躁狂或混合发作 2~3 个月	主要治疗药物剂量应维持急性期治疗水平不变，配合心理治疗
维持治疗期	防止复发，维持良好社会功能，提高生活质量	尚无定论，多次发作者，可考虑在病情稳定达到既往发作 2~3 个循环的间歇期或 2~3 年	确诊患者在第二次发作缓解后即可以给予维持治疗，密切观察下适当调整药物剂量，去除潜在心理社会不良因素，给予心理治疗，更能有效提高抗复发效果

5. 提高治疗依从性原则

治疗依从性是维持疾病持续缓解的关键，不良反应、自知力差、病耻感、经济因素，以及药物简便性、易获取性等因素都会影响患者依从性。尽可能消除心理社会应激、合理用药、健康教育、鼓励药物与心理治疗结合可提高患者依从性。

6. 优先原则

急性期对病情严重的患者,如妊娠期妇女、自杀风险高、伴精神病性症状或躯体状态危及生命者,经系统评估后可以优先考虑 MECT 治疗。对存在谵妄、明显精神病性症状、严重躁狂症状、高度自杀风险及攻击风险、拒食行为的患者优先考虑精神科住院治疗。

7. 患方共同参与原则

治疗中积极取得患方的认同与合作,进行患者及家属教育,共同商讨治疗方案,使其了解长期治疗的必要性和重要性,以提高患者依从性,维护良好的医患关系。

8. 治疗共病原则

积极治疗与双相障碍共病的物质依赖、强迫障碍、焦虑障碍和躯体疾病等。

(二) 规范化治疗程序

依据 2018 年加拿大情绪和焦虑网络(CANMAT)双相障碍指南,将双相障碍急性期和巩固、维持治疗的规范化程序列在表 16-4 中,2015 年《中国双相障碍防治指南》中的主要不同点在括号中进行了注明。

表 16-4 双相障碍不同发作阶段的规范化治疗程序

规范化治疗程序	躁狂发作急性期	抑郁发作急性期 (双相Ⅰ型/Ⅱ型)	巩固/维持阶段
第 1 步:评估阶段	评估患者安全性、自知力和依从性 共病 心理社会支持系统 体格检查和实验室检查 确定患者治疗环境 排除躯体疾病、药物和物质因素 停用抗抑郁药 停用咖啡因、酒精等精神活性物质 评估当前和既往治疗情况 疾病知识教育	症状性质和严重程度 自杀自伤风险 依从性 心理社会支持系统 评估功能损害 完善检查 排除躯体疾病、药物和物质因素 停用咖啡因、酒精等精神活性物质 评估当前和既往治疗情况 疾病知识教育	精神和躯体状况 急性期药物治疗效果 转相风险 复发征兆 不良反应 血药浓度(如适用)
第 2 步:开始或优化治疗,观察依从性	选用或换用一线推荐方案(中国指南:MECT 为一线治疗)*	选用或换用一线推荐方案#	维持急性期有效方案,可降低剂量&
第 3 步:联合治疗或换用一线推荐药物治疗	联合治疗或换用一线推荐中的其他方案	联合治疗或换用一线推荐中的其他方案	联合治疗或换用一线推荐中的其他方案
第 4 步:联合治疗或换用二线推荐药物治疗	换用二线推荐方案或在原方案中替换或增加 1~2 种药物(包括 MECT 治疗)	联合治疗或换用二线推荐方案(包括 MECT 治疗)	联合治疗或换用二线药物治疗(中国指南中包括 MECT 治疗)
第 5 步:联合治疗或换用三线推荐药物治疗 (中国指南:重新评估与分析)	联合治疗或换用三线药物治疗 (中国指南:重新评估与分析)	联合治疗或换用三线药物治疗 (中国指南:重新评估与分析)	联合治疗或换用三线药物治疗 (中国指南:重新评估与分析)

*:从第 2 步起,如无效或疗效不佳则进入下一步,如有效则进入巩固维持治疗。"无效"指药物剂量加至足量治疗 2 周后症状无改善,且排除其他影响疗效的因素。

#:从第 2 步起,如无效或疗效不佳则进入下一步,如有效则进入巩固维持治疗。"无效"指药物足量足疗程,但症状无改善,且排除其他影响疗效的因素。

&:从第 2 步起,如无效或疗效不佳则进入下一步,如有效则继续巩固。"无效"指药物剂量已优化,但症状持续或疾病复发,且排除依从性差的因素。

(三) 规范化治疗的说明

1. 双相躁狂 (双相 I 型) 的治疗

患者处于躁狂发作或轻躁狂发作时,兴奋冲动及肇事肇祸的风险极高,为了降低其破坏性和危险性,急性期建议住院治疗,目标为尽快控制或缓解躁狂症状。在我国的双相障碍诊疗指南中,以心境稳定剂(锂盐和丙戊酸盐)、第二代抗精神病药(奥氮平、利培酮、喹硫平、阿立哌唑、齐拉西酮、帕利哌酮等)和部分第一代抗精神病药(氟哌啶醇、氯丙嗪)、改良电抽搐治疗(MECT)作为双相躁狂的主要推荐治疗。上述药物可以单用,也可联用,如在心境稳定剂基础上联用第二代抗精神病药,或者 2 种心境稳定剂联用,或抗精神病药联合 MECT 治疗。联合使用抗精神病药,且计划用于维持治疗时,需评估长期使用可能出现的代谢综合征、催乳素升高等不良反应,尤其是第二代抗精神病药。若患者兴奋症状突出,也可加用苯二氮䓬类药物,如劳拉西泮、地西泮、氯硝西泮口服或肌内注射,一般在兴奋症状改善后逐渐减停。MECT 具有起效快、疗效好、不良反应小等优势,是治疗急性躁狂发作的首选推荐治疗方法之一。

2. 双相抑郁 (双相 II 型) 的治疗

双相障碍患者处于抑郁发作时,自杀风险非常高,需要药物及 MECT 治疗以尽快控制、缓解症状,严重者仍建议住院系统治疗。相较于单相抑郁,双相抑郁的治疗是一项重要挑战,目前有效的治疗方法有限,虽然目前临床上普遍使用抗抑郁药,但存在争议。

比较明确的是,无论是单药治疗还是联合治疗,心境稳定剂及具有心境稳定作用的第二代抗精神病药是必然选择,尤其是喹硫平,兼有抗精神病、抗躁狂和抗抑郁作用,在单相或双相抑郁的不同诊断下均有效,可单用或者与心境稳定剂联用。医师在制订治疗方案之前,需要熟悉药物的作用机制、需要解决的靶症状、常见不良反应、药物相互作用等,应当根据患者的具体情况,给出个体化治疗方案。若初步治疗效果不佳,需及时调整、重新评估、优化治疗策略,如换用另一种心境稳定剂、心境稳定剂联用或增效强化治疗(如联合第二代抗精神病药、MECT)等,必要时可联合使用抗抑郁药。

在我国的指南中,拉莫三嗪、奥氟合剂(奥氮平和氟西汀)被作为双相 I 型抑郁发作急性治疗期的首选推荐。

3. 快速循环型双相障碍的治疗

快速循环型被认为是双相障碍中的恶性病程形式,治疗难度大。对于此种类型的双相障碍,治疗需要注意以下几点:①避免使用抗抑郁药;②心境稳定剂的剂量要充分,建议血药浓度保持在中高水平;③对于快速循环型,丙戊酸盐的疗效优于锂盐;④ MECT 对于快速循环型是有效的治疗手段。

4. 维持期治疗

双相障碍是慢性发作性疾病,具有治疗中断率高和复发率高的特征。因此在急性期治疗过后,仍需要巩固、维持治疗,目的是维持持续的心境稳定、防止复发、提高社会功能等。

锂盐是双相障碍长期治疗的最佳选择,能延长至躁狂发作的缓解时间,以及较小程度地延长至抑郁发作的缓解时间,而且锂盐具有独特的降低自杀风险疗效,能将自杀风险降低 50% 以上,且其预防自杀疗效独立于心境稳定作用之外。但锂盐的治疗窗狭窄,有效治疗浓度与中毒浓度相近,需要定期监测血药浓度。而且要关注锂盐的副作用,尤其是对肾功能、甲状腺功能的影响。

在维持期治疗过程中,需要定期对躯体情况和精神状况进行评估,如进行相关实验室检查(血药浓度、血常规、血糖、血脂、肝功能、肾功能、激素、甲状腺功能等)、心电图、体重指标及相关的量表评估等。长期使用第二代抗精神病药时,需要特别关注代谢综合征及引发的心脑血管疾病风险。

5. 心理治疗

在双相障碍的治疗中,心理治疗联合药物治疗等是最佳的治疗管理措施,优于单用药物治疗。可有效降低双相障碍患者的疾病复发率,减少住院次数和药物使用剂量,稳定情绪,改善社会功能,提高治疗依从性。目前循证医学证据证实,有效的心理治疗模式包括认知行为治疗、家庭治疗、人际社会节奏治疗等。

6. 物理治疗

目前可用于双相障碍治疗的物理治疗手段主要以脑刺激技术、神经调控技术为主,如改良电抽搐治疗、重复经颅磁刺激、经颅直流电刺激、迷走神经刺激、深部脑刺激及光照治疗等。

(四) 特殊人群双相障碍的治疗

1. 儿童及青少年双相障碍的治疗

儿童及青少年双相障碍临床表现与成年人双相障碍类似,但存在一些与年龄相关的症状特点:①行为障碍表现突出,情绪波动频繁,躯体不适症状多见等;②共病率高,如共病 ADHD、焦虑障碍、品行障碍、躯体疾病等。治疗应遵循全面评估、个体化治疗的原则,尽量选择不良反应小的药物,给予充分的治疗剂量和时间,避免频繁换药、骤然停药或不恰当联用。目前在临床上可以尝试使用的药物包括心境稳定剂(丙戊酸盐、拉莫三嗪、卡马西平)和第二代抗精神病药(喹硫平、奥氮平、阿立哌唑、利培酮等)。

2. 老年双相障碍的治疗

老年期双相障碍的特点:①症状表现不典型,躁狂发作时激惹性增高,敌意、偏执更突出;抑郁时疑病、躯体化症状、自杀较为严重,且多伴有认知功能的改变;②共病现象普遍;③对药物的代谢能力及耐受性下降,更容易出现副作用及蓄积中毒。在治疗前应详细评估躯体情况,权衡药物治疗的获益与潜在风险,选择半衰期短、安全性高的药物,用药时起始剂量要低,滴定速度要慢,尽量避免联合用药,鼓励综合治疗,如联合认知行为治疗、家庭治疗等。

3. 妊娠期及哺乳期女性双相障碍的治疗

妊娠及哺乳期使用精神药物相关情况请参见第二十九章。

五、危险因素与发病机制

(一) 危险因素

1. 年龄因素

大多数患者的首发年龄在 20~30 岁,25 岁之前发病更多见,而且目前发病年龄有逐渐变小的趋势。

2. 性别因素

双相Ⅰ型障碍男女患病机会均等,双相Ⅱ型障碍、快速循环型则以女性常见。男性患者多以躁狂发作起病,女性则多见抑郁发作。

3. 季节因素

部分双相障碍的患者具有季节性特征,冬季多抑郁发作,夏季多躁狂发作。

4. 婚姻及家庭因素

目前认为,良好的婚姻和家庭状况可能推迟双相障碍的发生,减轻症状,减少复发。

5. 人格特征因素

有学者指出,具有环性人格特征及情感旺盛性人格特征者(性格外向、精力充沛、睡眠需求少)易患双相障碍。

6. 代谢综合征的存在

双相障碍共病代谢综合征的风险更高,可能与不良的生活方式、药物副作用等有关。

7. 物质滥用因素

双相障碍和物质滥用的共病率较高,共病物质滥用会对双相障碍的治疗产生一系列不良影响,如增加药物副作用、降低服药依从性、增加发作次数、提高住院频率、降低生活质量等。

(二) 发病机制

与其他慢性非传染性疾病一样,双相障碍的发病机制是多元化的,以下是关于其发病机制的研究。

1. 分子遗传

双相障碍具有明显的家族聚集性,遗传倾向比精神分裂症、抑郁障碍更为突出,属于多基因遗传,血缘关系越近发病风险越高。

2. 神经影像

结构影像的研究发现,双相障碍患者的大脑结构异常主要包括前额叶、边缘系统前部和中部脑区局部灰质的容积减少及白质结构变化,非特异性脑室扩大等,而且发病年龄越早,表现越明显。功能影像的研究显示,双相障碍患者抑郁发作时全脑血流/代谢弥漫性降低,躁狂发作时全脑血流/代谢亢进。

3. 神经递质

中枢神经系统的神经递质功能异常与双相障碍发病密切相关,但机制尚不明确。主要涉及的神经递质包括 5-羟色胺和去甲肾上腺素、多巴胺、乙酰胆碱、谷氨酸、γ-氨基丁酸、神经肽等。

4. 神经内分泌

神经内分泌主要涉及下丘脑-垂体-肾上腺轴(HPA)、下丘脑-垂体-甲状腺轴(HPT)及下丘脑-垂体-生长素轴(HPGH)的改变,但具体机制尚不清楚。

5. 神经生理

神经生理主要涉及神经细胞信息传递系统的异常。

6. 神经可塑性与神经营养

研究发现,脑源性神经营养因子(BDNF)在前额叶皮质、海马等关键脑区的水平下降与双相障碍有关。有效的治疗能选择性上调关键脑区 BDNF 基因表达水平,调控神经元的生长、发育及新神经元连接的形成,逆转或阻断神经元萎缩及细胞凋亡,增强中枢神经元的可塑性。

▶▶▶ 第三节　环性心境障碍 ◀◀◀

一、概念

环性心境障碍的基本特征是反复出现轻度情绪高涨或低落,但无论是症状的条目数、严重程度,还是病程,均未达到躁狂发作或抑郁发作的诊断标准。患者的心境不稳定至少持续 2 年时间,其间轻躁狂和轻度抑郁的周期至少有一半的时间,且个体无症状的时间一般不超过 2 个月。社会功能基本能保持。

二、诊断标准

1. 至少有 2 年(儿童和青少年至少有 1 年)反复出现周期性轻躁狂症状但未达到轻躁狂发作的诊断标准,以及反复出现周期性抑郁症状但未达到抑郁发作的诊断标准。

2. 在上述 2 年时间内(儿童和青少年为 1 年),轻躁狂和抑郁周期至少占一半时间,且其上述症状的缓解期每次不超过 2 个月。

3. 不符合抑郁、躁狂或轻躁狂发作的诊断标准。

4. 诊断标准中所述症状并不能以分裂情感障碍、精神分裂症、精神分裂症样精神障碍、妄想性障碍或其他特定/非特定的精神分裂症谱系及其他精神障碍解释。

5. 上述症状不能归因于某物质(如药物滥用、吸毒、药物治疗等)的生理效应或某些躯体疾病(如甲状腺功能亢进症等)的影响。

6. 上述症状对其社会功能、职业行为或其他重要领域造成了显著临床意义的困扰或损害。

三、治疗及预后

环性心境障碍的治疗原则同双相Ⅰ型障碍和双相Ⅱ型障碍,需要注意的是,有 15%~50% 的环性心境障碍者可发展为双相Ⅰ型障碍或双相Ⅱ型障碍。若患者出现达到诊断标准的抑郁发作、躁狂发作、轻躁狂发作,或患者的心境障碍归因于其他诊断,将分别按照其达到的相应诊断标准进行修正,原来的诊断不再使用。

（王刚　张玲　王鹏飞）

网上更多……

　　📋教学 PPT　　　　　📖拓展阅读　　　　　📝自测题

第六篇
焦虑相关障碍

凡五气之郁，则诸病皆有，此因病而郁也。至若情志之郁，则总由乎心，此因郁而病也。

《景岳全书》

事用不巧，是谓"忘情失道"。

《鬼谷子·反应》

一、概念

(一) 作为基本情绪的焦虑

焦虑首先应该被理解为一种正常情绪,一种与人类发展所伴随的基本情绪。从心理学角度理解,如果不加特指地提到"情绪",就是指焦虑。焦虑一般包括 4 个基本成分:恐惧、希望、宽慰和失望。

1. 恐惧

恐惧是指人在确立某种目标以后所连带产生的担心、牵挂及不确定。如确定请人吃饭,当这个目标确定以后,就会随后产生许多"担心"和"挂念",如请客地点、是否能预订到理想的位子、是否会因交通问题而不能按时到达、是否对方接受邀请等,这就是恐惧。只是由于有的事情带来的后果小,或即使没有达到目的也有补救的措施,因此在日常生活中,多数情况下没有将这种挂念理解为恐惧。但如果是重大事件,如高考、升职等,就会使当事人切实体会到恐惧,甚至会持续很长时间。

2. 希望

接着前面的描述,尽管在决定请客后会产生诸多"挂念",但当事人随后一般考虑的是请客的预算、什么样的菜谱、喝什么酒等,这种想法说明在确立目标后,个体已经假定能够达到目的,这就是希望。

3. 宽慰

继续上面的描述,如果当事人顺利完成请客,前面的挂念、担心全部消除,变得释然,这就称为宽慰。

4. 失望

一个目标达成以后,一切从零开始,这便是失望。此外,有的目的不能达成,这也是"失望"。

一个人一生中都在不断重复以上过程,即焦虑是个体的基本情绪。在日常生活中,有的目的能够达到,而有的目的不能达到,无论达到与否,上述过程都在不断进行,因此应激伴随人的始终。由于人性特征中的"贪得无厌"、趋利避害及自我愉悦,人类的焦虑及应激明显高于动物。

上述情况说明 3 点:一是正常焦虑也应该是医学界关注的重要问题,抗焦虑治疗也适用于正常人;二是精神病学界不仅应该关注于焦虑障碍,更应该关注正常人的过度焦虑;三是人性教育是治疗焦虑情绪的关键,也是保障"大健康"的关键。

(二) 病理性焦虑情绪

病理性焦虑是指精神病学定义下的焦虑。病理性焦虑的定义为:在没有相应外界刺激的情况下所出现的内心不安及不安全感,同时伴有自主神经系统紊乱的表现及运动不安的情况。根据此定义,病理性焦虑应该包括 3 种情况。

1. 精神层面的焦虑

精神层面的焦虑主要是指患者的主观异常体验,如恐惧感、濒死感、忐忑不安等。

2. 躯体层面的焦虑

凡是具有预警意义的躯体症状或综合征均属于躯体层面的焦虑,如慢性疼痛、眩晕、哮喘、呕吐、腹泻等。

3. 认知层面的焦虑

认知层面的焦虑主要指的是个体由于不确定或不自信等情况下出现的固执,甚至是偏执。

本篇所表述的焦虑障碍主要包含的是精神层面的焦虑,并由此形成的各种以焦虑为核心的综合征。

二、流行病学

焦虑障碍是所有精神疾病中最常见的一组疾病。2019 年 LANCET 发表的关于中国精神障碍的最新流行病学调查显示,焦虑障碍是加权 12 个月患病率及终生患病率最高的一类精神障碍,分别为 5.0%(4.2%~5.8%)和 7.6%(6.3%~8.8%);不同种类焦虑障碍的加权终生患病率从 <0.1% 到 2.6% 不等,加权 12 个月患病率从 <0.1% 到 2.0% 不等。这一调查数据来自中国精神卫生调查(CMHS)于 2013—2015 年在中国 31 个省、自治区及直辖市的 157 个具有代表性的国家 CDC 疾病监测点(县/区),共采样 32 552 人。

三、分类原则

参考 ICD-10 与 DSM-V 诊断分类体系,本篇对焦虑障碍的分类及排列顺序综合考虑了发育年龄与典型的起病年龄。

四、临床评估与诊断

在焦虑障碍的临床评估与诊断中,需要充分考虑个体所处的文化社会背景及个体的成长环境。在明确焦虑障碍诊断之前,最重要的是围绕患者的焦虑症状进行生物、心理、社会因素的充分评估,除了对正常焦虑与病理性焦虑进行鉴别外,还需要对如下常见的可能出现病理性焦虑情绪的状况进行识别与评估,以避免误诊或漏诊。

(一) 与躯体疾病相关的病理性焦虑

1. 病理性焦虑是对躯体疾病的过度心理反应

当个体所患疾病对自己的日常生活、功能、工作甚至生命造成威胁时,个体可出现过度的焦虑情绪。这种状况下,躯体疾病本身及躯体疾病带来的各种负面影响,成为个体的重大心理应激,需要在治疗中给予充分考虑。临床诊断时,也需要与应激相关障碍进行鉴别。

2. 病理性焦虑是某些躯体疾病临床表现的一部分

严重的感染、中毒或代谢紊乱等均可能出现病理性焦虑症状,这时尤其需要注意评估患者的意识状态、躯体疾病的严重程度和与焦虑症状的相关性,积极处理躯体问题。通常,这类情况的患者会有如下特点:①有明确的器质性病因及相关的临床表现和实验室检查阳性发现;②焦虑随器质性疾病的变化而改变。

3. 病理性焦虑受到患者躯体疾病治疗过程和治疗药物的影响

一些常用的治疗躯体疾病的药物,如皮质激素、甲状腺素、氨茶碱等,会引起患者的病理性焦虑、激越症状。慢性躯体疾病治疗过程中,患者可能逐渐出现超过正常范围的病理性焦虑,如肿瘤患者在接受连续的化疗、放疗的过程中,可能发生焦虑障碍。

(二) 病理性焦虑是重性精神障碍的前驱症状

一些严重的精神障碍,如精神分裂症、分裂情感性精神病,患者在早期可能表现为焦虑症状,变得过度紧张、担忧、恐惧,容易被误诊为焦虑障碍。但随着病程发展,在精神检查中会发现一些可疑的精神病性症状,如敏感多疑、牵连观念、不能理解的内感性不适等;另有部分患者的焦虑情绪是继发于精神病性症状,如基于被害妄想的恐惧情绪等。部分患者将精神病性症状隐蔽起来,或信以为真,缺乏自知力,社会功能受损,并可伴有其他精神病性症状,临床上需要仔细鉴别。

(三) 心境障碍

抑郁发作的患者常伴有焦虑、强迫等症状,部分患者同时达到抑郁障碍和焦虑障碍的诊断标准,此时可根据症状的严重程度分别作出诊断,并进行对症治疗。轻躁狂发作时患者表现出的易激惹、行为冲动等症状,常常与焦虑的激越状态相混淆,此时的鉴别要点是:轻躁狂患者的基本心境是协调和愉悦的,即使易激惹作为轻躁狂的主要临床相时,其指向多针对环境或他人,而焦虑常常以自审的方式出现,抗焦虑药常常能即刻缓解患者的焦虑情绪。

(四) 应激相关障碍

应激相关障碍的致病因素常为重大的生活事件,如自然灾害、个体的生命和完整性遭到威胁等,症状是个体对应激事件的直接反应或延迟性反应,患者常能意识到症状的发生和发展与事件有关,症状的表现常常与应激性事件相关。

(五) 精神活性物质所致精神障碍

患者使用精神活性物质、对精神活性物质的依赖和戒断、服用影响精神活动的药物后均可能出现焦虑,相关的病史可资鉴别。

五、治疗

每个患者发生焦虑障碍的病因与危险因素都不尽相同,因此,焦虑障碍的治疗非常强调个体化治疗。精神药物治疗、心理治疗、物理治疗、中医中药治疗等,都在焦虑障碍的治疗中发挥着不同的作用。

(一) 治疗目标

焦虑障碍的疗程包括急性治疗阶段、巩固治疗阶段、维持治疗阶段和停药观察阶段。急性治疗阶段以缓解焦虑症状、达到临床治愈为主要目标,巩固治疗阶段以促进社会功能恢复、减少症状波动为主要目标,维持治疗阶段和停药观察阶段以提升社会功能、促进人格完善、预防疾病复发为主要目标。不同治疗阶段采取的治疗方式和治疗技术不同,且因人而异。

(二) 药物治疗

临床上常用的抗焦虑药包括:苯二氮䓬类药物、5-HT$_{1A}$ 受体部分激动剂、选择性 5- 羟色胺再摄取抑制药(SSRI)、5- 羟色胺和去甲肾上腺素再摄取抑制药(SNRI),以及其他类型的抗焦虑药。目前,SSRI 和 SNRI 是各种临床治疗指南中推荐的治疗焦虑障碍的一线药物,它们的种类与药理机制在抑郁障碍一章中有详细介绍。本章将重点介绍苯二氮䓬类药物和 5-HT$_{1A}$ 受体部分激动剂的药理机制及临床使用的注意事项。

1. 苯二氮䓬类药物

药理学研究发现,苯二氮䓬类药物有不同程度的镇静催眠、抗焦虑、肌肉松弛和抗惊厥作用。这类药包括:阿普唑仑、氯氮䓬(利眠宁)、地西泮(安定)、哈拉西泮(halazepam,三氟甲安定)、劳拉西泮(lorazepam,氯羟安定)、奥沙西泮(oxazepam,去甲羟基安定)、艾司唑仑、氯硝西泮、三唑仑、硝西泮(nitrazepam,硝基安定)。依其剂量的不同而具有不同的抗焦虑及镇静催眠作用。

(1) 苯二氮䓬类药物的药理作用:①镇静:是苯二氮䓬类药物的基本作用之一。该药对中枢神经系统具有抑制用作,小剂量可镇静,大剂量可催眠,可使睡眠潜伏期缩短,睡眠时间延长,噩梦减少。②抗焦虑:可降低大脑的警觉性,减低对危险的高反应性,对各种焦虑症状有效。③抗惊厥:通过增加抑制脑部痫性放电的向外扩散而产生抗惊厥作用,能有效控制各种惊厥发作。④肌肉松弛作用:有明显松弛骨骼肌紧张的作用。

(2) 作用机制:苯二氮䓬类的药理作用与 γ- 氨基丁酸(GABA)能神经介质受体的作用有关。GABA 受体调节 GABA 能神经介质的传导,目前已知有 GABA A 受体及 GABA B 受体。GABA A 受体与氯通道的开放有关,该受体受到附近的苯二氮䓬类受体的调节。GABA A 受体的神经生物学作用与这一受体附近的多种受体位点的作用有关。如非苯二氮䓬类镇静催眠药、抗惊厥药及酒精的作用均与这一受体复合物有关,并介导大范围的中枢神经系统的活动,如酒精的行为效应、惊厥、镇静催眠、焦虑反应。GABA B 受体不受苯二氮䓬类药调节,生理作用不清。苯二氮䓬类(BZ)受体有多个分子形式,BZ 受体的氨基酸构成不同与其药理作用的差异有关。目前有 5 种 BZ 受体亚型,BZ$_1$ 受体主要在小脑,与 BZ 药物有高度的亲和力,这一亚型与抗焦虑及镇静催眠作用有关。BZ$_2$ 受体主要在脊髓和纹状体,与肌肉松弛作用有关。BZ$_3$ 受体为周围性受体,广泛分布于肾,它的抗焦虑作用不清。苯二氮䓬类药物与 BZ 受体结合是抗焦虑、镇静、抗惊厥及肌松作用的重要机制,长期使用苯二氮䓬类药所致的受体适应现象是该药产生依赖和戒断反应的基础。BZ 药物本身并不改变氯通道,但 BZ 药物通过与 BZ 受体结合而调节 GABA 与其受体的作用,从而增加了 GABAA 受体作用介导的氯离子通道的开放,使氯离子内流增加,GABA 能神经元超极化而产生药理作用。

(3) 剂量范围:有 2 种决定苯二氮䓬类药物剂量的方法:一种是 BZ 药物的半衰期,另一种是各种药物的脂溶性。半衰期长于 24 h 的为长半衰期类 BZ 药物,日量可睡前顿服,也可分次服用。这类药物有:氯氮䓬、地西泮、氯硝西泮、哈拉西泮、奥沙西泮。脂溶性强的药物临床作用时间较短,因为在周围组织的分布较少。脂溶性由大到小依次为地西泮 > 阿普唑仑 > 氯氮䓬 > 哈拉西泮 > 劳拉西泮 > 氯硝西泮 > 奥沙西泮。苯二氮䓬类药治疗焦虑障碍给药的剂量及用法参照表 17-1。

表 17-1　苯二氮䓬类药的分类与剂量范围

药名	半衰期(h)	成年人剂量范围(mg/d)
阿普唑仑	12	0.8~6
氯氮䓬	24~48	15~100
氯硝西泮	34	1.5~10
地西泮	60	4~40
劳拉西泮	15	1~6
三唑仑	2	0.125~1.5

（4）药动学：地西泮、氯氮䓬、劳拉西泮、阿普唑仑口服后吸收快而完全，1~2 h 达血浆峰浓度，平均峰浓度时间为 2.7 h。所有的苯二氮䓬类药物均与蛋白结合，单次给药后作用时间的长短与其脂溶性有关。苯二氮䓬类药物有 2 种代谢与排泄方式：一类经氧化转变成有活性的代谢产物，然后再代谢成无活性的代谢产物，经肾排泄；另一类与葡萄糖醛酸结合，形成无活性的代谢产物。苯二氮䓬类药物血清浓度与抗焦虑作用没有明显的正相关。

（5）用法：①单次口服药：单次口服药后，经胃肠快速吸收而发挥作用，地西泮因其脂溶性高，虽半衰期长，易快速而广泛被脂肪组织吸收使其作用时间变短。单次口服给药多在睡前服用，起到镇静催眠作用，治疗短暂性睡眠障碍；②多次口服给药：每日分 2~3 次服用，有活性代谢产物的苯二氮䓬类药物将在体内积蓄，突然停用苯二氮䓬类药物后产生的撤药症状和体征与苯二氮䓬类药物在体内清除的快慢有关；③肌内注射：氯氮䓬、地西泮肌内注射吸收慢而不完全，劳拉西泮、氯氮䓬还导致注射局部疼痛；④静脉给药：静脉注射地西泮后，因广泛分布，经几分钟到几小时血清浓度快速下降，药理作用开始减弱。苯二氮䓬类药物静脉注射太快，可能发生低血压、呼吸抑制，应加以注意。成年人地西泮静脉注射每 5 mg 不得低于 2 min，劳拉西泮每分钟不超过 2 mg。

（6）不良反应：①过敏反应：仅极少的人有过敏反应，如出现应停药，对症处理。②心血管反应：苯二氮䓬类药物对心血管的影响较少，偶有静脉快速注射后出现低血压。③神经系统：苯二氮䓬类药物的常见副作用是对中枢神经系统的过度抑制，表现为嗜睡、肌无力、共济障碍，老年患者更易出现这些反应，或因共济障碍而跌倒、骨折。此外，实验研究发现，服用苯二氮䓬类药物可损害反应，应告知患者避免驾车或机械性操作。部分患者服药后有短暂的顺行性遗忘。④精神：与酒精和巴比妥类药一样，苯二氮䓬类药物可导致脱抑制、中毒、兴奋、敌对，甚至暴力和破坏行为。⑤呼吸：苯二氮䓬类药物可对呼吸有抑制，肺功能受损的患者应谨慎使用。⑥依赖：苯二氮䓬类药物依赖的危险比其他精神活性物质低，在 30 万例服用苯二氮䓬类药物的患者中只有 31 人产生了依赖，即万分之一。苯二氮䓬类药物是否发生依赖因人而异、因药而异，只有高剂量、长时间使用才容易产生依赖。苯二氮䓬类药物依赖后突然停止使用可能出现戒断症状：表现为原发症状的复发、反跳（症状比原发症状严重）、躯体戒断症状等。即使未产生依赖，长期使用苯二氮䓬类药物后突然停药可以出现一过性的撤药综合征，表现为严重睡眠障碍、易激惹、紧张、焦虑、惊恐发作、双手震颤、注意分散、恶心、心悸、肌痛，以短效的苯二氮䓬类药物易发生。通常 1 周左右症状逐渐消失。

地西泮及氯硝西泮具有明显的抗惊厥作用，同时地西泮也用于治疗肌肉痉挛。

2. 5-HT$_{1A}$ 受体部分激动剂

以阿扎哌隆类（azapirone）为代表的新型抗焦虑药，选择性作用于突触前膜的 5-HT$_{1A}$ 受体，减少背缝 5-HT 能神经元放电，从而起到抗焦虑的作用。临床常用的有丁螺环酮（buspirone）和坦度螺酮（tandospirone）。其优点是镇静作用轻，不易引起运动障碍，无呼吸抑制，对认知功能影响小，无明显交叉耐受现象和依赖性；但起效相对较慢，为 2~4 周，个别起效需要 6~8 周，持续治疗可增加疗效。常见的不良反应有头晕、头痛、恶心、不安等，孕妇及哺乳期妇女不宜使用，心、肝、肾功能不全者慎用。

3. 选择性 5- 羟色胺再摄取抑制药（SSRI）与 5- 羟色胺和去甲肾上腺素再摄取抑制药（SNRI）

SSRI 与 SNRI 不良反应少，目前是抗抑郁、抗焦虑治疗的一线药物，详见第四章。

4. 三环类抗抑郁药

三环类抗抑郁药如阿米替林、盐酸多塞平等也有很好的抗焦虑作用，临床使用需要注意心血管不良反应的发生，也需要关注药物之间的相互作用。

5. 其他

氟哌噻吨 / 美利曲辛（黛力新，Deanxit）：每片含相当于 0.5 mg 氟哌噻吨及 10 mg 美利曲辛，适用于轻、中度的焦虑，但在长期应用要注意锥体外系反应，尤其在老年人应用时应该密切观察是否会产生迟发性运动障碍。

此外，β 受体阻滞剂、第一代和第二代抗精神病药均有一定抗焦虑作用。

（三）心理治疗

不同的心理学流派对各种类型焦虑障碍的心理机制有不同的解释和治疗方法。适用于焦虑障碍的心理治疗方法众多，如支持性心理治疗、精神动力学治疗、认知治疗、行为治疗、生物反馈等，每一种治疗又发展出了许多方法和技术。经过几十年的实践与发展，心理治疗技术逐渐通过整合、折中、合作，融合成较广泛、综合和实用的模式。

（刘阳）

第十七章

焦虑及恐惧相关障碍

▶▶▶ **第一节　分离焦虑障碍** ◀◀◀

一、概述

(一) 定义

分离焦虑障碍(separation anxiety disorder)是指个体与依恋对象分离后产生的过度焦虑情绪,依恋对象主要是该个体的重要抚养者,如父母、祖父母或其他亲密抚养人。从儿童期到青少年期和成年期,分离焦虑障碍的患病率呈下降趋势。

(二) 流行病学

文献报道,童年与青少年分离焦虑障碍的患病率为 3%~4%,平均患病率为 3.5%,初次发病的平均年龄为 8~9 岁,是 12 岁以下儿童中最常见的一种焦虑障碍。在儿童临床样本中,分离焦虑障碍不存在性别差异。在社区中,该障碍多发于女性。在美国成年人中,分离焦虑障碍 12 个月的患病率为 0.9%~1.9%。

二、临床表现

(一) 临床症状

1. 童年或青少年分离焦虑障碍

童年或青少年分离焦虑障碍主要表现为:①当患儿与父母或其他依恋对象分离时,表现出显著的恐慌,没有明显原因,或毫无根据地担忧依恋对象受到伤害、担心灾难会降临到依恋对象身上,或担心他们会离开自己;②当与主要依恋对象分离时,表现出社交退缩、冷淡、悲伤,或者在玩耍、学习或工作中难以集中注意力;③可能表现出愤怒,或者偶尔会攻击那些强迫其分离的人;④可出现各种躯体不适,如胃痛、头痛、心悸、恶心、呕吐等,或出现哭泣、拒绝上学、逃学等行为问题。

以上情况可同时出现,也可以重点表现在某一方面。

【典型案例】

患儿,女性,9 岁,父母 1 个月前到省外打工,爷爷奶奶从外地赶来照料患儿。随后,患儿开始夜间频繁做噩梦,并在梦中大声哭泣。不愿上学,反复给父母打电话,叮嘱父母在外过马路要小心、要注意安全,怕父母出事,恳求父母回家。早上说起上学就头痛,食欲下降、进食量减少。上课时注意不集中,很少和同学一起玩。考虑诊断:分离焦虑障碍。

2. 成年分离焦虑障碍

成年分离焦虑障碍主要表现为:少数成年人在离家或与依恋对象分离时可出现过度害怕或担忧,并对该个体的情绪、行为与社会功能造成影响。

（二）临床检查与评估

患者的实验室检查大都正常，没有明显的智力障碍，情绪改变与和依恋对象分离有直接关系。

三、诊断与鉴别诊断

（一）诊断要点

1. 个体与其依恋对象离别时，会产生与其发育阶段不相称的过度的害怕或者焦虑，至少符合以下表现中的 3 种：①不现实地、先占性地忧虑主要依恋之人可能遇到伤害，或害怕他们一去不回。②不现实地、先占性地忧虑某种不幸事件，如儿童走失、被绑架、住院或被杀，会使得他（她）与主要依恋之人分离。③因害怕分离而总是不愿或拒不上学（不是由于其他原因，如害怕学校里的事）。④没有主要依恋人在身边，总是不愿或拒不就寝。⑤持久而不恰当地害怕独处，或白天没有主要依恋之人陪同就害怕待在家里。⑥反复出现与离别有关的梦。⑦当与主要依恋人分开，如离家去上学时，反复出现躯体症状（如恶心、胃痛、头痛、呕吐等）。⑧在与主要依恋人分离前、分离中或分离后马上出现过度的、反复发作的苦恼（表现为焦虑、哭喊、发脾气、痛苦、淡漠或社交性退缩）。

2. 这种害怕、焦虑和回避是持续性的，儿童和青少年至少持续 4 周，成年人则至少持续 6 个月。

3. 这种障碍引起有临床意义的痛苦，或者导致社交、学业、职业或其他重要功能方面的损害。

4. 这种障碍不能用其他精神障碍来更好地解释。

（二）鉴别诊断

1. 儿童正常的分离焦虑

儿童在 6、7 个月开始出现正常的分离性焦虑，18 个月最明显，3~5 岁后逐渐减轻。表现为和依恋对象分离时出现哭闹、拒绝依恋对象离开等。正常的分离焦虑在程度上与儿童的发育年龄相符合，持续时间较短，不引起社会功能损害，不影响生活，并可以随着对新环境的融入而减轻，可予以鉴别。

2. 广泛性发育障碍

广泛性发育障碍的患儿也可出现对依恋对象的过度依恋，但其一定具有其他临床表现，如社交技巧、语言发育、行为刻板、兴趣狭窄等方面的障碍，可予以鉴别。

3. 童年恐怖性焦虑障碍

童年恐怖性焦虑障碍表现患儿为过度害怕特定的物体或特定的情境，并有回避行为，而不是害怕与依恋对象分离。

4. 广泛性焦虑障碍

广泛性焦虑障碍患者表现为持续、无固定指向性、漫无目的地焦虑，而不是指向特定依恋对象。

值得注意的是，分离焦虑障碍、广泛性焦虑障碍和特定恐怖症共病的概率较高，在成年人中常见的共病包括特定恐怖症、创伤后应激障碍、惊恐障碍、广泛性焦虑障碍，社交焦虑障碍、广场恐怖症、强迫性障碍、人格障碍、抑郁障碍或双相障碍等。

四、治疗

（一）心理治疗

心理治疗针对所有可能诱发焦虑的心理社会因素，包括应激性事件、儿童所经历的实际意义上的分离，易于焦虑的气质和父母的行为等。通过心理治疗，减少或者消除应激性生活事件对个体的消极影响，避免新的应激性事件发生，帮助儿童谈出他们的焦虑，或者通过各种类型的暴露治疗，帮助成年人逐渐应对分离带来的身心反应。对于儿童和青少年患者，家庭治疗非常重要，要帮助家庭成员（尤其是主要依恋对象）理解他们自身对患儿的过度关注和保护是如何对其成长产生影响的。

（二）药物治疗

当患者的焦虑症状严重时，需要使用抗焦虑药，但通常为短期应用。可首选 SSRI（在儿童阶段，首选舍曲林、氟伏沙明),SNRI 类药物,三环类抗抑郁药或苯二氮䓬类药物等。

五、危险因素与发病机制

(一) 遗传因素

儿童分离焦虑障碍可能具有遗传性,在 6 岁双生子的社区样本中,遗传度被评估为 73%。还有学者认为,儿童的焦虑是对其焦虑的父母或过度保护的父母的一种反应。这似乎也意味着,有分离焦虑的儿童在遗传上继承了父母的过度担忧和害怕。

(二) 神经生物学因素

研究发现,有分离焦虑障碍的儿童,对使用富含 CO_2 空气的呼吸刺激尤其敏感。

(三) 心理社会因素

分离焦虑障碍通常发生于遭受生活应激之后,尤其是丧失亲人、宠物死亡、个体或亲人患病、转学、父母离异、搬迁等事件以后。这类生活事件有时是短暂的,有时是持续的伴有恐怖体验的。对部分成年人来说,应激还可能包括离开父母、恋爱或者自己成为父母。部分儿童表现出对日常生活事件的过度担心紧张,这类儿童被认为具有焦虑的气质,后期容易发生各种类型的焦虑障碍。

文化和性别因素对分离的容忍程度,随着文化的不同而变化。在一些文化中,父母和儿童之间会避免分离的需求和机会。受到文化的影响,在某些国家,相比于男孩,女孩更多地显示出对上学的不情愿或回避,限制自我的独立活动,不愿意独立离家等。

▶▶▶ 第二节　特定恐惧障碍 ◀◀◀

一、概述

(一) 概念

恐惧障碍(phobia)是一种以过分和不合理地惧怕外界某种客观事物或情境为主要表现的疾病,患者明知这种恐惧反应是过分的或不合理的,但仍反复出现,难以控制。恐惧发作时常常伴有明显的焦虑和自主神经紊乱的症状,患者极力回避导致恐惧的客观事物或情境,或是带着畏惧去忍受,因而影响其正常生活。特定恐惧障碍(specific phobia)是指针对特定对象的恐惧障碍。

(二) 流行病学

特定恐惧障碍是最常见的焦虑障碍,加权终生患病率及加权 12 个月患病率分别为 2.6% 和 2.0%,通常起病于儿童早期,疾病的中位年龄为 7~11 岁,绝大部分个体在 10 岁以前开始出现。在美国,特定恐惧障碍在 12 个月患病率为 7%~9%,终生患病率为 11.3%;而在亚洲、非洲和拉丁美洲国家的患病率为 2%~4%。女性比男性更易受影响,比例约为 2:1。

二、临床表现

特定恐惧障碍患者的恐惧局限于特定的物体、场景或活动,患者的表现有 3 个部分:可能要面对恐惧刺激的预期焦虑、面对时的恐惧,以及为减少恐惧采取的回避行为。患者通常害怕的不是物体或场景本身,而是随之可能带来的后果,如恐惧驾驶是害怕交通事故,恐惧蜘蛛是害怕被咬伤,这些恐惧是过度的、不合理的和持久的。尽管患者愿意承认这些对象没什么可怕的,但并不能减少他们的恐惧。恐惧的对象可是特定自然环境(如高处、雷鸣、黑暗)、动物(如昆虫)、血－损伤－注射、场景(如飞行、密闭空间),也可为害怕窒息、感染某种疾病(如艾滋病)等。

特定恐惧障碍一般在童年或成年早期就出现,如果不加以治疗,可以持续数十年。患者对恐惧情境的害怕一般不波动,导致功能残缺的程度取决于患者回避恐惧情境的难易程度。其中,血－损伤－注射型恐惧与其他类型恐惧不同,它导致心跳缓慢,有时出现晕厥,而不是心跳过速。特定恐惧障碍患者发生抑郁障碍和躯体形式障碍的共病率高达 1/3。

三、诊断与鉴别诊断

(一) 诊断要点

1. 对特定的事物或情况,如飞行、高处、动物、接受注射、看见血液等,产生显著的害怕或焦虑。儿童的害怕或焦虑也可能表现为哭闹、发脾气、惊呆或者依恋他人等。

2. 恐惧的事物或情况几乎总是能够促发立即的害怕或焦虑。

3. 对恐惧的事物或情况主动地回避,或者带着强烈的害怕或焦虑去忍受。

4. 这种害怕或焦虑与特定事物或情况所引起的实际危险及所处的社会文化环境不相称。

5. 这种害怕、焦虑或回避通常持续至少 6 个月。

6. 这种害怕、焦虑或回避引起有临床意义的痛苦,或导致社交、职业及其他重要功能方面的损害。

7. 这种障碍不能用其他精神障碍的症状来更好地解释。

8. 根据恐惧刺激源可分别命名为:①动物型,例如蜘蛛、昆虫、狗的恐惧。②自然环境型,例如高处、暴风雨、水等恐惧。③血液 – 注射 – 损伤型,例如针头、侵入性医疗操作恐惧。

对于个体来说,有多个特定恐惧对象是常见的,75% 的特定恐惧障碍患者害怕超过 1 种物体或情景。

(二) 鉴别诊断

1. 正常人的恐惧

正常人对某些事物或场合也会有恐惧心理,如毒蛇、猛兽、黑暗而静寂的环境等。关键要根据恐惧的合理性、发生的频率、恐惧的程度、是否伴有自主神经症状、是否明显影响社会功能、是否有回避行为等综合考虑。

2. 社交焦虑障碍

如果患者害怕的对象是社交场景下来自他人的负面评价,就应该诊断为社交焦虑障碍,而不是特定恐惧障碍。

3. 分离焦虑障碍

分离焦虑障碍患者害怕某种情境,是因为与主要照料者或依恋对象分离,而不是某个特定的事物或环境。

4. 惊恐障碍

有特定恐惧障碍的个体,可能在面对所害怕的情境或物体时经历惊恐发作。如果惊恐发作仅仅作为对特定物体或情境的反应出现,应诊断为特定恐惧障碍;如果个体的惊恐发作不是作为对特定恐惧的物体或情境的反应,应诊断为惊恐障碍。

5. 广泛性焦虑障碍

特定恐惧障碍和广泛性焦虑障碍都以焦虑为核心症状,但前者的焦虑由特定的对象或情境引起,呈境遇性和发作性;而广泛性焦虑障碍的焦虑常没有明确的对象,常持续存在。

6. 强迫障碍

强迫障碍的恐惧源于自己内心的某些思想或观念,害怕的是失去自我控制,并非对外界事物的恐惧。

7. 抑郁障碍

某些抑郁障碍伴有短暂的恐惧,某些恐惧障碍特别是广场恐惧也伴有抑郁心境,恐惧障碍与抑郁并存可加重恐惧。诊断需根据当时每一个障碍是否达到诊断标准。若恐惧症状出现之前已经符合抑郁障碍的标准,应优先考虑抑郁障碍的诊断。

8. 颞叶癫痫

颞叶癫痫可表现为阵发性恐惧,但其恐惧并无具体对象,发作时的意识障碍、脑电图改变及神经系统体征可资鉴别。

四、治疗

(一) 心理治疗

行为治疗是治疗恐惧障碍的首选方法。暴露治疗,包括冲击疗法和系统脱敏疗法,对恐惧障碍特别是特定恐惧障碍的疗效确切。暴露可以是想象的或者现实的,随着计算机技术的进步,虚拟现实的暴露治疗开始应用。暴露治疗的基本原则是消除恐惧对象与焦虑恐惧反应的条件性联系,对抗回避反应,并且在此过程中改变自己不合理的认知。

在系统脱敏疗法中,与患者建立恐惧对象的暴露等级,逐级进行暴露治疗,并指导患者在暴露的过程中,通过放松练习减轻自己的焦虑反应,采用的是交互性抑制原理。在冲击疗法中,患者直接暴露于最恐惧的情境中,并尝试耐受出现的各种恐惧反应,而不使用包括放松练习在内的各种安全行为,最终各种高强度的恐惧反应逐渐减轻,患者意识到即使是最恐惧的情境自己也能应付,逐渐消除恐惧,这一治疗的原理称为消退性抑制原理。

(二) 药物治疗

当患者的焦虑症状严重,或者共病其他类型焦虑障碍时,需要使用抗焦虑药。SSRI 和 SNRI 对各种类型焦虑障碍有效,药物不良反应少,患者接受性好,是一线治疗药物。其他如三环类抗抑郁药、$5-HT_{1A}$ 受体部分激动剂、苯二氮䓬类药物等,都是临床可以考虑的治疗药物。

五、危险因素与发病机制

(一) 危险因素

1. 遗传生物学因素

对特定恐惧的研究进展集中于生物进化过程中杏仁核对恐惧物体的记忆编码及其表达,强调杏仁核和相关结构的作用,像在其他焦虑障碍中一样。此外,特定恐惧障碍有一定的遗传负荷,例如,如果某位患者的一级亲属患有动物型特定恐怖障碍,则相对于其他类型的特定恐惧障碍,该患者更可能罹患相同的特定恐惧障碍。

2. 心理社会因素

在特定恐惧障碍患者中,父母养育中的过度保护、失去父母、亲子分离、躯体或者性虐待等,是较为明显的心理社会危险因素。这些危险因素的存在,也倾向于预示着其他焦虑或抑郁障碍的共病。一些患者还存在特殊的气质类型,如负性情感体验丰富、行为抑制等。同时,还应该注意与文化相关的影响因素。

(二) 发病机制

经历创伤是许多特定恐惧障碍患者的可能发病机制之一。一些患者可能在经历如被动物攻击或受困于电梯间之后,出现对该类动物或类似于电梯的幽闭空间的恐惧。还有一些患者的恐惧发生在社会性学习之后,如观察到他人经历创伤事件、看到某人的一次惊恐发作、听到一次飞机失事造成了严重的事故等。然而,许多有特定恐惧障碍的个体无法回忆起他们的恐惧情绪起病的特定原因。

▶▶▶　第三节　社交焦虑障碍　◀◀◀

一、概述

社交焦虑障碍(social anxiety disorder,SAD)又称社交恐惧症(social phobia),美国 SAD 的 12 个月患病率估计为 7%,终生患病率为 13.3%,国内报道的 SAD 加权终生患病率 <1%。儿童和青少年 12 个月患病率与成年人差不多,患病率随着年龄的增长而降低,女性较男性常见,平均发病年龄为 15 岁,平均发病 12 年后才进行首次治疗,而且 80% 的患者从未接受治疗。

二、临床表现

社交焦虑障碍的核心症状是显著而持续地害怕在公众面前可能出现的被羞辱和(或)尴尬的社交行为，担心会被嘲笑或被负性评价，并在相应的社交场合持续感到紧张或恐惧，在他人有意或无意的注视下，患者感到紧张不安，不敢抬头，不敢与人对视；尽管患者意识到这种紧张和恐惧是不合理的，但仍设法回避相关的社交场合，严重时出现明显的社会隔离。患者对必须参加的社交充满预期性焦虑，并承受着强烈的焦虑与痛苦来经历必须的社交活动，在完成必须的社交行为后就匆忙离去，这些回避行为严重影响患者的个人生活、职业功能和社会关系。

出汗、脸红和口干是 SAD 患者最常见的躯体症状，其余与其他类型焦虑障碍患者的躯体症状类似。出现社交焦虑的场合可能是相对孤立的，如在公共场合进食、公开讲话、在他人的注视下签署重要文件、遇到异性、学校环境等；也可能涉及多个社交场合，这类患者更年轻，教育程度低，更害怕他人的负性评价，有更多的辍学、失业和未婚等经历，社会功能受到严重损害。

有社交焦虑障碍的个体可能表现得不够坚定、自信或者过于顺从，也可能产生对谈话的高度控制。可能表现为过分僵硬的身体动作或目光接触不够，声音也过分微弱，在会谈中对自己谈论的很少，并倾向于寻找不需要社交接触的工作。

【典型案例】

患者，女性，21 岁，大四学生。自幼易害羞，胆小，社交能力不强。高中以后逐渐出现看到男同学就控制不住面红耳赤，交往过程中感到不自在、紧张、手足无措，害怕被人看出她的眼神不端；为避免紧张发作，患者常回避上自习，整个高三选择离校在家复习。进入大学后极力避免社交，独来独往，学习成绩一般。目前临近毕业找工作，感到无法进入社会，有强烈的痛苦体验，主动求治。考虑诊断：社交焦虑障碍。

三、诊断与鉴别诊断

(一) 诊断

1. 个体由于面对可能被他人审视的一种或多种社交情况时而产生显著的害怕或焦虑。例如，社交互动(对话、会见陌生人)，被观看(吃、喝时)，以及在他人面前表演(演讲时)。

注：儿童的这种焦虑必须出现在与同伴交往时，而不仅仅是与成年人互动时

2. 个体害怕自己的言行或呈现的焦虑症状会导致负性的评价(即被羞辱或尴尬；导致被拒绝或冒犯他人)。

3. 社交情况几乎总是能够促发害怕或焦虑。

注：儿童的害怕或焦虑也可能表现为哭闹、发脾气、惊呆、依恋他人、畏缩或不敢在社交情况中讲话。

4. 主动回避社交情况，或是带着强烈的害怕或焦虑去忍受。

5. 这种害怕或焦虑与社交情况和社会文化环境所造成的实际威胁不相称。

6. 这种害怕、焦虑或回避通常持续至少 6 个月。

7. 这种害怕、焦虑或回避引起有临床意义的痛苦，或导致社交、职业及其他重要功能方面的损害。

8. 这种害怕、焦虑或回避不能归因于某种物质(如滥用的毒品、药物)的生理效应，或其他躯体疾病，也不能用其他精神障碍的症状来更好地解释。

(二) 鉴别诊断

1. 正常的害羞

害羞(社交沉默)是常见的人格特质，本身并不是病理性的，在某些社会文化背景下害羞还会被积极评价。然而，当害羞在社会职业和其他重要领域功能上存在显著的负面影响时，就应考虑为社交焦虑障碍。

2. 广场恐惧症

有广场恐惧症的个体害怕和回避社交情境(如和其他人一起看电影)，因为一旦发生失能或惊恐发作，可能难以逃离或无法获得及时的救助；而有社交焦虑障碍的个体，更害怕被他人评判。当有社交焦虑障

碍的个体被单独留下时,可能会感到平静,而在广场恐惧症中通常不是这样。

3. 惊恐障碍

有社交焦虑障碍的个体可能会惊恐发作,但其担心害怕的是负面评价,而惊恐障碍患者担心的是惊恐发作本身。

4. 广泛性焦虑障碍

在广泛性焦虑障碍中,社交担忧很普遍,但更多聚焦于持续的关系问题,而不是害怕负面评价。有广泛性焦虑障碍的个体,特别是儿童,可能会非常担心自己的社交表现。但这些担忧在非社交表现中也存在,没有被他人负面评价仍然持续存在。而社交焦虑障碍患者的担忧则聚焦于社交表现和他人评价。

5. 分离焦虑障碍

有分离焦虑障碍的个体可能回避社交环境,如拒绝上学。分离焦虑障碍患者在依恋对象在场的社交环境中通常感觉舒服,但有社交焦虑障碍的患者,即使社交情境发生在家里或依恋对象在场时,可能也会感觉不舒服。

6. 特定恐惧障碍

有特定恐惧障碍的患者可能害怕尴尬或被羞辱,但他们一般不会害怕其他社交情境下的负面评价。

7. 重性抑郁障碍

重性抑郁障碍患者可能担心被他人负面评价,因为他们感到自己很糟糕,或者不值得被喜欢。而社交焦虑障碍的个体担心的是他们特定的社交行为或躯体症状被他人负面评价。

8. 孤独症谱系障碍

社交焦虑和社交交流缺陷是孤独症谱系障碍的标志性症状。有社交焦虑障碍的个体,通常有与年龄相匹配的足够的社交关系和社交交流能力,尽管首次与不熟悉的同伴或成年人互动时,他们可能表现出这些领域的受损。

9. 人格障碍

社交焦虑障碍通常在儿童期起病,持续并贯穿成年期,类似人格障碍,最明显的重叠是回避型人格障碍。但回避型人格障碍患者比社交焦虑障碍患者的回避模式更为宽泛。尽管如此,两者仍经常共病。

10. 精神分裂症

社交焦虑障碍患者害怕社交场合是因为会导致焦虑发作,精神分裂症患者回避社交是害怕被人议论、迫害,或者表现为社会性退缩,没有社交动机,也无期待和现实的焦虑。

四、治疗

(一) 心理治疗

1. 心理健康教育

社交焦虑障碍患者大都在生活中形成了自己固有的应对模式,如独居、选择不结婚、从事较少与人打交道的工作、沉溺物质使用等,这些行为模式长期存在,患者大都能够在自己建构的"安全环境"中生活,直到社会功能的损害足够严重时,才引起自己或家属的重视。通过心理教育,帮助患者了解疾病和自己长期形成的应对方式的危害,激发患者接受治疗和为了改变现状进行努力的动机,提高治疗依从性。在药物治疗和心理治疗过程中,患者有较大的可能不愿意服药、就医、复诊或在心理治疗中进行暴露治疗,这时,心理教育工作就显得尤其重要,并需要贯穿治疗始终。

2. 认知行为治疗

认知行为治疗是目前公认对社交焦虑障碍疗效显著的方法。对患者进行全面的评估后,治疗者就要帮助患者改变功能不良的认知并进行认知重建。

(1) 放松训练:肌肉渐进性放松训练、呼吸放松、正念放松、冥想放松等是常用的放松训练方法,能够帮助患者减轻焦虑的躯体症状和情绪症状。

(2) 暴露治疗:社交焦虑障碍患者的病程通常很长,患者对社交的恐惧常发生于多个社交环境,并伴有明显的躯体症状。系统脱敏疗法是临床常用的治疗社交焦虑障碍的暴露治疗方法。在治疗过程中,与患者建立可能引起社交焦虑的暴露等级(可以采用0~100分作为等级的强度评分),如从"一个人去小商店买东西"到"在年终总结时当众发言";商讨合适的暴露方案(行为实验),逐级进行暴露,指导患者在暴露过程中,使用放松练习减轻自己的焦虑反应,还可以协助患者核对事实,了解周围人对自己社交技能和社交状态的评价,改变患者固着的对于"会被负性评论"的认知;鼓励患者在日常生活中进行社交暴露练习,获得来自日常生活的反馈,将心理治疗的疗效带入日常。

(二) 药物治疗

当患者的焦虑症状严重,存在明显的社交退缩,或者共病其他类型焦虑障碍、抑郁障碍时,需要使用抗焦虑药、抗抑郁药。部分患者存在明显的认知偏差,第二代抗精神病药也是值得考虑的治疗药物。药物治疗能够改善患者的过度紧张害怕,减轻躯体焦虑症状,改善患者固着的思维方式。SSRI和SNRI对各种类型焦虑障碍有效,药物不良反应少,患者接受性好,是一线治疗药物。其他如三环类抗抑郁药、5-HT$_{1A}$受体部分激动剂、苯二氮䓬类药物等,都是临床可以考虑的治疗药物。

五、危险因素与发病机制

(一) 遗传因素

在一项将广场恐惧症、社交焦虑障碍和特定恐惧障碍的样本合并进行meta分析发现,患上述恐惧症的先证者其一级亲属有较高的患病率,OR=4.1;在一项女性双生子的研究得出,SAD的遗传度为28%。社交焦虑障碍的一级亲属有2~6倍的风险发生社交焦虑障碍或其他类型精神障碍。

(二) 神经生物学因素

针对正常成年人的研究发现,杏仁核体积的大小与社交圈大小和复杂程度相关,那些朋友最多的人,杏仁核大小约是朋友最少的人的2倍。在SAD患者静息态脑功能连接研究中发现,其躯体运动和视觉网络功能连接下降,降低的功能连接与疾病的严重程度相关,这些区域参加了对外界信息的处理和自我体验;增加的功能连接也与疾病严重程度相关,如前额叶内侧与自我参照系统和监督相关,高激活状态增加了对被观察和评价时的恐惧反应。这种静息态的高激活状态可能影响对外界信息的认知和处理。与对照组相比,SAD患者在进行负性自我信念评估时更多是给予负性评价,此时杏仁核被激活,同时在前额叶内侧和背外侧、前扣带回背侧被激活的程度低于正常对照组;在再次进行自我评价时,上述负性评价均减少,但SAD组相关脑区的激活在时序上晚于健康对照组,后者与杏仁核激活负相关,说明正常对照组在评估过程中对杏仁核有更多的控制。上述研究可表明,静息态的高激活状态并不能在执行任务时对皮质下给予更好的控制,这种状态也降低了皮质下对皮质的信息反馈和调控能力。

另有研究发现,社交焦虑障碍患者外周血中BZ受体密度减少,纹状体多巴胺受体密度下降,但这些发现间的相互关系仍需进一步研究。

(三) 心理社会因素

社交焦虑障碍的产生与儿童期受虐待或其他早期出现的心理社会逆境之间不存在因果关系,然而儿童期受虐待和逆境是产生社交焦虑障碍的风险因素。个性特质,如行为抑制和对负面评价的害怕等,也使个体更容易患社交焦虑障碍。

▶▶▶ 第四节　惊恐障碍 ◀◀◀

一、概述

(一) 概念

惊恐障碍(panic disorder,PD)又称急性焦虑障碍。其主要特点是突然发作的、不可预测的、反复出现的、强烈的惊恐体验,一般历时5~20 min,伴濒死感或失控感,患者常体会到濒临灾难性结局的害怕和恐惧,并伴有自主神经功能失调的症状。患者在发作时常有明显的心血管和呼吸系统症状,如心悸、胸闷、气急等,严重者可有濒死体验或担心失控、发疯或死亡,临床上常误诊为心脏病等。在持续 1 个月内患者对再次发作有持续性的焦虑和关注,害怕发作产生不幸后果,并出现与发作相关的行为改变,如回避工作或学习场所等。部分患者置身于某些地方或处境,可能会诱发惊恐发作,这些处境或地方使患者感到一旦惊恐发作,不易逃生或找不到帮助,如独自离家、排队、过桥或乘坐交通工具等,称为广场恐惧症。因此在诊断分类中,惊恐障碍又被分为伴有广场恐惧症或不伴有广场恐惧症。

(二) 流行病学

正常人群 1 年中有超过 1/3 的人发生过惊恐体验,多数无须治疗即康复,少数发展成为惊恐障碍,惊恐障碍在女性的终生患病率为 4.8%,起病呈双峰模式,第一个高峰出现于青少年晚期或成年早期,第二个高峰出现于 45~54 岁,女性比男性多 2~3 倍,儿童时期发生的惊恐障碍往往不易被发现或表现出与教育相关的回避行为。

二、临床表现

(一) 临床症状

1. 惊恐发作

患者在无特殊的恐惧性处境时,突然感到一种突如其来的惊恐体验,伴濒死感或失控感,患者觉得死亡将至、大难临头,或冲动、惊叫、呼救;有严重的自主神经功能紊乱症状,如胸闷、心动过速、心律不齐、呼吸困难或过度换气、头痛、头晕、眩晕、四肢麻木和感觉异常、出汗、全身发抖或全身无力等;部分患者可有人格或现实解体。惊恐发作通常起病急骤,终止迅速,一般历时 5~20 min,很少超过 1 h,但不久可突然再发。发作期间始终意识清晰。

2. 预期焦虑

患者在发作后的间歇期仍心有余悸,担心再发,不过此时焦虑的体验不再突出,而代之以虚弱无力,需数小时到数天才能恢复。

3. 回避行为

60% 的患者由于担心发病时得不到帮助而产生回避行为,如不敢单独出门,不敢到热闹的场所,渐发展为广场恐惧症。

(二) 临床检查与评估

惊恐发作时是令人难以忍受的,但必须在诊断和治疗之前明确患者的意识清楚,双侧瞳孔等大、等圆,皮肤黏膜无发绀,四肢活动灵活,患者可能有血压波动和心律异常。

可用惊恐障碍严重度量表(Panic Disorder Severity Scale,PDSS)来评估惊恐障碍的严重程度。

(三) 辅助检查

对于惊恐障碍患者,ECG、血糖、血氧饱和度、血电解质、心肌酶学、超声心动图、甲状腺功能、肾上腺功能、脑影像等检查是必需的;怀疑惊恐与精神活性物质相关时需进行尿筛查实验;部分患者的头晕与前庭功能相关,需进行相关检查。

【典型案例】

患者,男性,35 岁,已婚。因突发紧张、恐惧,伴胸闷、呼吸不畅半小时由"120"急救车送入院。患者近来因工作劳累,感到疲倦。半小时前在工作中突然感到紧张、恐惧,伴胸前区不适,迅速发展为胸闷、呼吸不畅,患者怀疑可能是心脏病发作,有濒死感。在他人帮助下由"120"急救车送入院。

患者有高血压史 3 年;1 个月前有类似发作,但只持续了数分钟自行缓解,发作后 ECG 检查正常。

入院检查:体温 36.5℃,血压 130/90 mmHg,心率 96 次 / 分,呼吸 24 次 / 分。一般内科检查无异常发现。精神检查意识清晰,引出焦虑情绪,无抑郁情绪。

急诊 ECG、血糖正常。

根据病史及相关检查,临床诊断为惊恐发作,高血压。给予地西泮 10 mg,在有辅助呼吸支持环境下静脉缓慢推注,患者惊恐发作即刻消除。随后转精神科进一步治疗。

精神科对患者进行了心肌酶学、超声心动图和心脏冠状动脉 CT 成像,均无异常发现,甲状腺功能正常。随后给患者服用帕罗西汀 20 mg 每日 1 次,教患者进行了松弛训练,与患者讨论了如何应对惊恐发作和工作压力,并邀请心内科医师协助控制患者血压,共同制订健康教育处方。

患者在就诊的第二周仍有一次短暂发作,但程度不严重。在随后 3 个月的随访中没有再次发作。

三、诊断与鉴别诊断

(一) 诊断要点

1. 患者以惊恐发作作为主要临床症状,并伴有自主神经相关症状。

2. 在约 1 个月之内存在几次严重焦虑(惊恐)反复发作,且:①发作出现在没有客观危险的环境;②发作不局限于已知的或可预测的情境;③发作间期基本没有焦虑症状。

3. 排除其他临床问题所导致的惊恐发作。

(二) 鉴别诊断

1. 躯体疾病

首先需要排除躯体疾病导致的惊恐发作,如二尖瓣脱垂、甲状腺功能亢进症、癫痫、短暂性脑缺血发作、嗜铬细胞瘤或低血糖等。对于怀疑心脏疾病发作的患者,ECG 和心肌酶学的检查是必须的。若临床表现为突发的、短时反复发作的惊恐,并在发作时伴有呼吸困难和血氧饱和度下降的病例,结合与犬、猫等动物密切接触或咬伤史时要高度怀疑狂犬病。

2. 药物使用或精神活性物质滥用及戒断

某些药物如哌甲酯、甲状腺素、类固醇、茶碱、SSRI/SNRI 等可导致惊恐发作;苯二氮䓬类药物戒断可导致惊恐发作;合法或非法的精神活性物质如酒精、咖啡、苯丙胺、可卡因的使用及戒断可致典型的惊恐发作。需详细了解病史和进行全面的体格检查及实验室检查。

3. 其他精神障碍

广场恐惧症、社交焦虑障碍和特定恐惧障碍均可出现惊恐发作,此时不作出惊恐障碍的诊断,只有不可预测的惊恐发作才作出惊恐障碍的诊断。惊恐障碍可继发于抑郁障碍,尤其是在男性,但抑郁患者的惊恐发作是相对短暂的,形容自己"整日惊恐"的患者在临床表现上是非常焦虑的心情而不是惊恐发作。

四、治疗

惊恐障碍的治疗目标是治疗相关的抑郁症状,最大限度降低共病率,减少病残率及自杀率,恢复患者的功能,提高生存质量。

(一) 药物治疗

1. 苯二氮䓬类药物(BZD)

BZD 治疗惊恐起效快,可选用阿普唑仑或氯硝西泮,但长期用药易导致依赖;物质滥用者服用 BZD 更可能出现滥用。

2. 5- 羟色胺再摄取抑制药(SSRI)和 5- 羟色胺和去甲肾上腺素再摄取抑制药(SNRI)

SSRI 和 SNRI 治疗惊恐障碍有效,特别当惊恐障碍共患抑郁障碍、社交焦虑障碍、广泛性焦虑障碍、创伤后应激障碍或物质滥用时,由于其作用的广谱性而更是合适的选择,2~3 周起效,无滥用和依赖倾向。长期服用 SSRI 能明显降低患者的复发率。

3. 三环抗抑郁药(TCA)

TCA 其中氯丙帕明治疗惊恐障碍效果最好。但由于 TCA 有较多的不良反应,需小剂量开始,过量则易中毒。

4. 用药要点

（1）临床上常常采用 BZD 联合 SSRI 治疗，患者症状最初改善比单用 SSRI 快，但到 5~6 周时无更多优势，此时可渐停 BZD，这样避免了 BZD 的长期使用和 SSRI 的早期效果不佳的缺点。

（2）经过 8~12 周急性期的治疗，可转入维持治疗，时间至少 1 年。病程长、复发发作、治疗效果不满意、伴有抑郁或其他焦虑障碍者持续治疗时间常为数年。

（二）认知行为治疗

认知行为治疗分 3 个步骤。第一步是让患者了解惊恐发作和发作的间歇性及回避过程。第二步是内感受性暴露，患者暴露于体内的害怕感觉和外界的害怕境遇，害怕感觉包括过度呼吸引起的眩晕、脸上发热和麻刺感等，摇头引起眩晕或非真实感；害怕境遇包括拥挤、在公共汽车上和路途中等；通过有计划的暴露，使患者注意这些感受，从而耐受并控制这些感受，不致惊恐再发作；第三步是认知重组，认知重组让其发现惊恐所导致的结果与既往的认识有很大差距。研究表明，认知行为治疗短期疗效与药物相当，并有较低的复发率。但该治疗需专科医师进行并较费时间，一般在认知行为治疗前应先行药物治疗。

五、危险因素与发病机制

（一）遗传因素

由于惊恐障碍的共病率高，如与其他焦虑障碍、抑郁障碍、物质滥用等疾病的临床表现部分重叠，其中遗传与非遗传的危险因素交互作用复杂，其间的机制不清。从家系和双生子的研究可知其遗传度为 40% 左右，但目前的研究涉及几乎所有的染色体和所有的方法，包括全基因组关联分析、基因表达、基因与临床关系研究等，但仅 COMT Val158Met 的多态性与惊恐障碍的关系被几个独立样本的研究和随后的 meta 分析所证实，但这一基因位点也与其他精神疾病关联。女性的患病率高于男性可能预示惊恐障碍与性别相关的遗传有关。

（二）神经生物学因素

1. CO_2 超敏学说

给惊恐障碍患者吸入 5% 的 CO_2 可诱发惊恐发作，而正常人无此反应；静脉输入乳酸钠或碳酸氢钠也有同样结果，因 CO_2 是两者的共同代谢产物，高碳酸血症可刺激脑干 CO_2 感受器，使患者出现过度通气和惊恐。故考虑惊恐障碍患者可能存在脑干 CO_2 感受器超敏。

2. γ- 氨羟丁酸（GABA）系统

苯二氮䓬类药物（BZD）能迅速控制惊恐障碍发作，BZ-GABAA 受体复合物对抑制神经兴奋传导非常重要。PET 研究发现，PD 患者的额叶、颞叶、顶叶 BZD 受体结合力下降，特别是前额叶背外侧，焦虑症状与之正相关；而海马、海马旁回 BZ 受体结合力增加，焦虑症状与之负相关；这被认为是惊恐障碍一种基本的或代偿性的改变。

3. NE 与 5-HT 系统

β 受体拮抗剂能部分缓解惊恐障碍，但仅仅拮抗 β 受体并不能阻止乳酸诱发的惊恐发作；蓝斑是 NE 的中枢，对其电刺激可导致动物的惊恐反应。但紊乱的 NE 功能通过 SSRI 有效治疗惊恐障碍后可恢复正常，机制不清。一项小样本研究发现，帕罗西汀治疗惊恐障碍患者 12 周后部分脑区葡萄糖代谢增加。

4. 神经影像学研究

神经影像学研究发现，惊恐障碍患者右侧颞中回、眶额内侧皮质体积减小；左前扣带回背侧损伤会导致惊恐障碍；中脑体积增大；在激发状态时额叶信号不稳定，而边缘系统和脑干的高活动状态得到延续。这些结果与惊恐障碍发作时前脑对边缘系统和脑干的作用下降相关。

（三）心理社会因素

精神分析理论相关的焦虑对惊恐障碍进行了大量的阐释，但无法证实。行为主义理论中的创伤性事件也不是在多数患者中能够找到。Stein 等提出，儿童期与抚养者情感依恋关系的破裂可能是惊恐发作的危险因素之一。另外有证据表明，在儿童和成年期经历创伤性事件或负性生活事件往往也与惊恐障碍的发生有关。

▶▶▶ 第五节　广泛性焦虑障碍 ◀◀◀

一、概述

(一) 概念

广泛性焦虑障碍(general anxiety disorder,GAD)是一种以焦虑为主要临床表现的精神障碍。其主要临床特征是对多种境遇的过分焦虑和担忧，同时伴有不安、肌肉紧张和行为的改变。患者往往能认识到这些担忧是过度及不恰当的，但不能控制，因而难以忍受而感到痛苦。患者常常因自主神经症状就诊于综合性医院，进行过多的检查及治疗。GAD 是一种慢性焦虑障碍，可逐渐发展和波动，病程可表现为稳定不变型，也可表现为加重或缓解型。多数 GAD 患者合并抑郁障碍或其他焦虑障碍，成为共病现象。常见的共病包括精神科的抑郁障碍、惊恐障碍、强迫障碍，以及内科疾病中的疼痛综合征、高血压、心血管疾病和胃肠道疾病等，共病造成 GAD 的诊断和治疗困难。

(二) 流行病学

GAD 是最常见的焦虑障碍，终生患病率为 4.1%~6.6%，女性多于男性(2~3 倍)。儿童与青少年的患病率较高，前者约为 3%，后者约为 10.8%。GAD 常为慢性病程，国外资料显示患者在明确诊断前已经有 10 年病程者并不少见。

二、临床表现

(一) 临床症状

广泛性焦虑障碍起病缓慢，可与一些心理社会因素有关，尽管部分患者可自行缓解，但多表现为反复发作，症状迁延，病程漫长者社会功能下降。

1. 精神性焦虑

精神上的过度担心是焦虑症状的核心。表现为对未来可能发生的、难以预测的某种危险或不幸的事件经常担心。有些患者不能明确意识到他担心的对象或内容，而只是一种提心吊胆、惶恐不安的强烈内心体验，称为自由浮动性焦虑(free-floating anxiety)。有的患者担心的也许是现实生活中可能将会发生的事情，但其担心、焦虑和烦恼的程度与现实很不相称，称为预期焦虑(anticipatory anxiety)。警觉性增高可表现为对外界刺激敏感，易于出现惊跳反应；注意难以集中，易受干扰；难以入睡、睡中易惊醒；情绪易激惹等。

2. 躯体性焦虑

躯体性焦虑表现为运动性不安与肌肉紧张。运动性不安可表现为搓手顿足，不能静坐，不停地来回走动，无目的的小动作增多。肌肉紧张表现为主观上的一组或多组肌肉不舒服的紧张感，多见于胸部、颈部及肩背部肌肉。有些患者也可出现紧张性头痛。

3. 自主神经功能紊乱

自主神经功能紊乱表现为心动过速、胸闷气短，头晕头胀，皮肤潮红、出汗或苍白，口干，吞咽梗阻感，胃部不适、恶心、腹痛、腹胀、便秘及腹泻，尿频等症状。有的患者还可出现早泄、勃起功能障碍、月经紊乱、性欲缺乏等症状。

4. 其他症状

GAD 常合并疲劳、抑郁、强迫、恐惧、惊恐发作及人格解体等症状，但这些症状常不是疾病的主要临床相。

GAD 共病率高，约 2/3 的患者合并抑郁，1/4 的患者合并惊恐障碍，有些还合并社交焦虑障碍、强迫障碍。合并躯体疾病,如功能性胃肠病、高血压、糖尿病等亦常见。

(二) 临床检查与评估

焦虑发作时常表现有焦虑面容,应先观察患者生命征,部分患者可能出现血压升高、心率增快、肢端震颤。应先排除器质性病变。

可用汉密尔顿焦虑量表(HAMA),辅助评估患者焦虑的严重程度。

三、诊断与鉴别诊断

(一) 诊断要点

诊断广泛性焦虑障碍病程必须是至少 6 个月,一次焦虑发作中,患者必须在至少数周(通常为数月)内的大多数时间存在焦虑的原发症状。其中焦虑症状包括:忧虑,如担心未来、感到紧张不安、注意集中困难;运动性紧张,如不安、头痛、震颤、不能放松;自主神经功能亢进,如出汗、心动过速或呼吸急促、上腹不适、头晕、口干等。

(二) 鉴别诊断

1. 躯体疾病

代谢综合征、高血压、糖尿病等导致全身血管病变的疾病同时也导致心脑血管疾病,包括冠心病、心肌梗死、脑梗死等,常常是中老年焦虑的器质性原因,而对疾病的焦虑反应又加重了疾病,此时的治疗应同时针对原发疾病和焦虑障碍。基本的体格检查和针对相关疾病的实验室检查是至关重要的。

2. 抑郁障碍

在抑郁障碍中,相对于焦虑症状其抑郁症状更严重。在 GAD 中,焦虑症状先出现。目前临床常用的方法是分别评估抑郁和焦虑的严重程度和病程,且优先考虑抑郁障碍的诊断。

3. 精神分裂症

精神分裂症患者有时会以焦虑为主诉而无明显的精神病性症状,甚至在直接询问下也予以否认。但只要发现有精神病性症状,就不考虑广泛性焦虑障碍的诊断。

4. 早期痴呆和老年痴呆

早期痴呆和老年痴呆患者有时常以焦虑为主诉,老年患者伴有焦虑症状时应仔细评估其记忆功能,可予以鉴别。

5. 药物使用或精神活性物质滥用

许多药物在长期应用、过量或重度、戒断时可致典型的焦虑症状。如哌甲酯、甲状腺素、类固醇、茶碱、抗精神病药等,根据服药史可以鉴别。

四、治疗

广泛性焦虑障碍是一种慢性高复发性疾病,提倡全病程治疗。分急性期治疗、巩固期治疗和维持期治疗 3 期。急性期治疗主要是控制焦虑症状,尽量达到临床痊愈;巩固期治疗一般至少 2~6 个月,在此期间患者病情不稳,复燃风险极大,因此需预防复燃;维持期治疗一般需要维持至少 12 个月以防止复发。

(一) 药物治疗

1. 有抗焦虑作用的抗抑郁药

SSRI 和 SNRI 对广泛性焦虑障碍有效,且药物不良反应少,患者接受性好,如帕罗西汀、文拉法辛、度洛西汀、氢溴酸西酞普兰,目前已在临床上广泛使用的三环类抗抑郁药如丙米嗪、阿米替林等对广泛性焦虑障碍有较好疗效,但较强的抗胆碱能副作用和心脏毒性作用限制了它们的使用。苯二氮䓬类药物起效快,抗焦虑作用强,但易有耐受性,通常在使用 2~4 周后逐渐停药。

2. 其他药物

丁螺环酮、坦度螺酮是 $5-HT_{1A}$ 受体的部分激动剂,因无依赖性常用于广泛性焦虑障碍的治疗,但是起效较慢。β 肾上腺素能受体阻滞剂对于减轻焦虑症状患者自主神经功能亢进所致的躯体症状如心悸、心动过速等有较好疗效。

（二）心理治疗

1. 健康教育

让患者明白疾病的性质,增进患者在治疗中的合作,在焦虑发作时对焦虑体验有正确的认知,避免进一步加重焦虑。鼓励患者进行适当的体育锻炼,积极与家人沟通,并坚持正常生活工作。

2. 认知行为治疗

对患者进行全面的评估后,治疗者就要帮助患者改变不良认知并进行认知重建。放松训练、呼吸控制训练能部分缓解焦虑。

（三）辅助治疗

对部分广泛性焦虑障碍患者而言,可以考虑使用其他一些治疗方法,如经颅重复磁刺激(rTMS)、有氧运动、针灸,以及联合冥想和瑜伽等方法,但研究资料不多或缺乏随机对照研究。

五、危险因素与发病机制

（一）遗传因素

meta 分析表明,广泛性焦虑障碍有家族聚集性,遗传度约为 32%。少数研究发现,广泛性焦虑障碍与 D_2 受体、5-HT 转运体受体、多巴胺转运受体基因多态性相关,但这些需要进一步研究证实。

（二）神经因素

1. 神经影像学

神经影像学目前研究的重点是杏仁核,研究发现广泛性焦虑障碍的青少年杏仁核体积增大,前额叶背内侧体积也增加;杏仁核、前扣带回和前额背内侧活动增加,并与焦虑的严重程度正相关;而前额叶背外侧活动相对下降。

2. 神经生化

（1）γ-氨基丁酸:GAD 患者外周血细胞 GABA 受体密度下降,mRNA 也减少,当焦虑水平下降时这 2 项也恢复到正常。PET 研究发现,GAD 患者左颞极 CABA 受体结合率降低。

（2）5-羟色胺:动物实验证实,敲除 $5-HT_{1A}$ 受体基因,包括纯合子和杂合子,均可导致小鼠焦虑样行为增加,探索行为减少;敲除 $5-HT_{1A}$ 受体基因纯合子,常出现应激性心动过速、应激性发热、皮质激素分泌增加、血糖增加等;转基因小鼠过度表达 $5-HT_{1A}$ 受体导致焦虑样行为减少,探索行为增加;激动 $5-HT_{2A}$ 受体导致焦虑;缺乏 $5-HT_{2A}$ 受体的小鼠焦虑样行为较少,探索性行为更多。

（3）去甲肾上腺素:研究证实,对蓝斑的持续刺激可导致焦虑样症状,应激诱导的 NE 释放可促进模型动物的焦虑样行为,包括在高架十字迷宫中探索行为的减少和社会交往行为的减少。在 GAD 患者中,由于 NE 水平较高而持续激动丘脑的 α_1 受体,导致警觉性增加、易激惹和睡眠障碍。同时脑血管收缩,大脑皮质功能下降,杏仁核脱抑制,导致恐惧和焦虑。GAD 患者外周血 α_2 受体减少,α_2 受体拮抗剂如育亨宾能增加 NE 浓度并导致焦虑,而 α_2 受体激动剂可乐定治疗焦虑有效。增加突触间隙 NE 水平的药物具有抗焦虑的效果,如 SSRI 中的帕罗西汀具有一定的抑制 NE 再摄取作用,临床显示出广谱抗焦虑作用。具有 5-HT 和 NE 双受体再摄取抑制作用的 SNRI 如文拉法辛、度洛西汀及 TCA 也有很好的抗焦虑作用。

（三）心理因素

行为主义理论认为,焦虑是对某些环境刺激的恐惧而形成的一种条件反射。心理动力学理论认为,焦虑源于内在的心理冲突,是童年或少年期被压抑在潜意识中的冲突在成年后被激活,从而形成焦虑。在临床上,一些焦虑障碍的患者病前有应激性生活事件特别是威胁性事件更易导致焦虑发作。近年的研究显示,童年时期发展的不安全的依恋关系、对照料者的矛盾情感、父母的过度保护、被虐待和威胁、与养育者过多分离均可能是焦虑产生的原因。

▶▶▶ **第六节　广场恐惧障碍** ◀◀◀

一、概述

广场恐惧障碍(agoraphobia)又名广场恐怖症,为焦虑症的一种。特指对在公共场合或者开阔的地方停留的极端恐惧,因为要逃离这种地方是不可能的或者是会令人感到尴尬的。恐惧发作时常常伴有明显的焦虑和自主神经紊乱症状,患者极力回避导致恐惧的客观事物或情境,或是带着畏惧去忍受,因而影响其正常生活。

二、临床表现

1. 无惊恐发作广场恐惧障碍

这类患者在广场恐怖症状出现前和病程中从无惊恐发作,其主要表现为患者害怕离家或独处,害怕处于被困、窘迫或无助的环境,患者在这些自认为难以逃离、无法获助的环境中恐惧不安,这些场所包括乘坐公共交通工具(公交汽车、火车、地铁、飞机),在人群、剧院、商场、电梯、饭店、车站等公共场所,在广场、山谷等空旷地方等,因而回避这些环境,甚至可能完全不能离家,害怕没有人陪伴离家,甚至害怕独自在家。当患者进入这类场所或处于这种状态便感到紧张、不安,出现明显的头晕、心悸、胸闷、出汗等自主神经反应;严重时可出现人格解体体验或晕厥。常随之而出现回避行为。在有一次或多次类似经历后,常产生预期焦虑。在有人陪伴时,患者的恐惧可以减轻或消失。长期患病可继发抑郁障碍、酒精及药物滥用。

2. 有惊恐发作广场恐惧障碍

有以下3种表现。

(1) 广场恐怖症起病前从无惊恐发作,不在害怕的场所也无惊恐发作,只在经历害怕的场所或境遇时极度恐惧,达到惊恐发作的诊断标准。

(2) 广场恐怖症起病前经历过一次或多次惊恐发作,害怕单独出门或单独留在家里;在惊恐障碍得到有效治疗后,广场恐怖会逐渐消失。

(3) 广场恐怖和惊恐发作见于同一患者,患者既在人多拥挤的场合感到紧张不安,也在一般情况下有惊恐发作。这种情况常需分别给予适当治疗,两类症状才会消失。

三、诊断与鉴别诊断

(一) 诊断

确诊需符合以下3项条件。

1. 心理症状或自主神经症状必须是焦虑的原发表现,而不是继发于其他症状,如妄想或强迫思维。

2. 焦虑必须局限于或主要发生在至少以下情境:人群、公共场所、离家旅行、独自独行(诊断广场恐惧需有2种),特定的社交情境(社交焦虑障碍),特定的恐怖物体或情境时(特定恐惧障碍)。

3. 对恐怖情境的回避必须是或曾经是突出特点。

(二) 鉴别诊断

1. 正常人的恐惧

正常人对某些事物或场合也会有恐惧心理,如毒蛇、猛兽、黑暗而静寂的环境等。关键根据这种恐惧的合理性、发生的频率、恐惧的程度、是否伴有自主神经症状、是否明显影响社会功能、是否有回避行为等来综合考虑。

2. 广泛性焦虑障碍

广场恐惧障碍和广泛性焦虑障碍都以焦虑为核心症状,但广场恐惧障碍的焦虑由特定的对象或处境引起,呈境遇性和发作性,而焦虑障碍的焦虑常没有明确的对象,常持续存在。

3. 强迫障碍

强迫障碍的恐惧源于自己内心的某些思想或观念,怕的是失去自我控制,并非对外界事物的恐惧。

4. 抑郁障碍

某些抑郁障碍伴有短暂的恐惧,某些恐惧特别是广场恐惧障碍也伴有抑郁心境,且并存可加重恐惧。诊断则根据当时每一个障碍是否达到诊断标准。若广场恐惧障碍症状出现之前已经符合抑郁障碍的标准,抑郁障碍的诊断应优先考虑。

5. 颞叶癫痫

颞叶癫痫患者可表现为阵发性恐惧,但其恐惧并无具体对象,发作时的意识障碍、脑电图改变及神经系统体征可资鉴别。

6. 精神分裂症

广场恐惧障碍的患者害怕社交场合是因为会导致焦虑发作,精神分裂症患者回避社交是害怕被人议论、迫害,或者表现为社会性退缩,无任何社交动机,也无期待和现实的焦虑,可予以鉴别。

四、治疗

(一) 认知行为治疗

认知行为治疗是治疗广场恐惧障碍的首选方法,系统脱敏疗法、暴露疗法的效果良好。基本原则是消除恐惧对象与焦虑恐惧反应的条件性联系,对抗回避反应,并且在此过程中改变自己不合理的认知。

(二) 药物治疗

1. 抗抑郁药

SSRI 为一线药物,帕罗西汀的有效剂量为 20~40 mg/d;其他 SSRI 和 SNRI 也有效;单胺氧化酶抑制药吗氯贝胺治疗社交焦虑障碍有效。

2. 苯二氮䓬类药物

苯二氮䓬类药物有明确的控制焦虑恐惧的作用,如氯硝西泮治疗社交焦虑障碍有效,长期服用可能导致依赖。

3. β 受体阻滞剂

β 受体阻滞剂对在公众场合表演、讲话有效,按需在 1 h 前服用,如普萘洛尔 10 mg 或美托洛尔 12.5~25 mg。

(三) 联合治疗

临床研究发现,联合心理治疗和药物治疗是治疗广场恐惧障碍的最佳方法。

五、危险因素与发病机制

(一) 遗传因素

在一项将广场恐惧症、社交焦虑障碍和特定恐惧障碍的样本合并进行 meta 分析发现,患广场恐惧障碍的先证者其一级亲属有较高的患病率,OR=4.1;在一项女性双生子的研究得出其遗传度为 28%。

(二) 神经生物学因素

对广场恐惧的研究进展集中于生物进化过程中杏仁核对恐惧物体的记忆编码及其表达。

(三) 心理社会因素

行为学理论认为,广场恐惧障碍常起源于自发的惊恐发作并与相应的环境偶联,逐渐产生期待性焦虑和回避行为,症状的持续和泛化与患者在越来越多的场合产生焦虑有关。

精神分析理论认为,恐惧障碍是使用替代和回避的防御机制对抗俄狄浦斯情结的性驱力和阉割焦虑的结果。行为主义理论以条件反射和操作性条件反射来解释恐惧症的发生,即自然的恐惧性刺激与中性刺激多次耦合出现,导致中性刺激变成诱发恐惧的条件刺激,个体采取回避行为来减轻焦虑,回避行为不断被固定下来而变成临床症状。

（王艺明　刘阳）

网上更多……

教学 PPT　　　　　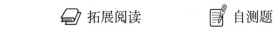拓展阅读　　　　　自测题

第十八章

强迫及相关障碍

▶▶▶ **第一节 强迫障碍** ◀◀◀

一、概述

(一) 概念

强迫障碍(obsessive-compulsive disorder,OCD)是以强迫症状为主要表现的障碍,症状的核心是内心的强迫与反强迫并存,由于这种并存的情况造成患者内心的极度冲突与矛盾,患者对这种"并存"情况自知力基本完整,但无法摆脱,进而给本人造成痛苦和社会功能的明显损害。从这个意义上看,强迫症状的实质仍然是特定情况下的焦虑。

(二) 流行病学

全球范围内报告的强迫障碍终生患病率为 0.8%~3.0%。我国 2019 年发布的精神障碍患病率数据显示,强迫障碍的终生患病率为 2.2%。女性高于男性,男性 18~24 岁、女性 35~44 岁为发病高峰。在儿童强迫障碍中,男童多于女童,平均起病年龄为 7.5~12.5 岁。

二、临床表现

强迫观念和强迫行为是 OCD 的主要临床表现。

(一) 强迫观念

强迫观念是指:①反复出现难以摆脱的持久思想、欲望、意象,在生活中某段时间体验到闯入的自己都认为不必要的想法,大多数患者会引起显著的焦虑不安或痛苦,影响社会功能。②患者企图忽视或排除这些思想、欲望或意向,或以其他思想或行动来抵抗这些观念。

强迫观念常表现为如下几种形式。

1. 强迫怀疑

强迫怀疑是指患者总是怀疑做过的事情是否做好,如门窗是否关好、燃气阀门是否关闭、钱物是否点清等,即使经过反复检查、核对,依然无法确定。患者明知这种怀疑是没有必要的,或所担心的事情并不重要,但是仍然无法控制,并伴有明显的焦虑、紧张或恐惧。如一位患者总是担心自己扔垃圾时碰到垃圾箱,沾染上细菌,每次扔垃圾时特别小心,明知没有接触到,仍控制不住联想此事,为此感到非常焦虑。

2. 强迫回忆

强迫回忆是指患者不自主地反复回忆过去的经历、情景、某个人的样子、自己或他人说过的某句话,或一些无关紧要的事情,或令自己为难的情境等。患者虽然知道没有必要,但是无法控制。如某患者总是回忆过去某次与领导吃饭时讲话的用词、语气是否得当。只有把当时的细节全部回想一遍甚至数十遍才感到心里舒服,否则会为此感到十分苦恼。即使已经淡忘,但在看到或置身于曾经发生过的事件或情景时,依然忍不住反复回忆联想,直到回忆起来或询问清楚为止。

3. 强迫联想

强迫联想是指患者脑子里出现无法控制的某种观念或想法,看到或听到某一句话就不自觉地想起另一种想法或语句。如只要见到脏的东西就联想到病菌传播,见到汽车就联想发生车祸的情景,患者明知不可能发生,但却反复联想,难以控制。如果联想到某些观念或语句时,马上出现相反的想法,就称为强迫性对立性观念。患者感到自己的头脑好像在打架,如看到"高兴"就想到"悲伤",看到"拥护……"就联想到"打倒……"等。这种对立观念往往违背患者的主观意愿,因此给患者带来很多苦恼。

4. 强迫性穷思竭虑

强迫性穷思竭虑是指患者反复想一些没有现实意义的问题,这些问题多为自然现象或日常生活中的一般事件,患者知道思考这些问题没有意义,也没有必要深究,但无法克制,为此感到痛苦。例如,"先有蛋还是先有鸡""耳朵为什么一边一个""人为什么要吃饭"等。

5. 强迫意向

强迫意向是指患者在某种状态下脑子里反复出现违背自己意愿的冲动想法,虽然这种冲动想法十分强烈,但不会付诸行动。患者知道这些冲动想法是非理性的,必须极力克制,为摆脱这种苦恼想尽各种办法。例如,站在高楼上就想到自己会跳下去;手里拿着刀,就担心会伤害他人;抱着孩子,就想会把孩子扔掉。虽然从来不会付诸行动,患者却为此感到非常恐惧,以至于回避相应物品和情景。

(二) 强迫行为

强迫行为是指:①患者感到作为对强迫观念的反应,或按照必须严格遵守的规则而被迫作出的重复动作或行为(如洗手、摆放物品、反复核对)或精神活动(如祈祷、计数、重复默读);②这些动作或行为在于减少焦虑或痛苦的情绪,或防止某种可怕的事件或情境发生。但是,这种拮抗或担心将要发生的事件或情境与现实不相称。

常见强迫行为表现为如下几种形式。

1. 强迫检查

强迫检查是患者在强迫怀疑的基础上而采取的对抗行为,患者对已经做好的事情感到不放心,反复检查或核对,如反复检查门窗、燃气或电源是否关闭;反复核对已写好的账单、信件或文稿。

2. 强迫洗涤

强迫洗涤源于"怕脏"这一恐惧观念,表现为反复洗手、洗涤衣物或消毒物品等,明知已经洗干净了,却不能自我控制,洗涤数十遍,仍觉得没洗干净,痛苦至极。临床常见有强迫性洗手、洗衣服等。这类患者由于反复洗涤,常常导致皮肤损伤等问题。

3. 强迫计数

强迫计数患者见到某些具体的对象,如电线杆、窗户、楼梯、地砖、高楼等就出现不停地计数现象,患者知道没必要,但是无法控制,不计数就感到焦虑不安,如果计数的过程中被打断,则要重新开始,直到确定数清为止。这类患者常常影响正常的工作和生活,为之带来很多痛苦。

4. 强迫询问

强迫询问患者总是怀疑自己的想法或他人的某一句话是否真实,常因此反复询问是否属实,需要通过他人的反复解释和保证才能缓解内心的焦虑不安。不过这种解释通常只是暂时的,患者很快又会不间断反复询问,甚至使得被询问者感到烦躁不安。

5. 强迫性仪式动作

强迫性仪式动作是指患者在日常活动中遵循固定的动作,认为这些动作具有福祸凶吉的象征意义,试图以某种动作来减轻或防止不幸事件的发生,患者常常重复某些动作,逐渐发展成为刻板的程序化仪式动作,如上床前必须先憋一口气,手拍胸脯以示逢凶化吉;进门时必须先迈左脚,迈错了要重新摆好姿势再进门,否则心里不安。此外,某些患者做某件事的行为或动作十分缓慢,如洗澡需要 2 h,刷牙需 1 h 才能结束,无论怎样督促都无济于事,以至于影响正常的生活,如上班经常迟到,这种现象特称为强迫性动作迟缓。

6. 强迫性购物

强迫性购物指患者不可控制地反复购买一些物品,明知没有必要买这些东西或买这么多,但还是克制不住,买了心里才舒服,否则就焦虑不安。

三、诊断与鉴别诊断

(一) 诊断要点

总体来说,强迫症状体验需具备 4 个特点:①症状的主观性。②至少对 1 个症状有抵抗感。③痛苦感,重复性。④病程为连续 2 周,几乎每天都存在强迫症状。

(二) 鉴别诊断

OCD 主要需要应与焦虑障碍、抑郁障碍、精神分裂症和人格障碍等疾病加以鉴别。

1. 焦虑障碍

本篇各章所描述的问题均涉及焦虑症状,鉴别诊断的核心是区分焦虑症状出现的具体情境,如广泛性焦虑障碍是没有特定对象的焦虑;惊恐障碍是焦虑的急性发作;特定恐惧障碍是患者对特定对象的不合理害怕,而强迫障碍是内心的强迫与反强迫并存,进而产生内心冲突所致的焦虑,这些是鉴别的关键。

2. 躯体形式障碍

躯体形式障碍主要表现为各种躯体不适,患者过度关注自我身体健康状况,坚信自己患了某种严重的躯体疾病,即使有阴性医疗证据或者经过医师反复解释,患者也难以被说服;OCD 患者也可能存在躯体症状,但患者注意的焦点不是躯体不适,而是主观的联想或想象过程。以疑病为特征的患者认为自我主观感觉的症状和体征是严重的躯体疾病表现,因此反复就医为自己寻找患病的证据,通常不伴有强迫行为,这一点也可与 OCD 相鉴别。

3. 抑郁障碍

强迫障碍造成患者痛苦及社会功能受损的根本原因是内心冲突所产生的焦虑,而抑郁障碍造成社会功能损害及个体内心冲突的根本原因则是抑郁心境。

4. 精神分裂症

精神分裂症患者早期或后期都可出现强迫症状,但其强迫症状内容往往荒谬离奇,难以理解。鉴别要点在于患者对强迫症状的认知和内心体验,以及是否具有幻觉、妄想等精神分裂症的核心症状。有些 OCD 患者存在强迫性牵连观念,但患者内心痛苦,并伴有强烈的焦虑感受,情感反应协调,多数有求治愿望和自知力。精神分裂症患者存在幻觉、妄想或刻板性思维障碍等精神病性症状,且对强迫症状缺乏内心体验和相应的痛苦体验,也缺乏反强迫的感受和行为,缺乏求治欲望,自知力缺失。

5. 强迫型人格障碍

强迫型人格障碍具有一定的人格基础,鉴于早年成长经历对人格塑造的影响,常可追溯至未成年期,有时病程难以界定。这类患者性格刻板、过分追求完美,严格控制自我,做事谨小慎微,好面子,注重社会地位,在意他人对自己的评价。在认识问题方面,注重细节,做事反复确认,按部就班,缺乏灵活性和想象力,不善于表达情感,但内心情感丰富,此外,患者的社会功能很少受到影响。根据强迫症状的起始时间和症状特点可进行鉴别。如果患者既有 OCD 也有强迫型人格障碍的表现,符合各自的诊断标准,则应诊断为共病。

四、治疗

(一) 药物治疗

药物治疗应按照一线药物、二线药物和联合治疗序贯的原则进行。可分为急性期治疗和维持期治疗,急性期治疗至少持续 6~12 周,实现足量(药物说明推荐的最高处方剂量)、足疗程治疗,观察患者的治疗反应和耐受性,并对症处理副作用。维持期治疗需在维持药物有效剂量的基础上,持续 1~2 年或更长时间,并定期动态性评估病情变化。根据患者的病程特点,如疾病严重程度、发作次数、残留症状、共患疾病和心理社会因素及既往治疗反应和耐受性、功能状况等,为后续药物治疗的剂量和疗程提供依据。在维持治疗期间,应继续评估药物疗效和副作用,并定期进行躯体和实验室检查,如血常规、肝肾功能、血糖、血脂和心电图等,以便监测可能的药物不良反应。维持足量足疗程有利于减少 OCD 的复燃 / 复发率,促进疾病的痊愈和功能的全面康复。

1. 一线药物

SSRI 是 OCD 治疗的一线药物,其中舍曲林、氟西汀、氟伏沙明和帕罗西汀均被美国和中国批准用于 OCD 的治疗。关于 SSRI 使用的相关情况请参见第四章。值得强调的是,SSRI 用于治疗 OCD 时往往需要较高剂量及长程治疗,在临床中应根据患者的具体情况,逐渐加到最佳治疗及可耐受剂量。

2. 二线药物

三环类抗抑郁剂氯米帕明被 CFDA 批准用于治疗 OCD。但出于安全性考虑,通常在难治性 OCD 患者,即经过 1~2 种、足量足疗程的 SSRI 治疗效果不佳的患者中方考虑使用。氯米帕明的治疗剂量为 100~250 mg/d,治疗剂量达到 2~4 周后开始有效,如果足剂量治疗 4~6 周仍无效者,可考虑换药或联合其他药物治疗。少数患者可能需要更长时间甚至 8~12 周才达到效果,药物治疗时间不能短于 6 个月,过早减药或停药往往导致症状复燃或波动,造成治疗的困难,难以恢复正常功能。氯米帕明的副作用主要是外周和中枢的抗胆碱能副作用,值得注意。因此癫痫、闭角型青光眼及前列腺肥大者禁用。

3. 联合治疗

对强迫症状的病理心理机制分析认为,之所以出现强迫和反强迫并存而不能摆脱的根本原因是因为个体存在明显的认知偏差或认知功能异常。因此 SSRI 合并第二代抗精神病药的治疗应该被视为最佳选择。因为前者可改善患者的体验,而后者可改善患者的认知功能。可选择的第二代抗精神病药很多,建议选择作用较强而锥体外系不良反应小或无的药物,如奥氮平、喹硫平、阿立哌唑等。

4. 苯二氮䓬类药物

早期使用苯二氮䓬类药物可用于缓解患者的焦虑症状和睡眠障碍,增加患者的治疗依从性,如氯硝西泮(2 mg)、劳拉西泮(0.5 mg)等。使用原则为小剂量、短疗程,即一般从小剂量开始,4~6 周逐渐减量。头晕、嗜睡、跌伤是常见的不良反应,年龄较大的患者使用时须注意上述副作用。

(二) 心理治疗

OCD 的发病与患者的个性特征、生活经历、成长环境等密切相关,因此,心理治疗往往不可或缺。目前常用的心理治疗方法包括认知行为治疗、森田疗法、精神分析疗法及暴露与反应预防疗法等。

(三) 物理治疗

即使经过规范的药物和心理治疗,仍然有一部分患者缺乏满意的疗效。对这些难治性患者,临床医师也可尝试整合物理治疗。

1. 重复经颅磁刺激

OCD 模型强调在皮质 – 纹状体 – 苍白球 – 丘脑(CSPT)神经通路的异常,该区域出现紊乱都可能引起强迫症状。Greenberg 等在 1997 年首次报道了 rTMS 治疗 OCD,随后出现了更多关于 rTMS 治疗 OCD 的研究,其优势在于无创和易耐受性。功能影像学、神经解剖学和神经外科学研究发现,采用 rTMS 直接刺激前额叶皮质可能对 OCD 有效。在 rTMS 随机对照研究中,分别在左侧、右侧背外侧前额叶皮质和顶枕叶位点给予单脉冲高频经颅磁刺激,每个脑区 2 天进行磁刺激 20 min,每分钟一次持续 2 s、20 Hz,每个序列 800 次脉冲,运动阈值为 80%。结果发现,单脉冲 rTMS 治疗能有效地减少强迫的冲动行为。这些研究结果说明,rTMS 刺激右侧前额叶皮质可直接干预与 OCD 冲动相关的皮质活动。2018 年,美国 FDA 正式批准深部经颅磁刺激(deep transcranial magnetic stimulation,dTMS)用于强迫症的治疗,该设备采用 "H" 形线圈,通过对大脑深部核团的刺激发挥治疗作用。

2. 生物反馈治疗

生物反馈治疗是应用电子仪器,将个体意识不到的生理过程和生物电活动(如肌电、脑电、皮肤温度、心率和血压等)转变为可被人察觉到的视觉或听觉信号,根据这些信号的提示,个体学会控制和调节自身的心理生理变化过程。通过生物反馈技术放松训练使 OCD 患者生理指标发生改变,如肌肉放松,减慢心率,逐渐增强 OCD 患者对刺激源和自主神经过度活动的耐受能力,从而减轻强迫症状。

五、危险因素与发病机制

(一) 遗传因素

OCD 具有家族聚集性,OCD 的同卵双生子的同病率(65%~85%)高于二卵双生子(15%~45%)。OCD 患者亲属比无 OCD 的亲属患病率高,此外,OCD 患者家族中的焦虑障碍、抑郁障碍、抽动障碍、其他神经症发生率也较非 OCD 患者家族更高。基因连锁与关联研究发现,某些特定的基因与 OCD 的发病高度相关,如染色体显性基因、5 羟色胺转运蛋白(5-HTT)基因、5-HT 转运体基因多态性的 L 等位基因。

(二) 神经生化因素

1. 谷氨酸功能亢进

谷氨酸是神经系统中含量最多的氨基酸类神经递质,它是一种兴奋性氨基酸,在中枢神经系统中的含量最多。OCD 患者额叶皮质、纹状体等脑区均存在谷氨酸代谢的异常,脑脊液中的谷氨酸浓度也显著升高。在儿童 OCD 患者中,尾状核部位谷氨酸浓度明显升高,经过治疗后病情稳定的患者,尾状核谷氨酸浓度可恢复正常。

2. 5- 羟色胺功能低下

OCD 患者存在 5-HT 系统功能低下,尾状核中 5-HT$_{2A}$ 受体复合物增加,SSRI 对 OCD 治疗均支持这一假说。

(三) 神经内分泌因素

神经内分泌系统由下丘脑 - 垂体 - 肾上腺轴(HPA 轴)参与调节,OCD 患者地塞米松抑制试验(DST)阳性率约为 25%,提示 OCD 患者可能存在 HPA 轴功能亢进。这可能与 OCD 患者中枢 5-HT 功能异常有关。5-HT 功能低下促使垂体 ACTH 分泌增加,肾上腺皮质分泌糖皮质激素增强,导致 DST 脱抑制,即阳性率升高。

(四) 神经影像学改变

已有证据表明,OCD 患者发病与眶额叶 - 纹状体 - 苍白球 - 丘脑环路功能异常有关,涉及区域包括背外侧前额叶皮质、眶额叶皮质、内侧前额叶皮质、前扣带回、辅助运动区和基底节等脑区。许多研究一致的结果是,OCD 患者的眶额叶和前扣带回活动较正常对照组激活显著增强,且灰质体积存在差异。丘脑体积较正常对照组显著增大,且灰质体积与 OCD 症状严重程度呈正相关,同时,其激活水平也高于正常对照组。关于 OCD 患者纹状体结构和功能改变的研究也较多,其结论不一。

(五) 心理因素

不同的心理学派对 OCD 的发病持有不同的观点,但都认为其发病具有明显的心理学基础。精神分析理论认为,OCD 是心理冲突与心理防御机制交互作用的结果,儿童时期被压抑的欲望和经历过负性的精神创伤事件是导致其发病的根源,潜意识中被压抑的欲望、攻击性冲动和创伤后的恐惧体验使得本我和自我之间形成强烈的内心冲突。Mowere 的行为主义理论认为,强迫行为是也是通过学习产生的,当某一中性事物或情境与能够引发焦虑或者身体不适的刺激同时发生时,该事物或情境就会与焦虑、恐惧联系在一起,通过这种条件反射的学习,这些常见的事物或情境就让人产生不安和恐惧的感受。个体为了减轻痛苦产生相应的反强迫行为,即回避和逃避行为,如果这些行为能有效缓解焦虑,就会得到强化和巩固,并逐步固定下来形成强迫行为。也就是说,这些强迫行为是个体学习获得的,为缓解强迫怀疑的焦虑不安,导致强迫检查行为,从而形成恶性循环。Beck 的认知理论观点认为,导致强迫行为的并非强迫思维本身,而是由患者对强迫思维的认知和评价决定的。强迫障碍患者认为大脑里不应该出现违背自己的愿望的任何"坏想法",必须清除掉这些杂念才感觉舒服,否则不能做其他任何事情。在这种认知模式的影响下,竭力排除本来是正常的一些想法或观念,逐渐演变迂回固定下来形成一系列强迫症状。虽然不同心理学派的理论观点不同,但互相取长补短,逐渐形成了对强迫障碍的本质认识与综合治疗的发展趋势。

(六) 人格因素

研究表明,50% 的强迫障碍患者病前具有一定的强迫人格倾向,表现为敏感、胆小怕事,做事优柔寡断、刻板,办事力求完美,过分追求细节,好强好胜。一件小事反复思考,事后又反省自责,后悔不安,看问题、做事缺乏灵活性,过分压抑自我,特别在意他人的眼神表情和评价。强迫性人格形成除有遗传因素影响外,也会受到家庭教育和社会环境的影响,特别是具有强迫性格的父母对孩子的管教方式具有潜在的影响。如在童年发育期间父母对孩子过分苛刻,教养为"必须,应该"的模式等,孩子则形成做事谨小慎微、过分细致的性格倾向。一旦有外界因素的刺激如与父母分离、亲属重大疾病等,就可能促发强迫障碍的发生。

▶▶▶ 第二节　躯体变形障碍 ◀◀◀

一、概述

(一) 定义

早在 1891 年,一名意大利精神病学家首次描述了躯体变形障碍(body dysmorphic disorder,BDD),当时称之为"畸形恐怖"。在 ICD-10 中,躯体变形障碍属于疑病障碍。在 ICD-11 中则归在强迫相关障碍范畴。躯体变形障碍表现为一种或多种外表认知歪曲的先占观念。躯体变形障碍患者的某种缺陷可能实际并不存在或仅有轻微表现,但是患者对自己的外表持续关注,并可伴有一系列的动作行为或精神活动,如照镜子检查和过度修饰或与他人外貌进行比较。

(二) 流行病学

美国的流行病学资料显示,躯体变形障碍在普通人群中的患病率为 1%~2%;在特殊人群如皮肤科与整形外科患者中,患病率可高达 6%~15%。本病多在青少年早期多见,但是常因难以识别发展为慢性病程,多在青少年后期与抑郁障碍、社交焦虑障碍或强迫障碍共病才被发现。

二、临床表现

躯体变形障碍表现为持续的先占观念,认为外表存在一处或多处缺陷或瑕疵,或者整体外貌丑陋,而这些在他人看来都是不被注意的或微不足道的。有过度的自我关注的体验,通常存在牵涉观念(即坚信他人注意得到,并评论、议论这些个体觉察到的缺陷或瑕疵)。作为对先占观念的反应,个体陷入反复而过度的行为,试图遮盖、改变这些缺陷,或明显回避社交情境,或回避那些因觉察得到的缺陷或瑕疵带来的痛苦更为增加的刺激或情境。症状导致显著的痛苦,或导致个人、家庭、社交、学业、职业或其他重要领域功能的显著损害。

三、诊断与鉴别诊断

(一) 诊断要点

1. 频繁而强烈的关注一种或多种感受到的或轻度的外表缺陷,这种缺陷是不被他人感受到的,或者看上去很轻微。

2. 作为对关注外貌的反应,个体表现出重复行为(如过度修饰、频繁照镜子等)或精神活动(如将自己与他人发复比较)。

3. 上述症状导致严重的痛苦或社交、职业等其他重要功能损害。

(二) 鉴别诊断

1. 进食障碍

进食障碍患者常常过度关注个人身材或体重,存在限制进食、过度锻炼及使用药物排泄的情况。躯体变形障碍患者所关注的范围更广,不局限于进食与体重问题。如果达到自我理想的低体重是患者关注的焦点,应考虑诊断为进食障碍。

2. 躯体形式障碍

躯体形式障碍涉及各种让个体感到痛苦的躯体症状,导致个体对这些症状过度关注,而非对外表某种缺陷的关注。患者可以表现出一些重复行为如反复就医,且这种不适症状尽管医师保证或安慰也不会缓解。

3. 广泛性焦虑障碍

有些广泛性焦虑障碍患者会过度担心自己的外表,但除此以外,还会表现出对生活中各个方面的担忧,如亲属、家庭、工作等问题,且通常没有躯体变形障碍患者那样固执。

4. 正常担忧

正常人群特别是青少年时期对外表的关注也是很常见的,但这种对身材或外貌的关注通常不会对个体造成显著的痛苦和社会功能损害。

四、治疗及预后

(一) 治疗

1. 药物治疗

SSRI 如氟西汀、氟伏沙明、西酞普兰等可能对 BDD 有效,且需要高剂量、长疗程服药。同时建议根据患者情况如疾病严重程度和患者偏好,实行个体化治疗。三环类抗抑郁药也有一定效果,如氯米帕明。即使 BDD 存在类似于妄想性症状,SSRI 治疗依然有效。

2. 心理治疗

认知行为治疗、暴露-反应预防治疗 BDD 有效,目的在于帮助患者识别并改变潜在的不良信念。有研究认为,认知行为治疗可能优于药物治疗,如果两者联合可能效果更佳。

(二) 预后

本病呈慢性病程,经过治疗可使症状减轻。但是随病程延长,本病易与抑郁障碍、强迫障碍、社交焦虑障碍共病,共病时治疗的难度增加。

五、危险因素与发病机制

(一) 遗传因素

家系研究表明,一级亲属中有强迫障碍先证者,BDD 患病率显著升高,提示躯体变形症状与强迫症状有共同的遗传学基础,其中 65% 的相关表型可以通过其共享的遗传因素解释。

(二) 神经影像学改变

与健康人相比,BDD 患者存在某些脑区异常,包括眶额皮质、前扣带回和尾状核及脑白质体积增加。

此外,还有研究发现,BDD 症状严重程度与左侧额下回和右侧杏仁核大小相关。

(三) 认知和社会环境因素

认知 – 行为模型是 BDD 最广为接受的病理假说,该模型可以在一定程度上解释躯体变形症状的发生、发展与持续。该模型强调,BDD 背后潜在的认知异常,即关于外表重要性的不良信念,这种不良信念使得个体对自我过分关注,并对某个身体部分产生负性评价,且将其与个人失败或无价值感相关联,成为个体的核心信念。

▶▶▶ 第三节 其他强迫相关障碍 ◀◀◀

一、嗅觉牵涉障碍

对嗅觉牵涉障碍(olfactory reference disorder,ORD)的描述可以追溯至 20 世纪,虽然历史很长,但本病的流行病学研究却很少。据估计,本病的社区患病率为 0.5%~2.1%。ORD 多在 25 岁左右起病,亦可见于青少年起病者。

(一) 临床表现

持续的先占观念为本病的核心症状,患者认为自己发出他人觉察得到的臭味、侵袭性的体臭或难闻的口臭(呼吸),而这些在他人看来是不被注意的,或微不足道的,但本人坚信不疑。坚信他人注意得到并评论、议论这些个体感知到的气味。作为对先占观念的反应,个体陷入反复而过度的行为,例如反复检查体臭,寻找觉察到的臭味的来源,或反复向他人寻求保证和安慰,过度尝试去遮盖或预防这种觉察到的体臭,或明显回避社交情境,以及回避那些使觉察得到的臭味或侵袭性体臭带来的痛苦增加的刺激或情境。症状导致显著的痛苦,影响个人、家庭、社交、学业、职业等功能。

(二) 诊断与鉴别诊断

诊断要点包括:持续存在的害怕散发体味的先占观念;过度重复行为以检查或遮盖体臭,或反复向他人寻求保障和安慰;回避社交情境;导致社交、职业或其他重要功能的损害。

本病需与以下精神障碍相鉴别:①社交焦虑障碍:焦虑症状和社交回避在社交焦虑障碍和 ORD 中都很常见,不过在 ORD 中,焦虑与回避症状均是继发于对体味的担心,而社交焦虑障碍患者的恐惧和回避是某些特定社交环境和人物。②强迫障碍:在 ORD 患者中,也可出现强迫观念和重复耗时的强迫行为,但是无论是既往还是当下,患者都很少主诉与体味无关的强迫观念或行为。而强迫障碍的症状则多种多样。③躯体变形障碍:ORD 可以表现为与躯体变形障碍类似的反复修饰、检查和寻求保证和安慰的行为,两者的区别在于,躯体变形障碍的先占观念围绕其外表缺陷,对外表的关心使患者出现重复行为(过度修饰、照镜子等)和精神活动(与他人做比较);ORD 的先占观念和强迫行为都与患者感知到的体味相关。

(三) 治疗及预后

ORD 药物治疗的证据较少,在一些病例报告中,抗精神病药(阿米舒必利、利培酮、阿立哌唑和奥氮平)、抗抑郁药(SSRI)或两者联合(西酞普兰 + 奥氮平,西酞普兰 + 阿立哌唑,舍曲林 + 利培酮)均有报道。ORD 心理治疗的证据同样很少,CBT 是最常用的心理治疗方法,主要是缓解焦虑和抑郁情绪,减少回避行为。

ORD 对患者的社会功能和生活质量影响较大,给患者带来明显的主观痛苦,然而临床中对本病往往诊断不足,使其呈慢性迁延性病程。在现有的病例报告中,接受抗抑郁药和抗精神病药治疗的患者有效率分别可以达到 55% 和 33%,但目前仍缺少大样本的治疗数据。

二、囤积障碍

囤积障碍囤积障碍(hoarding disorder,HD)的平均发病年龄约为 13.4 岁,有 60% 的患者报告症状出现在 12 岁之前,80% 的患者报告症状出现在 18 岁之前。据估计,成年普通人群 HD 的时点患病率在 1.5%~6%。男女无明显差异。双生子研究表明,囤积行为中高达 50% 变异存在遗传连锁性,高于焦虑症状的遗传度(30%),低于注意缺陷多动障碍(71%~73%)。在老年患者中,平均每人有 2 个亲属有囤积症状,其中 50% 的患者报告母亲有囤积倾向。HD 患者存在多个认知领域特别是执行功能损害,神经心理学研究表明,患者存在信息加工,特别是注意、记忆和执行功能缺陷。此外,创伤或不良生活事件也是 HD 发病的风险因素。

(一) 临床表现

临床症状主要表现为过度获取或难以丢弃而积攒物品,无论其实际价值如何。过度积攒表现为反复的与积聚或购买物品有关的渴望和行为。积攒物品导致生活场所堆满杂物,以至于其使用或安全性受到影响。难以丢弃表现为自认为具有保存物品的需要,产生与丢弃物品相关的痛苦。症状导致显著的主观痛苦,影响个体、家庭、社交、学业、职业等功能。

(二) 诊断与鉴别诊断

诊断要点:①过度收集物品或难以丢弃物品,无论其实际价值如何;②难以丢弃物品,导致生活区域杂乱拥挤甚至造成安全隐患;③这些症状使个体产生显著的痛苦,或导致社会功能的损害。本病需要与正常的收集爱好、强迫障碍、抑郁障碍、精神分裂症或其他妄想性障碍加以鉴别。

(三) 治疗及预后

本病起病年龄较早,多在青少年时期发病,从发病到接受治疗往往经历较长的时间。大部分患者至 50 岁以后才就医。如果不对本病进行干预,本病可呈慢性迁延病程,治疗较困难。药物治疗以 SSRI 为主。也有研究表明,SNRI 可能有更好的疗效。此外,心理治疗包括认知行为治疗、认知重建、家庭治疗等。

三、聚焦于躯体的重复性行为障碍

聚焦于躯体的重复性行为障碍包括拔毛障碍和皮肤抓痕障碍,这 2 种精神障碍以反复关注躯体的重复行为为特征,虽然这不是由强迫观念或先占观念而诱发的,但这些障碍先于或伴随不同的情绪障碍而出现,如焦虑或厌烦的感觉。此外,在拔毛或抠抓皮肤时可能会出现紧张焦虑感不断增加,或导致欲望满足、愉悦,或感觉到释放。伴有这些精神障碍的个体可能在实施行为时出现不同程度的警觉性,有些人会表现为对自我行为的过度关注(发生在紧张感之后和释放感之前),另一些人则表现出更多自动性行为(在无意识状态下发生的)。

(一) 拔毛障碍

拔毛障碍(trichotillomania)表现为反复拔除毛发导致毛发缺失,个体反复尝试减少或停止拔毛行为。拔毛障碍的时点患病率为 0.5%~2.0%,女性较男性多见,男女比例可达 1∶10。

拔毛可发生于身体的任何部位,但最常见的是拔除头发、眉毛和睫毛。拔发可在一天之内呈散发,每次持续较短时间,或呈相对频率较少,但持续较长时间。行为导致显著的痛苦,以致个体、家庭、社交、学业、职业等功能受损。

拔毛障碍常与强迫障碍、焦虑障碍、抑郁障碍、进食障碍等疾病共病,病因尚不明确,可能与焦虑、抑郁等不良情绪有关。其诊断要点为:①反复拔除毛发;②试图控制以减少拔除毛发的行为;③导致有临床意义的痛苦或明显的社会功能损害。本病的治疗以药物和认知行为治疗为主,其中 SSRI 为最常用的药物,可以减轻拔毛的冲动,缓解焦虑抑郁情绪。

(二) 皮肤抓痕障碍

皮肤抓痕障碍(excoriation disorder)表现为反复抠抓皮肤导致皮肤损伤,个体反复尝试减少或停止抠抓皮肤的行为。在普通人群中的患病率为 1%~5%,青少年的患病率可达 12%。最常见的抠抓部位是颜面部、手臂、双手,但许多个体会同时抠抓身体多个部位的皮肤。抠抓皮肤可在一天之内呈散发,每次持续时间较短,或呈相对频率较少,但持续较长时间。症状导致个体痛苦,影响家庭、社交、学业、职业等功能。

罹患各种皮肤疾病可能是导致抠抓行为的诱因,抠抓行为也可导致患者出现严重的皮肤瘢痕或组织受损问题。本病的诊断要点为:①反复抠抓皮肤,导致皮肤损害或病变;②患者试图克制抠抓行为,但却难以控制;③导致主观痛苦或明显损害社会功能。药物联合心理治疗是本病的主要治疗方法,药物仍以SSRI 为主,心理治疗常选用认知行为治疗。

（于鲁璐　王学义）

网上更多……

教学 PPT　　　　　　拓展阅读　　　　　　自测题

第十九章

应激相关精神障碍

▶▶▶ 第一节 概 述 ◀◀◀

应激相关精神障碍是指一组由心理社会因素直接引起的异常心理反应,从而导致的精神障碍,也称反应性精神病。决定本组精神障碍的因素有:作为直接病因的生活事件或生活处境、社会文化背景、人格特点、受教育程度、智力水平及生活态度和信念等。

一、应激的概念

著名神经生理学家 Cannon 最早提出了"应激(stress)"一词,他认为引起应激反应的刺激(现在被称为应激源)使机体进入一种"战斗或逃跑"(fight or flight)的状态。在这种状态中,由于交感 – 肾上腺素能系统兴奋,个体需表现出呼吸急促、心率加快、每搏输出量增加、出汗、全身发抖、皮肤和内脏血管收缩等现象,以供全身肌肉和大脑的使用,从而应付应激的状态。后来加拿大生理学家 Selye 提出了应激是机体对任何需求作出的非特异性反应,这种非特异性的反应称为"一般适应综合征"(general adaptation syndrome,GSA),目的是抵抗威胁、保护自身。他将这种反应分为 3 个阶段:①警觉期,此期全身的交感神经被激活引起战斗或逃跑反应,机体为抵抗应激源对体内能量进行动员;②抵抗期,体内的交感神经与儿茶酚胺系统,以及下丘脑 – 垂体 – 肾上腺素皮质轴被激活,全身各个系统器官与应激源抗衡;③衰竭期,机体的器官及系统因过度消耗而出现失代偿,可表现出各种疾病。Selye 还提出了良性应激(eustress)和不良应激(distress)的概念。良性应激能使人振奋,增强应对水平,提高人的工作能力,带来益处;不良应激则消耗能量,增加机体负担,如刺激很强且长时间存在,则可能引起各种疾病。

二、对应激事件的反应

应激源是指能引起机体稳态失调并唤起适应反应的环境事件和情境。对应激源的不同认知评价和机体的反应类型决定了不同个体对同样的应激源可能产生不同的反应。

通常个体对应激事件的反应包括 3 个部分:伴有躯体症状的情绪反应、应对策略和防御机制。

情绪反应主要是指焦虑反应和抑郁反应。由于神经的兴奋可以出现心跳加快、肌肉紧张、出汗、震颤等焦虑的表现,同时还可以出现情绪低落、活动减少等抑郁的表现。有学者认为,焦虑反应与威胁性事件有关,抑郁反应则与丧失或分离性事件相关。

应对策略是指那些用以减轻应激源对自身的影响,从而力图保持个体正常的行为,是人们能观察到的活动。应对策略既包括寻求他人帮助、调整个体认知、积极解决问题、宣泄不良情绪等一些解决问题和降低情绪反应的适应性策略,也包括非适应性策略,如过分的回避、酗酒、吸毒、自伤、表演性行为、攻击性行为。非适应性策略短期可能减缓人们的情绪反应,但长远来看,可能给个体带来更大的麻烦。

Freud 最早提出了防御机制的概念,与应对策略不同,它更多被看作是一种潜意识的过程。作为对应激事件的反应,最常采用的机制包括压抑、否认、替代、投射和退行等。压抑是指把那些可能引起痛苦的记忆、情绪和冲动排除到意识之外,例如个体把早年的性创伤一直拒于意识之外。否认是指一个人看起来好像完全没有意识到一些本来他应该知道的事情,例如儿子突然因车祸丧生,母亲采用否认的机制来应付这一消息所带来的悲伤,表现得好像并不知道儿子已经离开人世,依然每天回家给儿子做饭。否认机制能赢得必要的时间,让人逐渐接受无情的现实。但是过度的否认会导致适应不良,影响个体的社会功能。投射是指将原本与某些人或物有关的情绪转移到另外的引起较少痛苦的方面,例如妻子因病去世,丈夫表现出对医师的过分指责和挑剔,是为了减少自己因忙于工作疏于照顾对方而产生的自责。退行是指采用一些幼年时期的行为方式来应对应激事件,例如某位患者得知患了糖尿病后,表现出过分依赖他人,生活不能自理。对于防御机制的认识有助于理解人们在应激事件中所表现出的行为。

三、应激与应激相关精神障碍

并非所有的应激事件都引起精神障碍,也并不是所有应激事件引起的反应都是异常的。对于突如其来的创伤性事件,如车祸、亲人的突然死亡等,很多人在最初会感到震惊、茫然、不知所措,但不久他们就能学会逐渐面对这样的现实,积极应对,重新调整自己的生活,并恢复到正常状态。但也有部分个体,他们的反应更为严重,症状持续时间更长,这时就要考虑是否有精神异常。

与应激相关的精神障碍按应激源、发病时间、临床表现和症状持续时间等因素可分为以下 3 组。

1. 急性应激障碍

急性应激障碍强调的是对突发的强烈应激所作出的短期反应。

2. 创伤后应激障碍

创伤后应激障碍是对异常强烈的应激较为长期的异常反应。

3. 适应障碍

适应障碍是对个人生活的适应性变化所产生的异常反应。

3 组与应激相关的障碍所具有的共同特点是:①障碍的产生是强烈的精神创伤或生活事件,或持续困难的处境等应激因素的直接结果;②没有应激的因素,就不会发生这些障碍;③应激性事件可引起情绪反应或某些精神异常,但其严重程度并未达到诊断抑郁障碍或焦虑障碍的程度。

ICD-10 将上述 3 类应激反应归入"严重应激反应和适应障碍(F43)",放在"神经症性、应激相关的及躯体形式障碍(F40-F48)"一大类中,而在 DSM-V 中急性应激障碍、创伤后应激障碍和适应障碍都属于创伤和应激相关障碍。由于应激问题有其独立特征,日常生活中也较为常见,为了同国际分类接近,并结合我国的情况,本书将"应激相关障碍"作为独立的一章描述。

▶▶▶　第二节　急性应激障碍　◀◀◀

一、概述

(一) 概念

急性应激障碍(acute stress disorder)又称急性心因性反应,是指在遭受躯体或(和)心理的严重创伤性应激后,出现的短暂的精神障碍,常在几天至 1 周内恢复,一般不超过 1 个月。如果应激源及时消除,症状往往历时短暂,缓解完全,预后良好。

(二) 流行病学

有研究认为,本病可发生于任何年龄,但多见于青少年。但有关在经历严重应激事件后急性应激障碍发生率的研究很少。有学者报道,13%~14% 的车祸幸存者、33% 的大屠杀目击者、19% 的犯罪行为受害者出现急性应激障碍。

【典型案例】

患者,女性,53岁,初中文化。因"言行紊乱4h"被送往医院急诊室。患者入院前当天上午到银行取了2万元钱准备给儿子出国留学之用,回家路上碰到2名陌生男子,将患者劫持到偏僻小巷内,逼迫患者交出钱物。患者当时惊恐万分,欲呼救,但小巷内空无一人,可谓"叫天天不应,叫地地不灵"。一名男子用匕首抵住患者脖子,威胁患者,如不交出财物,就杀死患者,并会将其分尸后抛于郊外。患者又惊又怕,最终被抢去2万元钱。患者中午回到家中,家人叫其吃饭,发现患者呆坐于桌前,问话不答,表情迷茫。吃饭时饭未送进嘴里,全掉在了地上。家人遂让患者到床上休息,但发现患者在床上不停撕扯自己衣服,惊恐不安,口中念念有词,但听不清说话内容。家人试图安慰患者,但患者仍然烦躁不安,满头大汗。后被家人送到急诊室。经检查未发现躯体有明显异常,于是行镇静治疗并留院观察。患者半夜醒来,仍惊恐万分,从床上一跃而起,拔掉输液器,欲冲出治疗室,幸被护士拉住。住院3天后,患者言行基本恢复正常,但不敢单独上街,对发病当日之事不能完全回忆。患者在接受一段时间心理治疗后,恢复正常。

二、临床表现

本病起病急遽,在明显应激事件的影响下,患者可表现为以下3种症状之一。

(一)意识障碍

患者在遭受突如其来的应激事件时,因毫无准备,可处于心理"休克时期",表情茫然或麻木,头脑一片空白,表现为不同程度的意识障碍。此时意识障碍可主要表现为意识范围障碍、意识内容障碍或自我意识障碍,即患者可以出现情感反应不协调、行为混乱、冲动行为、片段的幻觉、妄想、定向障碍、事后不能回忆或不能完全回忆等情况,更详尽的描述可参见第三章的相关内容。

(二)精神运动性兴奋

患者表现为伴有强烈情感体验的精神运动性兴奋,其兴奋为不协调性。内容与应激事件有关,可伴有言语和行为的紊乱。

(三)精神运动性抑制

部分患者表现为沉默少语,表情茫然,呆若木鸡,长时间呆坐或卧床不起,不吃不喝,对外界刺激缺少反应,情感反应迟钝,有时类似木僵状态。

上述3种症状可以混合出现或前后转换。患者还通过梦境、错觉、触景生情等方式反复重新体验创伤性事件,如在车祸中失去妻子的丈夫,看到妻子的衣服,就想起车祸当时的情景。回避是最常采用的应对策略,患者常回避能引起创伤性回忆的线索,如不愿谈起有关的话题,也不愿去想有关的事,甚至回避那些能勾起回忆的事物等。否认是患者最常采用的防御机制,患者觉得事情并未真的发生,或者回忆不起当时的情景。患者还可能出现警觉性增高的一些症状,如入睡困难、易激惹、注意难以集中、坐立不安、对声音过敏等,可伴有恐惧性焦虑和自主神经系统症状,如心慌难受、手脚发麻、出汗、震颤等。但幻觉、妄想少见。多数患者在发病后1个月内能逐渐完全恢复正常,预后良好。

三、诊断与鉴别诊断

(一)诊断

ICD-10诊断标准:

1. 异乎寻常的应激源的影响与症状的出现之间必须有明确的时间上的联系。症状即使没有立刻出现,一般也在几分钟之内出现。

2. 表现为混合性且常常是有变化的临床相,除了初始阶段的混乱状态外,还可有抑郁、焦虑、愤怒、绝望、活动过度、退缩,且没有任何一类症状持续占优势。

3. 如果应激性环境消除,症状迅速缓解;如果应激持续存在或具有不可逆转性,症状一般在24~48h开始减轻,并且约在3天后往往变得十分轻微。

4. 本诊断不包括那些已符合其他精神科障碍标准的患者所出现的症状突然恶化。但是,既往有精神科障碍的病史不影响这一诊断的使用。

（二）鉴别诊断

1. 分离转换障碍

两者病理心理机制的区别在于急性应激障碍是意识层面的应激,而分离转换障碍是无意识层面的应激,因此后者区别于前者的要点有:①患者在发病前、发病中及发病后对导致障碍发生的应激源认识不清,故第一次发作以后,在不存在精神刺激的情况下可以再次或多次发作;②后者的反应程度与精神刺激的强度没有"等量"关系,常常一个小的刺激可以诱发大的发作,习惯上称为"扳机效应";③后者常常存在不健全的人格基础,特别是表演型人格。

2. 心境障碍

心境障碍的发病可能有一定的应激因素,但其主要症状是情感的异常,表现为情感持续的高涨或低落,病程较长,具有反复发作的特点。而急性应激障碍起病急,发病之前有明显的心理社会因素,症状通常在1周内迅速消失,预后良好。

3. 中枢神经系统疾病及躯体疾病所伴随的精神障碍

如果患者突然起病,出现意识障碍和行为紊乱,应考虑是否有神经系统或躯体其他器官的病理损害。此时查体及实验室检查是关键,有助于鉴别。

四、治疗

由于急性应激障碍多起病急、症状持续时间短暂,因此很多患者可能首先被送到综合医院的急诊室由内外科医师或全科医师进行诊断和处理。精神科医师相对较少直接处理这些急性、短暂的应激反应,通常是被要求参加紧急会诊从而接触到这样的患者。

（一）药物治疗

药物治疗主要是针对精神症状或综合征的对症治疗,如用第二代抗精神病药以改善认知及行为问题,用苯二氮䓬类药物及抗焦虑及镇静等。具体用药、剂量和可能出现的不良反应可参见有关章节。

（二）心理治疗

心理治疗的目的是降低患者的情绪反应和帮助患者更有效地应对环境。由于急性应激障碍通常是短暂的反应,支持性的心理治疗往往有效。与患者建立良好的治疗关系,告诉患者应激事件在一生中是不可避免的,鼓励患者向亲友倾诉,或与专业人员交谈,同时给予患者一些切实的建议以帮助患者有力地应付应激事件所带来的影响。有研究表明,短程认知行为治疗对治疗急性应激障碍及预防其发展成为创伤后应激障碍有效。认知行为治疗的步骤包括:①对创伤性事件所引起的反应进行解释;②渐进性的肌肉放松训练;③逐渐延长时间的暴露;④对与恐惧相关的信念进行认知重建;⑤逐级的现场暴露等。

▶▶▶ 第三节　创伤后应激障碍 ◀◀◀

一、概述

（一）概念

创伤后应激障碍（post-traumatic stress disorder,PTSD）又称为延迟性心因性反应（delayed psychogenic reaction）,指在遭受异乎寻常的威胁性或灾难性打击之后出现的延迟性和持续性精神障碍。

创伤后应激障碍的应激源通常异常强烈,危及个体生命安全,包括:自然灾害,如洪水、地震、雪崩、火山爆发等,以及人为灾难,如火灾、严重的交通事故、战争、强奸、身受酷刑等,造成个体极度恐惧、无助。引起个体病理性创伤性体验的反复出现、持续的警觉性增高和对创伤性刺激的回避,并造成显著的功能损害。从遭受创伤到出现精神症状的潜伏期为几周至 3 个月,很少超过 6 个月。

(二) 流行病学

最初对创伤后应激障碍的研究对象主要是退伍军人、战争中的俘虏和集中营的幸存者,后逐渐扩大至各种自然灾害和人为灾害的受害者。国内外采用不同方法及对不同人群的社区调查发现,创伤后应激障碍的患病率为 1%~14%,对高危人群如美国参加越南战争的退役军人、火山爆发或暴力犯罪的幸存者调查发现患病率为 3%~58%。创伤后应激障碍可发生于任何年龄,包括儿童,最常见于青年人。流行病学研究还发现,对同一创伤性事件,女性患创伤后应激障碍的可能性是男性的 2 倍。女性的患病率(10%~12%)高于男性(5%~6%)。通常在创伤发生后的 3 个月内起病,也可在数月或数年后起病。研究表明约 50% 的患者在起病 1 年后康复,但也有 1/3 的患者在数年后仍有症状。

【典型案例】

患者,女性,27 岁。因"持续紧张害怕、不能坚持正常工作 6 个月"由家人陪同到精神科门诊就诊。

患者原是公司白领,收入颇丰。6 个月前患者携带公司的大量现金独自到外地出差,到宾馆时已是深夜。进了房间准备洗漱休息,却发现水管坏了,于是打电话叫宾馆派人来修。不久上来了一个自称是修理工的男人,身材矮胖,满脸横肉,进门后二话不说就将患者捆了起来,威胁患者说出密码箱的密码。患者惊恐万分,稍有不从就遭殴打,患者欲大声呼救,却被歹徒在大腿上猛刺了一刀,鲜血直流,疼痛难忍。歹徒继续毒打患者,直至患者昏死过去。半夜患者醒来,趁歹徒不备,偷偷打电话报警。警察随即赶到,不料歹徒又将患者当作人质,拒不投降。僵持 3 h 后,患者才被解救出来,被送往医院治疗。出院后,患者家属发现患者性格发生很大变化,变得胆小内向,容易紧张,不相信他人,也不愿与人交往。夜晚不敢独自呆在家中,也不敢独自出门,稍有一点声响,就会非常紧张。脑子里经常浮现那天晚上的情景,怕见身材矮胖的男人,夜里经常被噩梦惊醒。注意集中困难,不能胜任原有工作。曾到多家医院治疗,但症状一直未见好转。

诊断:创伤后应激障碍。

二、临床表现

创伤后应激障碍表现为一系列在遭受重大创伤性事件后特有的临床表现。

(一) 创伤性体验的反复出现

患者以各种形式反复体验创伤性的情景,令患者痛苦不已。如脑海中常控制不住地反复出现创伤性情景的图像、知觉和想象;反复做有关创伤性情景的噩梦;反复出现创伤性经历重演的行为或感觉,仿佛又回到了创伤性情景当中,称为闪回发作(flash back episode),是和过去创伤性记忆有关的强烈的闯入性体验。闪回经常占据患者整个意识,仿佛此时此刻又重新生活在那些创伤性事件当中。闪回不同于强迫观念,因为它来自对过去体验的记忆,而不是与以前体验无关的内容。在闪回期间,患者的行为和闪回的内容有关,患者常并未意识到自己的行为在当前是不适当的。另外,任何和创伤性事件有关的线索,如相似的天气、环境、人物、图像、声音等,都可能使患者触景生情,产生强烈的心理反应和生理反应。如空难的幸存者,一听到飞机的声音,就表现出紧张不安,头脑中就浮现空难当时的情景,同事的尸体横在自己的面前,无数人在呻吟,行李物品散落了一地,空气里弥漫着烧焦的气味,自己躺在又冷又湿的地上,等待救援。

(二) 持续性的回避

患者表现为尽量回避与创伤有关的人、物及环境,回避相关的想法、感觉和话题,不愿提及相关的话题。还表现出不能回忆有关创伤的一些重要内容。患者对一些活动明显失去兴趣,不愿与人交往,与外部世界疏远,对很多事情都索然无味,对亲人表现冷淡,难以表达和感受一些细腻的感情,对工作、生活缺乏打算,变得退缩,让人感觉患者性格孤僻,难以接近。

(三) 持续性的警觉性增高

表现为睡眠障碍,易发脾气,很难集中注意,对声音敏感,容易受到惊吓。遇到与创伤事件相似的情境,会出现明显的自主神经系统症状,如心悸、出汗、肌肉震颤、面色苍白或四肢发抖。此外,此类患者多数伴有焦虑或抑郁情绪,少数甚至出现自杀企图。有研究报道多数患者常继发抑郁障碍和物质滥用。病程持续至少 1 个月以上,有的可长达数年。

三、诊断与鉴别诊断

(一) 诊断

ICD-10 的诊断要点:必须有证据表明它发生在极其严重的创伤性事件后的 6 个月内。但是,如果临床表现典型,又无其他适宜诊断(如焦虑障碍、强迫障碍、抑郁障碍)可供选择,即使事件与起病的间隔超过 6 个月,给予"可能"诊断也是可行的。除了有创伤的依据外,还须在白天的想象里或睡梦中存在反复的、闯入性的回忆或重演。常有明显的情感疏远、麻木感,以及回避可能唤起创伤回忆的刺激。但这些都非诊断所必需。自主神经紊乱、心境障碍、行为异常均有助于诊断,但亦非要素。迟发的灾难性应激的慢性后遗效应,即应激性事件过后几十年才表现出来,应归于 F62.0。

(二) 鉴别诊断

1. 急性应激障碍

急性应激障碍和创伤后应激障碍的发病都和应激因素紧密相关,主要区别是起病时间和病程。如果起病在创伤性事件发生的 4 周内,病程短于 4 周,应诊断为急性应激障碍。如果病程超过 4 周,并符合创伤后应激障碍的诊断,应修改诊断为创伤后应激障碍。

2. 抑郁障碍

抑郁障碍是以持久的情绪低落、兴趣下降为主要表现,常无严重的创伤性事件作为发病的主要原因,没有与创伤性事件相关联的闯入性回忆和梦境,也没有对特定事物或场景的回避。创伤后应激障碍虽可出现抑郁的症状,但发病前应考虑有严重强烈的应激性事件作为发病的主要原因,有特征性的症状作为主要的临床表现。

3. 强迫障碍

强迫障碍患者也可能出现反复挥之不去的强迫思维,但强迫思维通常是不合理的,与过去的严重创伤性经历没有关系。

4. 适应障碍

创伤后应激障碍的应激源通常是异常强烈的、威胁生命的,几乎每个人都会觉得害怕。而适应障碍的应激源可以是任何程度的,疾病的发生和个体的适应能力有关。创伤后应激障碍的诊断要求有特征性的症状。而适应障碍更多地表现为情绪方面的障碍和不适应的行为。

四、治疗

近年对创伤后应激障碍的治疗有大量的研究,主要包括心理治疗和药物治疗。

(一) 心理治疗

1. 认知行为治疗

大量的研究认为,认知行为治疗特别是聚焦于创伤的认知行为治疗,对创伤后应激障碍有效。与患者讨论对创伤性事件的认知是认知行为治疗的重点之一。认知行为治疗在安全的环境中,让个体反复暴露于与创伤性事件有关的刺激下,以降低焦虑和恐惧的程度。可以进行想象中的暴露练习,也可以进行现场暴露,如让车祸的幸存者重新回到车祸的发生地,鼓励患者面对创伤性事件,表达、宣泄相应的情感。同时找出并纠正对创伤性事件及后果的负性评价,改变患者不合理的认知,包括强烈的内疚和自责,帮助患者认识自身所具有的资源,学习新的应对方式,更好地面对以后的生活。

2. 其他形式的心理治疗

其他形式的心理治疗包括精神动力性治疗、眼动脱敏再加工治疗、催眠治疗等。精神动力性治疗的治疗重点在于帮助患者理解与患者以前经历、人格有关的创伤性事件的意义,治疗目标是解决创伤性事件所激发的无意识的冲突。有研究表明眼动脱敏再加工治疗(eye-movement desensitization reprocessing, EMDR)对治疗创伤后应激障碍有效。患者在注视前后移动的治疗师的手指的同时,让患者睁眼想象创伤有关的情景。在进行数次眼动后,患者将和治疗师一起讨论有关的认知和情绪反应。该治疗机制还不清楚。但有假说认为,快速眼动可以产生一种拮抗恐惧的状态,因此和系统脱敏中的放松练习有对等的作用,也有研究认为,该治疗扰动了记忆的再固化过程,从而达到治疗效果。另有研究表明,催眠治疗对治疗创伤后应激障碍有效。治疗可以让患者重新体验创伤性的情景,减轻创伤有关的情绪反应和高警觉性的症状。

(二) 药物治疗

药物治疗研究最多的是抗抑郁药。SSRI 和 SNRI 抗抑郁药能减轻创伤后应激障碍患者的症状。SSRI 类药物如帕罗西汀、氟西汀、舍曲林等能有效治疗创伤后应激障碍的回避、警觉性增高、麻木等症状,优于其他的药物治疗。但是 SSRI 并不是对所有的创伤后应激障碍患者有效。单胺氧化酶抑制药和三环类抗抑郁药对闯入性回忆和噩梦疗效较好。药物的剂量和疗程与治疗抑郁障碍相同,具体用法见相关章节。其他还可以选择抗焦虑药及普萘洛尔等药物对症处理有关症状。有研究表明,最好的治疗选择是认知行为治疗合并使用抗抑郁药。

(三) 治疗中需注意的问题

1. 创伤后应激障碍的治疗有时显得较为困难。因为持续性的回避作为创伤后应激障碍的主要症状,影响患者的社会功能,它可能是患者多年求医的主要原因。但医师会发现有时会很难与患者提起创伤性的经历,患者有时也不按时参加治疗或避免谈及创伤中最坏的一些情景,这是患者的回避症状。此时需要治疗者更多地显示出共情(empathy)、不断地鼓励患者,或让患者来控制治疗的进程及采用何种方式面对创伤性的经历,如可以向治疗者倾诉,也可以采用书写或录音的方式来回忆创伤性的事件,从而更好地正视这样的问题。

2. 建立良好的治疗关系在治疗中显得非常重要,因为只有当患者感觉足够安全的时候才能去尝试改变目前的状况。治疗的环境或治疗者的行为应避免使患者联想起创伤性事件。有时建议患者改变环境以使其感觉安全也是必要的,比如让患者搬离骚扰他(她)的邻居。

3. 创伤后应激障碍的患者常有睡眠困难和注意集中困难,而有时又必须接受事后的有关调查或躯体方面的治疗,当再次面对创伤有关的场景时患者会感觉非常痛苦,也会影响患者的康复。因此,治疗者给患者一些可行的建议和指导将有利于患者的康复。

▶▶▶ 第四节　适应障碍 ◀◀◀

一、概述

(一) 概念

适应障碍(adjustment disorder)是在明显的生活环境改变或应激性生活事件的影响下,出现的反应性情绪障碍伴有适应不良行为或生理功能障碍,通常影响正常的社会功能和生活。疾病的发生与应激源、个体的易感性有关。起病通常在发生环境改变或应激事件 1 个月内,症状的程度较轻,一般不超过 6 个月。

(二) 流行病学

国外的适应障碍较常见,有研究报道占精神科门诊的 5%~20%,国内尚缺乏有关的流行病学报道。国外有研究表明男女患病之比为 1:2。可发生于任何年龄,但青少年最常见,成年人中单身女性的患病危险最高。青少年患者中常见的应激事件是学校问题、被父母遗弃、父母离婚和物质滥用。成年患者常见的应激事件是婚姻问题、环境变化和经济危机。

【典型案例】

患者,女性,23 岁,一年级研究生。因"情绪低落,不能坚持学习 3 个月"来院诊治。

患者为家中独女,自幼聪明伶俐,学习成绩好,深得父母及长辈宠爱,父母视其为掌上明珠。父母从不让患者在家中做任何家务事,唯希望其专心学习,以后能出国深造。患者高中毕业后顺利考入该市某重点大学,父母仍经常到学校探望,帮助其整理床铺,打扫寝室卫生,并将患者换下衣物带回家中清洗。患者大学毕业时因学习成绩优异,被学校推荐到英国继续深造。患者初到英国时,人地生疏,英语又不好,上课听不懂老师所讲内容,课后常需要花比别人多几倍的时间复习功课。老师布置的课后读物很多,经常看书至深夜,但也不能完成作业。上课时因听不懂老师的问题而无法回答,羞愧难当。自觉压力非常大,孤独,找不到朋友。不习惯当地的饮食和生活习惯,又不会自己做饭,经常吃不饱饭。每到夜深人静之时,常想起以前在学校是何等优秀,在家里是多么温暖,不禁潸然泪下。患者渐渐出现情绪低落,不愿与人交谈,常一个人在房间里哭泣,觉得自己很差,不想继续在英国学习,很想回家,但又觉对不起父母和原学校的老师。睡眠差,常通宵不能入睡,第二天又觉头昏脑涨,不能集中注意。后被家人从英国接回家,到医院治疗。经药物治疗和心理治疗后,患者决定不再去英国读书,在原大学继续攻读研究生课程,后顺利毕业。

诊断:适应障碍。

二、临床表现

适应障碍的临床表现以抑郁、焦虑等情绪障碍为主,亦可出现适应不良的行为和生理功能障碍。以抑郁症状为主者,在成年人中常见,表现为情绪低落、高兴不起来、哭泣、对生活丧失信心、自责,可伴有睡眠障碍、食欲减退和体重减轻。但抑郁程度比重性抑郁轻,迟缓现象不明显。以焦虑障碍状为主者,表现为紧张不安、不知所措、担心害怕、难以应付环境,可伴有心慌、震颤等躯体症状,在儿童表现为对分离的恐惧,如不愿离家去上学,可出现适应不良的行为,如退缩、不愿与人交往、不讲究卫生,从而影响日常生活的正常进行。有些患者表现出对酒精或药物的滥用。躯体症状在儿童和老年患者中常见,如头痛、胃痛、疲倦和其他不适,也可发生在其他年龄。青少年可伴随出现品行障碍,表现出侵犯他人、违反社会规范的一些行为,如说谎、打架、逃学、离家出走、破坏公物等,需与品行障碍及反社会性人格鉴别。儿童可出现尿床、吸吮手指等退行现象。

三、诊断与鉴别诊断

(一) 诊断

应激性生活事件本身也可能诱发抑郁障碍、焦虑障碍、精神分裂症及其他精神障碍,如果同时符合其他精神障碍的诊断,就不能再诊断为适应障碍。诊断注意以下3点:有明确应激源的存在作为发病的诱因,精神障碍出现在应激源出现3个月之内;临床表现以情绪障碍为主,可伴有适应不良行为和躯体症状,并导致社会功能受损;病程一般不超过6个月。

1. ICD-10 对适应障碍的诊断标准

(1) 症状的形式、内容、严重度。

(2) 既往病史和人格。

(3) 应激性事件、处境或生活危机。

必须清楚确定上述第三个因素的存在,并应有强有力的证据(尽管可能带有推测性)表明,如果没有应激就不会出现障碍。如果应激源较弱,或者不能证实时间上的联系(不到2个月),则应根据呈现的特征在他处归类。包含:文化休克,悲哀反应儿童住院症;不含:儿童分离焦虑障碍(F93.0)。

2. ICD-10 对适应障碍的分类

ICD-10将适应障碍分为以下7种类型进行诊断:

(1) 短暂抑郁性反应:持续不超过1个月的短暂的轻度抑郁状态。

(2) 长期的抑郁性反应:轻度抑郁状态,发生于处在长期的应激性情境中,但持续时间不超过2年。

(3) 混合性焦虑和抑郁性反应:焦虑和抑郁明显,但未达到混合性焦虑抑郁障碍(F41.2)或混合性焦虑障碍(F41.3)中所标明的程度。

(4) 以其他情绪紊乱为主要症状:表现涉及几种类型的情绪,如焦虑、抑郁、烦恼、紧张、愤怒。焦虑和抑郁症状可符合混合性焦虑抑郁障碍(F41.2)或其他混合性焦虑障碍(F41.3)的标准,但它们的突出程度还不足以诊断为更为特异的抑郁或焦虑障碍。在儿童,同时存在尿床、吸吮手指等退行性行为的反应,也归入这一类别。

(5) 以品行障碍为主:主要紊乱表现在品行方面,如少年的悲哀反应引起攻击性或非社会化行为。

(6) 混合性情绪和品行障碍情绪方面的症状与品行障碍同样突出。

(7) 以其他特定症状为主。

(二) 鉴别诊断

1. 人格障碍

从病史可以鉴别,人格障碍的症状往往从幼年就持续存在,应激源的存在并不是人格障碍形成的主要因素。患者并不因为人格障碍而苦恼,也不因应激源的消除症状得以改善,症状持续存在。如果症状是由于应激因素使人格障碍而加重,则不需要再下适应障碍的诊断;如果应激产生了新的与原有人格障碍无关的症状,如偏执型人格障碍的患者由于丢了工作出现了抑郁情绪,则可下 2 个诊断。

2. 居丧反应

居丧反应是由于挚爱的亲人去世而出现的情绪反应。这种情绪偏低、睡眠不好和食欲差在他人和自己被认为是正常的反应,且持续的时间不超过 6 个月,这时诊断为居丧反应。如果反应过度,时间过长,造成社会功能持久性的损害,则应考虑适应障碍。

四、治疗

(一) 药物治疗

对于情绪障碍明显的患者,应首先根据病情使用抗抑郁药和抗焦虑药快速改善情绪,以有利于心理治疗。SSRI 或 SNRI 如帕罗西汀(20~60 mg/d)、氟西汀(20~60 mg/d)、舍曲林(50~200 mg/d)等是治疗抑郁情绪的首选药物,苯二氮䓬类药物则常用于治疗带有焦虑的适应障碍。具体用法和剂量可参见相关章节。

(二) 心理治疗

对适应障碍心理治疗的重点在于减轻或消除应激源、增强应对能力和建立相应的支持系统。心理治疗的方式包括精神动力学治疗、认知行为治疗、家庭心理治疗、团体心理治疗和支持性心理治疗等。可根据患者的特点和要求,以及治疗者的专长选择相应的治疗。认知行为治疗是比较实用而有效的方式,它主要是通过对自动思维的监测,帮助患者识别对应激源和应对能力的不合理认知,并重建适应性的行为,从而有效克服适应障碍。

▶▶▶ 第五节 危险因素与发病机制 ◀◀◀

对于应激相关精神障碍的发病,急性的超乎寻常的应激或是慢性的持久的应激都是发病的直接原因,但并非每个遭受应激的人都会出现精神障碍,这就表明发病不仅和应激源有关,还和个体在创伤前的生物学或心理学易感性有关。

一、应激源

在对急性应激障碍和创伤后应激障碍的诊断中,强调应激源是异常强烈的、危及生命安全或者可能造成躯体严重损伤,几乎对任何人都可能造成痛苦的事件。患者目睹或亲身经历了这样的场面,感到强烈的害怕和恐惧。有学者将应激源大体分为如下几类。

(一) 严重的生活事件

严重的生活事件包括亲人尤其是配偶或子女的突然死亡、严重的交通事故、飞机被劫持、受到性侵害、遭受歹徒的袭击或财产被抢劫等创伤性体验。

（二）重大的自然灾害

重大的自然灾害如特大山洪爆发、泥石流、大面积火灾、强烈地震等。

（三）残酷的战争场面

残酷的战争场面如战场上血肉横飞、尸横遍野,随时面临死亡危险的场景。

造成适应障碍的应激源通常是明显的环境变化或应激性生活事件,如升入新的学校、移居到国外、更换工作或患严重的躯体疾病引起的生活适应障碍;一些看似正常的人生过程,如退休和衰老会带给个体失落感及对未来的恐惧感;由于结婚、妊娠和生育,个体面临角色转换的困难、责任的增加和丧失自由的恐惧,也可能引起适应的困难。

引起障碍的应激源可以是一个,如发生车祸;也可以是多个,如亲人的突然死亡随之经济上的破产;可以是急性的,如发生自然灾害;也可以是慢性和持续性的,如长期遭受家庭躯体或性的虐待,此类创伤可导致个体人格的改变,预后较差。应激源的性质、严重程度和持续时间并不一定和疾病的严重程度成正比。

二、个体的易感性

在相同的应激源作用下,只有部分人表现出精神障碍。可以推断和个体的易感性和应对能力有关。个体的心理脆弱,即使应激源的强度不大,也可能引起相关的障碍。但对于何种人格特征的人易患该病还无定论。

另外,个体的既往经验、生活态度、对自我的认识、受教育水平、家庭支持系统、社会文化因素也与发病及症状的维持有关。某些因素在一些情况下可以是疾病的保护性因素,但在另一些时候可能成为易感因素,例如在某些情况下高学历可能是保护个体的因素,但在另一些情况下,可能成为适应障碍的危险因素。

三、生物学基础的研究

近年在生物病因学方面的研究多集中在创伤后应激障碍。对双生子的研究发现同卵双生子共患创伤后应激障碍的比例高于二卵双生子。同时有创伤后应激障碍家族史个体的精神障碍,尤其是焦虑障碍、情感障碍及物质滥用的发病率增加,提示可能有相应的遗传易感性。

有学者报道,创伤后应激障碍的患者有肾上腺素和去甲肾上腺素分泌的增加。与有创伤性经历但没患病的对照组相比,创伤后应激障碍患者的基础心率和血压都高于对照组;一些与创伤有关的线索,如声音、图片或有关的想象,能引起患者更大的生理反应。

研究发现,创伤后应激障碍的患者与正常人及有创伤性经历但未患病的对照组相比,存在皮质醇水平的低下和糖皮质激素受体的增加。当给予小剂量的地塞米松后,创伤后应激障碍患者可出现过度的抑制。这种下丘脑－垂体－肾上腺轴的异常和抑郁障碍患者不同。

创伤后应激障碍的患者存在神经内分泌的异常。在创伤后应激障碍部分患者中存在 α_2－肾上腺素受体的下调,可能通过作用于杏仁核和皮质的 β－肾上腺素受体引起警觉性增高和创伤性经历的重现。另有部分患者则出现 5–HT 能系统的异常。5–HT 控制着海马行为抑制系统,这一系统的致敏将导致轻微的应激源也可使行为抑制系统活化。

神经影像学发现,老兵和幼年时期有性虐待经历的妇女有海马体积的缩小。海马功能的紊乱可能导致对刺激的过度反应,和记忆的缺失也有关。动物研究证实,只有当皮质功能完整时,条件化的恐惧反应才能被消除。研究发现,创伤后应激障碍患者存在杏仁核或投射区域的功能紊乱,使其在创伤有关刺激形成的恐惧反应消退的过程中出现问题。PET 研究发现,当患者在回想创伤性事件时,出现大脑中颞部的血供减少。而大脑中颞部通过抑制杏仁核的功能,在消除恐惧方面起着重要作用。近年来大量脑功能影像学的研究主要集中发现患者在海马、杏仁核、前额叶内侧等脑区的异常,因而有学者提出了创伤后应激障碍患者的前额叶 – 杏仁核 – 海马环路假说,认为患者前额叶的受损使之对杏仁核的抑制作用减弱,杏仁核对恐惧反应的强度增强,海马的损害及相应环路的失调则和创伤后应激障碍的特征性记忆有关。

（张岚）

网上更多……

教学 PPT　　　　　拓展阅读　　　　　自测题

第二十章

分 离 障 碍

第一节 概　述

一、概念

分离障碍(dissociative disorders)是一组概念在不断变化的疾病。是复杂的心理-生理紊乱过程,其共同特点是部分或完全丧失了对过去的记忆、身份意识、躯体感觉及运动控制4个方面的正常整合。正常状态下,人的精神世界是不可分割的整体,一个人对于选择什么记忆和感觉加以即刻注意在相当程度上是有意识控制的,对于将要进行的运动也能控制。而在分离障碍中,这种实施有意识的选择及控制的能力受到损害,受损的程度每天甚至每个小时都可以不同。

二、流行病学

分离障碍常见于青年期,以女性居多,多于青壮年期发病,20~30岁为常见的首发年龄,40岁以后初发者少见。国外报道,分离障碍的终生患病率女性为3‰~6‰,男性少见。1982年我国对12个地区精神疾病流行病学调查,本病在15~59岁人口中,患病率为3.55‰,农村患病率(5.00‰)明显高于城市(2.09‰)。多数学者认为,文化落后、经济状况差的地区患病率较高。大多数患者在35岁以前发病,我国部分地区有儿童、青少年的集体发作的情况。

第二节 临床表现

【典型案例】

患者,女性,29岁、高中文化、农民。平时个性争强好胜,容不得比别人差,受不得委屈。半年前因家庭琐事与家人发生争吵,当时出现表情茫然,全身僵直,肢体抖动,继而缓慢倒地,四肢抽搐,表情痛苦,呼之不应,约10 min后自行缓解,过后能回忆发病的过程。此后常有类似的发作。每次发病均事出有因,多为家庭琐事或身体不适,发作时多为抽搐、四肢僵直,患者本人称发作时大脑清楚,从未大、小便失禁。多次送医院急诊科,常在半路或无特殊处理情况下即自行缓解。曾有一次在急诊科肌内注射2 mL生理盐水,称其为"特效药",症状很快缓解,此后发作时常要求肌内注射"特效药"。发病后数天常感觉身体虚弱,全身乏力。体格检查:神经系统检查无特殊发现。辅助检查:头颅CT、脑电图、心电图、24 h动态脑电图均未发现异常。

诊断:分离障碍。

分离障碍临床表现可能涉及各种症状,具有多样性和复杂性,有学者称分离障碍患者可扮演各种各样的角色。通常可归纳为以下几种临床表现形式。

一、分离性遗忘

1. 分离性遗忘(dissociative amnesia)主要特点是记忆丧失。

2. 遗忘的表现形式可以是局限性遗忘、选择性遗忘、广泛性遗忘、顺行性遗忘或系统性遗忘等各种形式,后3种遗忘在临床上较为少见。此外,患者所表现的遗忘形式可以随时变化。

3. 遗忘的内容通常是重要的近期事件,一般都是围绕创伤性事件,如意外事故或亲人意外亡故等。有的患者也可表现为对自己身份的遗忘。

4. 有的患者对自己的遗忘症状不能察觉,有的患者对自己的遗忘感到焦躁或沮丧,还有的患者对其症状表现漠然。

5. 遗忘不能用中毒、神经系统损害、过度疲劳或其他医学问题直接所致的病理生理结果来解释。

二、分离性神经症状障碍

分离性神经症状障碍(dissociative neurological symptom disorder)既往称为分离性运动及感觉障碍。主要表现为运动、感觉或认知症状,运动及感觉症状在以往又特称为转换症状。分离性神经症状总的特点仍然是与神经系统疾病、其他精神或行为障碍或其他健康状况没有直接关系,且往往在被观察时加重。具体表现有如下几个方面。

(一) 运动障碍
运动障碍表现包括瘫痪、不随意运动、异常运动、共济失调、失用症、运动不能症、构音困难、抽搐等。

1. 瘫痪
瘫痪可表现为各种形式的肢体瘫痪,如单瘫、截瘫或偏瘫,伴有肌张力增强或弛缓。有肌张力增强者常固定于某种姿势,被动活动时出现明显抵抗。慢性病例可有肢体挛缩或呈现失用性肌萎缩。检查不能发现神经系统损害证据。

2. 肢体震颤、抽动和肌阵挛
肢体震颤、抽动可表现为肢体粗大颤动,或不规则抽动。肌阵挛则为一群肌肉的快速抽动,类似舞蹈样动作。焦虑时上述症状会加重。

3. 站立行走不能
站立行走不能(astasia abasia)表现为患者上肢可有粗大震颤,剧烈摇动,双下肢可活动,但不能站立,扶起则需人支撑,否则向一侧倾倒,但通常不会跌伤。此外还表现为不能起步行走,或行走时双足并拢,或呈摇摆步态。但在暗示下,患者可能随着音乐翩翩起舞。

4. 抽搐
抽搐也称"假性癫痫发作"(pseudoseizures),是一种类似于癫痫发作的状态,但没有癫痫发作的临床特征和相应的电生理改变,常于情绪激动或受到暗示时突然发生,如医师进入患者病房时或家人探视时。患者缓慢倒地或卧于床上,呼之不应,全身僵直,肢体一阵阵抖动,或在床上翻滚,或呈角弓反张姿势。呼吸时急时停,可有揪衣服、抓头发、捶胸、咬人等动作。有的患者表情痛苦,双眼噙泪,但无咬破舌头或大小便失禁。大多历时数十分钟后症状才缓解,发作后没有神情呆滞、睡眠,但可有木僵或意识状态改变,发作时没有脑电图的相应病理改变。

(二) 感觉障碍
感觉障碍可表现为躯体感觉麻木、丧失、过敏或异常,或特殊感觉障碍。其特点是感觉问题的区域与患者自己所持的"疾病"信念接近,与神经解剖特征不符,也与客观检查不符。具体常见以下方面。

1. 感觉缺失
感觉缺失表现为局部或全身皮肤感觉缺乏,或为半身痛觉消失,或呈手套、袜套型感觉缺失。缺失的感觉可为痛觉、触觉、温度觉等。

2. 感觉过敏

感觉过敏表现为皮肤局部对触摸特别敏感,如轻微的抚摸可引起剧烈疼痛。

3. 感觉异常

感觉异常如患者常感到咽部有异物感或梗阻感,但咽喉部检查不能发现异常,这种情况在精神专科称为"癔症球"(globus hystericus)。但应注意与茎突过长引起的茎突综合征鉴别,后者是可通过咽部触摸或 X 线片加以证实。

(三)视觉障碍

视觉障碍可表现为弱视、失明、管状视觉(tunnel vision)或视野缩小、单眼复视、视觉畸变或幻觉。这些症状与神经系统疾病、其他精神或行为障碍所致症状没有直接联系,常突然发生,也可经过治疗突然恢复正常。患者虽有视觉丧失的主诉,但却惊人地保留着完好的活动能力。患者视觉诱发电位正常可作为视觉生理功能正常的依据。

(四)听觉障碍

听觉障碍多表现为突然听力丧失或幻听,电测听和听诱发电位检查正常,同时患者可对突然的较大的声响作出相应的行为反应,如在一声巨响时回头。

(五)失音症

患者想说话,但发不出声音,或只能用耳语或嘶哑的声音交谈时,称失音症。检查神经系统和发音器官无器质性病变,也无其他精神病症状存在。

(六)认知症状

此类患者的认知症状表现主要是记忆、语言或其他认知领域的功能下降或改变,但患者没有神经系统受损的证据。常见的症状表现如下。

1. Ganser 综合征

Ganser 综合征是 Ganser 首先描述的一组精神症状,为分离障碍的特殊类型。患者有轻度意识模糊,对提问可以理解,但经常给予近似的回答,如"2+2=3""牛有五条腿"等;叫患者划燃火柴,则将火柴梗倒过来,用没有药头的那一端擦火柴盒;叫患者用钥匙开门,则把钥匙倒过来插向锁孔,给旁人以故意做作的印象;并常伴有行为怪异,或兴奋与木僵交替发作。

2. 假性痴呆

假性痴呆(pseudodementia)是 Wernicke 提出的一种类别。患者在精神创伤之后突然出现严重智力障碍,对甚至是最简单的问题和其自身状况不能作出正确回答或反应,或给予近似的回答,给人以呆滞的印象。由于没有导致其"痴呆"症状的神经系统损害证据,也没有导致此类症状的其他精神疾病证据,因而被称为"假性痴呆"。

3. 童样痴呆

童样痴呆(puerilism)是指精神创伤之后突然表现为儿童样的幼稚语言、声调、表情和动作等,患者以幼儿自居,把周围人称呼为"叔叔""阿姨"。有人认为这一情况与 Ganser 综合征同属一个类别。

三、恍惚障碍

恍惚障碍(trance disorder)的特征是恍惚状态,即是意识范围障碍,特别是朦胧状态。这种状态持续时间可长可短,其发生与神经系统疾病、精神疾病及药物因素无直接关系,但常常与近期的精神因素,特别是重大精神创伤有关。处于朦胧状态时,患者可有如下具体表现。

(一)分离性漫游

分离性漫游(dissociative fugue)在意识范围缩窄的状态下发生,漫游往往伴有个体身份的遗忘,表现为突然的、非计划内的旅行。既往将其称为心因性神游,且在神游中患者是以一个新的个体出现。特点包括:①此种"漫游"旁观者看来目的明确,其实对当事人来说是没有目的的;②当事人往往是离开一个不能耐受的环境,到外地旅行,旅行地点可能是以往熟悉或有情感意义的地方;③漫游时当事人保持日常的基本生活(如饮食起居)和简单的社交接触(如购票、乘车、问路等)等自我照顾能力,他人不能看出其言行和外表有明显异常;④历时可为几十分钟到几天,但也可以持续较久,甚至在另一个地方开始全新的生活(例如,可能离开家到了另一个城市,有了一份新的工作,有了一群新的朋友,甚至有了自己新的家庭);⑤清醒之后对病中经过不能回忆。

(二) 出神与附体

出神与附体(trance and possession)表现为暂时性地同时丧失个人身份感和对周围环境的完全意识,对过程有全部或部分遗忘。在某些病例,患者的举动就像是已被另一种人格或力量所代替,此时患者的注意和意识仅局限于或集中在密切接触的环境的一两个侧面,常有局限且重复的一系列运动、姿势、发音。如果其身份已经被"替代",声称自己是某神或已死去的某人在说话,则称为附体状态。此类表现的特点是:①出神和附体是不随意的、非己所欲的病理过程;②不是通过他人暗示产生的。

四、分离性身份障碍

分离性身份障碍(dissociative identity disorder)又称多重人格障碍。主要特征是身份的分裂,具体表现为 2 种或 2 种以上不同的人格状态同时或交替出现于一个个体。分离性身份障碍表现的核心就在于个体交替或同时存在 2 个或 2 个以上的自我。

每种身份均有其独有的记忆、观点和社会关系。每种身份都很突出并可决定患者在不同时间的行为。从一种身份向另一种身份的转换常常是突然的。例如,某 14 岁女性患者由于其父亲经常不在家,且家里对弟弟的关注远远比自己多,因此在游览一处名胜后,逐渐感到自己是这家人的女儿,家里是名门,家境特别殷实,作为这家人的后代使自己特别愉快,但这个大家族已成为历史,当患者进入这种身份后常常感到自己已经是孤儿,因而感到孤独、忧伤;而当回到现实身份时,又因在家里得不到父亲的关注及家人更多的关爱而愤怒。由于 2 种身份的交替使其情绪不稳定,无所适从。

五、人格 – 现实解体障碍

人格 – 现实解体障碍(depersonalization–derealization disorder)是持续或反复出现人格解体或(和)现实解体的分离性障碍。其特点是把自己体验为陌生或不真实的,或感到与自己的思想、感觉与身体或行为分离,或感觉自己是一个外部观察者。解体的特征是体验其他人、物体或世界为奇怪或不真实(如梦幻般的、遥远的、雾蒙蒙的、无生气的、无色的或视觉扭曲的)或感觉与周围环境分离。

六、分离障碍的集体发作

传统的精神专科称其为"癔症的集体发作"。常常表现为分离性神经症状的集体发作,既往称流行性性癔症(epidemic hysteria)。多发生于常在一起生活的、相对与外界封闭的群体中。通常在经济水平不高、人群文化水平不高、封建迷信活动较多的环境中流行,发作往往开始于一人出现症状,如抽搐、发抖、紧张等,周围目睹者精神受到感应,相继发生类似症状。由于发病群体对这类疾病性质不了解,常在其中引起广泛的紧张、恐惧情绪,在相互暗示和自我暗示影响下,使发作在短期内暴发流行。这类症状发作大多历时短暂,表现形式相似。将患者,特别是首发病例隔离,给予对症处理,流行即可迅速得到控制。

▶▶▶ 第三节 诊断与鉴别诊断 ◀◀◀

一、诊断

确诊必须符合 3 点:①有心理致病的证据,患者在起病前常常有明显的心理社会因素。②具有分离障碍中各种症状的临床特征。③不存在可以解释躯体症状的生物学证据。

二、鉴别诊断

(一) 癫痫发作

分离性抽搐应与癫痫发作相鉴别。癫痫发作时意识完全丧失,瞳孔多散大且对光反射消失,可发病于夜间;发作有强直、痉挛和恢复3个阶段,痉挛时四肢呈有规则的抽搐,常有咬破唇舌、跌伤和大小便失禁,发作后完全不能回忆;脑电图检查有特征变化。如有癫痫和分离障碍共存,应作出2个诊断。

(二) 急性应激障碍

急性应激障碍是在精神因素或躯体因素的直接作用下所产生的一系列精神异常的总称,可表现出情感爆发、意识障碍、认知功能损害、行为问题等多方面的症状。与分离性障碍的主要的区别点在于病理心理机制层面,即急性应激障碍是患者在意识层面所出现的应激反应,而分离性障碍是发生在无意识层面的应激反应。因此,前者当事人能够明确地意识到应激源的存在,所出现的症状与应激源在强度、时间等方面匹配,而后者当事人则不能够意识到应激源的存在,症状的发生、发展与应激源在强度与时间方面也不能匹配。由于特殊的个性因素为基础,一个小的刺激可以引发大的发作,在精神专业术语中称为"扳机效应"。需要具体地分析患者的个性、生活事件、发病的具体情况等方面的问题进行鉴别。

(三) 诈病

诈病多发生在监狱、法庭、工伤及交通事故中,蓄意模仿的遗忘、运动和感觉丧失一般很难与分离(转换)性障碍鉴别,鉴别有赖于细致的观察及对患者的全面了解,诈病者有明确的目的,症状受意志控制,因人、因时、因地而异,无一定的疾病过程及规律。

(四) 躯体疾病

一些进行性疾病,特别是多发性硬化和系统性红斑狼疮,在早期可与分离性运动和感觉障碍混淆。为了澄清诊断,需要相对较长时间的观察和评定。其他神经系统疾病如重症肌无力、周期性瘫痪、脑肿瘤、视神经炎、部分声带麻痹、Guillain-Barre 综合征、帕金森病的开关综合征、基底节和外周神经的变性、硬膜下血肿、获得性或遗传性肌张力障碍、Creutzfeldt-Jacob 病和 AIDS 的早期表现也需要考虑鉴别。在患者发病的初期需要按诊疗规范进行必要的各种检查,在疾病的治疗过程中,也需要继续进行各方面的观察。

三、辅助检查

没有任何提示分离性障碍的辅助检查指标,因此在此所述的辅助检查主要用于鉴别诊断,例如脑影像学检查、生化指标检查、内分泌指标检查等。此外,心理检测的意义在于2个方面,一是了解患者的人格特征,以作为诊断的重要参考,如人格发育不成熟,特别是表演型人格是分离性障碍重要的人格基础;另一个意义在于评估患者症状的严重程度,如智力测验对智力水平的评估、抑郁或焦虑量表对负性情绪的评估、精神病性症状量表对精神症状的评估、认知功能测定对其认知功能损害的评估等。

▶▶▶ 第四节　治疗及预后 ◀◀◀

一、药物治疗

药物治疗的基本原则就是对症治疗,如情绪波动时心静稳定剂的使用;冲动、幻觉及其他认知功能损害情况下抗精神病药的使用;焦虑、抑郁情况下抗焦虑药及抗抑郁药的应用等。具体应用的问题请参见相关章节的内容。

二、心理治疗及辅导

大多数的分离障碍患者多会自然缓解或经过行为治疗、暗示治疗、环境支持治疗缓解。早期充分治疗对防止症状反复发作和疾病的慢性化十分重要。对初次发病者合理解释疾病的性质,说明症状与心因和个性特征的关系,配合适当的药物治疗,常可取得良好效果。在具体操作中,临床医师倾向于选择他们熟悉的方法,如电刺激、物理疗法、催眠和其他暗示性技术、行为治疗、家庭治疗等。心理治疗及辅导要达到的目的应有这几个方面:①让患者了解疾病和症状产生的心身原因;②让患者了解自身个性方面缺陷在疾病发生中的作用;③促进患者的个性成长;④为患者提供陪伴及情绪宣泄的时间及空间。

三、病程和预后

分离障碍多数急性起病,常有明确的精神因素促发。大多数分离障碍如分离性遗忘、分离性漫游、分离性身份障碍、情感爆发等呈发作性病程;大多数转换性障碍如肢体瘫痪、失音、感觉过敏等呈持续性病程。分离障碍满意的预后与疾病的突然发作、可辨认的应激事件、病前健康、没有共患的精神、神经和其他疾病、没有赔偿诉讼等因素有关。60%~80% 的患者可在 1 年内自行缓解,提示该病总体预后良好。一般来讲,病程长,反复发作者治疗困难;具有明显表演型人格特征者治疗困难,且易复发;个别表现为瘫痪和内脏功能障碍者如得不到及时和恰当治疗容易引起相应的合并症,影响生活、工作和身体健康。美国的一项回顾性研究发现,90% 无共患疾病的分离障碍患者在精神病院治疗后得到了康复,经过 5 年的随访发现,有 25% 的患者出现复发。

▶▶▶ 第五节　危险因素与发病机制 ◀◀◀

一、危险因素

(一) 心理因素

导致发病的心理因素归纳起来有如下几点。

1. 对应激性事件的经历和反应是引发本病的重要因素,如经历战争,遭遇对个体具有重大意义的生活事件等。

2. 幼年期的创伤性经历,如遭受精神、躯体或性的虐待,可能是成年后发生分离障碍的重要原因之一。

3. 表演型人格是发病的重要基础。表演型人格特征归纳起来有:自我中心性、暗示性、情感性、幻想性和表演性。自我中心的含义是指个体总是希望受到所在群体的关注,同时希望所在的群体以自己的意志为中心。暗示性是指该个体容易接受暗示和自我暗示。暗示是指在一定的环境下和在一定的情绪气氛中,个体对来自外界的影响无条件接受的情况,对来自自身的影响无条件接受就称为自我暗示。人暗示性最高的年龄在 5~7 岁,女性的暗示性一般高于男性。随着年龄增长,个体的暗示性随之减弱,当成年以后仍保持与年龄不相符合的暗示性就成了人格缺陷的重要方面。情感性是指个体情绪容易走极端,或习惯以内心体验作为判定正误或是非的唯一或主要标准。幻想性是指个体在成年以后仍然保持与自己年龄不相符合的未成年时的幻想特征。表演性是指个体的夸张或夸大特征,如对痛苦情绪的夸大、对躯体症状的夸大及对事件性质的夸大等。

(二) 社会文化因素

社会文化及其变迁对分离障碍的患病率和症状的表现形式均有较大的影响,如现代化程度越高,以兴奋为主要表现者就少见,而以躯体症状表现者就多见。一些特殊的表现形式仅在特殊的文化环境中才能见到,如我国南方发生的缩阳症(koro),主要是基于害怕生殖器、乳房会缩到体内后导致死亡而发生各种症状。从受教育的情况来看,文化程度较低的个体比文化程度高的个体更易患病;生活在封闭环境(如边远地区)中的个体比生活在开放环境(如大都市)中的个体更容易发病。由此可见,教育的影响及生活环境的影响对分离障碍的发生有重要作用。

(三) 遗传因素

临床遗传流行病学研究结果颇不一致。家系研究发现男性一级亲属的患病率为 2.4%,女性一级亲属的患病率为 6.4%。但 Slater(1961)对各 12 对单卵双生子和双卵双生子进行研究,没有发现同患分离障碍者。

二、发病机制

临床研究发现,分离障碍的主要症状表现可归类为兴奋性反应、抑制性反应、退化反应和躯体化反应,这些反应的目的均是使人不能在意识领域内按照惯例去处理个体面临的困境和接受面临的心理创伤。以下的解释有助于理解上述 4 类反应。

(一)病理生理机制

巴甫洛夫的高级神经活动学说认为分离障碍发病的机制是有害因素作用于神经类型属于弱型的人,引起高级神经活动第一和第二信号系统之间、大脑皮质和皮质下部之间功能的分离或不协调。患者的第一信号系统和皮质下部的功能相对占优势。在外界刺激的影响下,本已处于弱化状态的大脑皮质迅速进入超限抑制,从而产生正诱导,使皮质下部的活动增强,临床上表现为情感爆发、抽搐发作,以及本能活动改变和自主神经紊乱的症状。另一方面,强烈持久的情绪紧张,又可在大脑皮质产生兴奋灶,从而引起负诱导。这种诱导性抑制与上述超限抑制总合起来,向皮质其他部位和皮质下部扩散,于是临床上出现感觉缺失、肢体瘫痪、朦胧状态等症状和体征。巴甫洛夫认为,分离障碍患者的暗示和自我暗示性增高的生理机制是:在大脑皮质功能弱化的情况下,外界现实刺激,以及外界现实刺激与以往刺激留下的痕迹之间建立的联系均可产生较弱的负诱导,从而使上述刺激引起的过程集中于一定部位,大脑皮质的其他部位则处于抑制状态。此时,暗示者的语言影响便与皮质其他部位的活动完全隔绝;因而具有绝对的、不可抗拒的力量。

研究发现,分离性运动和感觉障碍者优势半球处于低功能状态,非优势半球紊乱的功能活动过度,两半球间的联系异常。在处理内源性躯体信号和整合感觉运动信号时改变了优势半球系统的结果,在女性可能出现对侧半球继发功能损害并导致特征性的躯体症状,这些症状与分离性运动和感觉障碍的症状类似。

在症状的偏侧和神经系统定位研究中发现,分离性运动和感觉障碍患者的特殊经历损害了皮质间的联系,阻断了言语联想的通道;优势侧、偏侧症状与抑郁相加可能增加了非优势半球的易感性,左半球在种族遗传学上与抑制功能相联系,故分离性的运动和感觉症状提示大脑在分析运动感觉信号时的缺陷,导致在大脑内部整合这些躯体信息时发生障碍。

现代神经心理学研究认为,海马具有片段记忆功能,分离可能属于一种干扰,它可能干扰创伤性记忆的编码、储存、检索和整合,而杏仁核作为隐蔽的警报系统面临超负荷时,分离就作为最后的防御机制而避免个体进一步遭受精神创伤。

(二)病理心理机制

临床表现不同,病理心理机制也不一样,归纳起来大致有如下下几种情况。

1. 分离

分离(dissociation)是 Janet(1889)提出的概念。他指出在许多精神障碍中一些观念和认知过程可从意识的主流中分离出去,转变为"神经症性"症状,如瘫痪、遗忘、意识状态改变和自动症等。但通过催眠,可把这些观念和过程重新整合而恢复正常状态。他认为这些分离的成分都是潜意识的。意识分离主要是不同意识成分整合的障碍,是催眠现象和各种癔症发生的基础。但 Freud 则认为分离是阻抑的一种变型,是一种积极的防卫过程,它的作用在于将令人感到痛苦的情感和思想从意识中排除掉。现代的一些学者认为,分离既是转换性障碍也是分离性障碍的基本的病理心理机制。其发生与急性精神应激或自我催眠有关。这类患者常有暗示性的增高,知觉、记忆和身份识别等心理功能的整合被抑制,表现为各种分离症状。

社会文化理论认为,患者的分离症状是个人或文化对情感和思维表达限制所导致的,分离症状不仅是对应激的非特异性反应,而且是疾病行为的表现。学习理论则认为,分离症状是经典的条件学习行为,疾病症状成为童年期学习时被唤起的一种应对方式。

2. 转换

转换(conversion)是 Freud(1894)提出的概念。他认为癔症患者的性心理发展固着于人格发展的早期阶段,即恋父或恋母情结阶段,其性冲动受到阻抑。于是其精神能量转化为躯体症状,这不仅保护了患者使其不能意识到性冲动的存在,而且这些躯体症状往往是内心冲突的一种象征性表达,从而使患者免于焦虑,即产生原发性获益。这类病症患者对自己的躯体功能障碍常表现出漠不关心的态度,19世纪的法国医学界称之为"泰然漠视"(belle indifference)。这种态度给人一种印象,似乎患者并不关注自身躯体功能的恢复,而是想保留症状从中获取某种社会利益(继发性获益)。尽管患者本人通常并未意识到症状与获益之间的内在联系,但病理心理学家认为这类患者存在无意识动机,转换症状是由患者未觉察到的动机促成的。患者有了这类症状,便具有患者角色(sick role),可以享受患者的权利,其症状本身足以说明工作任务未完成并非他本人的过错,或以此达到索取赔偿或驾驭他人的目的。因此,有人把转换症状看作是患者与外界的一种非语言交流。但行为学家则认为,转换症状是患者对遭受挫折的生活经历的一种适应方式,而病后的获益则通过操作性条件反射使症状强化。癔症的症状被看作是一种习得反应。患者一旦发现这类症状可以减轻困难处境给他带来的焦虑,并使他的需要得到满足,症状便会被强化而持续存在,或在以后遇到困难时再次出现。

3. 躯体化

躯体化(somatization)指通过躯体症状表达心理痛苦的病理心理过程。躯体化过程的发生通常不为患者意识到,但诉说的躯体症状不是阻抑在潜意识领域的内心冲突的象征化表达,而是与不愉快的情感体验,特别是焦虑和抑郁密切相关,因此有别于"转换"。躯体化是临床和社区中相当常见的现象。Freud认为,患者的情感问题和相关的生活环境常发生在分离性运动和感觉障碍之前,这些常作为症状产生和维持的原因,且精神分析和催眠疗法常导致患者的症状出现戏剧般好转或永久消除。故心理动力学认为,潜意识内部冲突所导致的焦虑可转换成为躯体症状,当攻击和性冲动表达受到强烈的阻抑时,这种内部的冲突可能突破个体通常的防御机制,妥协的结果是分离症状的产生,这使个体没有意识到其意识领域内不能接受的愿望,而症状是对患者不能接受的愿望或冲动的惩罚。同时症状的形成使患者的焦虑和心理苦恼减轻,也就是症状导致的原发性获益,随后的患者角色的利益使其产生继发性获益,这样患者感到无责任的无法解决的冲突使其陷入症状的持久化和严重化。分离症状常常将患者内心冲突具体化和象征化,故症状可能对个体具有特殊的含义。

(高成阁　陈云春)

网上更多……

教学 PPT　　　　　拓展阅读　　　　　自测题

第七篇
躯体症状及生理心理障碍

精神不进,志意不治,故病不可愈……何者?嗜欲无穷,而忧患不止,精气驰坏,荣泣卫除,故神去之而病不愈也。

《素问·汤液醪醴论》

怒伤肝,悲胜怒;喜伤心,恐胜喜;思伤脾,怒胜思;忧伤肺,喜胜忧;恐伤肾,思胜恐。

《素问·阴阳应象大论》

第二十一章

躯体症状障碍

▶▶▶ 第一节 概 述 ◀◀◀

一、概念

躯体症状障碍以持久地担心或相信各种躯体症状的优势观念为特征。患者因这些症状反复就医,医学检查阴性结果和医师的解释,均不能打消其疑虑。即使有时存在某种躯体障碍,也不能解释所诉症状的性质、程度,或其痛苦与优势观念。经常伴有焦虑或抑郁情绪。尽管症状的发生和持续与不愉快的生活事件、困难或冲突密切有关,但患者常否认心理因素的存在。患者也拒绝探讨心理病因的可能,甚至有明显的抑郁和焦虑情绪时也同样如此。无论是从生理还是心理方面了解症状的起因,都很困难。患者常有一定程度寻求注意(表演性)的行为,并相信其疾病是躯体性的,需要进一步的检查,若患者不能说服医师接受这一点,便会愤愤不平,此时更易伴有寻求注意的行为。本障碍男女均可发生,呈慢性波动性病程。躯体症状障碍主要包括了 5 个亚型:躯体化障碍、疑病障碍、躯体形式的自主神经功能紊乱、持续性躯体形式疼痛障碍和其他躯体症状障碍。ICD-11 中提出了躯体痛苦障碍(bodily distress disorder,BDD)的新类别,涵盖了躯体症状障碍,还包括了内科医师经常使用的肌纤维痛、慢性疲劳综合征、过度换气综合征、肠易激综合征、非心源性胸痛、疼痛综合征等。本章将重点介绍其中的疑病症、躯体化障碍、持续性躯体形式疼痛障碍,同时结合前期的研究结果,介绍心身医学框架下的躯体症状诊断。

二、流行病学

由于调查依据的诊断标准 ICD-10 与 DSM-Ⅳ 有所不同,躯体症状障碍及分类的患病率有很大的出入。

Gureje 等报道,14 个国家利用 ICD-10 诊断标准进行调查发现 2.8% 的调查对象患躯体化障碍。Fink在 392 名内科住院患者中,用 ICD-10 诊断标准,5% 的患者患躯体化障碍,而用 DSM-Ⅳ诊断标准则为1.5%。在基层保健机构及综合医院就诊人群中,Gureje 报道躯体症状障碍患者占 16.7%。孟凡强等利用ICD-10 诊断标准,发现综合医院门诊就诊患者18.2%为躯体症状障碍,躯体化障碍占门诊总人数的7.4%。国内 1999 年的一项多中心调查研究显示,3 346 例门诊患者中有 632 例躯体症状障碍的筛选量表为阳性,即 12 条躯体症状中患者具有 3 条或以上症状、持续时间达 1 个月以上并且医师未能给出确定的器质性疾病诊断,进一步筛查得出约有 18% 的门诊患者符合 ICD-10 诊断标准中的躯体症状障碍诊断。从这些数据看出,非精神科中躯体症状障碍具有较高的发病率,需要医务人员和社会予以重视。

三、临床特征

(一) 症状复杂

躯体症状障碍患者往往存在精神心理因素和情绪表达的躯体化特点,会出现全身各种各样的躯体不适症状,起初甚至一直会在综合医院各科就诊,其中在心内科、神经内科和消化内科最多。分析可能的原因是,心脏和大脑与生命直接相关,一些相关不适更易引起人们的焦虑和担忧;而胃肠道又是人体与情绪密切相关的器官,如焦虑抑郁情况下往往都会有胃肠道的不适症状。

(二) 患者常经历多种、反复检查和治疗

躯体症状障碍患者往往具有潜在的精神因素和个性缺陷,这些特点又使临床症状较顽固持久,患者为了查出原因会不惜代价反复就医检查,如短期内连续做胃镜或 CT、MRI 等检查,有的甚至会坚持要求行探查性手术或整容。而且患者对治疗的反应性也较差,因此会频繁换医院和专家尝试各种方法治疗。此外,还与患者有限的医学认知有关,患者拒绝接受心理障碍的标签,执意将其归咎为躯体疾病,反复在临床各科诊治。

(三) 诊断名称含糊、多样

因躯体症状障碍患者很难接受心理障碍的疾病标签,以及一些心理疾病尚未纳入医疗保险的范畴,在临床上医师很少使用该类诊断,导致这一领域中同种疾病现象的诊断名称十分繁杂混乱。如对主要表现为胃肠不适的患者,可以出现的诊断名称包括:神经性胃肠炎、心因性胃肠炎、功能性胃肠病、肠易激综合征及胃肠神经症等。显然既影响人们对这类疾病的认识,也不利于疾病的治疗和统计研究。

(四) 临床表现多为躯体症状

躯体症状障碍的临床表现多为躯体症状,可以是单一症状,也可以表现为一组症状或表现出某种临床综合征,如肠易激综合征。从年龄特征看,儿童常表现为腹痛症状,而青壮年则以头痛多见。

四、治疗原则

(一) 对躯体症状进行全面评估

对躯体症状的全面评估是适宜治疗的基础,评估涉及生物、心理和社会诸方面。其中,全面细致的医学检查是至关重要的,要避免疏漏严重的躯体疾病。还应进行深入的精神医学检查。

(二) 要特别注意医患关系

由于躯体症状障碍患者反复陈述躯体症状,坚持将这些症状归咎于并不存在的躯体疾病,他们的目标常和医师的期待不一致。因此综合医院各科医师对这种情况的医患关系要给予特别注意,通常对这类患者应申请精神科会诊。

(三) 重视心理治疗与其他治疗方法的联合应用

躯体症状障碍的出现与心理社会应激有密切关系,患者对其症状的解释和采取的应对行为方式,都表明他们需要认知行为治疗。这类患者常伴抑郁和焦虑,又有躯体化的主诉,使用 SSRI 或副作用少、抗焦虑作用显著的其他抗抑郁药也是有价值的。认知行为治疗和 SSRI 联用被认为比单用药物或单用认知行为治疗更有效。

躯体症状障碍的认知行为治疗要点如下。

1. 治疗目标是帮助患者认识问题的性质

帮助患者认识问题性质可以评估、询问方式进行,切记治疗会谈绝不可变成争论。

2. 医师首先应表明态度

对患者体验症状的痛苦等事实,医师完全接受,并表达关心,鼓励患者说出自己的观点和论据,然后一起对其论据进行审视,提出可能的替代性解释。

3. 同患者讨论对健康的焦虑与躯体症状的联系

焦虑多伴有自主神经功能亢进,而对身体感知方面注意的聚焦,又增强了躯体不适的敏感性。医师

可在全面评估基础上，提议患者考虑和检验其对健康的焦虑同躯体症状的关联。但在取得治疗协议时并不要求患者放弃其观点。

4. 检验患者的威胁性负性信念

医师要鼓励患者说出自己的疑虑和想法，盘问时要强调躯体检查结果的正面信息，或医患协作设计行为实验以检查其信念的不真实性。

5. 改变回避性行为模式

医师要说明对心理社会应激可有不同的应对行为。澄清问题、面对现实、勇敢接受现实的挑战，是积极的应对行为；过度的医学检查、重复地寻求保证，只会强化躯体化倾向。医师要鼓励患者尝试积极的应对行为，改变以往回避问题的消极应对行为。采取放松、生物反馈等方法也有一定的价值。

六、危险因素与发病机制

与所有慢性非传染性疾病一样，躯体症状障碍是由多元化因素导致患病。涉及的危险因素如下。

(一) 遗传因素

与其他许多躯体和精神疾病一样，遗传因素是躯体症状障碍重要的发病背景。

(二) 创伤因素

许多研究结果表明，躯体症状障碍与创伤有密切关系。创伤可导致心理与身体分离，从而产生躯体化症状。例如，受严重虐待的儿童及青少年人群比其他人群更易发生躯体症状障碍。

(三) 文化价值因素

社会文化背景能够影响精神痛苦的表达。躯体症状在不同的社会环境里，可以有多重象征意义并具备某些社会功能。由于环境、人口、医疗设备的限制，患者在繁忙拥挤的医疗机构中常常隐藏情绪症状，而以一些直接的、易被接受的躯体症状为主诉。由于社会文化所决定的行为准则鼓励躯体症状的表达，这种表达可以获得他人的注意和同情，可以操纵人际关系，免除某种责任和义务，因此有时躯体化成为患者对待心理、社会各方面困难处境的一种方式。

▶▶▶ 第二节　疑　病　症 ◀◀◀

【典型案例】

患者，男性，22岁，飞行学院学员。主因"鼻部不适、担心自己患重病6个月余"就诊。

患者既往一直患有"鼻炎"。入院前6个月进行飞行员培训时自觉鼻子不舒服加重，反复在某大城市多家医院求治无明确异常发现。4个月前在当地医院就诊后，医嘱予以雷诺考特，患者十分担心该药的副作用，使用2周后自觉鼻塞症状减轻，但又感觉通气"太过"，同时出现头部不适，感觉"就像有个绳子吊着"，鼻干，发现自己的汗毛变长了，夜间睡眠时感觉喉、鼻及面部发热，无法入睡，认为这些症状是严重的药物副作用，感到自己快要活不成了，自行停用药物。因曾在某大医院诊为萎缩性鼻炎，患者反复上网查相关资料，自认为萎缩性鼻炎是不治之症，紧张、担心，饮食睡眠差，有时彻夜不眠，并自行诊断为"类固醇激素过敏体质"，而且出现了腹部增大、体重增加的副作用。3个月前患者坚决要求到某医科大学附属医院进一步求治（患者对该医科大学较信任），单位要求其2日后到飞行员体检鉴定指定单位做全方位检查鉴定。患者出现情绪激动，认为会来不及，宁愿辞去工作也要看病。当日便乘飞机到该医科大学附属医院求诊，耳鼻喉科医师予以检查后认为不是萎缩性鼻炎，而是"鼻甲肥大、鼻中隔偏曲"，予以中药治疗，患者自觉症状稍减轻，睡眠稍改善。2个月前症状再次加重，患者坚信自己的鼻子有严重问题，坚决要求立即找知名专家诊治。

一、概述

(一) 定义

疑病症（hypochondriasis）以担心或相信患严重躯体疾病的持久性优势观念为主（疑病观念），患者有持续的躯体主诉或有关躯体外观的先占观念,正常的或普通的感觉与外观常被患者视为异常的或令人苦恼的。患者因此反复就医,各种医学检查阴性结果和医师的解释,均不能打消其疑虑。即使患者有时存在某种躯体障碍,但不能解释所诉症状的性质、程度,或患者的痛苦与优势观念。常伴有焦虑或抑郁情绪,患者害怕药物及其副作用,常频繁更换医师寻求保证。多在 50 岁以前发病,为慢性波动病程,男女均可发生。很多患者,特别是轻症患者,仅在基层保健机构或非精神科专门医疗机构就诊。对社会功能影响程度变异甚大,某些患者用症状左右或操纵着家庭及社会关系;少数患者的社会功能几乎正常。上述典型病例较好地诠释了疑病症的定义。

(二) 流行病学

由于缺乏标准的评价系统,对该病患病率的估计存在困难。1982 年我国对 12 个地区精神疾病流行病学调查显示,在 15～59 岁居民中,疑病症的患病率为 0.15‰,占全部神经症病例的 0.7%。患者以城市居民为多。国外的资料显示,内科患者中 3%～13% 为疑病症。

二、临床特征

(一) 临床表现

疑病症的主要临床表现是"疑病",在这类障碍中躯体症状本身不是主要问题,而个体对躯体症状的错误认知构成了此类问题的核心。具体归纳起来,其具体表现可有以下 3 种:①患者对自己的疾病过分担心,或对自己的生理情况做病理性解读;如从感冒联想到严重感染或败血症,从感到颈动脉的明显搏动联想到动脉瘤等。②患者过分关注自己的躯体异常感觉,并经常作严重的病理性解读,如轻微的腹痛解读为肿瘤、疲劳时出现的眼花解读为青光眼等。而这种过分关注及解读不但不能为各种反复检查所得到的阴性检查结果所消除,甚至可以不断地加重。③毫无根据地坚信自己患某种或数种重大疾病,不能通过解释、阴性的检查结果及随着时间推移而并没有发生自己想象的身体状况恶化的事实等情况消除。以上 3 种情况均可明显影响患者的社会功能,并且给本人带来严重痛苦,同时也可以给家庭、医院及社会带来负担。以精神病症状学的专业术语概括,此类障碍患者的临床表现包括焦虑、疑病观念及疑病妄想。

(二) 辅助检查

心理测验(如 MMPI)通常可以发现患者存在着躯体疾病的先占观念,这种先占观念与潜在的抑郁和焦虑有关。其余辅助检查均正常,可作为诊断的参考。值得注意的是,对于该类障碍的诊断主要是对患者对躯体状况过分关注的错误认知的认定,而非对实验室结果阳性与否的认定。

三、诊断与鉴别诊断

(一) 诊断标准

以疑病症状为主要临床表现,且至少表现为下述项目中的 1 项。

1. 对自身健康状况过分担心,其严重程度与实际情况很不相称。
2. 对经常出现的生理现象或异常感觉作出疑病性解释。
3. 有牢固的疑病观念,缺乏充分依据。
4. 患者反复就医或反复要求医学检查,但阴性结果和医师的合理解释不能打消其疑虑。

(二) 鉴别诊断

需要鉴别的是常继发疑病症状的原发疾病。

1. 躯体疾病或中枢神经系统疾病

有的患者主诉可能是在真实症状基础上的夸大,医师不可误为疑病症状。如多发性硬化、甲状腺或甲状旁腺疾病、系统性红斑狼疮等都可出现疑病症状。故在诊断疑病症前常行全面检查,肯定排除各种躯体疾病后方作出疑病症诊断。

2. 精神分裂症

精神分裂症早期可出现疑病症状,但内容较荒谬,或不固定,患者不积极要求治疗,并有其他精神病性症状,可资鉴别。

3. 抑郁障碍

抑郁障碍常有疑病倾向或疑病症状,但有显著的情绪低落和伴发的其他抑郁症状,不难鉴别。

4. 躯体化障碍

躯体化障碍患者注意症状,患者诉说的疾病及其症状数量较多,且经常变化,不像疑病症患者注意疾病的本身及后果。疑病症患者的疑病观念涉及 1 种或 2 种躯体疾病,患者诉说的病名前后一致。

四、治疗及预后

(一) 治疗

在排除躯体疾病,诊断确定之后,应停止各种不必要的检查。

1. 心理治疗

由于疑病症的慢性和复发性的特点,使得该病治疗困难。原发性疑病症可以心理治疗为主。支持性心理治疗是治疗本病的基础,反复安慰与保证虽然不能奏效,但对于控制问诊、纠正患者的错误观念和鼓励患者以建设性的方式应对症状是有效的。还可通过参加各种社交或工疗活动,使患者逐渐摆脱疾病观念。认知行为治疗技术对疑病症有效,这种技术以提供新的信息、探讨和锻炼为基础,包括改变患者对症状的性质和治疗方面的看法,从而达到本属于正常躯体情况的良性躯体不适的感觉的目的,并帮助患者认识到引起这些感觉的真正原因。

2. 药物治疗

药物治疗主要是针对患者的症状进行治疗。常用的有苯二氮䓬类、SSRI 抗抑郁药及对症处理的镇痛药、镇静药等。如果将患者的疑病观念作为认知功能受损解读,对症治疗的关键就应是采用抗精神病药,特别是第二代抗精神病药,具体使用请参见相关章节。

(二) 预后

疑病症以病程慢性波动为特征。除了少数病例,长期患病的患者多不能治愈。有明确抑郁发作或惊恐障碍的疑病症患者,在合并的疾病得到有效治疗时,疑病症状往往会有明显缓解。少数合并严重慢性抑郁或强迫障碍的患者病情会恶化。病前心理健康状况良好,因急性疾病或生活的压力出现短暂疑病症的患者,预后良好,且症状可完全消失。

五、危险因素与发病机制

目前多数学者认为,疑病症的起病与人格缺陷和心理社会因素有一定关系。

(一) 人格基础

孤僻、内向,对周围事物缺乏兴趣,对身体变动十分关注,具有自恋倾向的人格特征,可成为疑病症发病的人格基础。敏感多疑、易受暗示、性格内向的人,在患躯体疾病时易出现短暂性疑病症。

(二) 心理社会因素

心理社会因素也会对疑病症产生较大影响。错误的传统观念,例如对手淫危害的过分夸张,既往的经历,如亲友死于某种严重的疾病,以及医师不恰当的言语、态度和行为等不良的医源性影响都可促成疑病观念。此外,某些患者在就医过程中,长期不能确诊,反复检查,或诊断错误,或治疗失当,或被迫接受手术等,亦可促使疑病观念的产生。

(三) 躯体因素

处于青春期或围绝经期者,较易出现自主神经不稳定的病状,如心慌,潮热等。对这类生理现象过分敏感、关注,甚至曲解,可以促成疑病观念。

▶▶▶ 第三节 躯体化障碍 ◀◀◀

【典型案例】

患者,女性,53 岁,已婚,汉族,家庭妇女,主因"头晕、腹部不适 3 年"入院。

患者 3 年前无明显诱因出现上腹部不适,为内脏拉紧、扯拽感,2 年前患者同时出现头晕、站立行走不稳等表现。后患者上述症状逐渐加重,生活自理能力下降,完成做饭等家务也感到困难。患者反复求诊于耳鼻喉科、神经内科、消化内科、中医科,行腹部 B 超、胃镜、电测听、颈椎 X 线片、头颅 CT、TCD 等检查,无明显异常发现,给予相应治疗后,症状无明显改善。患者曾 1 年内连续 3 次胃镜检查均报告"浅表性胃炎",在当地医院消化内科住院治疗 2 次,疗效欠佳。近 1 年患者常有失眠、心烦、坐立不安等表现,服当地医院"消烦镇脑胶囊",症状有所减轻,睡眠改善。半年前患者症状再次加重,服"消烦镇脑胶囊"效差。为进一步诊治,就诊于精神科门诊,以"躯体化障碍"收住入院。

一、概述

(一) 躯体化的定义

躯体化是指一种体验和表述躯体不适与躯体症状倾向的情况,其特点为:①患者体验和表达躯体不适与症状;②这些躯体不适与症状不能用病理发现来解释;③患者将躯体不适症状归咎为躯体疾病;④患者据此向医学各科求助;⑤一般认为,这是对心理社会应激独特的反应,即患者主要是用躯体方式而非心理方式作出反应。应当特别指出的是,躯体化是一种临床现象,但不是诊断名称。躯体化可见于许多精神障碍,如抑郁障碍、焦虑障碍、躯体症状障碍、精神分裂症等。

(二) 躯体化障碍的定义

躯体化障碍(somatization disorder)以多种长期的、缺乏病理损害依据的慢性躯体症状为主诉,症状可以涉及全身各个系统和器官,可伴有明显的焦虑和抑郁。一般开始于 30 岁之前,病程长且为慢性波动性,常常不能完全缓解症状。患者通常有着长期的社会、家庭及人际行为方面的严重障碍。

(三) 流行病学

普通人群中躯体化障碍的发病率在很大程度上是随着所研究人群和研究所使用的技术而变化的。社区调查发现,其患病率低于 1%,而在初级保健机构一般为 1%~2%,女性的患病率为男性的 2 倍。流行病学汇编领域(ECA)的研究显示,躯体化障碍的患病率为 0.1%~0.4%。在住院患者中,躯体化障碍发病率可高达 5%。本障碍可导致巨大的医学和经济花费。

二、临床表现

主要表现为多种多样、经常变化、反复出现的躯体症状,症状可涉及身体的任何系统或器官,往往有所夸大,最常见的是胃肠道不适(如疼痛、打嗝、反酸、呕吐、恶心等)、异常的皮肤感觉(如瘙痒、烧灼感、刺痛、麻木感、酸痛等)、皮肤斑点,性及月经方面的主诉也很常见,而且可有多种症状同时存在,常存在明显的抑郁和焦虑情绪。这些症状经仔细探索发现,很可能是由应激引起的不快心情转化而来。在到精神科就诊之前,症状往往已存在数年。大多数患者已有过与基层和专门医疗保健机构长期接触的复杂经历,其间曾进行过许多没有阳性发现的检查或一无所获的手术。常为慢性波动性病程,并伴有社会、人际及家庭行为方面长期存在的严重障碍,很少能够完全缓解。女性远多于男性,多在成年早期发病,女性最早的症状可能与性方面的困难或婚姻、恋爱问题有关。有的患者因经常接受治疗,可致药物依赖或滥用(多为镇静剂和止痛剂)。

三、辅助检查

躯体化障碍患者的辅助检查多无特殊发现,即使有时确实存在某些轻度异常,如胃镜提示浅表性胃炎、心电图提示窦性心动过速等,但这些异常不能够解释患者所诉说症状的性质、严重程度。到目前为止,国内外都没有关于本病的神经影像学研究的报道。

心理测验可能会发现,有些患者存在一定程度的人格缺陷或不恰当的应付和防御方式,但并没有特异性的测验结果。

四、诊断与鉴别诊断

(一) 诊断

确诊需具备以下各条件。

1. 存在各式各样、变化多端的躯体症状至少 2 年,且未发现任何恰当的躯体解释。

2. 不断拒绝多名医师关于其症状没有躯体障碍基础的忠告与保证。

3. 症状及其所致的行为改变造成一定程度的社会和家庭功能损害。

临床表现除了符合躯体症状障碍的诊断概念以外,还必须以多种多样、反复出现、经常变化的躯体症状为主,在下列 4 组症状中至少有 2 组共 6 个症状:①胃肠道症状;②呼吸系统、循环系统症状;③泌尿生殖系统症状;④皮肤症状或疼痛症状。而且体格检查和实验室检查均不能发现躯体障碍的证据或能对患者症状作出合理解释。对上述症状的优势观念使患者痛苦,不断求诊,或要求进行各种检查,但检查结果阴性和医师的合理解释,均不能打消其疑虑。

(二) 鉴别诊断

1. 躯体疾病

长期患躯体化障碍的患者与其同龄人一样有同等机会发生其他独立的躯体疾病,如果患者躯体主诉的重点和稳定性发生转化,这提示可能有躯体疾病,应考虑进一步检查和会诊。

2. 抑郁症

躯体化障碍通常伴以程度不等的抑郁和焦虑,如果抑郁和焦虑本身在严重程度和持续时间上不足以诊断,则不必分开诊断。40 岁以后发病的多种躯体症状可能是原发抑郁障碍的早期表现。

3. 疑病症

躯体化障碍患者关注的重点是症状本身及症状的个别影响,而疑病症患者的注意会更多地指向潜在进行性的严重疾病过程及其致残后果。疑病症患者倾向于要求进行检查以确定或证实潜在疾病的性质,而躯体化障碍患者要求治疗以消除症状。在躯体化障碍中,常有药物过度使用,同时也存在长期不遵医嘱的情况,而疑病症患者害怕药物及其副作用,常频繁更换医师寻求保证。

四、治疗及预后

(一) 治疗

躯体化障碍治疗较困难,通常有以下治疗方法。

1. 认知行为治疗

认知行为治疗被认为是目前对躯体症状障碍有效的治疗手段,可以减少躯体形式症状。其主要目标是协助当事人克服认知盲点、模糊知觉、自我欺骗、不正确判断及改变其扭曲认知或不合逻辑的思考方式。认知行为治疗评估中功能性分析是治疗成功的关键,即确定特殊刺激与结果间的联系。认知行为治疗不仅努力寻找是什么事件导致了思维、情绪和行为问题,而且对与当前问题直接有关的具体技能进行学习。有研究显示,认知行为治疗改善患者有关健康的焦虑、不正确信念、对疾病的过度关心和损害的社会功能,同时减少患者就诊的次数。目前对认知行为治疗的研究更为深入,一项分析年龄对认知行为治疗影响的试验显示年轻人对认知行为治疗的反应不及年老者,提示认知行为治疗应考虑年龄因素。

2. 药物治疗

可以使用 SSRI 或其他抗抑郁药,以达到早期控制症状、改善不良情绪的目的。中医中药治疗也有一定疗效。临床上,可以参照第三章介绍的躯体症状的心身理论分类框架对患者的躯体症状进行心身分类,制订相应的治疗策略。

（二）预后

由于躯体化障碍是一种波动性病程的慢性疾病,因此处理的原则通常是减轻症状和控制医疗费用,而非治愈。患者常常由于用药或外科治疗而患上医院性并发症。然而,长期研究并没有发现患者有寿命减少的现象,提示这些患者并没有隐蔽性的生物学基础。

五、危险因素与发病机制

到目前为止,还没有一个关于躯体化障碍的病因学理论被公认。精神分析理论认为此类患者常常把躯体症状作为一种防御机制。

▶▶▶ 第四节　持续性躯体形式疼痛障碍 ◀◀◀

【典型案例】

患者,男性,42岁,已婚,某地公安局担任领导职务。主因"臀部疼痛、失眠10年,头晕乏力2年"入院。

患者于10年前无明显诱因出现左侧臀部疼痛,放射至股四头肌外侧缘,曾2次行腰骶椎MRI检查未见异常,疼痛严重时服用止痛药可以暂时缓解,疼痛在劳累、生气、失眠情况下加重。1年前右侧臀部亦出现疼痛,有时为放射性,有时则呈跳动性。近2年患者经常头晕,全身疲乏无力,情绪低落,高兴不起来,易发脾气,晚间睡眠差,入睡困难,常服用地西泮帮助入睡。半年前患者上述症状加重,就诊北京某三甲医院肌病专科,给予口服氟伏沙明50 mg/d,坚持服药1个月后症状稍减轻,有时有全身不自主抽动,抽动时意识完全清楚,自己不能控制。抽动在情绪激动时症状加重,甚至出现头颅左右摆动,为求进一步治疗来精神科门诊就诊,以"躯体症状障碍"收入院。

一、概述

（一）概念

持续性躯体形式疼痛障碍(persistent somatoform pain disorder)主要表现是一种不能用生理过程或躯体障碍予以合理解释的持续性严重的疼痛。情绪冲突或心理社会问题与疼痛的发生有关,且足以得出它们是主要致病原因的结论。

（二）流行病学

根据国外的一项研究,14%到私人诊所就诊的患者诉说他们有慢性疼痛。流行病学研究发现,反复或持续性疼痛在约1/3的普通人群中广泛存在,有少数患者诉说疼痛导致了功能障碍。据报道,在精神科,住院患者的1/5及门诊患者的1/2有此问题。心理因素影响个体对疼痛的反应。

二、临床表现

（一）症状

疼痛障碍几种常见的综合征如下。

1. 慢性头面部疼痛

这种疼痛可以是钝性或锐性的,可以影响面部几乎所有非肌肉的部分,最常见发生于颧骨周围、眼部和下颌。疼痛可以是间歇性的,当患者感到疲劳或极度紧张时加重。疼痛与脑神经分布不一致,感觉模糊不清。从症状出现到就医常有相当长的一段时间,患者往往首诊于口腔科。一般的镇痛药常常无效,但用抗抑郁药治疗有效,认知和行为心理治疗及坦率的解释也有帮助。许多患者的疼痛长期不能消失,有的可能复发。

2. 慢性盆腔疼痛

盆腔疼痛是妇科门诊的常见症状,近年来对这一综合征的解释已从僵化的心理学观点转向多因素观点。虽然许多盆腔疼痛的女性没有查到相关躯体疾病,但80%盆腔疼痛的女性有盆腔充血,不过这种充血与盆腔疼痛并没有病因上的必然联系。

3. 慢性腰背部疼痛

腰背部疼痛是非常常见的症状,在老年人、女性及高度焦虑的人群中发生比率更高,这些人对自己的健康普遍担心、关注,经常就医服药,但相关医学检查极少发现有神经反射或神经影像学的改变。对该症状的治疗方法有支撑背部、躯体康复治疗、皮肤神经刺激及心理治疗等多种选择,但疗效多不满意。

4. 其他形式的疼痛

患者可以表现为任何形式的其他疼痛,并且与某种功能异常相联系。如患者可以出现双腿疼痛,直接影响其行走,有的患者是在行走很短距离以后出现疼痛。

(二) 辅助检查

1. 心理测验

心理测验如 MMPI 常用于评估疼痛患者。常见的测验结果显示,本病患者主要有躯体状况的注重、潜在的抑郁或焦虑及否认精神症状的倾向。一种由患者自我测验的疼痛问卷显示出,本病患者趋于用特征性的和富有色彩的语言描述疼痛感受。

2. 实验室检查

一般没有与之相应的病理损害的证据,这也是该类障碍概念被单独提出的基础。

三、诊断与鉴别诊断

(一) 诊断标准

1. 症状标准

(1) 符合躯体症状障碍的诊断标准。

(2) 持续、严重的疼痛,不能用生理过程或躯体疾病作出合理解释。

(3) 情感冲突或心理社会问题直接导致疼痛的发生。

(4) 经检查未发现与主诉相应的躯体病变。

2. 严重标准

因社会功能受损及难以摆脱的精神痛苦而主动求治。

3. 病程标准

符合症状标准至少已 6 个月。

4. 排除标准

(1) 排除检查出的相关躯体疾病与疼痛。

(2) 排除精神分裂症或相关障碍、心境障碍、躯体障碍、未分化的躯体症状障碍、疑病症。

(二) 鉴别诊断

1. 病理损害相关的疼痛

躯体疾病可以作为慢性疼痛的诱发因素,如果确定患者有心理因素存在,而且心理因素夸大或强化了其疼痛体验,已不能以躯体疾病解释疼痛时,即使存在共患的潜在躯体疾病也不能排除持续躯体形式疼痛障碍的诊断。

2. 抑郁障碍

持续性躯体形式疼痛障碍的患者常继发抑郁、焦虑情绪,而抑郁障碍患者也可出现疼痛症状,因此需鉴别。鉴别要点在于:①抑郁障碍时抑郁情绪是原发症状,而疼痛障碍时抑郁情绪是继发症状,此时疼痛才是主要的临床特征;②疼痛障碍的抑郁情绪一般达不到抑郁障碍的严重程度。

3. 其他躯体症状障碍

疑病症的患者常常也诉说有各种躯体疼痛,鉴别的关键是疑病症强调的是患者对疾病的优势信念,而持续性躯体形式疼痛障碍的患者强调的是疼痛的感觉。

4. 精神分裂症

某些精神分裂症患者也有疼痛症状,但他们往往对疼痛症状漠不关心或对此予以荒谬离奇的解释,表现出思维障碍的特点,可与持续性躯体形式疼痛障碍鉴别。

5. 物质依赖

物质依赖特别是海洛因依赖的患者当出现戒断症状时,疼痛症状常见,但这类患者的疼痛必须继续使用成瘾药物或用替代药物才能缓解,以此与持续性躯体形式疼痛障碍鉴别比较容易。

四、治疗及预后

精神科医师更多涉及的是对持续性躯体形式疼痛障碍的评价而非治疗。精神科医师可能更多是在会诊时或作为多学科疼痛治疗组的成员时看到这种综合征的患者,这类患者通常都以一个慢性残疾人的身份自居,并对生活采取一种消极的态度。治疗的主要目的是改善患者的社会功能,使患者积极参与到康复过程中来,确认和减少患者疼痛行为的强化源。

按照心身分类框架,疼痛也可以分为警觉性增高的疼痛(激越性疼痛)、认知异常的疼痛(认知性疼痛)及与暗示和自我暗示相关的疼痛(想象性疼痛)。据此,疼痛的治疗就有了理论依据,同时也对本章的分类提出了新的观点,应该成为今后研究这类问题的主要思考方向。具体用药请参见相关章节。至于在各种病理损害基础上产生的疼痛,要分清患者病理损害及心理因素在疼痛症状中所占"份额"是徒劳的,也是没有意义的,此时心身同治就是基本原则。

▶▶▶ 第五节 心身医学理论框架下的 WCPA 临床躯体症状分类诊断量表 ◀◀◀

一、量表简介

(一)量表的研制

基于第三章所描述的应用心身医学理论对躯体症状的重新定义,以及根据在此定义的基础上所提出的躯体症状心身分类的假说,四川省西部精神医学协会孙学礼团队经过 2014—2018 年的真实世界研究,研制了用于躯体症状临床心身医学分类的躯体症状分类及诊断量表——WCPA 临床躯体症状分类诊断量表(WCPA Somatic Symptoms Classification & Diagnostic Scale)。该量表的使用证实了躯体症状心身医学分类的可信性及可行性。

(二)量表的研制目的

量表的研制目的在于对临床躯体症状进行准确的心身医学分类,以便对躯体症状的对症治疗。如对激越性症状的抗焦虑治疗,对抑制性症状的抗抑郁治疗,对认知性症状的第二代抗精神病药的使用,对想象性症状的综合治疗,以及对生物性症状的心身共治。

(三)量表的构架

此量表共 35 个条目,每个条目有 5 级评分。包括患者自评(p)和医师他评(d)两个部分。也可以由专业医师一并评估。

(四)量表的适用范围

1. 适用于存在躯体症状的所有患者。

2. 只作为症状诊断,不用于疾病诊断。

3. 更适用于评估最近 4 周内躯体症状的严重程度。

在感染期、围术期、围产期或临终状态不适合使用该量表。

二、量表内容

(一)量表指导语

1. 请仔细阅读下面的条目,并请在符合自己情况,特别是符合自己最近 4 周内情况的相应栏目内做上"√"符号。

2. 量表中的等级数字 0 表示从无,1 表示轻度,2 表示中度,3. 表示"偏重",4 表示严重。

（二）具体内容

1. 量表的全部内容见表 21-1。

表 21-1　WCPA 临床躯体症状分类诊断量表

最近 4 周的情况	0	1	2	3	4
1. 如果医师告诉您"没发现您患有什么疾病",您不能相信 d					
2. 不能快速思考或有时大脑一片空白 e					
3. 肉眼可见的躯体损害 c					
4. 睡眠浅,容易惊醒 b					
5. 不能赋予对生活的意义 a					
6. 尿频、尿急、尿不尽 b					
7. 您比别人对疼痛更敏感 d					
8. 您体验到的躯体症状内容具有多样性、多变性 d					
9. 全身或四肢发凉或发热 b					
10. 心跳很快、心悸 b					
11. 做事提不起兴趣(非精力下降)a					
12. 耳鸣或脑鸣 e					
13. 体验到症状的性质及部位相对固定,症状生动清晰 e					
14. 一阵阵坐立不安、心神不定 b					
15. 全身游走性不适(周身性不适)d					
16. 迟钝症状(少言、少语、少动)a					
17. 不能集中注意 e					
18. 确认自己的身体出了严重问题 d					
19. 医学实验室辅助检查 c					
20. 查体发现有诊断意义的阳性体征 c					
21. 感到熟悉的东西变得陌生 a					
22. 健忘 e					
23. 梦多或受梦的干扰 b					
24. 您比大多数人更担心自己的健康 d					
25. 下肢灌铅感 a					
26. 有短暂神志不清的感觉或感到恍惚 e					
27. 有许多不同种类的症状搅扰您 d					
28. 听到某种疾病后,会导致您对患这种疾病的担心 d					
29. 很容易体验到躯体各种不适 d					
30. 汗多 b					
31. 性欲减退 a					
32. 有明确诊断的重大疾病 c					
33. 难以入睡 b					
34. 恶心或呕吐 b					
35. 无动力感 a					

2. 采用上述纸质版可以使用此量表,目前该量的使用更方便的方法是利用手机浏览器或电脑浏览器,输入"http://data.chinawcpa.com",并完成相关注册手续,就可以在人工智能平台上使用该量表。结果分析及资料的贮存均可通过人工智能平台完成,有利于大数据的收集。

三、量表使用

(一)使用举例

如所面对的患者表述有"睡眠浅,容易惊醒",这种感觉出现频度较低,每周1~2次,而这种感觉患者已经明显地感觉到或注意到,但此项感觉不影响身的生活,也不给给本人带来明显的痛苦。对照量表的条目,此种症状符合量表的条目4睡眠浅,容易惊醒,而该条目中对此项症状严重程度的描述包括:

0分:无此症状。

1分:睡着后感觉周围发生的事自己基本知道,但没有完全醒来。

2分:睡着后感觉周围发生的事自己都知道,易醒,醒来可再睡去。

3分:睡着后感觉周围的轻微声响都可将自己惊醒,醒来可再睡去。

4分:明显睡眠感缺失,轻微响动就惊醒,且很难再睡去。

该患者的此项症状严重程度符合"轻度"的标准,因此记录方法如下:

最近4周的情况	0	1	2	3	4
1. 如果医师告诉您"没发现您患有什么疾病",您不能相信 d					
2. 不能快速思考或有时大脑一片空白 e					
3. 肉眼可见的躯体损害 c					
4. 睡眠浅,容易惊醒 b		√			

············

以此类推,完成35个条目的评分。

(二)量表评分细则

本量表采用自评/他评相结合的方式进行量表评估,其中条3、19、20、32为临床医师评定项目,其余31条目可为患者自评项目或者医师他评。

1. 第一部分(条目2、5、7、9、10、12、14、16、17、21、22、25、26、30、34等条目)的评分说明:①上述条目均包括5个评分等级;②0分指无此项症状;1分表示2周内偶尔出现(1~2次),基本不引起痛苦感觉;2分表示1周内出现1~2次,稍微有痛苦感;3分表示1周内每天出现至少1次,痛苦感较明显;4分则表示每天出现至少1次,痛苦感极为明显。具体分别表述如下。

(1)条目1的评分说明:条目1的具体内容是"如果医师告诉您没发现您有什么病,您不能相信"。该条目所指的"病"是目前公众概念所认同的存在病理损害,以及"器质性疾病",具体评分等级如下所述。

0分:完全相信医师。

1分:担心有器质性问题,医师告知正常后担忧念头基本打消。

2分:虽然医师告知无器质性问题,仍有隐隐担忧,要求进一步检查。

3分:医师告知无器质性问题,辅助检查亦正常,仍担忧是不是病没有查出来。

4分:医师告知无器质性问题,辅助检查正常,但自己完全不相信是正常的。

(2)条目4的评分说明:条目4的具体内容是"睡眠浅,容易惊醒"。睡眠浅的含义及具体评分标准如下列所示。

0分:无此症状。

1分:睡着后感觉周围发生的事自己基本知道,但没有完全醒来。

2分:睡着后感觉周围发生的事自己都知道,易醒,醒来可再睡去。

3分:睡着后感觉周围的轻微声响都可将自己惊醒,醒来可再睡去。

4分:明显睡眠感缺失,轻微响动就惊醒,且很难再睡去。

(3) 条目 6 的评分说明:条目 6 的具体内容是"尿频、尿急、尿不尽"。同样,这也是一项以主观体验为基础的评分,与具体次数关系不大,而与个体对该现象的体验密切相关。具体标准如下。

0分:无症状。

1分:自己察觉上厕所小便的次数较往常稍增多,但尚能接受。

2分:自己察觉上厕所小便的次数增多,不解则有不安的感觉。

3分:察觉自己上厕所小便的次数明显增多,解后仍有尿意,部分影响日常生活。

4分:察觉自己上厕所小便的次数明显增多,常常感觉没有解尽,严重影响日常生活。

(4) 条目 7 的评分说明:条目 7 的具体内容为"您比别人对疼痛更敏感"。这同样是一项要求受评者作出主观判断的问题,患者作出评价的依据是自己与周围人群的比较,同时也包含自己现在情况与自己常态状况的比较。

0分:无症状。

1分:相同受伤程度,你对疼痛的反应较别人稍显敏感。

2分:相同受伤程度,你对疼痛的反应较别人稍重,情绪反应稍明显。

3分:相同受伤程度,你对疼痛的反应较别人明显更重,情绪反应明显。

4分:相同受伤程度,你对疼痛的反应较别人明显严重,情绪反应尤其明显。

(5) 条目 8 的评分说明:条目 8 的具体内容是"您体验到的躯体症状内容具有多样性、多变性"。评估的具体标准可参见下列标准。

0分:症状单一固定,无多变性多样性。

1分:症状部位较多变,性质类似,造成的痛苦程度较轻。

2分:症状部位较多变,性质较多样,造成一定的痛苦。

3分:症状部位多变,性质多种多样,造成较大痛苦。

4分:症状部位多变,性质多种多样,造成严重痛苦。

(6) 条目 11 的评分说明:条目 11 的具体内容是"做事提不起兴趣(非因精力下降)"。该条目与条目 32"无动力感"所产生的后果似乎相似,但病理心理机制则不同,如果说条目 32 是"有心无力",该条目所指的则是"有力无心"或"无心无力"。即该条目强调评估的是行为的"动机"或个体的欲望,而条目 32 是指执行动机所具备的条件。在有的实际案例中,两者同时存在,而在有的案例中仅存其中之一,往往是动力不足出现在前。因此在询问患者和具体评分时应注意区别。

0分:无症状。

1分:对周围事物有点提不起兴趣,但对自己以往喜欢的事物可唤起兴趣。

2分:对周围事物兴趣下降,对自己以往喜欢的事物也不如以前般感兴趣。

3分:对周围事物及自己以往喜欢的事物均明显不感兴趣。

4分:对周围事物及自己以往喜欢的事物严重提不起兴趣。

(7) 条目 13 的评分说明:条目 13 的内容是"体验到症状的性质及部位相对固定,症状清晰生动"。此处所说的"症状"是指任何躯体症状,如痛、痒、胀等,基于这种情况,进行如下评分。

0分:未见症状固定、清晰。

1分:有躯体症状,基本固定、清晰,痛苦感一般。

2分:有躯体症状,固定、清晰,有较明显痛苦感。

3分:有躯体症状,固定、清晰,有明显痛苦感。

4分:有躯体症状,固定、清晰,有严重痛苦感。

(8) 条目 15 的评分说明:条目 15 的具体内容是"全身游走性不适"。设置该条目的目的在于了解患者是否存在部位不固定的不适体验,不适可以包括任何负性体验,如疼痛、发冷、发热、发麻等。具体评分等级如下。

0分:无游走性躯体不适。

1分:躯体不适出现的部位不固定,2周出现1、2次左右,痛苦感较轻。

2分:躯体不适出现的部位不固定,1周出现1、2次,痛苦感一般。

3分:躯体不适在全身各处游走,每天出现1次,痛苦感明显。

4分:躯体不适在全身各处游走,每天出现数次,痛苦感严重。

或"周身性不适"。该条目有两方面含义,一是指患者很容易体验到躯体的不适,或将这种不适放大,如将睡后刚起床时很多人都可以体验到的身体沉重感作为就诊主诉;二是将一些总是容易将躯体的各种本属于正常的感受作出负性解读,如大便前的轻微腹痛、偶然感觉到的颈动脉搏动等。具体评分等级见下列标准。

0分:对身体各部位变化不敏感,不关注。

1分:对身体各种变化有所关注,但无痛苦感。

2分:对身体各种变化较关注,痛苦感一般。

3分:对身体各种变化很关注,痛苦感明显,但注意尚可被转移。

4分:对身体各种变化极关注,痛苦感严重,注意无法被转移。

(9) 条目18的评分说明:条目18的具体内容为"确认自己的身体出了严重问题"。这一条目的评分需要依据两方面的信息,一是患者自己的直接表述,二是临床医师根据患者在求医行为中的具体表现,如不断要求做躯体检查,但并不相信检查所得到的阴性结果,或怀疑躯体检查所得到的结果没有自己的实际情况严重;反复不断地寻求诊疗,但对医疗措施怀疑或不认同,或不断地纠缠;患者出现"疾病先占观念",即除了想到疾病,没法思考其他问题,同时也无法进行其他的日常活动。对这一条目的评分需在综合掌握患者信息的情况下才能准确判断。具体评分等级如下。

0分:不认为自己的身体有什么严重问题。

1分:虽然知道自己身体没有大的问题,但因为躯体不适而有所怀疑。

2分:比较相信自己的身体出了问题。

3分:坚信自己的身体出了较严重问题,但相信医疗可以改善。

4分:坚信自己的身体出了极严重问题,可能医疗都不能改善。

(10) 条目23的评分说明:条目23的具体内容为"梦多或受梦的干扰"。此条目主要强调个体对梦的负性体验。睡眠研究表明,人类睡眠期间,做梦主要出现在快速眼动(REM)睡眠阶段,而在成年期REM睡眠占总睡眠时间的1/3~1/4,也就是说睡眠中的做梦是正常情况。有人表述自己"整夜都在做梦"从睡眠生理角度看是不可能的,反之有人表述自己"整夜都没有梦"从睡眠生理角度理解也是不可能的。因此,此条目主要是评价个体对梦的负性体验,如果受评者虽然回应自己有梦的体验和回忆,但没有对梦的负性体验,应视为没有此项症状。在确定患者有对梦的负性体验的情况下,可按如下标准评价该患者的程度。

0分:无症状。

1分:睡着后感觉做了好几个梦,内容较清晰,但对情绪无大的影响。

2分:睡着后感觉连着做了好几个梦,内容清晰,多为紧张恐怖的梦,醒后情绪无大影响。

3分:感觉整晚都在做梦,内容多为紧张恐怖的,醒后情绪稍受影响。

4分:感觉整晚都在做梦,内容全是紧张恐怖的,醒后紧张情绪久久不能平复。

(11) 条目24的评分说明:条目24的具体内容是"您比大多数人更担心自己的健康",具体含义以及评分等级见下面所呈现的内容。

0分:无此情况。

1分:对身体变化较敏感,有时对自己健康有隐隐担忧。

2分:对身体变化敏感,对自己健康经常感到担忧,但注意可被转移。

3分:对身体变化敏感,对自己健康过分担忧,需努力控制,否则注意难以被转移。

4分:对身体变化极为敏感,对自己健康极其担忧,注意无法转移。

（12）条目 27 的评分说明:条目 27 的具体内容是"有许多不同种类的症状搅扰您"。关于这一条目的评分主要依据受评者的主观描述,具体评分等级如下。

0 分:无症状。

1 分:有 1~2 种不同的症状存在,痛苦感较轻。

2 分:有 3 种不同的症状存在,痛苦感一般。

3 分:有 3 种以上症状存在,痛苦感明显。

4 分:有 3 种以上症状存在,痛苦感严重。

（13）条目 28 的评分说明:条目 28 的具体内容是"听到某种疾病后,会导致您对患这种疾病的担心"。具体评估标准如下。

0 分:不担忧。

1 分:2 周来隐隐担忧,但自己能很快打消此念头。

2 分:担忧出现的频率较多,1 周 2 次左右,但自己通过查找各种资料能打消此念头。

3 分:担忧频繁出现,1 周 3 次以上或每天 1 次,注意难以转移,查找资料后也难以说服自己。

4 分:主动对号入座,坚信自己也身患此种疾病,担忧每天出现数次,注意完全集中于此,无法通过各种方式打消此念头。

（14）条目 31 的评分说明:条目 31 的具体内容是"性欲减退"。具体评分等级参见下列内容。值得说明的是无论什么原因,只要出现下列情况,均应按下面的标准评分。

0 分:无症状。

1 分:对性生活无要求,但能配合配偶完成性行为。

2 分:对性生活无要求,对配偶的性要求无法满意配合。

3 分:对性生活无要求,对配偶的性要求无回应。

4 分:对性生活完全无要求,尽量回避配偶的性要求。

（15）条目 33 的评分说明:条目 33 的具体内容是"难以入睡"。评估此项问题依据两个方面,目前国际业内对入睡困难认定的公认标准是上床后入睡时间超过 30 min,而本量表设定的入睡困难标准是"1 h 左右",也就是说评定该项症状的客观标准至少大于 30 min,2 种表述并不矛盾。此外,值得注意的是评估该项条目患者的主观体验和描述重于具体时间,即如果患者坚持认为自己存在入睡困难,那么就应该记录为有此项症状,评分等级就以出现频度以及对本人的影响为标准,而忽略时间。

0 分:无此症状。

1 分:需要花 1 h 左右才能入睡,2 周来出现 1~2 次。

2 分:需要花 1 h 以上才能入睡,1 周出现 1~2 次。

3 分:需要花 1 h 以上才能入睡,1 周出现 3 次以上。

4 分:完全无法入眠,甚至通宵不睡,1 周来几乎天天如此。

（16）条目 35 的评分说明:条目 35 的具体内容为"无动力感"。此处的"无动力感"主要含义是"有心无力"的情况,故以"精力"作为评估该项情况的基础,而"无欲望"的情况不包括在内。

0 分:无症状。

1 分:感精力稍微变差,但基本不影响日常生活及工作。

2 分:感精力有所下降,动作较慢,完成工作较吃力,日常生活基本能维持。

3 分:感精力明显下降,动作较慢,工作难以胜任,日常生活较吃力。

4 分:感精力明显下降,动作明显迟缓,完全无法工作及维持日常生活。

2. 第二部分。医师借助查体或辅助检查结果所进行评估的 4 个条目的分别具体说明,以下每一条都是他评,具体评分是临床医师根据每一项描述的原则进行。

（1）条目 3 "肉眼可见的损害"的具体评分说明

0 分:无肉眼可见的损害。

1分:有轻微肉眼可见的损害,范围小,患者感觉症状轻微。

2分:有明显肉眼可见的损害,范围小,患者感觉症状严重。

3分:有明显可见的肉眼损害,范围大,患者感觉非常严重,可择期做医学处理。

4分:有严重的肉眼可见的损害,需要尽快做积极的医学处理。

(2) 条目 19 "医学实验室检查"的具体评分说明

0分:所有辅助检查无阳性发现。

1分:常规检查有阳性发现,如生化常规,血常规,二便常规等。

2分:辅助检查有阳性发现,但只能作为诊断疾病的参考条件。

3分:非诊断疾病金标准的辅助检查有阳性发现,如影像学检查(MRI、CT 等)、心电图、肌电图、超声等,可作为诊断疾病的依据。

4分:诊断疾病的金标准所需的辅助检查有阳性发现,如病理检查、细菌培养阳性等。

(说明:辅助检查包括实验室检查、心电图、脑电图、肌电图、肺功能、X 线检查、超声检查、内镜检查、核素检查等。这些检查有上百种,每一种在疾病诊断的作用不同,可作为参考的评级不同,比如同样的实验室检查,有的只能作为参考,有的则作为诊断依据。每一位医师在具体疾病的判断中由以上评分项目加上医师根据辅助检查对疾病的诊断的作用来评分。)

(3) 条目 20 "查体发现有诊断意义的阳性体征"的具体评分说明

0分:无阳性体征。

1分:有阳性体征,与病史描述无明显联系。

2分:有阳性体征,与病史吻合,但症状轻微,不作为诊断疾病的参考条件。

3分:有阳性体征,与病史吻合,可作为诊断疾病的参考条件。

4分:有明显阳性体征,与病史吻合,可以作为诊断的疾病的依据。

(4) 条目 32 "有明确诊断的重大疾病"的具体评分说明:

0分:目前没有明确诊断的疾病。

1分:近 3 个月内有 1 种明确诊断的疾病。

2分:近 3 个月内有 2 种明确诊断的疾病。

3分:近 3 个月有 3 种明确诊断的疾病。

4分:近 3 个月有 4 种及以上明确诊断的疾病。

四、量表结果解读

(一) 总分的意义

1. 以总分反映躯体症状的严重程度

严重程度主要是指对患者带来的痛苦及对患者日常生活所带来的影响。程度越轻,总分越低,反之程度越重,总分越高。

2. 以总分变化反映病情演变

以治疗前后量表总分的改变反映疗效,是量表总分主要的意义之一。

3. 用总分的减分率来评估疗效

就具体患者而言,其疗效判断可以用总分的减分率来评估,减分率 =(治疗前总分 - 治疗后总分)/ 治疗前总分。一般认为减分率≥50% 为显效,≥25% 为有效。

(二) 单项分的意义

1. 以单项分反映具体症状的分布

症状评定量表是评定临床症状的工具,量表的单项分能反映具体临床症状类型的分布,同时也可以得到某具体患者哪类躯体症状最为突出的结果,而根据这样的结果,为制订治疗方案提供重要依据。如激越性躯体症状以抗焦虑治疗为主,抑制性躯体症状以抗抑郁治疗为主,认知性躯体症状以非典型抗精神病药物改善认知为主等。

2. 以单项分在治疗前后的变化反映针对靶症状的治疗效果

可通过比较治疗前后的单项分变化以明确治疗效果。

(三) 因子分析和廓图

1. 因子分的计算

因子得分 = 组成该因子的单项评分的总和 / 组成该因子的项目数。

2. 以因子分析反映靶症状群的治疗结果

症状评定量表的主要用途之一是疗效评定,而以因子分析,则可反映靶症状群的治疗结果。

3. 廓图

廓图的意义在于了解具体患者的全面情况,为针对每个患者的个别化治疗提供依据。例如甲、乙 2 个患者得分最高的因子分均为“激越性躯体症状”,但甲的次高因子分为“认知性躯体症状”,而乙的次高因子分为“想象性症状”,此时对甲的治疗方案应为抗焦虑药 + 第二代抗精神病药;而对乙的治疗方案应为抗焦虑药 + 综合治疗(包括心理辅导、对症治疗等)。又如,某患者被确定其躯体症状为“生物性躯体症状”,表明病理损害在负性体验的产生中起到重要作用。对患者躯体症状的心身同治依据主要是根据其量表的廓图,特别是根据其次高因子分来进行。如某患者最高因子分提示为“生物性躯体症状”,而其次高因子分提示为“激越性躯体症状”,此时,针对该患者躯体症状的治疗应该是:针对病理损害的治疗 + 抗焦虑治疗。

(四) 因子的条目分布

4 大类躯体症状分型中,情绪性躯体症状又可分为抑制性躯体症状和激越性躯体症状 2 类,因此该量表可分为 5 个因子。包括:

1. 抑制性躯体症状(a)

5,11,16,21,25,31,35(共 7 条)。

2. 激越性躯体症状(b)

4,6,9,10,14,23,30,33,34(共 9 条)。

3. 生物性躯体症状(c)

3,19,20,32(共 4 条)。

4. 想象性躯体症状(d)

1,7,8,15,18,24,27,28,29(共 9 条)。

5. 认知性躯体症状(e)

2,12,13,17,22,26(共 6 条)。

(五) 总分及因子分计算方法

1. 因子分

因子分 = 该因子的各项目总和 / 项目数。例如,计算生物性躯体症状因子得分 = 项目 3、19、20、32 的得分总和 /4(4 个项目)。

2. 总分

35 个项目得分总和为症状总分。

3. 各个维度总分

各个维度总分 = 该因子的各项目总和。

(六) 量表结果所提示的意义

1. 总分越高,表明症状越严重。

2. 某因子分最高,提示患者所存在躯体症状的主要性质,也为治疗方案的制订提供了方向。

3. 量表廓图的意义是可展示出患者出现躯体症状的全貌,同时也为治疗的个别化提供参考。既为治疗某患者综合治疗方案的制订提供重要参考,也为“精准治疗”提供重要参考。

4. 通过治疗前后量表的重测,为疗效评估及研究提供依据。

(七) 诊断分值提示

根据 SCL-90 症状清单、大五人格量表、汉密尔顿焦虑和抑郁量表、述情障碍量表及临床治疗疗效作为躯体症状疗效的参考标准,对 35 条目的躯体症状分类量表进行了 ROC 分析,结果提示临床躯体症状分类量表诊断分值分别为:

1. 临床躯体症状分类量表(简版)总分临界值为≥20 分。

2. 抑制性躯体症状维度总分临界值为≥5 分。

3. 激越性躯体症状维度总分临界值为≥9 分。

4. 想象性躯体症状维度总分临界值为≥8 分。

5. 认知性躯体症状维度总分临界值为≥4 分。

(八) 指导思路

1. 当总分≥临界值 20 分,且至少有 1 个维度分值达到临界值时,需要针对躯体症状主要类型和次要类型进行医学干预。

2. 当总分 < 临界值 20 分,且至少有 1 个维度分 = 或 > 临界值时,需结合当事人的躯体症状对其社会功能影响程度考虑是否进行医学干预。如躯体症状已严重影响当事人社会功能,或当事人自觉痛苦,应予以医学干预。

3. 当总分 < 临界值 20 分,且各维度分均 > 各个临界值时,可以不考虑进行医学干预。

4. 临床应用时,结合临床医师对患者病史、实验室检查结果的综合评估是最终确定诊疗思路的关键。

(王化宁　曾凡敏)

网上更多……

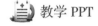 教学 PPT　　　　　拓展阅读　　　　　自测题

第二十二章

进 食 障 碍

▶▶▶ **第一节 概 述** ◀◀◀

进食障碍是指各种心理社会因素引起的以进食行为异常为显著特征的一组综合征,主要包括神经性厌食、神经性贪食、神经性呕吐和暴食症,不包括童年期拒食、偏食和异食。进食障碍的原因和影响因素很多,大多由非器质性的心理社会因素引起,害怕发胖和对体形体重的歪曲认识与期望是进食障碍的重要心理病理特点,由此带来的对身心健康状况的影响渐趋明显,患者的社会功能亦受损严重。

进食障碍是一类慢性、易复发的难治性精神障碍,是好发于青少年和年轻女性的严重的心理行为问题。目前进食障碍的实质和治疗问题仍然是难题,它给患者及亲属所带来的负面影响是巨大的和严重的,在美国总人口中,完全达到进食障碍诊断标准的个体的比例仅为1%,而处于正常进食与进食障碍之间的中间状态的个体达到10%。这种中间状态称为进食障碍的亚临床状态,意指存在异常进食行为,但未完全达到进食障碍诊断标准的状态。虽然神经性贪食和神经性厌食是进食障碍的两大主要综合征,但是,进食障碍亚临床状态在青年女性中的比例却是惊人的。

DSM-V在进食障碍诊断分类方面进行重新修订,扩展为"喂食及进食障碍",包括异食癖、反刍障碍、回避性/限制性摄食障碍、神经性厌食、神经性贪食、暴食障碍、其他特定的喂食或进食障碍和特定的喂食或进食障碍。

▶▶▶ **第二节 神经性厌食** ◀◀◀

一、概述

(一)概念

神经性厌食(anorexia nervosa,AN)是在心理因素作用下导致的,个体通过节食等手段,有意造成并维持体重明显低于正常标准为特征的一种进食障碍,以强烈害怕体重增加和发胖为特点,对体重和体型的极度关注,常常会出现营养不良、代谢和内分泌紊乱,严重的甚至可出现恶病质状态、多器官功能衰竭、心脏并发症、继发感染,进而危及生命。最初诊断神经性厌食的体重减轻标准是以国家寿险统计表和儿科生长图表为基础计算的,确定为低于标准体重15%或体重指数≤17.5 kg/m²[以体重/(身高)²计算]。这些标准仅是建议性的指导方针,临床上还应考虑个体的体格和体重史。

(二)流行病学

神经性厌食好发于青少年女性,其发病的2个高峰为13~14岁和17~18或20岁,30岁后发病者少见,围绝经期女性偶可罹及;神经性厌食在男性青少年中极少,其中男性仅有 5%~10%,男女比例为 1∶10。在欧美,女性 AN 的终生患病率为 0.5%~3.7%,神经性厌食的年发病率为 3.70‰~4.06‰。神经性厌食在高社会阶层中更普遍,发达国家多于发展中国家,城市多于农村。随着社会经济的发展,神经性厌食的患病率呈增加的趋势。我国尚缺乏流行病学资料。随访研究显示,在积极治疗后 10 年死亡率仍高达 6.6%,30 年死亡率达到 18%。

二、临床表现

(一) 心理和精神症状

神经性厌食通常发病隐袭,它多起因于对自己身体意象的扭曲,不满于自己的体型,因而产生求美重于健康的错误节食观念。患者开始不一定有厌食,而只是制造种种理由拒食,后逐渐有意节制饮食,甚至没有限度地限制饮食,导致体重明显低于正常标准。核心的心理特征是特有的关于体型和体重的超价观念。患者对自己身体形象出现错误的感知,即存在体像障碍,虽然体形已很消瘦,仍认为自己太胖,害怕体重增加。患者存在严重的认知歪曲,崇尚以瘦为美,往往通过对苗条身材的追求来获得社会的认可和赞许。为避免发胖患者一般吃得很少,进食量远低于常人,或给自己设定一个极低的每日热量限度(通常在 600~1 000 cal),减少总的食物摄入量,甚至极端限制饮食,尤其排斥高热量食物。患者甚至通过自我诱发呕吐,滥用泻药、利尿剂,以及过度锻炼等方法减轻体重。但是患者永远不会满意自己减轻的体重,如果增加一点点体重,都可能导致患者强烈的惊恐、焦虑和抑郁。随着体重下降,体型日益消瘦,患者仍认为自己或自己的某个部位还是"胖",尤其对身体有某些部位特别关注,如腹部、臀部等。患者坚决不肯增加食量,常用食欲下降或胃胀不适等理由来掩饰其限制进食的动机。部分患者在病程中因不能耐受饥饿,而有阵发性贪食,呈现少食或禁食和贪食交替。

神经性厌食的患者常常表现为对体重增加的强烈恐惧,过度关注自己的体型和体重,不断担心自己过胖,或部分躯体过胖,并热衷于用许多方法或直观的数字来评估体型,包括频繁的照镜子、称体重等。患者通常否认自己显而易见的症状,无视自己严重营养不良的医学征象,即使在面对自己逐渐加重的恶病质状态时仍然害怕增加体重,他们对疾病没有自知力,对自己消瘦的程度常常认识不到有多危险,对治疗不感兴趣,甚至采用多种手段拒绝治疗。神经性厌食患者发病后常有情绪不稳、焦虑、失眠、强迫观念,社会退缩,易激惹和性欲减退,有的还会引发继发性抑郁病态心理,但这些特征可能是饥饿的并发症而不是真正并存疾病的表现。此类抑郁症状在体重恢复后应重新评估,因为这些抑郁症状在一些患者中持续存在。严重者可有自杀观念及行为。具有贪食型的神经性厌食患者更易有酒精滥用或其他物质滥用,表现为心境不稳定、性行为积极主动和其他冲动 – 控制问题。如果神经性厌食发生于青春期前,即与较严重的并存的精神紊乱有关。

与食物、体型或体重无关的强迫症状可以诊断为强迫症。其他精神病性症状,如无用感、需要控制周围环境、固执不变的想法、受到限制的社会自发性、始动性和情感表达的过分抑制等,在神经性厌食的病程中均可观察到。

(二) 生理症状和并发症

神经性厌食症的常见生理症状有:胃胀、恶心、呕吐、嗳气、便秘等胃肠道症状,疲乏无力,眩晕、晕厥,心慌、心悸、气短、胸痛、头晕眼花,停经(未口服避孕药)、性欲减低、不孕,睡眠质量下降、早醒。患者症状的严重程度与营养状况密切相关。患者由于盲目过度节食以致热量不足、营养不良,使身体质量大减,能量摄入不足而产生营养不良,导致机体出现各种功能障碍,其营养不良导致的躯体并发症累及全身各个系统。神经性厌食症的并发症可侵犯躯体各个系统,包括心血管系统、消化系统、内分泌系统、肌肉骨骼系统、血液系统、神经系统和皮肤。这些并发症发展迅速且并无预兆,甚至导致患者突然死亡。心血管系统可有心动过缓、低血压、窦性心律失常、心力衰竭。消化系统表现包括便秘,进食后饱胀感,胃排空延迟,常因慢性严重便秘及肠蠕动减慢可引起肠扩张。闭经是神经性厌食症的主要表现,常发生于体重明显下降以前,可能与身体脂肪储存减少有关。在女性青春期前可有初潮延迟。另外,骨质丢失是一个严重的临床问题,

50% 的神经性厌食妇女的骨密度测量低于正常值的 2 个标准差以上,可出现有症状的压缩性骨折及脊柱后凸,在疾病发生 6 个月后即可发生骨丢失。饥饿的体征在神经性厌食患者的躯体表现中占大多数,这些体征包括消瘦、明显低血压(特别是直立性低血压)、心动过缓、低体温、皮肤干燥、胎毛或躯干或四肢身体下部毛发出现、体表水肿(特别是脚踝水肿)、四肢瘀斑、肌肉萎缩、面色灰黄、唾液腺肥大(特别是腮腺)、牙釉质侵蚀,以及 Russell 征(由皮肤的磨损、胼胝体形成及常用手引吐而致手背上的瘢痕构成)或手背上的伤疤和骨痂。

神经性厌食的内科并发症是常见的,特别是疾病持续 5 年或 5 年以上者。并发症包括贫血,通常是正常血色素和正常红细胞性的(即具有正常红细胞指数);肾功能损害,与慢性脱水和低血钾或轻泻药的直接毒性作用有关;心血管并发症如心律不齐和低血压;骨质疏松症,由于饮食中的钙减少,皮质醇增加和雌激素分泌减少所致;以及牙齿损害。

(三) 实验室检查

常有肝生理生化的改变,糖与脂肪代谢降低,低血糖在低体重者中常见,但通常无症状。肾的并发症可出现血尿素氮增高,电解质不平衡,再进食时可发生水肿。在严重的 AN 患者中,血液生化学变化明显,常见贫血、白细胞减少、骨髓有不同程度抑制及各类血细胞减少。血纤维蛋白水平降低,血脂异常,部分 AN 患者 IgG、IgM 降低。内分泌变化也很常见,血尿素氮升高表示同时存在脱水。甲状腺功能检查通常表现为正常甲状腺功能病态综合征,甲状腺素水平可减低,但促甲状腺激素通常是正常的或轻度降低。高皮质激素血症及尿中游离皮质醇升高可见于低体重的神经性厌食患者。诱发呕吐则可引起代谢性碱中毒,血浆碳酸盐升高,低氯血症,低钾血症。泻药可引起代谢性酸中毒和便潜血阳性。也常见神经内分泌异常,闭经是促性腺激素释放减少致性腺功能减退,血浆中雌二醇水平低于正常的结果,甚至测不到。雌激素分泌水平低是由于垂体的促卵泡刺激素和黄体生成素释放减少引起的。心电图检查可见心率减慢、低血压、Q–T 时间延长,ST 段非特异性改变,出现 U 波及心律失常。影像学检查头颅 CT、MRI 检查无下丘脑、垂体占位性病变,可有脑萎缩、脑室扩大。

三、诊断与鉴别诊断

(一) 临床评估

大多数神经性厌食的患者都不愿到精神科就诊,因此,与患者建立良好的关系很重要。这意味着倾听患者的观点,向患者解释可供选择的治疗方案,并且要做好妥协的打算。应该收集关于疾病进展的完整病史,了解患者现在进食和控制体重的方式,以及患者对体重的看法。在进行精神状态检查时,尤其要注意了解抑郁症状。需要不止一次的面谈以获取这些信息并得到患者的信任。如可能,还要和患者的父母及其他可提供信息的人面谈。体格检查是必要的,尤其要注意消瘦的程度、心血管系统的功能状态,以及维生素缺乏的征象。应排除其他的消耗性疾病,如营养吸收障碍、内分泌障碍或癌症。只要患者有可能一直在引吐或滥用泻药,就应查电解质。

(二) 诊断标准

1. 相对于需求而言,在年龄、性别、发育轨迹和身体健康的背景下,因限制能量的摄取而导致显著的低体重。显著的低体重被定义为低于正常体重的最低值或低于儿童和青少年的最低预期值。

2. 即使处于显著的低体重,仍然强烈害怕体重增加或变胖,或有持续的影响体重增加的行为。

3. 对自己的体重或体型有体验障碍,体重或体型对自我评价的不当的影响,或持续缺乏对目前低体重的严重性的认识。

(三) 鉴别诊断

1. 躯体疾病所致的体重减轻

很多躯体疾病特别是慢性消耗性疾病如甲状腺功能亢进症、炎症性肠道疾病、恶性肿瘤和艾滋病都可导致明显的体重减轻。然而,这些疾病的患者罕见有体像障碍、害怕发胖或进一步减轻体重的愿望,也可通过相关检查予以排除。躯体疾病的患者通常也没有锻炼和活动增加,甲状腺功能亢进症者除外。当存在明显消瘦时,肠系膜上动脉综合征(一种以继发于间歇性胃出口阻塞的饭后呕吐为特征的障碍),可先于神经性厌食或与神经性厌食同时发生。

2. 抑郁障碍

神经性厌食患者可伴发抑郁症状,即使在体重恢复后,仍存在需要干预的抑郁发作。抑郁障碍患者往往存在食欲减退,但抑郁障碍患者以情绪症状为主导,同时有思维、行为的改变及抑郁障碍自身的生物学规律,没有对体重增加的过分恐惧,改变体重也无法消除抑郁,可资鉴别。

3. 精神分裂症

精神分裂症的患者也可出现体重下降和有关食物的奇怪信念,但很少出现体像障碍和与神经性厌食有关的对肥胖的恐惧。

四、治疗及预后

(一) 治疗

对神经性厌食的治疗主要包括如下几个方面。

1. 躯体对症支持治疗

针对进食量少的特点,供给高热量饮食,伴有呕吐或拒食者给予静脉输液或高静脉营养治疗。补足多种维生素,内分泌发生改变者可给予激素治疗。神经性厌食患者在严重营养不良状态下,死亡率可高达 10%。一致的意见是重度消瘦患者的体重恢复是一个主要指标,大多数患者需要住院处理,在住院期间才有控制的条件。因而,必须紧急抢救治疗。如果患者拒绝治疗,应采用劝说及强制使其住院,以挽救患者的生命。这时的治疗为纠正水电解质的平衡,补充血钾、钠、氯,并进行监测。血浆蛋白低下时,静脉补充水解蛋白、鲜血浆等。贫血应补充铁,服叶酸,补足维生素等。由于患者长期不进食,胃肠功能极度衰弱,因此进食应从软食、少量多餐开始逐渐增加,不能急于求成;仔细关注热量的摄入,避免这些患者过于迅速地增加摄入,而在体重增加期间和体重刚增加时,必须给予足够的食物以抵消代谢的消耗。适当给予助消化药胃酶合剂、多酶片、乳酶生等,或针灸治疗,也可用小量胰岛素促进食欲及消化功能恢复。患者的体重增加以 1~1.5 kg/ 周为宜。

2. 药物治疗

药物治疗可作为辅助治疗手段,抗抑郁药、抗焦虑药、抗精神病药和锂盐可能是有益的辅助剂。抗抑郁药可以改善患者的情绪,促进患者对治疗的合作性,常被应用。SSRI 在临床应用中对多数进食障碍患者都能收到较满意的疗效,虽不能直接改善患者怕胖的观念,但对患者的恐惧、易激惹、沮丧情绪等均有明显的疗效,间接促进患者行为的改善。去甲肾上腺素和特异的 5- 羟色胺能抗抑郁药(NaSSA)米氮平对神经性厌食具有独特的疗效,可迅速提高食欲、增加体重,缓解抑郁、焦虑、失眠等精神异常,恢复正常的生理功能,无明显的不良反应、安全可靠,患者依从性高。没有特定的精神药物能使神经性厌食患者主动增加进食和出现超出他们定式行为计划之外的体重增加。

3. 心理治疗

心理治疗的第一步是取得患者对治疗计划的配合。大多数患者对治疗不感兴趣甚至是抵触,他们往往不认为自己有病,不愿意接受治疗。因此要耐心热情地,把此病的发生发展规律告诉患者,对他们强调治疗的益处,消除患者的消极情绪,疏导患者的心理压力,对自身有客观认识,找到适应社会的角度及处理和应付各种生活事件的能力。

(1) 行为治疗:是在神经性厌食患者内科治疗和营养恢复过程中最有效的治疗,采用该治疗方法,有时其他靶行为也会发生改变,使本病的发病率和死亡率显著下降。行为治疗在门诊和住院患者中都可以运用。行为治疗中在对患者完成行为分析后建立个体化治疗计划,使用正性强化技术,鼓励患者增加进食以获得某种特权,如增加活动、减少职员监督、缩短亲属探访和治疗的间期。强化的时机在行为治疗中很重要。行为治疗还可用来制止呕吐行为。反应预防技术用于有暴食和清除行为的患者,在每次进餐后将患者留在观察休息室内,因为很少有人会在他人面前呕吐,这样呕吐反应就被阻止,直至最终完全停止。

（2）认知治疗：目前是治疗厌食症患者最常用的方法，尤其对于18周岁以上的女性治疗效果更好，因为成年患者的主要致病因素是不合理的认知。认知治疗的第一步是评估认知功能。患者通常被要求在评估表上写下他们的想法，这样就可以了解他们在处理和解释事件时的系统性认知歪曲。认知治疗通过认知重建和问题解决帮助患者处理有关体型和体重歪曲的认知观念，并帮助其应对生活应激。

（3）家庭治疗：厌食症患者一般应进行家庭分析，在分析的基础上判断哪种家庭治疗或咨询是临床可取的。厌食症患者的家庭一般充满敌意、混乱、孤独，缺乏良好的教育方式和共情。家庭治疗是一种把关注的焦点置于人际关系上的心理治疗范式。它认为个体只有在互动和系统(家庭)中才能被说明、被理解，个体的困扰实际上是关系的困扰，是个体所在的系统出现了问题，因此，实施心理干预的对象应当是在关系和系统上，而不仅仅是个体。结构家庭治疗认为，家庭成员的症状是家庭结构不能适应正在改变的环境或者发展要求而产生并维持的，如果家庭重建自身从而让其成员自由地、以非病理的模式彼此联系，就达到了治疗目标。结构治疗的努力指向当前，且以行动先于理解的原则为基础。治疗的重点在于主动、直接地挑战家庭的互动模式，迫使成员不只是注意被认定患者的症状，而且要在家庭结构(支配家庭互动模式的内隐规则)的背景中观察他们所有的行为。目标是帮助家庭改变其刻板的交互模式，重新定义其关系，从而帮助成员更好地应对他们生活中的应激。系统式家庭治疗将家庭理解为一个系统，系统由家庭成员组成，每个家庭成员有其独特的认识事物的方式，每一个体对事物的内在理解与其外在的行为模式相互影响而形成一种循环；家庭成员的正常行为和病态行为，都是这种循环反馈关系层层作用的结果；对任何病理过程原因的探究都不应该局限于个体范围内，或者仅从个体心理动力学的角度去寻找，而要转向家庭结构中去探索病理原因。家庭治疗要通过引入新的观点或做法，来改变与病态行为相互关联的循环圈。

（二）预后

在早期阶段，神经性厌食常常表现为在恶化与阶段性部分缓解之间波动的病程。该病的后果是各种各样的。尽管体重和月经通常可以改善，但进食习惯常常持续异常，并且有些患者会发展为神经性贪食。该病不会转化为其他形式的精神病性障碍。

对严重病例的长期随访研究报道，死亡率约为15%，比该病的一般死亡率高6倍。有5%~10%的神经性厌食患者死于并发症，慢性或间歇性病程达12年或12年以上的患者死亡率高达20%。常见的死亡是由饥饿、自杀或电解质紊乱所致。近年来，本病的死亡率随治疗手段的提高有所下降。约1/5的患者完全康复，1/5的患者病情一直很重；其余的表现为一定程度慢性化或波动性障碍。预示疾病后果的主要因素是疾病表现的持续时间长短和起病的年龄。病程短，起病年龄小，预后较好。

五、危险因素与发病机制

神经性厌食的病因和发病机制不清，目前认为生物因素、心理因素和社会因素可能在本病的发病机制中起一定的作用。

（一）心理因素

1. 社会文化因素

在20世纪后半叶神经性厌食的发病率和患病率有上升趋势，其原因部分是由于社会文化压力，社会价值观念崇尚的是以瘦为美，推崇身材纤细、苗条，女性往往通过对苗条身材的追求来获得社会的认可和赞许。社会观念还认为，个人要对自己的身体健康和人格健康负责，倾向于将疾病和心理异常归罪于身体肥胖。Davis等人的研究发现，女性对社会文化认同程度越高，患进食障碍的可能性也越大。大众传媒也对进食障碍的发展起到一定作用。影视、报纸杂志上的女性身材几乎都是以苗条为主，瘦即是美。女性杂志也一再强调节食、减肥、运动。在这种主流意识形态的影响下，女性为追求理想体型，极易走入进食障碍的误区。此外，不同种族文化的理想体型标准也是社会文化因素对进食障碍作用的一个方面。有研究表明，在体重相同的情况下，黑种人妇女较少对自己的体型不满，且患进食障碍的人数也较白种人妇女少。

2. 家庭因素

研究发现,通常神经性厌食患者的家庭关系都是紊乱的,一些学者认为这种关系对发病有重要作用。家庭功能失调促进进食障碍的形成。

3. 个性因素

Bruch 是第一个探讨神经性厌食心理前提的学者。她提出这些患者陷入了"一场战斗,这场战斗是为了控制、得到认同和证明自己有力,而对苗条的不懈追求则是作战的最后一步"。Crisp 提出,神经性厌食一方面是一种"对体重的恐惧",另一方面体型和月经的改变被认为是向儿童期的退行和对青春期情感问题的逃避。流行病学的研究支持这些临床观察,研究显示神经性厌食患者表现出一定的人格特征和异常的进食方式,以作为控制应激和焦虑的方法。这些人格特征有:低自尊、低自我评价、高神经质水平、完美主义倾向等。

(二) 神经生物学因素

5-HT 系统被认为具有调节在神经性厌食中受干扰的各种神经化学和神经内分泌系统的作用。Ramacciotti 等研究认为,AN 很可能涉及突触前机制的 5-HT 功能过度紊乱。5-HT 活性失调可增加 AN 常见症状表达的易感性,对于 5-HT 功能与 AN 之间的关系,多数支持 5-HT 能活性降低的观点。Ward 等研究发现,低体重 AN 患者,脑脊液(CSF)中 5-HT 代谢产物 5-羟吲哚乙酸(5-HIAA)比健康对照显著降低,而 CSF 中 5-HIAA 水平反映中枢神经系统 5-HT 活性,故表明 AN 患者 5-HT 能活性降低。Ward 等认为,许多低体重 AN 患者不仅 5-HT 的合成减少,而且 5-HT 的摄取和更新也减少,以及突触后 5-HT 受体敏感性降低。Monteleone 等发现,AN 患者 D-芬氟拉明试验显示 PRL 对 D-芬氟拉明反应迟钝,提示 5-HT 能活性降低。但也有学者提出相反的假设,即大脑 5-HT 活性增高可能是进食障碍发病的病理生理机制,他们认为 AN 患者中枢 5-HT 能活性增加。他们发现,虽然 CSF 中 5-HIAA 在低体重时降低,但在体重恢复时间长的女性 AN 患者,CSF 中 5-HIAA 水平升高,故认为中枢 5-HT 水平或更新率增加可能为 AN 的特征性标记。

(三) 遗传因素

目前越来越多的证据显示遗传因素在神经性厌食的发病过程中的影响,这些证据来自家系研究和双生子研究,家族研究发现神经性厌症患者的亲属中该病的发病率显著高于普通人群。

(四) 脑影像学研究

有多项脑 CT 研究显示,AN 患者在长期饥饿时有 CSF 间隙扩大(脑沟和脑室扩大),有 1 项发现体重增加后又恢复。1 项 PET 研究发现,厌食状态尾状核的代谢较饮食疗法后更高。Audenaert 等对 15 位 AN 患者和 11 位健康志愿者进行脑 SPECT 检查结果显示,AN 患者左前额叶皮质、左和右顶叶皮质、左和右枕叶皮质的 $5-HT_{2A}$ 结合指数显著降低,在额叶皮质左右显著不对称(左<右),这些结果与近年来的神经影像研究所报道的额叶和顶叶皮质代谢和灌注降低相一致,Wagner 等人应用 fMRI 对神经性厌食患者体像障碍的研究发现,与注意相关的网状结构、与视觉信号加工和与自我反省相关的中枢被激活。其中神经性厌食患者在额前皮质和顶下小叶有很强的激活作用。Seeger 等应用 fMRI 发现,神经性厌食患者经本人扭曲变形的图像刺激后右杏仁核、右梭状回和脑干被激活。研究初步发现,神经性厌食患者经本人扭曲变形图像刺激后与恐惧相关的网状结构激活。

▶▶▶ 第三节 神经性贪食 ◀◀◀

一、概述

(一) 概念

神经性贪食(bulimia nervosa,BN)是以反复发作性暴食及采取极端措施控制体重增加的一种进食障碍。此障碍可与神经性厌食交替出现,两者可能具有相似的病理心理机制及性别、年龄分布。多数患者是神经性厌食的延续者,发病年龄较神经性贪食晚。Bulimia 一词源于希腊语,其含义是个体重复地吃掉一顿筵席般的食物。

1959 年,美国 Stunkard 就报道,在肥胖和正常体重人群中,存在暴食继之呕吐和导泻现象,并称之为"贪食症"。Russell 于 1979 年首次对神经性贪食做了正式的临床描述,将短暂的行为紊乱与时断时续的饥饿、辅助性行为、强烈的苗条欲望、饮食和体重控制的渴望结合起来,形成了一种新的综合征,即 BN。1980 年"贪食症"作为一个独立的疾病单元被纳入 DSM-Ⅲ,提出明确的、规范化的诊断标准,其后陆续被各国学者采用。近年来发现,贪食具有失去控制的特性,已日益受到精神病学家的重视。临床发现,很多神经性厌食患者可逐渐演变出现贪吃行为,在神经性厌食与贪食之间有大量的重叠。

虽然,这种综合征被 Russell 描述为神经性厌食的一个"不祥转变",但仅有 1/4 的贪食症患者先前有神经性厌食的病史。神经性贪食的患者通常体重正常;体重低于正常的患者通常更符合神经性厌食的诊断。大多数患者为女性,月经一般正常。

(二) 流行病学

国外的流行病学调查显示,近半个世纪以来,BN 的患病率有上升趋势。BN 好发于青春期或成年早期的女性,总体终生患病率为 1.0%,女性为 1.5% 左右,男性为 0.5%,调查还显示,神经性贪食患者中的性别比例中占绝对优势(98%~100%)的是女性,疾病的平均起病年龄是 18~20 岁,并且大多数患者是在起病 3~5 年后才去精神科就诊的。

二、临床表现

(一) 症状和体征

本病的核心症状是不可抑制地渴望大量进食,极端的控制体重的手段,以及见于神经性厌食的关于体型和体重的超价观念。主要特征为:①表现为有反复发作的不可控制的暴食行为。②摄食欲望或行为常呈发作型,一旦产生了进食欲望便难以克制和抵抗,通常进食量很大、很快,一般仅在 1 h 内就吃进大量食物,直到出现躯体不适,如腹痛、恶心而终止贪食发作。③典型的神经性贪食患者的暴食行为可为以下因素引发情绪烦躁及人际关系不良,如节食后感到饥饿,或对体重、体型不满等。④暴食行为刚开始时常常可以缓解患者因进食冲动所致的内心紧张,暴食后因害怕发胖,感到悔恨内疚,并常采用不恰当补偿措施以防止体重增加。控制体重的方法最常见的是自行催吐,或使用灌肠剂和利尿剂,或剧烈运动等。⑤病情严重者,可出现水电解质代谢紊乱,表现为低钾血症、低钠血症等。呕吐致使胃酸减少而出现代谢性碱中毒,导泻则可导致代谢性酸中毒。疾病后期,因食管、胃肠道、心脏等并发症而有致命危险。⑥情况严重者,可伴随抑郁情绪及自杀行为。

(二) 并发症、共病和治疗的不良结果

暴食是一种危险的行为模式,当与清除一起出现就变得更加危险。合并症可能影响几乎每一个系统。反复的呕吐可以导致一些并发症:钾的流失尤为严重,其结果是软弱、心律不齐和肾损害。临床上比较罕见的并发症有尿路感染、手足抽搐、癫痫发作及胃破裂、由于酸性胃内容物腐蚀牙齿上出现特征性的龋斑等。即使如此,许多神经性贪食患者在寻求治疗前,仍多年持续他们的不正常进食行为。通常出现了内科并发症后(如胃肠道出血、龋齿、门牙的舌面牙釉质脱失)才开始到精神科会诊和治疗。调查显示,诊断为神经性贪食的患者中 50% 有脱水和电解质异常征象,25% 的患者有代谢性碱中毒和血清氯化物减少,以及 14% 的患者表现为低钾血症。这种代谢异常经常与肌肉疲劳和全身不适有关,并可能就是心律不齐的致病原因。一种常见于神经性贪食患者的躯体征象是金花鼠式的外貌,这是由明显的唾液腺肥大引起的。这种疾病的另一特点是 Russell 征,由皮肤的磨损、胼胝体形成及常用手引吐而致手背上的瘢痕构成。

(三) 实验室检查

呕吐导致胃液丢失,引起低血氯症,通过肾的代偿机制产生低钾血症,血清电解质常常显示代偿性碱中毒,血清碳酸氢盐升高。血清淀粉酶也轻度升高,主要是来源于唾液腺的 S 淀粉酶片段。低镁血症是在清除型贪食症中发现的另一普遍现象。滥用轻泻剂的神经性贪食患者,慢性腹泻可能导致代谢性酸中

毒和低钠血症。

三、诊断与鉴别诊断

(一) 诊断标准

1. 反复发作的暴食。暴食发作以下列 2 项为特征：①在一段固定的时间内进食(如在任何 2 h 内)，食物量大于大多数人在相似时间段内场合下的进食量。②发作时感到无法控制进食(如感觉不能停止进食或控制进食品种或进食数量)。

2. 反复出现不适当的代偿行为以预防体重增加，如自我引吐，滥用泻药、利尿剂或其他药物，禁食，或过度锻炼。

3. 暴食和不适当的代偿行为同时出现，在 3 个月内平均每周至少 1 次。

4. 自我评价过度地受身体的体型和体重影响。

5. 该障碍并非仅仅出现在神经性厌食的发作期。

(二) 鉴别诊断

1. Kleine-Levin 综合征

Kleine-Levin 综合征又称周期性嗜睡贪食综合征，表现为发作性沉睡(不分日夜)和贪食，持续数天。患者醒了就大吃，吃了又睡。一次患病后体重增加明显。无过分关注体型和体重的特征，亦无催吐、导泻等控制体重行为，故与神经性贪食易于鉴别，另外可鉴别的要点是：Kleine-Levin 综合征还伴有发作性嗜睡、定向障碍、躁狂样冲动等精神症状，且男性多见。

2. 下丘脑区域的脑肿瘤或颞叶癫痫等器质性疾病

一些脑部器质性疾病可出现贪食症状，病史、体检和各项实验涉及 EEG 等功能检查，均有器质性病变基础，常伴有抽搐史或自动症的表现，脑电图、CT 也可有特征性改变。鉴别的关键在于神经性贪食有过分关注体型和体重的特征，而这些疾病的贪食都没有这个特征，而且这类患者缺乏控制体重的不恰当行为。

3. 重性抑郁障碍

重性抑郁障碍患者可出现过量饮食，但极少出现为了控制体重而采取的补偿性清除行为，如催吐、导泻等，故与神经性贪食不同。

4. 精神分裂症

精神分裂症患者可继发暴食行为，但以精神病症状为首发症状，患者对此视之默然，无任何控制体重的行为。

5. 神经性厌食

若已明确诊断为神经性厌食，或交替出现的经常性厌食与间歇性暴食症状者，如果体重符合标准，根据 DSM-Ⅳ诊断标准就排除神经性贪食的诊断。

四、治疗及预后

当前对神经性贪食的治疗包括药物、营养支持及心理治疗。治疗目标在于纠正营养状况，控制暴食行为和减少清除的频率，建立正常的进食行为模式，并治疗相关并发症及一些潜在的精神障碍，包括抑郁、焦虑、冲动控制、自卑心、不正常的饮食习惯等。

(一) 治疗

1. 营养对症支持治疗

对于有严重躯体合并症患者应及早住院，予以对症支持治疗。规定患者进食量，以均衡饮食为主，减少甜食的摄取，但要摄取适量的脂肪和足够的纤维质，维持饱足感。尽量减少或制止呕吐行为，禁用导泻药物。对水电解质代谢紊乱者予对症处理。营养差者予营养支持治疗，必要时可用鼻饲。

2. 药物治疗

抗抑郁药治疗可以减少暴食、清除和 BN 相关症状，改善焦虑及抑郁心境。各类抗抑郁药，包括三环类抗抑郁药、单胺氧化酶抑制药、三唑酮和选择性 5-HT 再摄取抑制药,在减轻贪食症状上都有功效,但效果常常不持久。氟西汀对暴食伴情绪障碍的患者疗效较好。

3. 心理治疗

在对本病的治疗中,心理治疗比药物治疗更为有效。心理治疗可采用认知治疗、行为治疗、生物反馈疗法及其他心理治疗,如人际间治疗和自助治疗也显示有效。

目前认为,认知行为治疗是神经性贪食最好的心理治疗方法。认知治疗是旨在使患者的进食习惯正常化和矫正对体型和体重过度关注的认知技术,鼓励患者接受其体重和身材,找出情绪压力的来源,帮助患者重新获得控制进食的能力,并建立合理的、有计划的饮食行为。强调正确的饮食观念,治疗应持之以恒,并应对患者家人进行指导。

(二) 预后

对神经性贪食自然病程和预期后果的研究不多。进行完全治疗的患者中,约 70% 贪食的症状明显减轻。相关资料的 7 个随访研究中,4 个研究是基于回顾性资料的研究。研究资料分成住院患者和门诊患者 2 种样本,平均随访期为 2.2 年(1~6 年)。总体上,痊愈率是令人失望的,仅有 46% 的门诊患者和 38% 的住院患者符合痊愈标准。但痊愈对于神经性贪食还没有全面的定义,并且它随研究的不同而不同。而且,关于神经性贪食治疗仅有部分疗效和复发十分常见这一现象,在学者中尚存在激烈争论。神经性贪食患者可能需要更长期的治疗,以达到持久的缓解。

五、危险因素与发病机制

神经性贪食病因尚不明确,可能与以下因素有关。

(一) 遗传因素

家系调查表明,遗传因素在 AN 的发病中起一定的作用,双生子研究发现单卵双生子的同病率明显高于二卵双生子。有关研究报道,物质滥用、酒精中毒、心境障碍在神经性贪食患者一级亲属中增加。神经性贪食患者亲属中患抑郁障碍的比例高于普通人群。

(二) 环境因素

有研究发现,神经性贪食患者往往比正常人面临着更大的社会压力,其家庭环境也多欠佳,如家庭成员关系不密切、冲突多,在这种社会压力及家庭关系恶劣的情况下非常容易以贪食行为作为解决内心紧张的措施。

(三) 个性特征及不良的心理应对方式

神经性贪食患者往往具有共同的个性特征,如表现为缺乏自信,情绪易激惹,常常因小事而大发脾气,自我控制能力差,行为具有冲动性和盲目性。

(四) 神经内分泌因素

有研究报道,神经性贪食患者脑脊液中 5-HT 代谢产物 5-HIAA 水平低于对照,提示可能由于中枢神经系统 5-HT 不足可能与该病有关,但这些生物学方面的异常是本病的原因还是结果还未确定。

▶▶▶ 第四节　神经性呕吐 ◀◀◀

一、概述

(一) 概念

神经性呕吐是指进食后自发或故意诱发反复呕吐,不影响下次进食的食欲,呕吐常与心理社会因素有关,不伴有其他的明显症状,无器质性病变为基础,无害怕发胖和减轻体重的想法,体重无明显减轻。

(二) 流行病学

临床上较少以本病作为唯一的诊断,故缺乏患病率的报道。本病女性比男性多见,常发生于成年早期和中期。

二、临床表现

神经性呕吐又称心因性呕吐,一般是在遇到一些心理社会因素后出现,患者往往在进食不久后突然发生呕吐,呕吐有时是自发的,有时是故意诱发的。呕吐既不费力,也不痛苦,呕吐量也不多,且不影响食欲或食量,常在呕吐后即可进食,一般无明显恶心及其他不适。神经性呕吐还可伴有癔症的临床表现如夸张、做作、易受暗示、突然发作等,间歇期完全正常。此外,呕吐也有条件反射性的,不良刺激物如某些食物、药物,甚至某种特定的环境也能引起恶心和呕吐,以后在类似情况下反复发作。患者可以没有想到要减轻体重,因此体重保持在正常平均体重值的 80% 以上。一般也没有明显营养障碍,不会并发其他疾病。

三、诊断与鉴别诊断

(一) 诊断标准

1. 反复发生进食后的呕吐,呕吐物为刚吃进的食物。

2. 体重减轻不显著(体重保持在正常平均体重值的 80% 以上)。

3. 可有害怕发胖或减轻体重的想法。

4. 这种呕吐几乎每天发生,并至少已持续 1 个月。

(二) 鉴别诊断

需排除神经性厌食、神经性贪食和躯体疾病和神经系统疾病导致的呕吐,以及癔症或神经症等。

四、治疗

(一) 心理治疗

心理治疗是治疗神经性呕吐最重要的方法,首先要协调好与患者的关系,取得患者的信任,深入了解患者的致病心理因素和心理郁结;其次要给予患者心理上的支持,缓解其心理压力,打消他们对疾病的思想顾虑和心理症结;与此同时运用行为治疗(厌恶治疗或阳性强化)的方法以逐渐减轻或消除症状。

(二) 药物治疗

1. 有营养不良和水电解质紊乱时要给予支持治疗,如能量合剂、维生素类,尤其是 B 族维生素。

2. 新一代抗抑郁药对症状缓解有一定的帮助。此外,如果将呕吐理解为一种预警症状,抗焦虑治疗应该对患者疗效确切,国内采用 SSRI 及苯二氮䓬类药物治疗,已取得较为确切的疗效。

3. 抗精神病药舒必利为中枢性止吐药,有很强的防止呕吐作用,临床上除治疗精神分裂症外,也常用来治疗神经性呕吐。

五、危险因素与发病机制

神经性呕吐发病通常在紧张和不快的情绪下发生,无明显器质性病变基础,常与各种心理社会因素有关。这些因素包括:强烈的精神刺激,高度紧张的工作和学习压力,人际关系紧张以及个人的欲望、要求无法得到满足等。此外,患神经性呕吐患者大多在性格方面也存在缺陷。这种性格缺陷主要表现为:暗示性强,情绪多变,反应强烈而体验肤浅,自我中心以及戏剧化的性格倾向。

(伊琦忠　安治国)

网上更多……

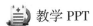 教学 PPT　　　　拓展阅读　　　　自测题

第二十三章

失 眠 障 碍

▶▶▶ 第一节 概 述 ◀◀◀

一、概念

睡眠 – 觉醒(sleep-wakefulness)是人类最重要的周期性生理活动之一,对于维持各种正常的生物、心理、社会功能具有重要意义。睡眠障碍(sleep disorder)是指睡眠 – 觉醒过程中表现出来的各种功能障碍,包括睡眠量和质出现异常、睡眠 – 觉醒节律出现紊乱、睡眠中出现异常临床表现(呼吸、运动行为、情绪、感知、梦境等)。多导睡眠图、心理测验等检查对睡眠障碍的诊断有一定帮助。根据美国睡眠医学会制定的国际睡眠障碍分类第 3 版(International Classification of Sleep Disorders,third edition,ICSD–3)的定义,失眠障碍(insomnia disorder)是指在有充足的睡眠机会和合适环境下出现持续的睡眠起始困难、对睡眠时长或质量不满意,并引起日间功能受损的一种疾病。典型的日间症状主要包括各种躯体不适症状、情绪低落或易怒和认知功能下降等。

二、流行病学

根据流行病学调查资料,失眠障碍的总体患病率为 10%~15%。然而,不同地区的失眠障碍患病率存在差异。在美国,6%~10% 的成年人具有失眠症状且符合失眠障碍的诊断标准。在欧洲,失眠障碍的患病率从德国的 5.7% 到法国的 19% 不等。我国北京市的一项抽样调查研究显示,失眠障碍在普通成年人中的患病率为 9.2%。在所有失眠障碍患者中,睡眠维持困难的发生率最高(约 61%),其次是早醒(约52%)和入睡困难(约 38%)。约 50% 的患者同时具有 2 种或 2 种以上的失眠症状。若仅从调查人群出现失眠症状来看,其发生率将大大增加。在全世界范围内,30%~35% 的人群曾出现失眠症状。澳大利亚的人口调查显示,有 13%~33% 的成年人发生睡眠起始或维持困难。中国睡眠研究会的数据显示,我国成年人中失眠症状的发生率约为 57%。中国医师协会睡眠医学专委会在 2018 年的报告中指出,中国成年人失眠发生率高达 38.2%。失眠障碍具有慢性化的趋势,其 1 年持续率为 56%~74%,3 年持续率约为 46%。

三、睡眠 – 觉醒的神经生理基础

人类的睡眠可根据脑电活动(EEG)、眼球运动(EOG)和肌电变化(EMG)分为非快速眼动(non-rapid-eye-movement,NREM)睡眠和快速眼动(rapid-eye-movement,REM)睡眠。NREM 睡眠分为 4 期:Ⅰ 期、Ⅱ期、Ⅲ期和Ⅳ期。正常成年人睡眠时相转换的次序是:NREM Ⅰ 期→Ⅱ期→Ⅲ期→Ⅳ期→(Ⅲ期有时不出现)→第一次 REM 睡眠,然后重复Ⅱ期→Ⅲ期→Ⅳ期→Ⅲ期→(Ⅱ期有时不出现)后,进入第二次 REM

睡眠。成年人每晚有 4~6 个周期。从一个 REM 睡眠至下一个 REM 睡眠平均相隔时间即一个睡眠周期为 90 min。正常成年人 8 h 睡眠各期占比约为：NREM 睡眠 Ⅰ 期占 5%，Ⅱ 期占 50%，Ⅲ 期占 10%，Ⅳ 期占 10%；REM 睡眠占 25%。

睡眠 – 觉醒是人脑不同的功能状态，是特定神经网络活动的主动过程。睡眠、觉醒的维持是脑内促睡眠系统（sleep-promoting system）和促觉醒系统（arousal-promoting system）活动的结果。促觉醒系统主要包括蓝斑（locus coeruleus，LC）的去甲肾上腺素能系统、背缝核（dorsal raphe，DR）的 5- 羟色胺能系统、臂旁核（parabrachial nucleus，PB）的谷氨酸能系统、结节乳头体核（tuberomammillary nucleus，TMN）的组胺能系统、腹侧导水管周围灰质（ventral periaqueductal gray，vPAG）的多巴胺能系统、基底前脑（basal forebrain，BF）的胆碱能系统、外侧下丘脑的 Orexin 能系统，以及最近研究发现的丘脑室旁核谷氨酸能系统等。促 NREM 睡眠的脑区主要包括腹外侧视前区（ventral lateral preoptic area，VLPO）和内侧视前区（median preoptic area，MnPO）。两者含有抑制性的 γ- 氨基丁酸能神经元或甘丙肽能神经元，这些神经元在 NREM 睡眠期活动水平明显升高，对促觉醒系统具有明显的抑制作用。最近的研究表明，皮质某些表达一氧化氮合酶（nitric oxide synthetase，NOS）的神经元、BF 和面旁区（parafacial zone，PZ）的某些 GABA 能神经元及背内侧下丘脑（dorsomedial hypothalamus，DMH）中投向视前区且表达甘丙肽的 GABA 能神经元也可能具有促进 NREM 睡眠的作用。REM 睡眠相关神经元（REM-on）主要是被盖背外侧核（laterodorsal tegmental nucleus，LDT）和被盖桥脚核（pedunculopontine tegmental nucleus，PPT）、蓝斑下核（subceruleus nucleus，SLD）等脑区分布的神经元，以及外侧下丘脑的黑色素浓集激素（melanin-concentrating hormone，MCH）神经元、腹侧延髓的 GABA 能神经元、DMH 中投向中缝苍白核且表达甘丙肽的 GABA 能神经元。这些神经元在 REM 睡眠期活动增加，激活这些神经元促进 REM 睡眠。

对于睡眠 – 觉醒之间的状态转换，目前被广泛接受的经典理论是"触发式转换（flip-flop switch）"学说（图 23-1）。促觉醒系统与促睡眠系统之间具有双向的抑制性投射。一个系统的活动处于优势时，可抑制另一个系统的活动，从而实现睡眠、觉醒状态进行完全、迅速的转换。由于脑内有多个促觉醒和促睡眠系统，其活动并非完全一致，因此造成不同状态之间的转换需要数秒至数分钟不等。在觉醒期间，LC、DR、TMN 等促觉醒神经元抑制 NREM 睡眠相关神经元和 REM-on 神经元，兴奋 REM-off 神经元，使得觉醒状态基本不可能直接进入 REM 睡眠状态。外侧下丘脑 Orexin 神经元和 MCH 神经元的活动对稳定觉醒和睡眠状态具有重要作用。Orexin 神经元主要在觉醒期间活动，可兴奋觉醒系统和 REM-off 神经元，而 MCH 神经元的作用与 Orexin 神经元相反，其主要在 REM 睡眠期间活动，抑制觉醒系统和 REM-off 神经元的活动。Orexin 系统的受损引起睡眠 – 觉醒转换失衡和紊乱，表现为觉醒能力降低、嗜睡、觉醒期间的

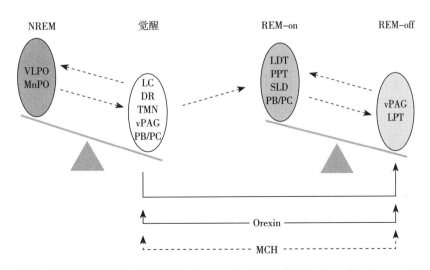

图 23-1　睡眠 – 觉醒转换的触发式转换（flip-flop switch）模型（改自 *Saper* 等，*Neuron*，2010）

实线表示具有兴奋性作用，虚线表示具有抑制性作用

REM 睡眠入侵等。

　　睡眠、觉醒及两者之间的转换主要受 3 个方面的调控,即昼夜节律(circadian rhythm)、稳态调节(homeostatic regulation)和非稳态调节(allostatic regulation)。首先,哺乳动物的昼夜节律主要由下丘脑的视交叉上核(suprachiasmatic nucleus,SCN)驱动,这是影响行为和生理时相的关键脑区。SCN 神经元的活动本身具有节律性,驱动行为活动以 24 h 为周期。即使在完全黑暗的环境下,这种驱动也存在。SCN 的活动通过从视网膜神经节细胞接收信号形成与外界环境相对一致的光 – 暗周期。然而,SCN 少有投向睡眠、觉醒系统的直接输出纤维。SCN 通过室旁核下区(subparaventricular zone),然后投向下丘脑背内侧核,最终投向睡眠 – 觉醒系统,这种方式使昼夜节律的调节具有一定的灵活性以适应季节或其他外部环境的改变。松果体分泌的褪黑素(melatonin)是在分子水平介导脑内昼夜节律的主要神经激素。褪黑素的分泌在日间光照期受到抑制,夜间起始时褪黑素开始分泌增加,在午夜达到高峰,发挥促睡眠的作用。其次,睡眠稳态调节指的是睡眠需求(睡眠压力)随着觉醒时间的增加而升高,反映的是一种睡眠驱动力的大小,即觉醒时间越长,睡眠压力越大,越容易进入睡眠状态。NREM 和 REM 睡眠均受到稳态调节的影响。腺苷(adenosine)被认为是参与睡眠稳态调节的主要神经肽,也是一种随着细胞活动在胞外不断累积的代谢物。胶质细胞是脑内存储能量的主要部位,主要形式是糖原颗粒。延长觉醒时糖原被不断消耗,随后,胶质细胞可能引起胞外腺苷增加,进而促进睡眠。应用遗传学敲除的方法阻断胶质细胞介导的腺苷升高抑制了睡眠剥夺引起的睡眠反弹。因此,这很可能是睡眠稳态调节的机制之一。最后,睡眠 – 觉醒还受到非稳态因素的调节,最常见的是环境改变、应激、食物短缺等。如摄食减少会引起睡眠 – 觉醒次数显著增加。应激性事件常引起失眠,并且可以长期改变睡眠 – 觉醒模式。这些非稳态调节机制需要其他的神经网络参与,如前额叶皮质、杏仁体等。

▶▶▶ 第二节　临床表现 ◀◀◀

　　ICSD-3 将失眠障碍分为慢性失眠障碍、短期失眠障碍和其他失眠障碍。慢性失眠障碍和短期失眠障碍在临床表现上具有较高的相似性,主要的差异在于病程的长短和发作的频次。其他失眠障碍这一诊断主要用于有睡眠起始和维持困难但不符合慢性失眠障碍和短期失眠障碍诊断的患者,有时还作为临时性诊断,待进一步明确是慢性失眠障碍和短期失眠障碍。因此,在本节中将系统介绍失眠障碍的症状和辅助检查等临床表现,而不对 3 种失眠障碍进行区分。

一、症状

　　失眠障碍的起病可能是急性的、与明确的事件相关,也可能是慢性、隐匿的。对于前者,患者通常在早期或青年时期即开始出现失眠症状,失眠的起始常与主要生活事件(如分离、爱人逝世等)、微小日常应激源或睡眠作息改变等有关。对于后者,患者可能无法明确表述失眠起始的确切时间及与之相关的事件或因素。当然,急性短期失眠本身也可能迁延慢性化,形成慢性失眠障碍。

　　失眠的主要表现形式如下。

(一) 入睡困难

　　入睡困难指患者入睡所需时间在 30 min 或以上的情况,或虽然入睡在 30 min 以内,而本人主观感到入睡痛苦的情况。

(二) 觉醒次数增加

　　此处的觉醒次数增加不是指绝对次数增加,而是指本人主观感到觉醒已经带来困扰的情况。

(三) 受梦的困扰

　　睡眠电生理研究提示,REM 睡眠与心理功能密切相关,特别是与梦的体验、记忆相关,而 REM 睡眠一般占总睡眠时间的 30%,据此推测人整夜做梦的时间也不会超过 30%。此处所讲的不是患者的绝对 REM 睡眠时间增加,而是主观体验到梦的增加并受其困扰的情况。

（四）早醒

早醒指当事人早于平时习惯的睡眠时长 1 h 或以上醒来的情况，或虽然未早于 1 h，但自身感到受到早醒的情况。

（五）其他表现

睡眠浅，易惊醒；或感到进入睡眠状态后尿频，并因此影响夜间睡眠等情况均可出现于失眠的表现中。而有的患者的失眠则可表现出前面所描述的 2 种或 2 种以上的形式。

社会功能受到影响是判断失眠症状的重要前提，如次日出现精神差，萎靡不振，影响工作、学习的效率；或可出现焦虑情绪或激越症状等。如果睡眠时间减少没有给本人造成任何影响，这种情况只能称为"睡眠需要量减少"，而非失眠。

二、辅助检查

1. 多导睡眠图检查

多导睡眠图（PSG）检查并非诊断失眠障碍所必须进行的项目，但有助于量化评估患者夜间睡眠的结构和明确其他类型的睡眠障碍。失眠障碍患者的 PSG 主要表现为睡眠潜伏期显著延长，通常 $\geq$ 30 min；总睡眠时间减少，可少于 6 h；夜间觉醒期时程增加，通常为 1~2 h；睡眠效率较正常人明显下降；慢波睡眠和 REM 睡眠均可减少，而 NREM 睡眠 I 期增加。在脑电波谱方面，失眠患者常表现为高频脑电波（β 和 γ）活动增加。部分患者主观估计的睡眠时间明显短于 PSG 记录的实际睡眠时间，这类患者以往被称为主观性失眠或矛盾性失眠。比较主观与客观睡眠记录，失眠障碍患者往往会低估睡眠持续时间，过多估计夜间觉醒时间，这种主 – 客观睡眠不匹配可能与生理性过度觉醒有关。

2. 多次睡眠潜伏期试验

多次睡眠潜伏期试验（multiple sleep latency test，MSLT）主要用于评估失眠患者的日间嗜睡。MSLT 显示失眠患者日间的警觉水平往往升高，提示可能是过度唤醒的表现。对于一部分老年人，日间平均 MSLT 可能降低，提示嗜睡增加。当出现这种情况时，失眠障碍可能与阻塞性睡眠呼吸暂停或其他睡眠行为异常等共病。

3. 主观量表评估

对于慢性失眠障碍患者，在一些主观评估量表评估中可发现相关临床表现。如匹兹堡睡眠质量指数（Pittsburgh sleep quality index，PSQI）量表评估受试者近 1 个月的睡眠情况，总分 $\geq$ 5 分提示存在睡眠不佳。需要注意的是，PSQI 量表并非仅用于评估失眠患者。失眠严重程度指数（insomnia severity index，ISI）量表评估受试者近 1 个月的失眠症状，总分 $\geq$ 8 分提示存在失眠。Epworth 嗜睡量表（Epworth sleeping scale，ESS）评估白天嗜睡程度，总分 >9 分提示存在白天过度嗜睡。典型失眠障碍一般不存在白天嗜睡，如果 ESS 总分 >10 分提示存在其他睡眠障碍。其他量表如焦虑自评量表、抑郁自评量表、状态特质焦虑问卷、疲劳严重程度量表、生活质量问卷等也可发现失眠障碍患者伴随的情绪障碍、日间功能受损等。

4. 其他检查

失眠患者在其他检查方面也表现出一定的特征性。如下丘脑 – 垂体 – 肾上腺轴相关激素的实验室检查提示其活动增加，觉醒水平升高，表现为血皮质醇升高、心率变异性增加等；影像学检查可见睡眠、觉醒相关脑区（如前扣带回、边缘叶、丘脑等）代谢活动发生改变，在觉醒期和 NREM 睡眠期代谢降低。在一些认知相关的任务中，失眠患者的功能脑区活动较正常者降低。

▶▶▶ 第三节　诊断与鉴别诊断 ◀◀◀

失眠障碍的诊断主要依据患者主诉和临床症状，辅助检查及其他评估项目不作为必要检查，仅提供诊断的依据。

一、慢性失眠障碍

慢性失眠障碍(chronic insomnia disorder,CID)是指在有充足的睡眠机会和环境下,持续的睡眠起始、维持困难,对睡眠时长或质量不满意,并引起日间功能受损的情况。

(一)诊断标准

ICSD-3 对慢性失眠障碍的诊断标准见表 23-1。

表 23-1　ICSD-3 关于慢性失眠障碍的诊断标准(必须同时符合 A~F 项)

A. 存在以下 1 项或多项睡眠异常症状(患者报告 / 患者父母或照料者观察到)
1. 睡眠起始困难
2. 睡眠维持困难
3. 比期望时间过早醒来
4. 在合适的作息时间点不愿上床
5. 没有父母或照料者干预时睡眠困难

B. 存在以下 1 项或多项与失眠相关的症状(患者报告 / 患者父母或照料者观察到)
1. 疲劳或全身不适感
2. 注意不集中或记忆障碍
3. 社交、家务、职业或学业能力损害
4. 情绪紊乱、烦躁
5. 日间瞌睡
6. 出现行为问题,如活动过度、冲动、攻击等
7. 精力和体力下降
8. 易发生错误与事故
9. 因过度关注睡眠而焦虑不安

C. 失眠,不能单纯用没有合适的睡眠时间或不恰当的睡眠环境来解释

D. 每周至少出现 3 次睡眠紊乱和相关日间症状

E. 睡眠紊乱和相关日间症状持续至少 3 个月

F. 睡眠紊乱和相关日间症状不能由其他类型睡眠障碍解释

(二)诊断要点

1. 慢性失眠障碍的诊断必须同时符合 3 个条件,即持续睡眠困难达到或超过 3 个月、有合适的睡眠机会与环境、日间相关功能受损。

2. 部分患者可能连续数年或数月出现睡眠起始、维持困难,但单次发作并不满足 3 个月的时间和频次标准,这种情况下,若其确实存在反复的失眠发作和日间功能受损,并除外其他类型的睡眠障碍,这部分患者应当诊断为慢性失眠障碍。

3. 部分患者可能在使用催眠药物的情况下睡眠较好,在服用药物时他们并不符合慢性失眠障碍的诊断标准。然而,在未服用药物的情况下,这类患者可能符合上述诊断标准,这时应对其诊断为慢性失眠障碍。

4. 慢性失眠障碍可单独出现,也可与精神障碍、内科疾病或物质滥用等共病。当出现共病的情况时,若精神障碍、内科疾病、物质滥用等是慢性失眠障碍的唯一原因时,控制这些病情后失眠消失,则慢性失眠障碍的诊断可能不适用。若上述情况并不是失眠障碍的唯一原因,控制这些病情改善症状后失眠仍然持续,则慢性失眠障碍的诊断成立。

5. 在慢性失眠障碍中,具有临床意义的睡眠紊乱程度在不同年龄组并不一样。如睡眠潜伏期和睡眠起始后觉醒期 >20 min 通常是儿童和成年人中具有临床意义的睡眠紊乱。而在中老年人,一般认为睡眠潜伏期和睡眠起始后觉醒期 >30 min 才具有临床意义。

6. 早醒的定义也较为复杂。一般认为,终止睡眠时间较期望的起床时间早 30 min 或以上,同时伴随总睡眠时间较患病前睡眠模式减少则可称之为早醒。然而,早醒的确切时间可能与患病前的睡眠模式具有一定关系。例如,当正常睡眠时间为晚上 23:00 时,最后觉醒时间为早上 4:00 时的早醒可能具有临床

意义;但当正常睡眠时间为晚上 21 点时,早上 4:00 起床可能并没有临床意义。

(三) 鉴别诊断

由于睡眠与生物节律、环境等各种因素密切相关,慢性失眠障碍与其他睡眠障碍在某些方面具有相同的特点和相似的临床表现,临床诊断时应当注意与其他睡眠障碍相鉴别,主要包括以下几种:

1. 睡眠 – 觉醒时相延迟障碍

睡眠 – 觉醒时相延迟障碍(delayed sleep-wake phase disorder,DSWPD)也是一种慢性睡眠障碍,主要表现为夜间入睡和晨间觉醒较正常昼夜节律时相延迟,睡眠周期基本正常。目前认为,DSWPD 主要是由内源性昼夜节律、睡眠 – 觉醒调节的内稳态系统出现异常引起。根据流行病学调查,DSWPD 的患病率约为 0.17%,在青少年中为 7%~16%,在慢性失眠障碍患者中约为 10%。ICSD-3 对于 DSWPD 的诊断标准见表 23-2。

表 23-2 ICSD-3 关于 DSWPD 的诊断标准(必须同时符合 A~E 项)

A. 主要睡眠 – 觉醒时间较期望的或所需的睡眠 – 觉醒时间明显延迟(患者或照料者证实患者长期、反复在期望或要求的时间入睡、觉醒困难)
B. 症状持续≥3 个月
C. 若允许自然睡眠,则睡眠质量和时间正常且与年龄匹配,但仍为推迟的 24 h 睡眠 – 觉醒节律
D. 至少 7 天(最好是 14 天)的睡眠日志或体动监测显示睡眠时相延迟(监测时段应当连续并包括工作 / 学习日及休息日)
E. 睡眠 – 觉醒障碍不能用其他类型睡眠障碍、内科和神经或精神疾病、药物或物质滥用解释

2. 睡眠 – 觉醒时相提前障碍

睡眠 – 觉醒时相提前障碍(advanced sleep-wake phase disorder,ASWPD)主要表现为夜间入睡和晨间觉醒较正常昼夜节律时相明显提前,可出现早醒型失眠与晚上思睡。ASWPD 的患病率尚缺乏相关数据,在中老年人中约为 1%。ICSD-3 对于 ASWPD 的诊断标准见表 23-3。

表 23-3 ICSD-3 关于 ASWPD 的诊断标准(必须同时符合 A~E 项)

A. 主要睡眠 – 觉醒时间较期望的或所需的睡眠 – 觉醒时间明显提前,有证据表明患者长期反复不能在期望或常规的睡眠 – 觉醒时段保持睡眠或觉醒
B. 症状持续≥3 个月
C. 若允许自然睡眠,除睡眠、觉醒时间外,患者睡眠质量及时间可获改善
D. 至少 7 天(最好是 14 天)的睡眠日志或体动监测显示睡眠时相总是稳定提前(监测时间应当包括工作、学习及节假日)
E. 不能用其他类型睡眠障碍、内科和神经系统或精神疾病、药物或物质滥用解释

3. 睡眠不足综合征

睡眠不足综合征(insufficient sleep syndrome)是指由急性或慢性睡眠剥夺引起的睡眠紊乱,ICSD-3 对其诊断标准见表 23-4。

表 23-4 ICSD-3 关于睡眠不足综合征的诊断标准(必须同时符合 A~F 项)

A. 患者每日出现难以抑制的思睡,在青春期前儿童病例中,思睡可表现为行为异常
B. 根据本人或他人叙述的病史、睡眠日志或体动仪确定的睡眠时间通常短于对应年龄的预计值
C. 几乎每天出现睡眠减少并至少持续 3 个月
D. 患者被闹钟或他人唤醒时,睡眠时间是缩短的,如在周末或假期不需要唤醒而自然睡醒时,睡眠时间延长
E. 延长总睡眠时间后思睡及相关症状消失
F. 相关症状不能以另一种未经治疗的睡眠疾病、药物或毒品及其他内科、神经或精神疾病更好地解释

4. 短睡眠者

短睡眠者(short sleeper)是指成年人每日总睡眠时间少于 6 h,或儿童、青少年每日总睡眠时间明显短于正常同龄人,而日间功能正常。短睡眠者可能是正常睡眠的生理变异,其流行病学尚不明确,广东省的一项调查发现,0.52% 的中年人为短睡眠者。短睡眠者的睡眠时间较为稳定,无日间思睡,其行为和情绪亦无异常,没有对睡眠质和量的不满意。ICSD-3 对于短睡眠者的诊断标准包括:①患者每日睡眠时间小于 6 h。在儿童期短睡眠者睡眠时间显著少于同龄者;②患者没有日间困倦,或睡眠不足引起的日间功能受损。③临床症状不能由其他类型睡眠障碍,神经科、精神科或内科疾病,精神障碍或药物滥用进行解释。

5. 环境性睡眠困难

一系列环境因素包括噪声过高、光或极端温度及面临威胁或危险的环境均可能干扰大部分人的睡眠。同床者鼾声过大,睡眠期间活动过度,或异态睡眠可能也会干扰睡眠。当患者陈述环境因素干扰其睡眠时,慢性失眠障碍的诊断并不能成立。慢性失眠障碍仅限于患者陈述在可诱导睡眠的环境中发生睡眠困难,或是失眠症状与环境因素具有独立性。当环境因素是睡眠紊乱和相关结果的主要原因时,应该考虑其他失眠障碍这一诊断。

6. 慢性失眠障碍与其他睡眠障碍共病

其他睡眠障碍也可能表现出失眠的症状,如睡眠呼吸暂停低通气障碍、不宁腿综合征、发作性睡病、异态睡眠等,这些疾病可根据各自的典型特征和临床表现进行诊断。当患者同时表现为失眠症状时,需要特别注意,仅当失眠症状的起始和进展在时间上与共病症状具有相对独立性或独立存在,或治疗共病改善相关症状后失眠仍然持续存在,这时才能独立诊断为慢性失眠障碍。

二、短期失眠障碍

短期失眠障碍(short-term insomnia disorder,STID)是指患者有失眠症状和相关日间功能损害,需要引起临床关注,但时间和频次尚不足以达到慢性失眠障碍的诊断标准。短期失眠障碍的发生通常与应激、情绪波动、睡眠作息改变等心理和环境因素有关。

(一)诊断标准

ICSD-3 对短期失眠障碍的诊断标准如表 23-5。

表 23-5　ICSD-3 关于短期失眠障碍的诊断标准(必须同时符合 A~E 项)

A. 存在以下 1 项或多项睡眠异常症状(患者报告,患者父母或照料者观察到)
1. 睡眠起始困难
2. 睡眠维持困难
3. 比期望时间过早醒来
4. 在合适的作息时间点不愿上床
5. 没有父母或照料者干预时睡眠困难
B. 存在以下 1 项或多项与失眠相关的症状(患者报告,患者父母或照料者观察到)
1. 疲劳或全身不适感
2. 注意不集中或记忆障碍
3. 社交、家务、职业或学业能力损害
4. 情绪紊乱、烦躁
5. 日间瞌睡
6. 出现行为问题,如活动过度、冲动、攻击等
7. 精力和体力下降
8. 易发生错误与事故
9. 因过度关注睡眠而焦虑不安
C. 失眠,不能单纯用没有合适的睡眠时间或不恰当的睡眠环境来解释
D. 睡眠紊乱和相关日间症状持续不足 3 个月
E. 睡眠紊乱和相关日间症状不能由其他类型睡眠障碍解释

(二)诊断要点

1. 睡眠起始困难、维持困难或早醒的主诉可出现于所有年龄段。患者可能陈述睡眠/觉醒困难的频次平均每周少于3次,但对这些症状的担心、焦虑已具有临床意义且需引起临床重视。

2. 睡眠困难常常伴随对睡眠差的痛苦体验、疲倦、注意力和集中力受损、记忆力下降、易怒等,进而引起家庭、社会、工作、学术和其他重要领域的相关功能受损。短期失眠障碍亦可与精神障碍、内科疾病或物质滥用同时出现。当这些情况是睡眠困难的唯一原因时,独立的短期失眠障碍诊断可能并不适用。

3. 短期失眠障碍可能仅以睡眠起始或睡眠维持困难为特征,但更常见的是2种类型同时存在。患者的睡眠主诉可能发生变化,如可能数晚出现睡眠起始困难,而数晚出现睡眠维持困难。

4. 短期失眠障碍的症状可能随着时间或者促发因素的消退而消失,也可能逐步演变为慢性化的形成,最终发展为慢性失眠障碍。

(三)鉴别诊断

短期失眠障碍与慢性失眠障碍具有许多共同特征,需要注意鉴别。两者的主要差异在于短期失眠障碍不满足慢性失眠障碍的时程和频次标准。短期失眠障碍还需与倒班或时差引起的昼夜节律睡眠-觉醒障碍相鉴别。后者的睡眠紊乱是由睡眠-觉醒作息的改变而引起,并导致内源性昼夜节律和睡眠-觉醒作息的不同步,如需要在日间睡眠,而非夜间睡眠。

三、其他失眠障碍

其他失眠障碍(other insomnia disorder)这一诊断主要用于患者具有睡眠起始和维持困难的症状,但并不符合慢性失眠障碍或短期失眠障碍的所有标准。在某些情况下,当需要更多的信息以明确是慢性失眠障碍或者短期失眠障碍的诊断时,其他失眠障碍也可作为临时诊断。

▶▶▶ 第四节 治 疗 ◀◀◀

一、治疗原则

1. 因人而异的治疗。
2. 心理、行为、药物并举的综合治疗。
3. 对诱发失眠的心理社会因素的关注。
4. 对伴随的情绪、认知问题的关注和治疗。

二、心理治疗

心理治疗是一种内容极其丰富的干预方式,包括进行睡眠卫生教育、改变对失眠的焦虑和担心、正念、冥想、睡眠限制、刺激控制、放松训练等。在众多的心理治疗中,失眠的认知行为治疗(cognitive behavioral therapy for insomnia,CBT-I)是最常用和最有效的方法,被美国医师协会推荐为慢性失眠障碍的首选治疗方案。CBT-I是一种聚焦睡眠的引导性心理治疗方案,旨在帮助患者调整可能诱发或加重失眠的行为和观念,形成健康的睡眠行为和正确的睡眠理念。CBT-I的实施包括个体治疗和团体治疗,后者一般由8~12名患者组成,每周1~2次,每一阶段进行6~8次,完成后评估效果。此外,CBT-I还可以通过互联网进行远程干预和管理。CBT-I包括认知和行为的综合干预,其具体的干预方法主要如下。

(一)睡眠限制

睡眠限制(sleep restriction)是CBT-I方案中最常用的干预措施,其有效性已经在大量试验中得以证实。通过限制患者在床上的时间(睡眠时间窗),使其卧床时间尽可能接近真正的睡眠时间,患者日间应当避免打盹或小睡,从而进一步增强睡眠稳态的驱动力,缩短睡眠潜伏期。当睡眠效率显著增加时,可逐渐少量增加卧床时间来提升睡眠时间,从而逐步改善患者失眠障碍及其日间功能受损。该疗法在早期执行时,容易出现一些不良反应,如日间困倦感增强、注意减退。同时,对于双相情感障碍、癫痫、异态睡眠患者及从事日间需要高度精神集中工作的人群需慎用。

(二)刺激控制

刺激控制(stimulus control)是一系列强化床、卧室与睡眠之间的联系,重新建立稳定的睡眠 - 觉醒作息的干预措施,也是获得高度临床肯定、并普遍采用的方法。具体的干预方法包括:①在困倦时才卧床;②无法入睡时离开床;③床和卧室仅用于睡眠(不用于阅读、看电视、打电话,思考、计划活动、吃零食等);④每天早晨在相同的时间起床;⑤日间不进行小睡。该疗法是基于条件反射原理,根据患者已形成的非睡眠活动与床及卧室环境之间的干扰性条件反射,逐渐改变这种不利于睡眠的条件反射,指导患者确立正确的睡眠与床的反射联系,从而建立稳定的睡眠 - 觉醒规律。

三、药物治疗

失眠障碍的药物治疗尚缺乏标准化的治疗方案,临床应当遵循个体化、按需、间断、足量的给药原则。从小剂量开始给药,逐步达到有效剂量,初始治疗原则上单一用药。目前常用于失眠的药物主要包括以下几类。

(一)苯二氮䓬受体激动剂

苯二氮䓬受体激动剂(BZRA)治疗失眠有明确的疗效,对失眠患者的睡眠潜伏期、入睡后觉醒时间及总睡眠时间等具有一定程度的改善,部分苯二氮䓬受体激动剂被大多数专家建议作为治疗失眠的一线药物。其作用机制是作用于 γ- 氨基丁酸(GABA)A 型受体复合物上的苯二氮䓬受体,导致氯离子通道开放并最终表现为 GABA 的抑制作用。苯二氮䓬受体激动剂包括非苯二氮䓬类药物和苯二氮䓬类药物。

1. 非苯二氮䓬类药物

非苯二氮䓬类药物(non-BZD)为第三代镇静催眠药,可缩短客观和主观睡眠潜伏期,对正常睡眠结构破坏较少,相较于前两代镇静催眠药,其白天镇静作用和其他副作用较少。

(1)佐匹克隆(zopiclone):主要适用于入睡困难、睡眠维持困难的患者。该药的半衰期短(5 h),不良反应少,最常见的副作用为口苦,偶见嗜睡、口干、肌张力减退和酒醉感。65 岁以下成年患者常用剂量为 7.5 mg 睡前服用,由于该药有报道使老年人跌倒风险增加,此外,还可能出现睡眠中行为异常,故 65 岁以上患者、肝肾功能或呼吸功能损害患者,建议剂量为 3.75 mg 睡前服用。

(2)右佐匹克隆(eszopiclone):主要适用于入睡困难、睡眠维持困难或早醒的患者。该药的半衰期适中(6 h),可改善客观睡眠指标和失眠患者的日间后果,对白天功能影响较小,是目前较理想的失眠治疗药物。可见口干、口苦、头痛等不良反应。65 岁以下成年患者,睡前 2~3 mg 口服;65 岁以上患者、严重肝功能损害患者,睡前 1~2 mg 口服。

(3)唑吡坦(zolpidem):主要适用于入睡困难的患者。该药的半衰期短(2.5 h),起效迅速,诱导入睡效果好,可以减少夜间觉醒次数。副作用较少,可见有记忆障碍、意识模糊、步态不稳以及消化道的反应(如恶心、呕吐腹痛、腹泻等)。65 岁以下成年患者,睡前 5~10 mg 口服;65 岁以上患者、肝功能损害患者,睡前 2.5~5 mg 口服。

(4)扎来普隆(zaleplon):主要适用于入睡困难患者的短期治疗。该药的半衰期短(1 h),服药后可能会出现较轻的头痛、嗜睡、眩晕、口干、出汗及厌食腹痛、恶心呕吐、乏力、记忆困难、多梦、情绪低落、震颤、站立不稳、复视及其他视力问题,严重不良反应极少发生。65 岁以下成年患者,睡前 5~20 mg 口服;65 岁以上患者,睡前 5~10 mg 口服;糖尿病患者和轻、中度肝功能不全患者,睡前 5 mg 口服。

2. 苯二氮䓬类药物

苯二氮䓬类药物(BZD)对患者睡眠潜伏期、总睡眠时间、夜间觉醒时间等均有改善,但其主要通过增加 Ⅱ 期睡眠时间改善睡眠的连续性。临床最常见的不良反应是思睡、头晕、头痛,同时存在潜在的依赖性,突然停药可能引起戒断反应。苯二氮䓬类药物具有抗焦虑、镇静催眠、抗惊厥、肌肉松弛等作用,由于临床发现该类药物问题较多,目前已不推荐作为一线催眠药物。较为常用药物的简介如下。

(1) 艾司唑仑(舒乐安定 estazolam):主要适用于入睡困难和睡眠维持困难的患者。该药的半衰期为 10~24 h,除了具有镇静催眠作用以外,还具有较强的抗焦虑作用、较弱的中枢性骨骼肌松弛作用。该药次日宿醉率较高,可能引起食欲减退和腹胀感。65 岁以下成年患者,睡前 1~2 mg 口服;65 岁以上患者,睡前 0.5 mg 口服;用药期间禁酒。

(2) 阿普唑仑(佳静安定 alprazolam):主要适用于入睡困难和睡眠维持困难的患者。该药的半衰期为 11~15 h,具有较强的抗焦虑作用和镇静催眠作用,副作用在一部分患者较为明显,特别是嗜睡、无力、头晕、口干等情况最为常见。65 岁以下成年患者,睡前 0.4~0.8 mg 口服;65 岁以上患者,睡前 0.2 mg 口服。

(3) 劳拉西泮(氯羟安定 lorazepam):主要适用于睡眠维持困难的患者。该药的半衰期为 10~20 h,该药有较强的抗焦虑作用,镇静催眠作用相对较弱。服后患者较少有嗜睡、头晕、无力等副作用,许多患者容易接受。65 岁以下成年患者,睡前 0.5~2 mg 口服;65 岁以上患者,睡前 0.5~1 mg 口服。由于患者服用该药后易产生欣快感,因此长期服用较易产生依赖,使用时应注意。

(4) 氯硝西泮(氯硝安定 clonazepam):主要适用于入睡困难和睡眠维持困难的患者。该药的半衰期为 20~40 h,该药在具有很强的抗惊厥作用的同时,同样具有很强的抗焦虑作用和镇静催眠作用。该药的副作用也较为明显。临床应用中常见的副作用为嗜睡、头晕、乏力、眩晕,在使用较大剂量的情况下,部分患者可以出现共济失调、行为障碍和兴奋躁动。此外,长期的应用较易导致药物依赖的产生,在应用过程中应该加以注意。

(二) 褪黑素受体激动剂

褪黑素是松果体分泌的一种神经内分泌激素,褪黑激素能信号通路是干预失眠的重要靶点,作用于中枢褪黑激素能信号通路的药物,通过激动褪黑激素受体而促进睡眠。雷美替安属于褪黑素受体 MT_1/MT_2 激动剂,在 2005 年被美国 FDA 批准用于治疗失眠障碍,其适应证是入睡困难为主诉的失眠及昼夜节律失调导致的失眠障碍,更适合于有物质使用障碍史伴发的入睡困难的患者,推荐剂量为睡前口服 8 mg。其最常见不良反应是思睡、疲惫和头晕。要注意的是,有严重肝病或同时服用氟伏沙明的患者不能服用。

(三) 具有镇静作用的抗抑郁药

目前唯一被美国 FDA 批准用于治疗失眠障碍的抗抑郁药是多塞平,其他药物虽未获得失眠适应证的批准,在临床中也常用于失眠障碍的治疗,常见的包括曲唑酮、米氮平等。

1. 多塞平

多塞平在低剂量时选择性作用于 H_1 受体,既起到了镇静作用又没有高剂量时的抗胆碱能不良反应。多塞平可显著延长总睡眠时间,延长 N2 期睡眠,对于 NREM Ⅰ 期、Ⅲ 期及 REM 期睡眠无显著影响,故主要适用于睡眠维持困难的患者。该药常见不良反应是思睡、镇静和头痛。治疗失眠剂量一般为 3~6 mg/d。未治疗的闭角型青光眼或严重尿潴留患者不能使用,也不能与单胺氧化酶抑制药合用。

2. 曲唑酮

曲唑酮属于 5-HT 受体拮抗 / 再摄取抑制药,可缩短睡眠潜伏期,改善睡眠连续性,增加睡眠时间和深睡眠,但不抑制快速眼动睡眠。该药最常用于治疗失眠,尤其是用于其他抗抑郁药引起的失眠,并且经常用作 SSRI 治疗的辅助治疗。该药安全性较高,常见不良反应有晨起困倦、头晕、视物模糊、口干、便秘等,少见直立性低血压、阴茎异常勃起、心律失常等。治疗失眠剂量一般为 25~150 mg/d。需要注意的是,曲唑酮引起的跌倒和骨折风险和短效 BZAR 几乎相同,因此在老年人群中需慎重使用。

3. 米氮平

米氮平是一种去甲肾上腺素能和特异性 5-HT 能抗抑郁药。小剂量的米氮平可改善睡眠效率、减少睡眠潜伏期、减少觉醒、改善睡眠连续性、增加慢波睡眠,并且对 REM 睡眠无影响。该药常见不良反应有过度镇静、食欲增加、体重增加及口干,因此适用于可以忍受白天嗜睡和体重变化的浅睡和早醒患者。需要注意的是,使用米氮平的患者中有 28% 的人可能出现不宁腿综合征。治疗失眠剂量为 3.75~15 mg/d。

(四) 具有镇静作用的抗精神病药

该类药物目前尚未被美国 FDA 批准治疗失眠障碍,但在实际临床工作中,第二代抗精神病药已被用于失眠的治疗,最常用的是喹硫平和奥氮平。

1. 喹硫平

喹硫平可通过对 H_1 受体和 $5-HT_{2A}$ 受体的拮抗作用而产生镇静催眠效果。能缩短睡眠潜伏期,增加总睡眠时间,提高睡眠效率,改善主观睡眠质量。对患有严重抑郁和慢性失眠的围绝经期女性,该药能显著改善患者的主观睡眠体验和潮热、盗汗症状。该药常见的副作用是直立性低血压、体重增加、高血脂、高血糖,且有引起不宁腿综合征、周期性肢体运动的风险,还可能引起睡眠相关进食障碍,使用时需慎重。喹硫平治疗失眠的剂量为 12.5~100 mg/d。

2. 奥氮平

奥氮平主要通过对 H_1 受体的拮抗作用而产生镇静催眠效果。该药不影响睡眠的结构和连续性,能增加慢波睡眠,延长睡眠时间,提高睡眠效率,尤其用于治疗矛盾性失眠。该药常见的副作用是直立性低血压、体重增加、口干、便秘,增加糖尿病和血脂异常的风险,使用时需慎重。奥氮平治疗失眠的剂量为 2.5~10 mg/d。

(五)食欲素受体拮抗剂

食欲素是存在于大脑特定部位的一种神经递质,它主要在觉醒期间活动,可兴奋觉醒系统。2014 年,美国 FDA 批准的首个食欲素受体拮抗剂苏沃雷生(suvorexant)通过拮抗 OX1R 和 OX2R,阻断来自外侧下丘脑和联系维持唤醒与警觉的低位脑干核的食欲素能活动,从而改善失眠。该药可缩短入睡潜伏期、减少入睡后觉醒时间、增加总睡眠时间。该药物高剂量使用会出现次日残留镇静作用,故推荐治疗失眠的剂量为 10~20 mg,睡前口服。

四、其他治疗

其他治疗方法主要包括光照治疗、物理治疗、运动锻炼、中医中药治疗等。这些方法在临床上对治疗失眠障碍有一定效果,能明显改善部分患者的症状,但其应用范围和机制等仍需大量的研究加以证实。

(一)光照治疗

光是昼夜节律主要的授时因子,对人类的睡眠 – 觉醒周期有重要的调节作用,主要机制是通过与视网膜神经节细胞相互作用,影响下丘脑控制昼夜节律的视交叉上核及抑制松果体分泌褪黑素。该疗法通过帮助建立和巩固规律的睡眠 – 觉醒周期来改善睡眠质量、提高睡眠效率和延长睡眠时间。光照是用于治疗昼夜节律睡眠障碍的重要方法,对失眠患者也有效。在傍晚光照一般会引起生物钟节律延迟,早晨光照会使生物钟节律提前,因此,入睡困难型失眠患者应选择在早上接受光照,早晨光照可缩短入睡潜伏期、减少睡前焦虑、增加总睡眠时间、改善日间功能。

(二)物理治疗

1. 重复经颅磁刺激

近年重复经颅磁刺激(repetitive transcranial magnetic stimulation,rTMS)被作为治疗失眠障碍的新手段,其通过低频(1~5 Hz)脉冲磁场直接超极化神经细胞,以降低局部脑组织代谢,抑制大脑皮质的过度兴奋性。研究发现,rTMS 治疗可增加总的睡眠时间,提高睡眠效率,缩短入睡潜伏期,减少觉醒时间。

2. 经颅电刺激

经颅电刺激(cranial electrical stimulation,CES)采用低强度微量电流刺激大脑,使中枢神经系统产生镇静性的内源性脑啡肽,从而控制焦虑,改善睡眠。该疗法被证实疗效快、安全可靠,可缩短睡眠潜伏期,延长睡眠时间,提高睡眠效率,改善睡眠质量。另有研究表明,采用经皮乳突电刺激(percutaneous mastoid electrical stimulation,PMES)的方法,通过微电流刺激丘脑,引起丘脑外侧区、后区和背区神经元兴奋反应,具有改善睡眠的作用。

3. 脑电生物反馈

脑电生物反馈(EEG biofeedback)是通过工程技术手段,把脑电信息反馈给受试者,以不断训练的方式,选择性地对某一频段的脑电波进行强化,调节脑电活动。脑电生物反馈可有效降低失眠患者的过度觉醒水平,下调自主神经系统内的活动,从而改善患者的过度唤醒,促进睡眠。

(三) 运动锻炼

运动锻炼也是改善失眠症状的有效干预措施之一。运动可能降低交感神经活性,减少促肾上腺激素释放,缓解焦虑抑郁情绪,改善失眠的诱发、维持因素;降低食欲素浓度,使机体觉醒水平降低,促进睡眠,改善失眠症状;影响神经递质,使大脑内 5-HT 浓度增加,改善睡眠质量;增强免疫功能,使炎症、免疫因子改变,通过调节免疫功能改善睡眠。运动的频次和强度是运动锻炼中需要特别注意的问题,一般推荐每次低到中等强度锻炼不少于 20 min,每周 3~4 次,但就寝 3~4 h 之前不应进行运动锻炼。

(四) 中医中药治疗

在治疗失眠障碍方面,越来越多的研究表明中医中药具有不可替代的重要作用。中药、针灸、穴位敷贴或按压是最常用的改善睡眠的干预措施。

传统中药具有改善睡眠的作用,目前较为常用、且被证实对失眠障碍有效的药材包括茯苓、酸枣仁、甘草、丹参、远志、川芎、当归、柴胡、陈皮、生地黄、夜交藤、柏子仁、半夏、五味子等。随着中医中药研究的兴起,其机制也被大量阐明。大部分具有镇静作用的中药成分是通过影响 GABA 或作用于 GABA A 受体促进睡眠,一部分中药成分通过抑制 5-HT$_{1A}$ 受体发挥作用,还有一些中药成分通过影响 Orexin-A、OX1Rs、leptin、leptin 受体等的表达降低失眠诱导的消极结果,进而间接促进睡眠。

此外有实验发现,传统针刺或艾灸神门穴、内关穴、印堂穴、三阴交穴、百会穴或四神聪穴可减轻患者的失眠严重程度,缩短睡眠潜伏期,减少夜间觉醒次数,同时伴随的焦虑、抑郁等情绪问题亦有所改善。采用敷贴或按摩的方式刺激涌泉穴、劳宫穴、神阙穴、膻中穴、气海穴也可以改善入睡困难、夜间频繁觉醒、早醒等症状。然而,由于不同治疗人员进行取穴的手法和位置不尽相同,这些方法仅在部分患者中表现出促睡眠的效果,在推广应用之前还需要大样本的严格随机对照实验加以验证。

▶▶▶ 第五节 危险因素与发病机制 ◀◀◀

失眠障碍并非独立的疾病,而是常常伴随其他疾病共同发生。这一系列症候群不仅有着紧密的内在联系,而且共同受相关危险因素的影响。目前比较公认的有遗传、性别、年龄、精神心理因素等。尽管这些因素如何影响失眠障碍的发生与持续尚不清楚,但流行病学资料已经提供了部分证据。对于失眠障碍的发病机制,心理学方面较早即提出了经典的理论假说,其内容在最近数十年也得到了丰富和完善,而神经生物学方面则进展较少,尚无统一的模型和假说,重要的原因之一可能是缺乏可靠、稳定的失眠动物模型。

一、危险因素

(一) 遗传因素

家族遗传被认为是失眠障碍的一个重要危险因素。早期研究已经发现,失眠障碍具有家族聚集现象,至少 30% 的患者具有失眠家族史。家系研究和双生子研究显示,失眠的遗传度在 30%~60%。在失眠患者中,35%~55% 的一级亲属也患有失眠,这一比例显著高于正常睡眠者的一级亲属。此外,应激诱导的失眠障碍易感性也受遗传影响,女性的遗传度约为 29%,男性的遗传度约为 43%。

(二) 性别因素

性别是又一个重要的失眠障碍相关危险因素。女性的失眠障碍患病率显著高于男性。前者的患病风险约为后者的 1.4 倍,在 >45 岁人群中这一比例上升至 1.7 倍。性别差异的一个可能原因是性激素的影响,失眠在女性中高于男性这一现象开始于青春期,在围绝经期或之后进一步加剧。

(三) 年龄因素

年龄是早期鉴定的失眠障碍相关危险因素。失眠障碍的患病率随着年龄的增加而显著升高。儿童、青年、老年人的患病率分别约为 4%、9.3%、38.2%。不仅如此,失眠障碍引起的睡眠紊乱,尤其是睡眠片段化,也随着年龄的增加而越发严重。

（四）精神心理因素

应激及生活事件、个性特征（如神经质、焦虑特性、内化性、完美主义等）、精神障碍、对环境的反应性、健康状况的自我认知等也被认为是失眠障碍发生的危险因素。负性生活事件不仅是新发失眠的危险因素，也是失眠得以慢性化的维持因素。对环境反应敏感的人群中失眠的新发病率是其他人群的 3.3 倍。70%~80% 的精神障碍患者出现失眠症状，而 50% 的失眠患者同时患有 1 种或 1 种以上的精神障碍。大部分的失眠患者对自我健康状况出现认知偏差，认为自身健康水平差，加重对失眠障碍的担心和焦虑，形成恶性循环。

（五）其他

既往失眠发作史、躯体慢性疾病、社会经济地位低、失业、教育程度低等也可能引起失眠障碍的发生，但仍需要进一步研究证实。

二、发病机制

目前，尽管睡眠－觉醒的神经生理机制研究已取得了较快的进展，但对于失眠障碍的发病机制则是知之甚少。以下从心理学和生理学两方面阐述失眠障碍的研究进展。

（一）心理学机制

1. 不同学者提出了大量失眠障碍的病因学模型，这些模型或多或少是基于 Spielman 等在 1987 年提出的 3P 模型，他们认为失眠的病因学主要由易感因素（predisposing factor）、促发因素（precipitating factor）和维持因素（perpetuating factor）构成。例如，遗传因素或个性特征如神经质或非适应性完美主义、睡眠反应性是易感因素。促发因素是具有负性情绪效价的应激性生活事件，这些事件与家庭、健康、工作或学校有关。维持因素主要包括卧床时间过多、非规律的睡眠－觉醒作息、日间小睡等。许多自我感知失眠的患者通过增加卧床时间和白天小睡作为补偿失眠的策略。然而，这些策略引起更明显的睡眠困难。经典条件反射也被认为是失眠的重要维持因素。失眠患者的床和睡眠环境在失眠急性发作时对觉醒和焦虑形成了条件刺激，即使在起始应激源消除后也会引起睡眠问题。大量证据表明，担心和思虑也在失眠的持续中发挥作用。这些徒劳的思考过程与觉醒水平相关。失眠患者对睡眠的非适应性聚焦，引起睡眠相关的注意偏倚，想要控制睡眠的直接意图干扰了正常睡眠的默认模式。此外，对于自我感知失眠情绪的患者，在一般状态和就寝时间均具有增强的负性情绪体验。总之，3P 模型从 3 个方面对失眠障碍全病程的机制进行了心理学上的宏观解释，但对于失眠障碍发生的具体过程仍缺乏细节描述，尚需更多的研究将这一模型与睡眠、觉醒不同状态的脑活动联系起来。

2. 失眠的认知模型重点强调失眠发生和维持过程中出现的对失眠本身的担心和焦虑，包括对睡眠时长和日间功能的不切实际的期望，对睡眠缺失的后果过分担心，以及对自身睡眠的歪曲感知。这一系列信念和认知过程可能引起患者对睡眠相关刺激的选择性注意，具有明显的意图和努力进行睡眠。反过来，这也可能抑制睡眠－觉醒的自然过程，并造成睡眠起始和维持困难。

（二）生理学机制

1. 基因水平

目前鉴定了多种失眠障碍相关的候选基因，包括昼夜节律时钟基因（如 PER3 和 CLOCK 等）和参与睡眠－觉醒调节的神经递质相关基因（如 SLC6A4 和 GABRB3 等）。全基因组关联研究也证实了许多基因的改变与失眠症状具有相关性。然而，确切候选基因的鉴定尚需证实其与失眠障碍的因果关系。因此，尽管已经确定了失眠具有中度的遗传性，真正参与失眠障碍的基因目前还知之甚少。表观遗传学机制可能在失眠的发生和维持中也发挥了重要作用，这一现象在应激生活事件对应激调节系统的效应中尤为明显。应激生活事件可改变应激调节系统的活动（下丘脑－垂体－肾上腺轴）。这种改变可能反过来诱导大脑（如海马）表观遗传学修饰的长期改变，进而形成失眠的易感因素。

2. 系统水平

有学者提出失眠障碍的过度觉醒模型。该模型认为，失眠是以睡眠和觉醒期生理性觉醒水平增加为特征,称为过度觉醒(hyperarousal)。认知、情绪和生理模块的觉醒水平增加是失眠障碍持续发生的原因。与正常睡眠者比较,失眠患者 REM 睡眠期间的微觉醒频率增加,这使得患者将部分 REM 睡眠感知为觉醒。在病理生理学方面,失眠患者较正常普通人群下丘脑 – 垂体 – 肾上腺轴活动增加(表现为皮质醇水平增加)、自主神经系统活动增强(表现为静息心率增加和心率变异性参数的改变)、代谢率和体温升高。此外,PSG 数据也显示,失眠患者觉醒数量增加、慢波睡眠减少、REM 睡眠期觉醒增加、夜间 EEG 快频率波增加。

3. 神经网络水平

失眠障碍的发生可能与睡眠 – 觉醒调节相关神经网络活动的改变有关。褪黑素分泌的延迟或者提前引起的昼夜节律的失同步化引起相位延迟或者提前,可能导致睡眠起始的潜伏期延长或晨间早醒。GABA 能系统活动降低或者 Orexin 能系统过度活跃可能引起失眠患者睡眠起始和维持困难。失眠障碍患者往往伴随脑内结构和功能的改变。一些研究发现,失眠患者额叶灰质减少,海马、松果体的体积减小,前扣带回体积增加,额叶 – 皮质下网络功能受损(可能与前内囊白质束的完整性降低有关)等。与正常睡眠者相比,失眠患者在觉醒向睡眠转化过程中一些活动本应降低的脑区出现异常,主要包括上行网状激活系统、下丘脑、丘脑、杏仁体、海马、岛叶、前扣带回、前额叶皮质等。这些发现提示,觉醒、情绪调节和认知系统的广泛过度活动均参与失眠的病理生理。失眠动物模型研究中发现,促觉醒和促睡眠神经网络同时被激活,提示觉醒水平和稳态失眠压力均增加。这种促觉醒和促睡眠脑回路同时激活可能引起睡眠 – 觉醒调节中触发式转换的不稳定。这种不稳定的睡眠转换可能在失眠患者的主观和客观睡眠不一致中具有重要作用。上述研究证据初步提示失眠障碍的发生与脑内相关神经环路的改变密切相关,但未来仍需要大量研究详细阐明失眠障碍及其伴随症状的潜在联系和神经机制。

(高东　张涛　张婷)

网上更多……

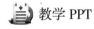教学 PPT　　　　拓展阅读　　　　自测题

第二十四章

物质及非物质成瘾障碍

▶▶▶ 第一节 概 述 ◀◀◀

物质及非物质成瘾障碍是指一种和成瘾物质及成瘾行为相关的疾病,主要是由于使用精神活性物质或特定行为相关的强化机制而导致的精神和行为障碍。

一、相关概念

(一) 耐受

反复使用某种具有精神活性的物质后,对其剂量反应下降,因此需要增加剂量以达到原来剂量所产生的效应,这种现象称为耐受(tolerance)。它是许多精神活性物质共同的药理学性质。相对于药物的药理学效应,耐受是内部机体的适应性生理反应。对一种精神活性物质的耐受常导致对其他精神活性物质(有时化学结构并不相关)的交叉耐受。耐受会加大使用药物剂量而产生相关的伴随症状。同理,一种行为的耐受则是指需要增加某种行为的时间或(和)强度才能达到其原有的身心效应的情况。

(二) 药物依赖

药物依赖(drug dependence)是指带有强制性的渴求,追求与不间断地使用某种药物或物质,以取得特定的心理效应,并借以避免出现戒断综合征的一种行为障碍。前一种情况被称为精神依赖(psychological dependence),后者被称为躯体依赖(physical dependence)。精神依赖指用药后产生一种满足或欣快的感觉,并在精神上驱使用药者要周期性或连续性用药的欲望,并产生强迫性觅药的行为,避免戒断时出现的不适感,这是构成药物依赖的主要药理特性。躯体依赖是指由于反复用药所造成的一种适应状态,中断用药后产生一种强烈的躯体方面的改变即戒断综合征,表现为躯体和精神出现一系列特有的症状,使人非常痛苦,甚至危及生命。阿片类药物、酒类、巴比妥类药物易产生躯体依赖性。

(三) 戒断综合征

戒断综合征(withdrawal syndrome)指长期反复高剂量地使用某种物质后绝对或相对戒断时出现的一组不同表现、不同程度的症状。其起病和病程均有时间限制并与禁用前所使用物质的种类和剂量有关。阿片类药物、酒类、巴比妥类药物的戒断症状较明显,特别是酒精依赖的戒断综合征尤为突出,严重时可出现死亡。情绪障碍(如焦虑、抑郁等)也是戒断综合征的常见特征。重新用药则戒断综合征得到缓解。

(四) 急性中毒

急性中毒(acute intoxication)指使用精神活性物质后体内血药浓度超过一定限度而导致人体出现意识水平、知觉、情感、行为或其他生理功能紊乱的短暂状态。急性中毒往往与剂量密切相关,中毒的程度随时间的推移而减轻,如果不继续使用活性物质,中毒效应最终会消失。

(五) 使用精神活性物质所致的遗忘综合征

使用精神活性物质所致的遗忘综合征是指一种以慢性近期记忆损害为主的综合征,远期记忆有时也可受累,而即刻回忆保留,往往有明显的时间观念和事件发生顺序及学习新资料困难。虚构可为明显的症状,但也可缺如。其他认知功能常常保持相对完好,遗忘的程度与其他功能的障碍不成比例。诊断应满足器质性遗忘综合征的一般性标准,并具备以下基本要求:①表现为近期记忆障碍(学习新资料);时间感受障碍(如事件的发生时序进行重排、将重复出现的几件事压缩为一件事等);②无即刻回忆损害、意识损害及广泛的认知损害;③长期(尤其是高剂量)服用酒精或药物的病史或客观依据。伴有明显的淡漠、缺乏始动性和倾向于自我忽视的人格改变亦可存在,但不是诊断的必要条件。尽管虚构十分明显,但不应作为诊断的必要条件。临床医疗中应鉴别器质性遗忘综合征(非酒精中毒性)、有明显记忆损害的其他器质性综合征(如痴呆或谵妄)、抑郁障碍。

(六) 成瘾行为

成瘾行为(addictive behaviours)易造成误解。此处指的是"行为成瘾"或者"具有成瘾性的行为",但之前也常把"物质成瘾"者的一些行为也称为"成瘾行为"。

二、精神活性物质的分类

目前,精神活性物质按药理学特性可分为 4 类。

(一) 中枢神经抑制药

中枢神经抑制药包括阿片类物质(如海洛因、吗啡、美沙酮、哌替啶、丁丙诺啡)、酒类、巴比妥类和苯二氮䓬类。

(二) 中枢神经兴奋药

中枢神经兴奋药包括苯丙胺(amphetamine)类(如冰毒、摇头丸)、可卡因、烟草(主要是尼古丁)、含咖啡因饮料(如咖啡、可乐)。

苯丙胺类兴奋剂均具有导致中枢神经系统兴奋的作用,但不同药物的作用各有侧重,按药理学作用的异同可分为 4 类。

1. 兴奋型苯丙胺类

兴奋型苯丙胺类以中枢神经系统兴奋作用为主。代表药有苯丙胺(amphetamine)、甲基苯丙胺(methamphetamine,MA)、卡西酮(cathinone)和哌甲酯(methylphenidate)等。

2. 致幻型苯丙胺类

致幻型苯丙胺类具有导致用药者产生幻觉的作用。代表药有 2,5- 二甲氧基 -4- 甲基苯丙胺(DOM)、4- 溴 -2,5- 二甲氧基苯丙胺(DOB)和麦司卡林(mescaline)等。

3. 抑制食欲型苯丙胺类

抑制食欲型苯丙胺类具有抑制食欲作用,包括维洛沙秦(phenmetrazine)、二乙胺苯丙酮(diethylpropione)、芬氟拉明(fenfluramine)及右旋芬氟拉明(dexfenfluramine)等。

4. 混合型苯丙胺类

混合型苯丙胺类兼兴奋和致幻作用,包括 3,4- 亚甲二氧基甲基苯丙胺(3,4-methylenedioxymethamphetamine,MDMA)、3,4- 亚甲二氧基乙基苯丙胺(3,4-methylene-dioxyethyl-amphetamine,MDEA)。

(三) 致幻剂

致幻剂包括大麻(marijuana)、麦角酰二乙胺(lysergic acid diethylamide、LSD)、苯环己哌定[1-(1-phencyclohexyle)piperidine,PCP]等。

(四) 挥发性溶剂

挥发性溶剂包括丙酮、四氯化碳、某些溶媒等。

三、流行病学

(一) 酒精使用障碍的流行病学

据统计,酒精依赖及其相关问题是仅次于心血管疾病、肿瘤居第三位的全球性公共卫生问题。在美国的流行病学问卷调查显示,酒精滥用在 20 世纪 70 年代有上升的趋势,到 80 年代又逐渐下降,90 年代又呈上升趋势,多数美国人饮酒比使用其他药物多,调查 1 年中约 73% 的男性及 64% 的女性使用过酒精,酒精滥用和依赖在人群中的终生患病率为 13.5%。我国 1998 年对 6 个地区整群抽样调查显示,普通人群的男性、女性及整体饮酒率分别为 84.1%、29.3% 和 59.9%,男性饮酒率及饮酒频度明显高于女性;普通人群人均年饮酒量为 3.60 L 纯酒精,男性饮酒量为女性的 19.6 倍。与发达国家相比,我国的人均饮酒量相对较低,可能与亚洲人种的生理、社会文化、经济发展水平有关。有研究预测,随着经济的进一步发展,生活水平提高,加上西方文化的影响,女性饮酒队伍将逐年扩大,人均饮酒量将增加到 6 L 左右,更接近日本和西方发达国家的水平。与酒精使用、滥用相关的精神障碍、生理障碍将日益突出。

(二) 传统毒品和新型毒品滥用的流行病学

1. 联合国毒品和犯罪问题办公室(UNODC)发布了《2012 年世界毒品报告》,报告估计,全球每年用于吸毒者治疗的费用高达 2 500 亿美元,占全球 GDP 的近 0.4%,目前仅有不到 1/5 的毒品使用者能够得到相应的治疗。报告估计,由于使用毒品而造成的生产损失预计达到全球年 GDP 的 0.3%~0.9%。

2. 《2018 年世界毒品报告》估计,2016 年全世界约有 2.75 亿人至少使用过一次毒品,约占全球 15~64 岁人口的 5.6%,阿片类物质造成的危害仍是最大的,占吸毒所致死亡病例的 76%。根据最新的世界毒品报告,2015 年发生了约 19 万起与毒品有关的死亡事件,毒品所致的死亡人数从 2000—2015 年增加了 60%。

3. 2012 年联合国艾滋病规划署颁布艾滋病全球疫情报告,报告显示,截至 2011 年底,全球存活的艾滋病病毒感染者和艾滋病患者估计为 3 400 万人,14~59 岁人群 HIV 感染率约为 0.8%。撒哈拉以南非洲地区仍然是艾滋病病毒感染最为严重的地区,约每 20 名成年人中有 1 名感染 HIV(4.9%),其次为加勒比、东欧和中亚地区。其主要感染途径为注射毒品,该比例在东欧和中亚地区高达 67%。全球非法物质滥用呈现一定的地区性,如亚洲地区 67% 为阿片类滥用,苯丙胺类兴奋剂滥用占 17%;欧洲地区 59% 为阿片类滥用,16% 为大麻类滥用;北美地区 32% 为大麻滥用,31% 为可卡因滥用,阿片类占 7%。

4. 近年来发展迅猛的是 ATS 和新型毒品及 K 粉(氯胺酮)的流行和滥用,滥用者常常为青少年和中青年,在娱乐场所和私人聚会使用,危害极大。近年来,ATS 的流行呈愈演愈烈的上升趋势。其中以甲基苯丙胺(俗称"冰毒")的滥用最为普遍,还有一类称为"致幻性苯丙胺类兴奋剂"(hallucinogenic amphetamine-type stimulants)的毒品,其代表为 3,4 亚甲二氧甲基苯丙胺(MDMA,俗称"摇头丸"),又叫"迷魂药"(ecstasy,XTC)。有资料表明,在英国 31% 的 16~25 岁的人承认用过 MDMA,大多数是在舞会使用,其中 67% 的人声称他们的朋友也用过此药。美国全部非法药物中,MDMA 可能是使用增长最快的药物,每月约有数以万计的新用药者。在美国,MDMA 用药场所上也发生了一些变化,以前多在夜总会和通宵狂欢舞会上用,目前在酒吧就可以买到,并带到家庭舞会上使用。

除上述非法物质滥用外,其他精神活性物质的滥用和依赖同样很严重,镇静催眠药与抗焦虑药滥用现象在世界许多地区发生,较常被滥用的药品有地西泮、司可巴比妥、氟硝西泮、三唑仑、阿普唑仑、替马西泮。

(三) 成瘾行为所致障碍的流行病学

1. 成瘾行为障碍地区差异比较明显。在新加坡(2008)和中国香港(2013)报告的现患病率分别高达 1.2% 及 1.8%;而在美国普通人群中的终生患病率为 0.4%~1.0%。

2. 成瘾行为所致障碍具有家族聚集性特点,研究发现成瘾行为所致障碍患者的亲属发生同类障碍的概率高于一般人群。有研究调查了 31 名病理性赌博患者及其一级亲属后发现,患者的一级亲属中发生病理性赌博和其他类型赌博问题的比例分别为 8.3% 和 12.4%，均显著高于对照组的水平(分别为 2.1% 和 3.5%)。

第二节 酒精所致精神障碍

【典型案例】

患者，男性，52 岁，因"反复饮酒 30 余年，感被害、被监视 7 日余"入院。患者 30 多年前在单位因社交需要开始饮酒，主要是饮白酒为主，平均 2~3 次 / 周，每次饮 50 度白酒 200 g 左右，生活工作如常。患者于 20 余年前几乎每天在中午和晚上饮酒，每天 350~400 g，从未间断，患者开始出现性格变化，以自我为中心，孤僻、暴躁。2 年多前开始晨饮，心情好时喝得较慢，心情差时经常一瓶接一瓶地喝，酒后常大发脾气，大吵大闹，摔东西。7 天前患者怀疑邻居偷其家里的东西而与其发生争执，后到派出所进行协商，回家后患者出现言行异常，感觉家里有摄像头在监视自己，认为他人在其衣服上安有窃听器，说他人监视自己的目的是为了让其加入某团伙，因此整夜不回家，并出现凭空闻声、凭空视物，工作和生活受到影响。某天患者彻夜未归，家属四处寻觅未果，次日早晨家属发现患者未骑摩托车回家，衣服脏乱，手臂及膝盖有擦伤，追问患者晚上到哪里去了，患者诉因为看见有人要枪杀自己，所以自己到处躲避，跑的时候把手和腿摔伤了，自己一个人在楼梯间躲了一夜，怀疑手机上有窃听器，故把手机扔了，晚上不敢睡觉，闭上眼睛就看见有人拿枪对着自己，听到有男性声音跟自己说话，具体内容听不清楚，未再上班，近日饮酒后感腹痛，为戒酒入院。既往史无特殊，个人史：患者自我为中心，敏感、孤僻、自制力差。家族史：其父饮酒 20 年，平均每日饮 100 g 高度白酒。体格检查：生命体征平稳，皮肤巩膜未见黄染，双瞳直径 3 mm，对光反射敏感，左腕部活动疼痛，轻压痛，心肺未闻及特殊，腹平软，神经系统未见异常。精神检查：神志清，引出幻视和被害妄想，计算力、记忆力、理解力下降，情绪不稳定，自知力部分存在。

入院诊断：酒精所致精神障碍。

一、临床表现

酒的主要化学成分为乙醇，乙醇吸收后迅速分布到全身体液和组织中，直接进行氧化代谢，长期过量饮酒者，代谢率可以增加 2~3 倍。短时间内大剂量饮酒，超过了机体的代谢酒精的速度，可以造成蓄积中毒。从开始持续饮酒至出现慢性酒精中毒的时间通常需 5~10 年。

乙醇量换算公式：乙醇量 (g)= 饮酒量 (mL)× 酒精含量 (%)× 0.8(酒精相对密度)

中枢神经系统是对酒精最敏感的器官，心血管系统、胃肠道、肝等也会受到明显影响。由于乙醇对人体具有广泛的作用，故酒精依赖者可同时表现出中枢神经系统、心血管系统、胃肠道和肝损害的相应表现。

(一) 急性酒精中毒

临床表现与使用的剂量及时间有关，饮酒早期或小剂量饮酒时，由于大脑的抑制功能受抑制，故出现明显的中枢神经兴奋症状。因为大脑最敏感的部位是网状激活系统的多突触结构，对这些部位的抑制导致欣快及行为变得迟钝。若血中酒精浓度再增高，可因中脑功能的进行性下降引起脊髓反射、温度调节及心血管呼吸中枢的失调，最终可导致昏睡、昏迷甚至死亡。可归纳为 3 个时期。

1. 兴奋期

兴奋期为血液酒精浓度在 20~99 mg/dL 时，出现头晕、乏力、自控力下降，欣快、言语增多，颜面潮红或苍白，呼出气带酒味。

2. 共济失调期

共济失调期为血液酒精浓度达 100~299 mg/dL 时，出现动作不协调、语无伦次、眼球震颤、复视。

3. 昏迷期

昏迷期为血液酒精浓度在 300 mg/dL 以上时，患者面色苍白、体温下降、皮肤湿冷，严重时出现昏迷、心跳加快、大小便失禁，可因呼吸衰竭而死亡。

(二) 病理性醉酒

表现为少量饮酒即出现冲动、攻击行为,发作数分钟到数小时,醒后多不能回忆。多见于过度疲劳、衰竭、情绪过于激动或受到严重精神创伤及大脑器质性损害的人。

(三) 酒精依赖综合征

从开始饮酒发展到酒精依赖,与饮酒量及饮酒时间有关,一般认为男性每周饮酒量超过 400 g,女性饮酒量每周超过 280 g,经过 5~10 年或更长的时间会产生酒精依赖。症状包括精神依赖及躯体依赖两方面。具有以下几个方面的特征:

1. 难以控制的饮酒欲望,凡事饮酒为先。

2. 刻板的饮酒模式,酒精依赖者为了避免产生戒断症状必须定时饮酒。

3. 对酒精耐受性改变,初期耐受性增加,后期耐受性下降,少量饮酒会导致功能失调和醉酒的发生。

4. 酒精依赖者一旦血酒精浓度下降即出现戒断症状,常发生于清晨醒后。

5. 饮酒后上述戒断症状迅即消除,戒断后又复饮。

(四) 戒酒综合征

长期使用酒精后突然停用,引起机体去甲肾上腺素能神经元活性高度增加,症状的严重程度受多种因素影响,如个体的饮酒方式、饮酒类型、年龄、躯体和精神状况、既往的戒酒症状等。

轻度症状出现于停饮或减少饮酒的 6~12 h,表现为双上肢震颤、反射亢进、烦躁、失眠、厌食,若伴有伸舌震颤提示病情较重;中度症状于 24~48 h 后出现,除上述表现外,进展到自主神经功能亢进的表现,如血压升高、心慌、出汗、发热和肌束抽动,患者会出现恶心、呕吐伴脱水甚至电解质紊乱,并有幻觉(幻听为主)和继发性妄想;重度症状即震颤谵妄,发生于 48~96 h,除上述表现外,有意识清晰度下降、幻视或幻听、自主神经功能明显亢进,手、面、舌的粗大震颤,甚至有癫痫样发作,症状昼轻夜重,一般持续 3~6 天恢复,若出现躯体并发症,至少 10% 的患者可能死亡。

(五) 酒精依赖并发症

1. 酒精相关性幻觉症或妄想症

酒精依赖者在饮酒期间或之后(往往在 48 h 内)出现,常常在意识清晰时出现各种幻觉(如幻听、幻视)或妄想(如嫉妒妄想),可继发相应的情绪障碍或行为障碍。

2. 酒精相关性痴呆

酒精相关性痴呆是长期大量饮酒所致的认知功能减退。表现为短期或长期的记忆损害,抽象思维、逻辑判断能力等受损,人格改变明显,工作和社交能力下降,脑影像学检查常常发现脑萎缩。

3. 躯体并发症

酒精依赖可通过几种途径对躯体造成损害:①酒精对某些组织产生直接的毒性作用,特别是脑和肝;②过度饮酒通常伴有食欲减退,可导致个体蛋白质和 B 族维生素缺乏;③个体发生意外的风险增加,可能引起外伤;④酒精依赖者由于抵抗力下降,患传染病的可能性增加。躯体合并症通常发生在消化系统、神经系统、心血管等几个系统,心血管系统:酒精相关性心肌病、高血压、心律失常、冠心病;消化系统:反流性食管炎、胃炎、胃癌、急性胰腺炎、脂肪肝、肝硬化、肝癌;神经系统:周围神经病、酒精性肌病、酒精性小脑变性、酒精性遗忘综合征、酒精中毒性脑病等;营养和代谢障碍:营养不良、维生素 B_1 缺乏、低钾血症、低磷血症、低镁血症。

二、临床评估与诊断

(一) 临床评估

一些辅助检查有助于诊断。

1. 实验室检查

(1) γ-谷氨酰转肽酶(GGT):可用于筛选试验,在特定地区和人群中,凡 GGT 异常者均应怀疑为过度饮酒者或酒精依赖者。

（2）平均红细胞容积（MCV）：约 60% 的酒精依赖者的 MCV 高于正常，女性较男性更明显。增高的 MCV 在停止饮酒后数周仍可呈阳性。

（3）血乙醇峰浓度（peak blood ethanol concentration，PBEC）：饮酒后其血中的乙醇浓度受多种因素影响，与体重、饮酒速度、是否与其他食物同时服用、耐受性等有关。临床中常通过测定呼吸和血中乙醇浓度来证实滥用酒精。

（4）CT 和 MRI 影像学检查：大部分患者有大脑和小脑的萎缩和脑室增宽。

（5）其他生化检查：电解质、白蛋白、球蛋白可以帮助预测躯体营养状况。

2. 心理测验

（1）CAGE 测验：CAGE 是以下英文单词的缩写：①你是否曾经控制饮酒量—戒酒（cut down）；②在家人或朋友谈论你饮酒的问题时，是否感觉烦扰（annoyed）；③是否经常后悔饮酒时做过的事或说过的话—内疚（guilt）；④是否有时候早晨睁开眼睛就想喝酒——醒来即饮（eye opener）。一般超过 2 个以上的答案为"是"就要考虑为酒精依赖阳性。CAGE 对多数人群的敏感性和特异性较高。

（2）智力测验：韦氏成年人智力量表（WAIS）有助于确定患者的脑活动和适应性潜力，韦氏记忆量表可以测定可能由酒精诱导的记忆损害。

（3）神经心理测验：如 Halstead Reitan 神经心理测验系列和 Lura-Nebraska 神经心理测验系列可以提供脑功能各方面的信息。

（二）诊断标准

诊断应符合 ICD-10 中使用酒精所致的精神和行为障碍诊断标准，有理由推断精神障碍系酒精所致。

1. 急性酒精中毒临床诊断要点

（1）最近饮酒。

（2）正在饮酒时或刚饮酒后，出现临床上描写的适应不良行为或心理改变。

（3）正在饮酒或刚饮酒后，至少出现下列征象之一：①言语含糊不清；②协调不良；③步态不稳；④眼球震颤；⑤注意或记忆缺损；⑥木僵或昏迷。

（4）这些症状并非一般躯体情况所致，也不能归于其他精神障碍。

2. 酒精戒断状态临床诊断要点

（1）曾大量长期饮酒，现停止（或减少）饮酒。

（2）在（1）项内容之后几小时或几天出现下列数项中的 2 项以上：①自主神经系统功能亢进（如出汗，或心率超过 100 次/分）；②手部震颤加重；③失眠；④恶心或呕吐；⑤一过性的视、触、听幻觉或错觉；⑥精神运动性激越；⑦焦虑；⑧癫痫大发作。

（3）由于（2）的症状产生，导致临床上明显的痛苦烦恼，或在社交、职业、或其他重要方面的功能缺损。

（4）这些情况并非由于一般躯体情况所致，也不可能归于其他精神障碍。

三、酒精依赖的治疗

（一）治疗评估及制订治疗计划

在采用任何治疗措施前，均须对病情进行全面的评价，包括饮酒史、目前躯体状况和精神状况。应该与患者（还有患者的配偶）共同制订一个明确的治疗计划，不仅针对患者的饮酒问题，还针对伴随饮酒行为发生的健康、婚姻、工作和社会适应方面的问题。

（二）戒酒综合征的治疗

戒酒综合征的临床表现可从轻度的焦虑不安、失眠到重度的谵妄震颤（delirium tremen，DT），特别是后者需采取迅速有效的措施，若处理不当可出现死亡。

1. 支持治疗

戒酒综合征一旦发生就应采取积极的防护和治疗措施，防止病情进一步恶化，应注意：①加强护理，必要时可采取保护性措施，防止患者发生冲动伤人或自伤行为；②预防感染等其他并发症的发生；③静脉输液补充水及电解质,防止发生电解质紊乱和酸中毒;④大量补充 B 族维生素,防止韦尼克脑病及科萨科夫综合征的发生。

2. 使用苯二氮䓬类药物控制戒断症状

地西泮(diazepam)为临床治疗 DT 的首选药,主要因为该药安全范围较大、吸收快、作用时间长,半衰期为 17 h。患者在中度戒断症状时可以每 8 h 口服地西泮 10 mg,直到症状缓解。对于重度患者可给予"负荷剂量法"(loading dose method)治疗,具体实施方法为:每 1~2 h 给予地西泮 20 mg 直到病情改善或出现轻度的镇静。

3. 其他可选用的药物

(1) 丙泊酚(propofol):该药最初用于全麻,使用此药治疗 DT 主要取其短期镇静、起效快、消除半衰期短(仅 30~60 min),目的是减少患者的焦虑,尽早控制患者的兴奋症状。使用方法是开始静脉注射 1~2 mg/kg,患者安静入睡后改为静脉滴注 2~6 mg/(kg·h)维持,由于其呼吸抑制作用,静脉注射时应注意速度不宜过快,剂量不能超过 3 mg/kg。

(2) 可乐定和洛非西定(clonidine andlofexidine):患者在急性戒断期均有不同程度的自主神经功能紊乱表现,因此在治疗急性酒戒断时有人给予可乐定和洛非西定可以缓解酒戒断综合征中的几个主要症状,特别是高血压、震颤和心动过速。

(3) β 受体阻滞剂:有助于改善心动过速、高血压和出汗,但对癫痫和谵妄无效。普萘洛尔虽适宜治疗酒戒断性震颤和心动过速,但对谵妄和幻觉的疗效尚存争议。

(4) 卡马西平(carbamazepine):该药一般用于抗癫痫、抗躁狂,取其具有抗惊厥、抑制激动作用而用于治疗 DT。该药镇静作用较苯二氮䓬类药物弱,但没有滥用的潜能,因其与酒精无交叉耐受作用,故可以早期给药治疗,以减少戒断期伴发的惊厥发作。

(5) 钙通道阻滞药:该类药主要包括尼莫地平(nimodipine),维拉帕米(verapamil),尼群地平(nitredipine)、卡罗维林(caroverine)等。此类药通常用于治疗心血管疾病,但对酒戒断综合征也有一定的辅助作用。

4. 抗精神病药的应用

在使用苯二氮䓬类药物的同时使用抗精神病药,主要是针对兴奋、幻觉、妄想等症状,对症辅助治疗,一般选用作用快、镇静作用强、副作用小的药物,如氟哌啶醇、奥氮平、利培酮、喹硫平等。使用各类抗精神病药应选择致惊厥阈值较低者,氯氮平应视为禁忌。

(三) 酒精依赖伴发的精神病性障碍的治疗

1. 韦尼克脑病

韦尼克脑病应静脉大剂量补充 B 族维生素,对症使用小剂量的抗精神病药。

2. 酒精相关性幻觉、妄想

酒精相关性幻觉、妄想应对症使用抗精神病药。

3. 自杀

自杀应首先明确原因,如抑郁障碍、人格障碍、急性酒精中毒时的冲动、酒精相关的幻觉或妄想、酒戒断综合征等,然后对症处理,严防再次自杀。

(四) 酒精依赖的康复治疗

对酒精依赖个体的康复目的是为了从健康的概念角度,让其恢复到"生理、心理及社会生活的完满状态"。需要治疗者在了解患者真正饮酒原因之后促进其健康生活的恢复,此外继续解决前期由于酒精所产生的生理及心理危害,以及使其将饮酒恢复到一种生活习惯,在场合、饮酒方式及酒量方面加以节制,而非监督其戒酒。最终目的是让其愉悦的生活(包括社会生活、家庭生活及个人的享乐活动),至于是否继续将饮酒作为一种生活爱好或习惯,由患者本人决定,外界不予强求。

▶▶▶ 第三节　其他物质相关精神障碍 ◀◀◀

具有成瘾性的物质种类有很多,常见的主要有阿片类、苯丙胺类、致幻剂类、烟草类等。本节主要介绍危害较大、流行范围较广的阿片类和苯丙胺类。

一、阿片类物质相关精神障碍

(一) 临床表现

阿片类药物具有镇痛、镇静、镇咳、缩瞳、止泻、扩张皮肤血管、影响内分泌及改变心境等作用。其中镇静和改变心境的作用很易产生耐受性。与其他滥用物质相同的是,阿片可增加伏隔核的多巴胺释放,阿片的强化效应包括多巴胺依赖和非多巴胺依赖机制。

1. 依赖综合征

依赖综合征的特征是在减量或断药时出现戒断综合征的表现。行为特征是强制性用药,在经济开支、日常生活安排中,吸毒排在第一位,甚至比工作、学习、进食和睡眠等都重要,为了用药可以放弃一切,包括家庭和社会责任、前途和健康等。一旦形成依赖,个体的心理特征、精神状态和社会功能出现特征性的变化,吸毒成为生活中唯一的目标。

2. 戒断综合征

戒断综合征是躯体依赖形成的表现,一般在中断用药后 6~12 h 出现,在 72 h 后逐渐减轻。主要表现为:①强烈的渴求用药与觅药行为;②表现出流泪、流涕、汗毛竖起、瞳孔扩大、出汗、肌肉细颤、恶心呕吐、腹痛腹泻等躯体症状;③体温升高、脉搏加快、血压升高、呼吸加深加快等交感神经功能亢进的症状;④各种躯体疼痛,如肌肉痛、关节痛、背痛、腹痛等;⑤可伴有片段意识模糊和精神病性症状,如牵连观念、被害妄想等。

3. 阿片类急性中毒

蓄意自杀、误用过量阿片类物质或躯体脱毒后又复吸时仍使用原来的剂量,很易出现急性中毒。阿片类急性中毒的特征性表现为昏迷、呼吸极慢或抑制、针尖样瞳孔三联征,并有骨骼肌松弛,常并发肺水肿、少尿或无尿等情况。

4. 发生于孕妇及其婴儿的阿片类依赖

阿片类依赖妇女妊娠后可发生死胎、早产或产出低体重儿。胎儿在母体已形成依赖性,出生 2~4 天即可出现阿片类的戒断症状,表现为激惹不安、高声哭叫、呼吸快、鼻塞、呵欠、打喷嚏、打呃、发热、四肢震颤甚至痉挛发作、呕吐腹泻,甚至脱水。病程迁延数周或更长,死亡率高达 3%~30%。应与低血糖、高钙血症、颅内损伤、脑膜炎等鉴别。

5. 并发症

长期吸毒者由于生活无规律、用药方式不卫生,特别是静脉吸毒者,常出现营养不良、抵抗力下降,易继发感染(包括 HIV 感染、肝炎、梅毒、皮肤脓肿、蜂窝织炎、血栓性静脉炎、败血症、心内膜炎、肺部感染等)。

(二) 诊断与鉴别诊断

1. 诊断标准

按照 ICD-10 符合精神活性物质所致精神障碍,有理由推断精神障碍系阿片类物质所致。

(1) 阿片类中毒临床诊断要点:①最近应用 1 种阿片类制剂。②应用阿片类制剂之后,出现了临床上的适应不良行为或心理改变(如先是欣快随即淡漠、心境恶劣、精神运动性激越、判断缺损或社交、职业功能缺损)。③正在应用阿片类或刚应用之后,产生瞳孔收缩(或因严重超量而缺氧以致瞳孔扩大)及下列症状之一:嗜睡或昏迷;言语含糊不清;注意或记忆缺损。④这些症状并非由于一般躯体情况所致,也不可能归于其他精神障碍。

311

（2）阿片类戒断临床诊断要点：①有下列两者之一：a. 曾大量长期（数周以上）应用阿片类，而现在停用（或减量）；b. 在应用阿片类一段时间后，服用某种阿片类拮抗剂。②在①项之后几小时至数天内出现下列 3 项以上：a. 心境恶劣；b. 恶心或呕吐；c. 肌肉酸痛；d. 流泪、流鼻涕；e. 瞳孔散大、汗毛竖起或出汗；f. 腹泻；g. 呻吟；h. 发热；i. 失眠。③由于以上的症状，产生了临床上明显的痛苦、烦恼，或在社交、职业、其他重要方面的功能缺缺损。④这些情况并非由一般躯体情况所致，也不可能归于其他精神障碍。

2. 鉴别诊断

阿片类中毒出现谵妄时，可能为同时使用其他精神药物或合并脑部疾病所致。瞳孔缩小者还应与镇静催眠药、吩噻嗪、OPI、可乐定中毒或脑桥出血鉴别。海洛因常掺杂其他药（如奎宁、咖啡因或地西泮等），以致中毒表现不典型，此时应想到掺杂物的影响。

3. 辅助检查

（1）阿片类尿液分析：主要分析其中的吗啡成分。吗啡口服后迅速吸收，15~60 min 达血浆高峰浓度。肌内注射和皮下注射 15 min 达高峰，48 h 内自尿中排出吗啡用量的 67%~70%。海洛因在体内分解迅速，半衰期为 3 min，7% 以原型自尿液排出，50%~60% 以结合吗啡排出。尿液分析前应水解尿液，可选用薄层层析法（TLC）、高效液相色谱法（HPLC）、放射免疫法（RIA）、酶监测免疫分析法（EMIT）、气液色谱法（GLC）等，吸毒后 2~4 天仍可检出。

（2）纳洛酮催促试验：①静脉催促法：先静脉推注 0.2 mg 纳洛酮，观察 30 s，是否出现戒断症状（瞳孔扩大、竖毛、出汗），如否可再推注 0.6 mg 纳洛酮，观察 20 min，如无戒断症状出现，为催促试验阴性；若出现戒断症状，提示阿片类依赖。②皮下注射催促法：纳洛酮 0.8 mg 经皮下注射，观察 45 min，如无戒断症状（瞳孔扩大、竖毛、出汗）出现，为催促试验阴性。若不能确定，可重新做催促试验，纳洛酮 1.6 mg 静脉注射，仔细观察，如无戒断症状出现，则为催促试验阴性。若出现戒断症状，提示阿片类依赖。

（三）阿片类药物依赖的治疗与康复

1. 脱毒治疗

常用的脱毒治疗方法有 4 类：①作用于阿片受体的替代递减治疗，如美沙酮（methadone）；②作用于去甲肾上腺素的非阿片类药物如可乐定（clonidine）、洛非西定（lofexidine）；③作用于阿片受体的部分激动、部分拮抗剂如丁丙诺啡（buprenorphine）；④其他对症治疗方法，如新开发的中成药。

2. 康复治疗

脱毒后及时进入康复治疗阶段是彻底戒除毒瘾的必要条件。仅仅接受脱毒治疗者往往很快复吸，结果又回到成瘾行为中。阿片类药物依赖康复治疗可推荐的有药物和（或）行为矫正等方法。

（1）纳曲酮（naltrexone，NTX）预防复吸治疗：盐酸纳曲酮是阿片受体拮抗剂，动物实验显示可明显减轻或全部阻断静脉注射阿片类的效能，与阿片类合用可阻止其产生躯体依赖性，可催促阿片类依赖动物出现戒断综合征。开始纳曲酮治疗前，首先需确定患者已躯体脱毒。然后给予开始剂量 25 mg，观察 1 h 无戒断症状后，再追加 25 mg，即给足首日治疗量。维持期治疗量有几种方案：每日 50 mg，顿服；或每 2 日 100 mg，顿服；或每 3 日 150 mg，顿服。维持期不限。

（2）美沙酮维持治疗（methadone maintenance treatment program，MMTP）：是指无限期地使用充分剂量的另一种阿片受体激动剂来替代海洛因的治疗方法，其与纳曲酮维持治疗的理论取向及治疗途径截然相反。美沙酮维持治疗的目的是减少与毒品有关的犯罪，减少静脉注射毒品从而减少经血液传播艾滋病、病毒性肝炎等疾病的机会。由于美沙酮半衰期长，接受美沙酮维持治疗期间滥用者不必每天为毒品而奔波，使他们有机会得到心理治疗、行为治疗和家庭治疗。同时，由于服药期间可维持正常的生理功能，也为回归社会提供了条件，最终达到减少毒品危害和需求的目的。治疗方法、给药剂量因人而异，原则上是在不出现不良反应的前提下，使用足够的剂量保证 24 h 内不出现戒断症状，并能消除心理渴求，防止再度滥用街头毒品来满足欣快感。在美国，美沙酮平均每日用量为 80 mg ± 20 mg，初始剂量 20~30 mg/d，以后以每周 10 mg 的速度递增，至不再出现戒断症状的适宜剂量作为维持剂量。

（3）治疗集体（therapeutic community, TC）模式：指在一种特定的居住性环境中，以互助自助的方式来修通依赖者的人格问题、改善人际关系、树立对自己行为负责的观念，并由此采取积极的生活方式。现今各国的 TC 名称不同，最著名为美国的日顶村（Daytop Village）、锡南浓村（Synanon）、凤凰村（Phoenix House）。他们的组织结构极为相似，由学员和职员组成。职员占 TC 人数的 1/10，一般为过去的吸毒人员，部分为专业工作人员如心理学家、社会工作者等。

3. 阿片类药物急性中毒的治疗

阿片类药物急性中毒比较常见，除特征性的中枢神经系统抑制、瞳孔缩小、呼吸抑制外，多药滥用者则为混合性中毒使临床表现复杂化。急救措施如下。

（1）对昏迷的常规处理：如维持呼吸道通畅，吸氧，静脉输液维持水、电解质平衡及一般支持疗法。

（2）快速给予阿片受体拮抗剂纳洛酮，可静脉、肌内、皮下或气管内给药。阿片类中毒伴呼吸衰竭者，立即静脉注射纳洛酮 2 mg；必要时重复，阿片成瘾中毒者 3~10 min 重复，非成瘾中毒者 2~3 min 重复应用，总剂量达 20 mg 仍无效时应注意合并非阿片类毒品（如巴比妥等）中毒、头部外伤、其他中枢神经系统疾病和严重缺氧性脑损害。之后必须继续使用纳洛酮以免患者再度昏迷，可将纳洛酮 4 mg 加入 1 000 mL 液体中，持续 12 h 静脉滴注。

（3）躯体合并症的处理：静脉注射海洛因者常合并脓肿、肺炎、心内膜炎、结核病、肝炎、性病、艾滋病等，酌情对症处理。

二、苯丙胺类兴奋剂相关精神障碍

（一）临床表现

1. 滥用的临床表现

（1）许多患者是从偶尔滥用过渡到规律性滥用，然后再到成瘾，间期长短不等，有的只需数日或数周。

（2）为不断获得用药后的欣快感受，用药间隔时间会越来越短，滥用剂量也会很快增加。

（3）苯丙胺类兴奋剂滥用者中的多药滥用现象很常见，为避免用药后的不适，一些滥用者常常合并滥用镇静类药物或同时酗酒或滥用海洛因。

（4）初次使用 ATS 后可体验到欣快感、精力旺盛、爆发力增强，同时表现为盲目自信、警觉性增高、胆量增大，同时饥饿感及疲劳感减轻等。由于过分自信会出现判断力损害，行为上表现为话多、活动增多、易激惹、坐立不安。

2. 急性中毒临床表现

在短时间内摄入一定量的 ATS，体内血药浓度达到一定数值即可引发急性中毒，出现一系列躯体及精神方面的障碍。表现为拟交感综合征、5-HT 综合征和谵妄综合征。

（1）拟交感综合征：由于 ATS 进入体内后，可促发外周去甲肾上腺素的大量释放，引起血压升高、心率加快、高热、大汗、运动增多、瞳孔放大、磨牙。

（2）5-HT 综合征：ATS 进入体内后，可促发 5-HT 大量从突触前膜的囊泡释放到突触间隙内，从而短时间内引发 5-HT 浓度急剧上升，表现为 5-HT 综合征如自主神经功能紊乱（高热、大汗、头痛）、意识障碍、定向力丧失、肌阵挛（甚至抽搐大发作），并伴有精神症状（如幻觉）。

（3）谵妄综合征：在意识清晰度下降的背景上，中毒者出现意识内容的改变（如产生恐怖性幻觉、错觉）并伴有不协调的精神运动性兴奋。

使用毒品者伴有以下情况时更易发生中毒：①严重肝肾疾病；②严重肺部疾病；③胃排空延迟；④严重甲状腺或肾上腺皮质功能减低；⑤阿片类与酒精或镇静催眠药同时服用；⑥体质衰弱的老年人。此类药物急性中毒量个体差异很大，一般静脉注射甲基苯丙胺 10 mg 数分钟可出现急性中毒症状，有的静脉注射 2 mg 即可发生中毒，吸毒者静脉注射 30~50 mg 及耐药者静脉注射 1 000 mg 以上才能发生中毒；成年人苯丙胺口服致死量为 20~25 mg/kg。

3. 慢性中毒的临床表现

(1) 突发的情绪变化,表现为情绪不稳、易激惹,后者表现为因小事而大发脾气。

(2) 注意力、记忆力和判断力损害。

(3) 在中枢神经系统特别是肾上腺素能神经聚集的部位可出现微血管损伤和出血。

(4) 长期滥用者常会出现肌腱反射增高和步态不稳等表现。

(5) 由于长期厌食、眠差和消耗,滥用者体重明显下降。

(6) 由于在滥用时可有磨牙动作,长期滥用者常会出现口腔颊黏膜的磨伤和溃疡。

4. 苯丙胺性精神病

苯丙胺性精神病可在长期用药中逐渐出现,也可在一次静脉注射后发生。表现为牵连观念、被害妄想或夸大妄想,并在意识清晰的状态下出现丰富的幻听或幻视。出现敏感、多疑,逐渐发展为偏执观念或妄想,并伴有相应的情感反应。在妄想支配下可采取冲动甚至自杀或杀人等暴力行为。上述症状在停止滥用后的数周内可以自行恢复。

(二) 诊断

1. 诊断标准

按照 ICD-10 符合精神活性物质所致精神障碍,有理由推断精神障碍系苯丙胺类物质所致。

苯丙胺中毒临床诊断要点如下。

(1) 最近应用苯丙胺或类似药物(如哌甲酯)。

(2) 正在应用或刚用过苯丙胺或类似药物,出现临床上明显的适应不良行为或心理改变(如欣快或情绪迟钝、社交能力改变、过分警觉、人际关系敏感、焦虑、紧张或发怒、刻板行为、判断缺损,或社交、职业功能缺损)。

(3) 正在应用苯丙胺或类似药物或刚应用之后,出现下列 2 项以上:①心动过速或过缓;②瞳孔扩大;③血压升高或降低;④出汗或寒战;⑤恶心或呕吐;⑥体重减轻的迹象;⑦精神运动性激越或迟缓;⑧肌力软弱,呼吸减慢,胸痛或心律失常;⑨意识混浊,抽搐,运动异常,肌张力异常或昏迷。

(4) 这些症状并非由于一般躯体情况所致,也不可能归于其他的精神障碍。

苯丙胺类戒断临床诊断要点:①曾大量长期服用苯丙胺或类似药物,而现停用(或减量)。②在①项之后几小时或几天出现心境恶劣及下列生理改变之 2 项以上:乏力;生动而令人不愉快的梦;失眠或嗜睡;食欲增加;精神运动性迟缓或激越。③由于②的症状产生,出现了临床上明显的痛苦、烦恼,或在社交、职业、其他重要方面的功能缺缺损。④这些情况并非由一般躯体情况所致,也不可能归于其他精神障碍。

2. 辅助检查

苯丙胺和甲基苯丙胺的测定:EMIT 能同时测出甲基苯丙胺和苯丙胺,RIA 则只能测出苯丙胺,但甲基苯丙胺代谢产生的苯丙胺足以用 RIA 测出阳性反应。一次口服 5 mg 苯丙胺后,29 h 内可在尿中检测出。甲基苯丙胺在一次口服剂量后 23 h 内可检测出。假阳性结果见于尿中含有相当浓度的麻黄素和去氧麻黄素。处方药如苄甲苯丙胺、芬氟拉明、美芬丁胺、维洛沙秦、苯叔丁胺也能产生阳性反应。确证试验用气液色谱(GLC)/氮磷检测(NPD)和气相色谱(GC)/质谱分析(MS)方法。

(三) 治疗

1. 急性中毒的治疗

(1) 支持性治疗:将患者置于安静的环境,减少环境刺激。严密监测生命体征,保持呼吸通畅、循环稳定、水电解质平衡。鼓励多饮水,必要时行洗胃、催吐。

(2) 活性炭吸附:应用活性炭混悬液吸附未吸收的毒物。右丙氧芬过量或中毒时,由于进入肠肝循环(enterohepatic circulation),多次给予活性炭疗效较好。

(3) 特殊对症治疗:①酸化尿液:以加快苯丙胺类药物的排泄,口服氯化铵 0.5 g,每 3~4 h 一次,使尿液 pH 在 6.6 以下。如果患者有高热、出汗、代谢性酸中毒,则不宜酸化尿液。②降低体温:可行物理降温,肌肉松弛也是控制高热的有效方法,可静脉缓注硫喷妥钠 0.1~0.2 g。③惊厥:缓慢静脉注射苯二氮䓬类,如地西泮 5~20 mg,必要时 15 min 重复一次。注意地西泮能导致喉痉挛或呼吸抑制,因而必要时进行气管插管。④高血压:可使用酚妥拉明(phentolamine)2~5 mg,静脉缓慢注射,或硝普钠(nitropresside sodium),临用前溶解于 5% 葡萄糖溶液内,避光,每毫升含 50 μg,静脉滴注,开始速度为 50 μg/min,剂量逐渐增加,直到血压降至要求水平。⑤兴奋激越、行为紊乱:氟哌啶醇 5~10 mg 肌内注射。⑥谵妄:可用氟哌啶醇或地西泮控制兴奋激越、幻觉、妄想状态,剂量不宜太大,以免加重意识障碍。⑦对于极重的病例可采用腹膜透析或血液透析。

2. 戒断综合征的治疗

目前尚没有可以推荐的替代药物,一般来说,如能保证足够睡眠和营养,大部分患者几日后症状可逐渐消失。一些滥用者在停药后出现抑郁情绪相当严重,可导致自杀行为,且一些人的抑郁情绪会持续数周或更长,需密切注意。

(1) 溴隐亭(bromocriptine)250 mg/ 次,2 次 / 日。用于抑郁、无力、渴求等症状严重者。

(2) 选择性 5- 羟色胺再摄取抑制药(SSRI)如氟西汀,20 mg/d 上午口服。用于抑郁、无力等症状严重者,注意预防自杀。

(3) 氟哌啶醇口服 2~10 mg/d,用于部分患者在戒断过程中出现幻觉、妄想,如必要时可加量,幻觉、妄想消失后应逐渐停止使用。

(4) 对于谵妄者应注意进行系统检查,排除其他原因,如中枢神经系统感染、颅内出血、服用其他成瘾药物或酒精滥用等。

3. 精神症状的治疗

精神症状的治疗主要是对症状及综合征的准确判断,并进行对症治疗。用药的具体情况参见相关章节。所不同的是,用药时间一般较短。

4. 心理治疗

(1) 认知行为治疗:①改变导致适应不良行为的认知方式;②改变对使用苯丙胺类兴奋剂的错误认知;③帮助患者应付急性或慢性渴求。

(2) 小组治疗:小组治疗使患者有机会发现他们之间共同的问题,相互理解,表达自己的情感,学习如何表达自己的意愿;同时给患者提供了讨论和修改他们的治疗方案的场所,也可以在治疗期间监测他们的行为,制订切实可行的治疗方案,促进他们与医师保持接触,有助于预防复发、促进康复。

(3) 家庭治疗:家庭治疗的目的包括鼓励家庭支持患者戒除苯丙胺类及其他成瘾性药物,使他们帮助患者调整社会适应能力和工作能力,促使患者远离吸毒朋友,维持良好的婚姻状态。家庭治疗强调人际间、家庭成员间的不良关系是导致药物依赖、治疗后的复发的主要原因。有效的家庭治疗技术能打破否认,打破对治疗的阻抗,促进家庭间的团结。

▶▶▶ 第四节　成瘾行为所致障碍 ◀◀◀

成瘾行为所致障碍,是指与化学物质(如成瘾性物质)无关的一种成瘾形式,特点为反复出现的、具有强迫性质的冲动行为,尽管成瘾者深知此类行为所产生的不良后果,但他们仍然执意坚持,从而对躯体、心理健康和社会安全产生不良影响。目前,受到广泛关注的成瘾行为包括游戏障碍(gaming disorder)、赌博障碍(gambling disorder)等。

一、游戏障碍

(一) 概述

游戏障碍是指一种游持续或反复地使用电子或视频游戏的行为模式,临床上的特征主要表现为游戏行为失控,游戏成为生活中的优先行为,不顾后果继续游戏行为,并持续较长时间。

(二) 临床表现

1. 临床特征

游戏障碍患者临床表现具有 4 个特征:①过度使用,通常表现为在进行电子游戏时会忘记时间或者忽略其他事情,致使游戏时间长度超过预期;②戒断反应,表现为当无法应用网络时出现易怒、紧张或抑郁的特征;③耐受性增加,表现为不断追求更长的电子游戏时间,更换更好的电脑设备,充值、购买装备、皮肤等;④负性后果,通常表现为好争论、说谎、成绩下降、社会退缩及易疲劳等。

2. 伴随症状

①性格改变:表现为孤僻懒散、撒谎、逆反敌对、兴趣改变;②心理问题:诸如强迫、人际关系障碍、焦虑抑郁、敌对、偏执突出、躯体化等,还有记忆、注意和执行功能明显下降等,过度沉溺于电子游戏提供的虚拟角色往往容易导致迷失自我,导致对现实中的自我缺少正确的认识,进而诱发多种心理问题;③躯体问题、精神行为问题及社会功能损害:躯体问题包括睡眠不足、昼夜节律紊乱、营养不良、胃溃疡、癫痫发作等,严重者可因久坐形成下肢静脉栓塞,甚至引发肺栓塞而猝死;精神行为问题包括易怒、焦虑、攻击言行、抑郁、负罪感等;社会功能损害包括拒绝上学和社交活动,家庭冲突增多,重要关系丧失,学业成就、职业绩效受损等;④共病:游戏障碍常与注意缺陷多动障碍、抑郁障碍、焦虑障碍、双相情感障碍、睡眠障碍、人格障碍、社交恐怖症等其他精神障碍共病。

(三) 诊断

游戏障碍是一种持续的或反复的游戏行为模式,满足以下 3 条核心症状:①"失控性"的游戏行为(如游戏时间、频率、程度、时程、终止、内容无法控制)。②游戏在生活中要优于其他事物。③尽管有负性后果仍然继续游戏行为,且这种行为模式足以导致显著的人格、家庭、社交、教育、职业或其他重要社会功能损害。

上述的行为模式在过去 12 个月间断或持续存在,如果症状严重或具有全部核心症状,病程可以缩短。

(四) 治疗与干预

1. 原则

(1) 预防为主:针对高发人群进行预防性干预,可以显著减少游戏障碍发病率及疾病负担。

(2) 基于循证证据进行干预。

(3) 符合伦理:尊重人权和患者尊严,不损害患者健康及利益。

(4) 综合干预:目前还没有针对游戏障碍的特效干预手段。由于患者常伴有躯体或精神疾病,需要心理治疗、药物治疗等多种手段结合进行个体化的综合干预。在综合干预过程中,需要医疗卫生、学校、家庭、社会等多方面的协调及监督。

2. 方法

对游戏障碍的干预方式可以归纳为以下 3 种:药物治疗、心理治疗和综合治疗。

(1) 心理治疗:是目前应用最多的针对游戏障碍的治疗方法。这其中,认知行为治疗是最常用的心理治疗。认知行为治疗的有效性在其他成瘾类型,如毒品、物质滥用、赌博障碍等的治疗过程中得到了广泛验证。认知行为治疗每个疗程需要 1~2 h,通常要持续十几个疗程,达数月的时间。认知行为治疗的主要形式为个体咨询,由成年治疗者提供支持。团体治疗分为学校和家庭 2 种情境。团体学校辅导主要是在学校情境中进行,参与者包括学生、学生的父母和老师等,每组 6~10 个学生,应用认知行为治疗进行干预;学生的父母也需要参与,目的是让他们也加深对孩子游戏障碍行为的认识;教师负责提供心理与教育方面的内容,如举行健康讲座、分析和讨论的工作坊,为治疗提供支持。

(2) 药物治疗:目前没有针对游戏障碍具有临床适应证的药物,药物治疗缺乏临床研究证据,但游戏障碍患者可能存在精神、躯体等健康问题及共病,需要药物对症治疗。

游戏障碍的药物治疗在改善电子游戏依赖症状和减少电子游戏时间上可起到积极的效果。但这一治疗方式务必谨慎使用,临床医师应该细致观察患者的病情发展变化,及时调整剂量或更换相关药物。

（3）综合治疗：在认知行为治疗的基础上，通过如下 3 个阶段整合心理治疗、药物治疗、物理治疗等进行综合干预。

1）思考阶段：细致的访谈和案例构建。

2）准备阶段：通过移情来诱发情绪激活。

3）契约阶段：游戏行为修正，降低游戏时间，增加健康活动等。

（五）预防与康复

严格意义上讲，游戏障碍应该属于亚健康问题，而非传统意义上的精神疾病或躯体问题，预防及康复的关键在于：①加强社会及家庭支持系统；②尽量让其恢复和保持正常的生活，包括社会生活（学习、工作及社交）、家庭生活（家庭成员的正常沟通、交流、支撑及教育）及个人的享乐活动（兴趣、爱好等）；③不是将游戏活动禁止，而是限制在一定程度内。

二、赌博障碍

（一）概念

赌博障碍（gambling disorder）是一种以持续或反复发作的赌博行为为特征的精神行为障碍。该特征性的赌博行为不仅对个体的私人生活、社交、教育、职业等多方面功能造成影响，还对家庭及社会造成损害和负担。

（二）临床表现

赌博障碍患者的赌博行为具有以下 5 个临床特征。

1. 持续性、发作性或反复性。

2. 在起始、频率、强度、持续时间、终止及环境适宜性等方面失去控制。

3. 相对于其他生活兴趣及日常活动，赌博行为的优先程度不断提高。

4. 尽管由于赌博发生了不良后果，但是仍然继续甚至增加赌博。

5. 赌博的行为模式严重到足以导致显著的个人、家庭、社交、教育、职业或其他重要领域的功能损害。

（三）临床诊断标准

持久反复有问题的赌博行为，引起有临床意义的损害和痛苦，个体在 12 个月之内至少出现下列 4 项（或更多）。

1. 需要加大赌注去赌博以实现期待的兴奋。

2. 当试图减少或停止赌博时，出现坐立不安或易激惹。

3. 反复的失败的控制、减少或停止赌博的努力。

4. 沉湎于赌博（如反复重温过去的赌博、预测赌博结果或计划进行赌博、想尽办法获得金钱去赌博）。

5. 感到痛苦（如无助、焦虑、抑郁）时经常赌博。

6. 赌博输钱后，经常去赌博以求"翻本"。

7. 对参与赌博的程度撒谎。

8. 因为赌博已经损害或者失去重要的事物、工作或教育及事业的机会。

9. 依靠他人提供金钱来缓解赌博造成的严重财务状况。

（四）治疗

目前赌博障碍尚缺乏公认的标准化治疗程序，提倡包括心理治疗与教育、药物治疗、财务管理及自助等手段的综合性治疗管理，其原则包括：①早期发现，建立良好关系、启发动机、及时干预；②提升戒赌动机及预防复发相结合的综合心理干预很重要；③必要时针对赌博行为予适当药物治疗；④治疗共患的物质使用障碍及其他精神障碍；⑤实施综合性管理预防或减少复发。

1. 心理治疗

赌博最主要的治疗仍然是心理治疗，基于循证证据推荐的主要有动机访谈（motivational interviewing, MI）、专门针对赌博障碍设计的认知行为治疗及正念治疗。对于不愿意接受正规系统治疗的患者，通过电话、电子邮件、网络咨询等进行简短动机访谈等简要治疗可能获得一定效果。对于其赌博行为受家庭或夫妻关系影响的患者,家庭/夫妻共同治疗可能会获得一定效果。

2. 药物治疗

目前,对于赌博障碍尚无官方批准的适应证治疗药物,故药物治疗目前尚未成为赌博障碍的基本治疗手段,但在前期的临床研究已有部分药物在随机对照研究中显示出对赌博障碍的疗效优于安慰剂,故在有必要时(如单纯心理治疗效果不佳、患者共病其他精神障碍的情况等),在合理、合规的情况下,可考虑选用适当药物进行治疗。

3. 综合性管理

赌博障碍不仅仅是和医学相关,它和社会环境、法律法规也有着千丝万缕的联系,所以针对赌博障碍的治疗不仅仅应该包括医学范围内的治疗,同时应该对赌博障碍患者进行综合治疗。针对赌博障碍患者可以开展长期的类似于"匿名戒酒会"的自助小组,辅助以志愿者团体,联合相关部门进行财务、相关场所出入限制的联动,对于减轻赌博障碍的症状、预防复发将会取得更好的效果。

(徐佳军　郭万军)

网上更多……

教学 PPT　　　　　拓展阅读　　　　　自测题

第二十五章

性心理及性功能障碍

性是人类的一种基本需要。借助两性性行为的生物、心理和社会功能，人类获得了种族的延续和社会的稳定发展。性行为正常与否和个体健康密切相关。性心理正常和异常之间没有截然界限，界定的标准多种多样。性心理障碍的表现可以有多种多样，形成原因更是五花八门、错综复杂。但无论是哪一种，都不外乎生物学、心理学和社会学 3 个方面的原因。其中外界环境因素有时又尤为重要。性功能障碍目前的分类主要围绕性反应周期进行，但心理社会因素，仍是影响这类疾病发生、发展、转归的主要原因。

▶▶▶ 第一节 性心理障碍 ◀◀◀

一、概述

性心理障碍（psychosexual disorder）又称性变态（paraphilia），是两性行为方面的心理和行为明显偏离正常，以异常行为作为满足个人性冲动的主要或唯一方式的一种心理障碍。

精神病学临床上将那些不指向性交、不导致生殖或种系繁衍的性心理或性行为，以及使性伴侣及本人遭受伤害与痛苦的性心理或性行为均归为异常性心理或异常性行为。但是出现异常的性行为不一定表示存在性变态。那些为了变换性活动方式而偶尔进行的、尝试性的异常性行为，或者由于条件所限没有机会接触异性，性欲暂时得不到发泄而进行的异常性行为，如肛交、兽奸症、同性恋行为，不应归入性变态之列。只有成了习惯或癖好，才能考虑是性心理障碍。

从犯罪学的角度分析，很多异常的性活动都是属于严重违背法律法规的犯罪现象和行为。但从变态心理学和司法精神医学的角度来看，其中有很大部分实际上是属于性心理障碍的范畴。

性心理障碍不属于严重精神障碍，虽然存在性冲动异常和（或）性对象的歪曲，但除此之外，与之无关的精神活动均无明显障碍。患者并未表现出直接的危害社会的行为，且在社会生活的其他方面一般都能适应良好，工作学习中亦能尽职尽责，具有与其他正常人一样的道德伦理观念。然而，由于同时存在着正常的伦理道德观念和异常的性心理问题，他们的内心世界常常充满着道德冲突，感到非常痛苦和矛盾，并伴随比较严重的焦虑、抑郁、自卑、自责、愧疚等各种不良的负性情绪体验。因此，患者容易成为引发多种社会问题和法律纠纷的社会边缘群体。

二、分类及临床表现

（一）性身份障碍

1. 易性症

易性症（transsexualism）是性别认同或性别角色发生严重障碍，坚信自己是与生理性别相反的性别角色,对自身性别有逆反心理,厌恶自身性别并持续存在转化自身性别强烈愿望的一种性心理障碍,这种强烈愿望不是为了想获得社会文化上的好处。男性易性症表现为持久和强烈地为自己是男性而痛苦,渴望自己是女性或坚持自己是女性,并专注于女性常规活动,偏爱女性着装,或强烈渴望参加女性的游戏或娱乐活动,并拒绝参加男性的常规活动,或者固执地否定自己的男性解剖结构,如断言将长成女人,明确表示阴茎或睾丸令人厌恶,认为阴茎或睾丸即将消失或最好没有。有的主动寻医,要求予以雌激素治疗使自身产生女性化改变。更为甚者,要求医师为自己实施变性手术。女性易性症则表现为持久和强烈地因自己是女性而感到痛苦,渴望自己是男性或坚持自己是男性,固执地表明厌恶女装,并坚持穿男装,或固执地否定自己的女性解剖结构如明确表示已经有了阴茎或即将长出阴茎,不愿意取蹲位排尿,明确表示不愿意乳房发育、月经来潮。

虽然从性爱倾向来说,易性症者为纯粹同性恋,但由于他们自视为异性,原来的同性在其观念上就变为异性,所以实质上他们所寻找的还是异性伴侣。自幼年即已开始,称作原发性或真性易性症。出现在成年期之后的任何阶段,由于异装症、同性恋、性受虐症、精神分裂症等继发产生的易性症称作继发性易性症。

【典型案例】

患者,男性,23岁,大学生,自幼当女孩抚养,穿女孩衣饰,和女孩一起玩耍。稍大得悉自己为男孩时,很不自在,深信自己应当为女性。进入大学后喜欢和女同学一起活动,因受到某些限制而心神不宁,以致学习不能继续。要求医师设法改变性别,除了存在抑郁情绪以外,并无其他精神病症状。与女同学交往亦无任何困难。

2. 儿童性身份障碍

儿童性身份障碍(gender identity disorder of children)通常发生于儿童早期,青春期前已充分表现。特征为强烈而持久的异性身份认同,以及对自身个体的解剖性别或对自身性别角色持续表示厌恶,存在强烈的改变自身现有性别的欲望。

持续地专注于异性服装和(或)活动,不论本身的性别,这种障碍较为罕见。较常见的是与程式化性角色行为不一致的状况,两者不应混淆。女孩子仅表现像"假小子"、男孩子仅表现"娘娘腔"还不足以诊断,必须是对男性或女性自身身份认同出现了全面紊乱时,才能诊断儿童性身份障碍。男孩主要表现为沉浸于女性的游戏和活动,偏爱穿戴女孩的服饰,偏爱与女孩玩耍,但这些行为并不会引起性兴奋。女孩则表现为拒绝以蹲位姿势排尿,偏爱激烈斗争的游戏或活动,偏爱与男性做同伴。若患者已进入青春期,此诊断不能成立。

3. 双重角色异装症(dualrole transvestism)

生活中某一时刻穿着异性服装,以暂时享受作为异性成员的体验,但无永久改变性别的愿望,也不打算以外科手术改变性别。在穿着异性服装时,并不伴有性兴奋,这一点可与恋物性异装症相鉴别。双重角色异装症包含青春期或成年期性身份障碍,非性别转换型,不含恋物异装症。

(二)性偏好障碍

性偏好障碍(sexual preference disorder)是指采用与常人不同的异常性行为满足性欲,其特征是:性行为与社会普遍接受的观点不一致;在性行为中可能对他人造成伤害;有自我的痛苦体验,这种痛苦来自社会的态度,自己的性渴求和道德准则之间的冲突,或是知道自己将对他人造成某种伤害。包括恋物症、异装症、露阴症、窥阴症、摩擦症、性施虐症和性受虐症等。

1. 恋物症

恋物症(fetishism)表现为患者对异性常用的贴身物品有强烈的性兴奋,以致患者偏爱或只喜欢这种方式。患者经常收集这些物品,并从这些物品上获得性满足。恋物症患者多为男性,这类物品通常都是人体的延伸物,多为女性用的乳罩、内裤、卫生带等。有些恋物症患者表现为对女性身体的某一部分如手指、脚趾、头发、指甲迷恋。有的在拥挤的公共场所抚摸女人的头发,甚至将头发剪下收藏作为性刺激物。对刺激生殖器官的性器具的爱好不属恋物症,只有迷恋的物体是性刺激的最重要来源或性满足的必备条件时,才作出恋物症诊断。

【典型案例】

患者,男性,25岁,已婚。大学毕业后工作表现很好,个性内向,夫妻感情一般。他有一个皮箱放在家中,不允许他人观看。有一天,当他出差时,他的妻子打开了皮箱,发现里面有许多的已经使用过的胸罩、女性三角裤,上面还有精斑。刘某后来承认这些女性用品都是偷来的,他见到女性用品往往有强烈的性冲动而想要偷窃,偷到后内心才觉得舒服。刘某认为夫妻之间的性生活还不如玩弄这些女性衣物并且手淫时的性快感强烈。

2. 异装症

异装症(transvestism)也称异装性恋物症,是恋物症的一种特殊形式,指反复出现的以异性装扮作为性幻想、性唤起或性活动的行为。多开始于5~14岁这一年龄段,开始只穿1~2件异性衣服,可能外衣还不是异性的,之后逐渐增多,最后可能全身异性装束。开始在公共场合还不是异性装束,以后可在所有场合都是异性装束。其穿戴异性服饰主要是为了获得性兴奋,当这种行为受抑制时可引起明显的不安情绪。男性在穿着异性装时常常伴有手淫行为,并通过它加强性兴奋。绝大多数是异性恋者,他们并不怀疑自己的性别,也不要求改变自身性别的解剖生理特征,一经性唤起达到性高潮便脱去异性服装。如果患者有长期的性别角色识别问题,或具有强烈的改变自身性别的愿望,则诊断为易性症为宜。

【典型案例】

患者,男性,32岁,未婚,从小父母给他穿姐姐衣服,直到上高中时还穿过。22岁起常穿异性服装,如大红线衫、红风衣。戴胸罩去上班或读夜校,脚上穿红色女皮鞋或高跟鞋。自觉穿后不但好看,而且心情舒畅,虽被别人取笑,也不肯改。自知是男性,并无变更性别之意图。

3. 恋童症

恋童症(padophilia)是成年人以未成年儿童为性对象获得性满足的一种性心理障碍。患者以男性多见,女性罕见。患者主要追求的是心理上的性满足和性快感,其性欲要求可能针对异性或同性儿童,他们常常通过窥视、猥亵、爱抚、口淫、手淫及强迫他人的行为达到性兴奋。恋童症者常用一些精心编织的语言为自己的行为开脱,采用一套精心策划的巧妙方法引诱小孩与之发生性关系,如用糖果、金钱甚至威逼等手段使儿童就犯。据报告,约2/3的受害者是8~11岁的女孩。

大多数恋童症患者是已婚且有子女的异性恋者,许多人还存在婚姻和性方面的问题。对于恋童症者,酗酒、打骂妻儿等现象相当突出。就许多病例而言,恋童症是一种带来明显强迫色彩的慢性疾病,可能涉及的受害者数以百计。根据临床特点,恋童症可分为未成熟型恋童症、退化型恋童症、攻击型恋童症3类。

4. 恋尸症

恋尸症(necrophilia)是从尸体获取性满足的一种性变态,许多文献报道把对死亡配偶尸体的固执性爱恋和对异性尸体的嗜好性凌辱行为也作为恋尸症。狭义恋尸症仅见于男性,男性恋尸症习惯上被称为奸尸癖或奸尸狂。有时,这种欲望可以通过与尸体性交的想象来满足,有时则只能通过真正地与尸体的性接触来满足。由于有些奸尸狂采取将被害人杀死的方法来获得奸尸的机会,这种行为会给社会带来极大的威胁,此类属犯罪行为,应予以法律制裁。恋尸倾向通常明显地表现于人的梦境之中,主要涉及谋杀、流血、死尸和粪便等相关内容。恋尸症患者经常会有这类梦境,有时还会重复出现。一个人是否存在恋尸趋向可从其看待周围事物的态度上表现出来,这一类人总是不太关心他人的情绪,对美不敏感,却首先注意到那些与污物有关的东西,脑海里时常泛起关于这类东西的联想或幻觉。

5. 恋兽症

恋兽症(zoophilia)是指虽有机会与成年异性发生性关系,却仍然喜好与动物性交,以满足性欲的癖好。一般以家畜或家禽作为他们性生活的对象。男性恋兽症者常以对动物有明显施虐色彩的非性交性行为获得性满足,而女性恋兽症者则多从与动物摩擦或令其舐外生殖器而获得性满足。典型的恋兽症患者一般在儿童或青少年时期就对某种动物特别喜爱,在接触其所喜爱的动物,尤其在抚摸它们时,可存在明显的性情绪或性冲动。恋兽症者通常喜欢与所恋动物独处一室,而拒绝一般人际交往,尤其是与异性交往。恋兽症者一般都伴有智力方面或精神方面的某种问题,或是性情孤僻、不善交际。传统观念中认为的恋兽症者专嗜与动物性交的观念是错误的,在某种程度上,专嗜与动物性交是假性或境遇性兽奸行为的特点,并由此可部分区别于真性恋兽症。在远离人群或缺少异性的环境里,如牧场、偏僻山区,有些人为缓解其性欲冲动而进行兽交,并不属于真正的恋兽症。一旦离开了那种环境,他们就会立即抛弃这种行为,去找异性伴侣,此种称为境遇性兽交。

【典型案例】

患者,女性,35岁,丈夫常年在外做生意,而且有婚外情,很少回家。患者喂养一宠物犬,久之,患者与宠物犬感情深厚,便开始与宠物犬发生性关系。某一次丈夫回家时目睹了患者与宠物犬发生性关系的场景,认为妻子有精神病,强行将其送精神病院就诊。经检查发现无任何精神异常。

6. 露阴症

露阴症(exhibitionism)是指反复多次在陌生人毫无准备的情况下暴露自己的外生殖器以达到性兴奋的行为。患者个性多内向,露阴之前有逐渐增强的焦虑紧张体验。通常选择一些比较僻静的角落,或容易逃跑的地方,当对方感到震惊、恐惧或耻笑辱骂时而感到性的满足。情景越惊险紧张,他们越感到刺激,性满足感也越强烈。但没有与暴露对象性交的意愿或要求,亦无进一步性行为施加于对方,该症几乎只见于男性。大多数发生于青年早期,一般至少持续半年,露阴频率因人而异。患者个性多存在缺陷,他们缺乏阳刚之气与自信,大多数不善于人际交往,尤其是和女性的交往,在女性面前表现为腼腆、害羞、拘谨,作风严肃,从不和女性开性的玩笑,更没有过分的举动,工作认真负责,循规蹈矩。他们以这种露阴行为作为缓解性欲的紧张感和取得性满足并获得自信的主要或唯一手段,其家庭生活常不美满。

【典型案例】

患者,男性,42岁,科技工作者,已婚,近8年来多次在公共厕所附近、篱笆旁或偏僻弄堂佯装小便时,一旦有女子从附近经过,即将阴茎拿出手淫,唤女子观看。其中多为青年或中年女性,亦有12岁左右女孩或60岁以上老妇。曾因此被拘留劳动改造2年。但释放后见到异性仍有露阴冲动,为此懊恨不已,要求医师把他的生殖器切除。

7. 窥阴症

表现为反复多次以窥视他(voyeurism)人的性活动或亲昵行为作为自己性兴奋的偏爱方式,通常伴有手淫。也窥视异性在浴室脱衣或裸体,这些窥视是在被窥视者觉察不到的情况下进行的。多数患者仅以偷窥行为作为性唤起的来源,并没有暴露自己的意向,也没有同受窥视者发生性关系的愿望。观看淫秽音像制品、画册并获得性的满足,不属于本诊断。窥阴症以男性多见,其不能参与到正常的异性交往的活动中。大部分窥阴症者不是被受害人报告而是被过路人发现。除了窥视行为本身之外,患者一般不会有进一步的攻击和伤害行为。他们并非胆大妄为之徒,而且多不愿与异性交往,有的甚至害怕女性、害怕性交,与性伴侣的活动难以获得成功,有些甚至伴有阳萎等性功能障碍。

【典型案例】

患者,男性,24岁,大学生,患者一次去同学学校看望同学时,在女厕所窥视当场被抓。追问患者发现,患者12岁时在姑姑所开夜总会无意间看见一对男女发生性行为,产生了好奇和愉快感。患者自高中开始每周有一次窥视活动,通过女厕所缝隙看女孩子上厕所从而达到性兴奋和愉悦感,但并无与异性发生性关系的愿望。

8. 摩擦症

摩擦症(frotteurism)是指习惯性或者癖好性通过摩擦异性身体或者触摸异性身体,从而得到性快感或者性兴奋的心理变态行为。患者反复靠拢异性,紧密接触及摩擦自己的生殖器,但患者没有与所摩擦对象性交的要求,也没有暴露自己生殖器的愿望。摩擦症患者以青年男性多见,针对的往往是陌生人,而且大多是在人多拥挤的场合,如公共汽车、商店、聚会场所等。大部分摩擦症患者有反复发作的情况,通常表现为强烈的性渴望及性释放,这种行为给患者和受害者都带来很大的羞辱。患者明知会有严重的后果,但往往不能自我克制,内心极度痛苦,且经常被当场抓住,引起公愤甚至被送公安部门惩处。

【典型案例】

患者,男性,40岁,患者于公交车上用生殖器去摩擦女性的臀部,被当场抓住,遭殴打后被送到派出所,患者为此自责自罪。患者自诉自己已婚,有孩子,但自己对妻子毫无兴趣,几乎不主动提出过性生活,但看见女性把手背在后面或者在拥挤的地方身体之间有接触时,就想用生殖器去摩擦女性的身体,以达到性兴奋。

9. 性施虐症

性施虐症(sexual sadism)是指从给性伴侣施加虐待性行为造成痛苦中获得性满足的变态性行为。有的施虐症患者将施虐活动局限于幻想中,而有的则表现在行为上,性施虐症的行为包括制造疼痛(拳打脚踢、抽打、牙咬、掐拧、钳子夹、火烫、电击等);将性伴侣捆于痛苦难受的姿势;让性伴侣跪爬、学狗叫等羞辱行为。极少数性施虐症者会恶性发展成为色情杀人,患者从杀人行为中获取性快感,甚至取代性交活动。

【典型案例】

患者,男性,40岁,已婚。平素与妻子感情好,患者每次与妻子发生性关系时都使劲咬妻子的乳房,直到妻子发出呻吟叫声,若妻子不呻吟,则达不到性兴奋,以至于每次过性生活都将妻子的乳房咬伤,为此妻子成天处于恐慌状态,恐惧与丈夫过性生活,认为丈夫有病,提出离婚。

10. 性受虐症

性受虐症(sexual masochism)指从性伴侣所施加的虐待性痛苦中获得性满足的情况。只有施虐、受虐活动成为最重要的或必备的性满足手段时,才属于这类心理障碍。一些正常的夫妻性生活有时也存在轻微的施虐、受虐现象借以增强性快感,如高潮时出现的打骂、掐、咬等行为,这些行为夫妻双方可以相互接受,且不是以唤起性兴奋为目的,故不属于性受虐症的范畴。

【典型案例】

患者,男性,32岁,已婚。18岁因强奸罪被劳教2年,5年前结婚。每次性交前,他都将妻子衣服剥光,用绳子狠狠抽打妻子以引起性兴奋。在性交接近和达到高潮时,他要求妻子狠狠地用指甲掐他的臀部,并用嘴狠狠咬住他的嘴唇。

11. 电话秽语症

电话秽语症(bseene telephone calling,telephone seotologia)是指通过电话向异性讲淫秽语言,由此而得到性满足的癖好。患者多为男性,受话者多为不相识的女性。由于消除了被当场抓获的顾虑,他们可以毫无顾忌地用最淫秽下流的语言挑逗、侮辱对方。有些人假装计划生育人员、科技人员"调查"受话者的性生活细节。不少患者在谈话的同时进行手淫以达到性满足。

若同时表现出多种性偏好障碍称混合型性偏好障碍,也称性偏好多相障碍。最常见的组合是恋物症、易装症,及施虐-受虐症。

(三) 性指向障碍

性指向障碍(sexual orientation disorder)是指起源于各种性发育和性定向的障碍,从性爱本身来说不一定异常。但某些人的性发育和性定向可伴发心理障碍,如个人不希望如此或犹豫不决,为此感到焦虑、抑郁及内心痛苦,有的试图寻求治疗加以改变。性指向障碍所表现出的现象主要为同性恋(homosexuality)。

同性恋指性爱指向同性,可伴有或不伴有性行为,对异性可毫无性兴趣的情况。正常人群中4%~5%的人终身偏好同性性行为。同性恋是一个长期争论不休的问题,但随着科学的进步,越来越多的人已经接受同性恋不是犯罪和精神病的观点,也不再把它看作是道德问题。根据发生的情况,同性恋有以下几种具体分类:①素质性同性恋:由遗传等先天因素所造成的同性恋现象;②权宜性(境遇性)同性恋:在缺少异性的环境里发生的同性恋;③边缘同性恋:指因寂寞、焦虑、欲望等困惑,急欲与他人建立亲密关系来摆脱情感孤独而产生的同性恋。

三、诊断与鉴别诊断

性心理障碍的诊断主要依据详细的病史、生活经历和临床表现。但在诊断某一类型性心理障碍之前排除躯体病变,检查有关性激素及有无染色体畸变是完全必要的。性心理障碍诊断标准主要采用ICD-10的诊断标准并参考其他标准。

(一) 性心理障碍的临床特征

1. 性心理障碍的易感因素

(1) 正常的异性恋适应遭受阻挠、挫折。

(2) 重大生活事件的困扰。

(3) 淫秽、色情物品的腐蚀,其原发性的损害可令接触者产生强烈的性兴奋和持续的手淫等,继发性的损害为对性问题认识的扭曲及增加对妇女的攻击性等。

(4) 儿童少年早期即有的特殊性兴趣、性偏好。

(5) 幼年性经历史。

2. 相关辅助检查及心理测验

对性心理障碍者进行MMPI的测量,结果往往发现性心理障碍者存在着较多心理问题和不同程度的人格异常,如偏内向性格,缺乏与异性相处的能力,明显难与异性交往,有明显的疑病观念、强迫行为倾向,易情绪化,精神衰弱等问题,部分患者有不同程度的女性化和偏执倾向。

(二) 诊断要点

1. 性冲动行为表现为性对象选择或性行为方式的明显异常,且这种行为较固定和不易纠正,且不是境遇性的。

2. 行为的后果对个人及社会带来损害,但不能自我控制。

3. 患者本人具有对行为的辨认能力,自知行为不符合一般社会规范,迫于法律及舆论的压力,可出现回避行为。

4. 除了单一的性心理障碍所表现的变态行为外,一般社会适应良好,无突出的人格障碍。

5. 无智力障碍。

(三) 诊断标准

1. 性身份障碍诊断标准

(1) 成年人性身份障碍诊断标准:①持久和强烈地因自己的性别而感到痛苦,渴望自己是另一性别(并非因看到任何文化或社会方面的好处,而希望成为另一性别)或坚信自己是另一性别,并至少有下列1项表现:①固执地表明厌恶自己性别的服装;②固执地否认自己性别的解剖结构;③上述障碍至少已持续6个月。

(2) 儿童性身份障碍诊断标准:①一种强烈而持久的转换自身性别的信念(不仅仅是想通过另一性别来获得社会文化方面的好处的想法)。在儿童,表现至少为下列中的4项:a.反复述说自己想成为另一性别,或坚信自己就是另一性别;b.男孩喜欢换穿女装或艳丽的女性盛装,女性则坚持一直穿典型的男性服装;c.在假扮游戏中,强烈而坚持地偏爱另一性别的角色,或坚持幻想成为另一性别;d.强烈地希望参与典型的另一性别的游戏与娱乐;e.强烈地偏爱另一性别的游戏伙伴。②为自己的性别感到持久的不舒服,或认为自己目前的性别角色很不合适。在儿童表现为如下的任何1项:a.男孩断言自己的阴茎或睾丸是令人厌恶的或即将消失,或者厌恶莽撞性的游戏并拒绝典型的男性玩具、游戏以及活动;b.女孩拒绝坐着小便,断言自己有阴茎或会长出阴茎,或断言自己不会长乳房或来月经,或厌恶正式的女性服装;c.此障碍并不与躯体上是两性人同时存在;d.此障碍产生了临床上明显的苦恼,或给个体的社交、职业或其他重要功能带来损害。

2. 易性症的诊断标准

(1) 期望成为异性并被他人接受,常希望通过外科手术或激素治疗而使自己的躯体尽可能与自己偏爱的性别一致。

(2) 转变性别的认同至少已持续2年。

(3) 不是其他精神障碍(如精神分裂症)的症状,不是与染色体异常有关的症状。

3. **恋物症的诊断标准**

(1) 在强烈的性欲望与性兴奋的驱使下,反复地收集异性使用的物品。所恋物件是极重要的性刺激来源,或为达到满意的性反应所必需。

(2) 至少已持续6个月。

4. **异装症的诊断标准**

(1) 穿着异性服装以体验异性角色,满足自己的兴奋。

(2) 不希望永久变为异性。

(3) 至少已持续6个月。

5. **露阴症的诊断标准**

(1) 具有反复或持续地向陌生人(通常为异性)暴露自己生殖器倾向,几乎总是伴有性唤起和手淫。

(2) 没有与"暴露对象"性交的意愿或要求。

(3) 至少已持续6个月。

6. **窥阴症的诊断标准**

(1) 反复窥视异性下身、裸体,或他人性活动,伴有性兴奋和手淫。

(2) 没有暴露自己的意向。

(3) 至少已持续6个月。

7. **摩擦症的诊断标准**

(1) 反复地通过靠拢陌生人(通常为异性),紧密接触和摩擦自己生殖器。

(2) 没有与摩擦对象性交的愿望。

(3) 这种行为至少已持续6个月。

8. **性施虐与受虐症的诊断标准**

(1) 一种性活动偏爱,可为接受者(受虐狂),或提供者(施虐狂),或两者都有,并至少有下列1项:①疼痛;②侮辱;③捆绑。

(2) 施虐 – 受虐行为是极重要的性刺激来源或为满足性欲必需。

(3) 至少已持续6个月。

(四) 鉴别诊断

1. 需排除躯体疾病及中枢神经系统疾病。

2. 区别境遇性性变态(如处在远洋航行、被监禁、夫妻长期分居等特殊环境中),一旦恢复正常的性生活,曾有过的某些性变态行为便可消失。

3. 与性罪犯区别。从行为的动机来说,性罪犯作案源于道德品质败坏,完全是后天环境而形成的。性偏好障碍者的性侵犯是属于性心理发展的偏离,既有后天环境的影响,也有先天素质的作用。

4. 性心理障碍间的鉴别

(1) 性指向障碍诊断与易性症的鉴别:易性症是一种性身份障碍,患者对自己的性别十分不满,甚至厌恶自己的生殖器官和第二性征,认为自己的性别(解剖特点)与性心理不符合;持续存在强烈的自我性别认同障碍,即强烈认同自己为相反的性别;且对自己的生理性别强烈感到厌恶和不能接受,以致强烈要求改变自己的生理性别。而同性恋者对自己的性别并无不满和厌恶,也不想改变自己的性别。仅表现为对异性可毫无性兴趣,也可仍有减弱的性爱倾向和正常的性行为。

(2) 易装症与易性症的鉴别:有的易性症有明显的着异性服饰的现象,应予鉴别。关键的鉴别点在于:异装症对自己的性别属性是有正确认识的,没有要求改变自己性征的愿望;后者却渴望实现解剖上的性别改变,并渴望过上一种异性生活。另外,异装症患者穿着异装是为了引起性兴奋;易性症患者着女装纯系基于对异性性别认同和偏爱,不是为了去追求性兴奋或愉悦。

四、治疗

性心理障碍治疗很困难,一旦形成,不易彻底纠正,患者自己和家人都感到非常痛苦。一旦确定是性心理障碍后,治疗或纠正的原则包括:

(一) 性教育

性教育包括性心理教育、性知识教育、性道德教育。

(二) 心理治疗

1. 精神分析治疗

精神分析治疗是传统的心理治疗,针对患者早期的经历,也针对患者的无意识。治疗非常个体化,在此不加以详述。精神分析疗法治疗性心理障碍的疗效好坏常取决于以下几个因素:①患者是否有强烈的求治动机,如果没有,则难以治疗;②患者是否因自己的异常性活动而深感痛苦,如果没有痛苦并自得其乐,在治疗中难以坚持;③患者年龄是否超过 35 岁,如果超过,其异常的性活动多已固定到人格结构中去,不易治愈。由于精神分析法中的自由联想、阐释、移情等并非短时间内就能完成,而性心理障碍患者的人格结构又多有一定程度的偏差,所以其症状和行为的改善较为缓慢,必须进行长期治疗。一般而言,用精神分析疗法治疗性心理障碍,往往需治疗半年以上才能看出效果。

2. 认知行为治疗

认知领悟疗法治疗露阴症、窥阴症、摩擦症和恋物症效果较好,但必须要求患者有求治愿望,并和医师合作。医师应设法启发患者,有针对性地进行解释,使之认识到自己心理缺陷所在和这种病态行为的幼稚性,不是成年人的行为。使患者通过医师的启发性谈话,并联系幼年经历,逐步有所领悟并下决心克服。行为治疗在治疗性变态方面取得了极大的成功。多采用厌恶条件疗法可获得更好疗效。即用厌恶技术来消退患者病态行为的条件反射,同时采取建立异性恋的行为治疗以增强治疗效应,并培养正常的性行为。主要是以指导和练习为主,是属于行为治疗的性问题咨询及详细回顾精神动力学过程。对于心理动力学因素上较清楚的性心理障碍行为,建议做围绕着冲突和改变结构的心理治疗。

(三) 药物治疗

性心理障碍作为一种心理障碍,单纯的药物治疗作用是很有限的,并且治疗的有效性一直受到质疑。纵观性心理障碍药物干预的历史和现状,可看出用药的目的大多出于以下几个方面的考虑:①降低个体的性驱力,减少变态性行为冲动的发生,增强个体的自控能力;②减弱或改变带有强制性、超价性特点的异常性观念;③缓解变态者具有的焦虑、抑郁等情绪障碍,有利于心理治疗的进行。常用的药物包括抗雄激素药物、雌激素药物、抗焦虑药、抗抑郁药及抗精神病药等。

(四) 相关障碍的手术治疗

变性手术可以使患者本人达到满足和愉悦,提高其生活质量。但要确定是患者真实的愿望,此外,在不同的国家和不同文化背景的族群均涉及医学伦理学的问题。

五、危险因素与发病机制

性心理障碍表现形式各异,病因复杂多样,目前尚无一致看法,可能与下列几点因素相关。

(一) 生物学因素

1. 遗传素质

性心理障碍的发生与一定的人格缺陷有关,但各型间缺乏特定的和一致的人格,如露阴症最多见于具有抑制性特征的内向性人格的人。双生子调查资料支持同性恋的发生有遗传素质基础,家族性易性症病例的发现也提示其发生与遗传因素有一定关系。

2. 胚胎学观点

胎儿期雄激素的存在会使出生后的性行为类型为男性,而出生前雄激素的缺乏,则会发生同性恋行为。Hirschfield 认为,性腺内分泌不平衡是导致同性恋的原因。

3. 躯体因素

性心理障碍的发生与发展与人类性腺活动阶段有关,一般在青春期开始明显,随年龄增长至围绝经期,性心理障碍的行为亦趋向缓和。

(二)心理社会因素

1. 心理动力学理论

心理动力学理论把性心理障碍看作在正常发育过程中,异性恋发展遭到失败的结果,一般多为男性,源自儿童早期恋母情结时的阉割焦虑和分离焦虑的威胁。弗洛伊德性心理发展阶段理论把人的动力发展分为口腔期、肛门期、性器期、潜伏期、性征期 5 个阶段,并认为性心理的发展过程如不能顺利地进行,停滞在某一发展阶段,即发生固着,或在个体受到挫折后从高级的发展阶段倒退到某一低级的发展阶段即产生了退行,就可能导致心理的异常,成为各种精神及行为问题产生的根源。弗洛伊德认为变态的性活动是他们幼年性经历的再现和延续。因此,在成年表现出强烈的幼年儿童式性活动就是性心理障碍的病理心理本质。怕羞、胆怯拘谨及缺少排解心理困境和应变能力的个性,创伤性心理诱因等都是发病的条件。以同性恋为例,儿童期(3~5 岁)是人性心理发展的关键阶段,儿童在这一阶段怀有本能的性欲渴求,往往伴随有强烈的恋父情结或恋母情结。如果儿童在此期间心理受创,就会在性成熟后发生相似的心理异常。对于男同性恋而言,性倒错是俄狄浦斯情结未能解决的后果,对于女同性恋而言,则是由于阴茎嫉妒造成的。荣格集体无意识学说认为,集体无意识的概念类似一个种子储藏库,里面储藏着心理原型。在一般定义中,原型代表人类早期祖先或者动物性祖先在生存中所形成的遗传意象。荣格假定在人类的内心存在一些先天倾向或潜在的可能性的意象。

2. 行为主义理论

行为主义理论用社会学习理论来解释性变态的本质和发病原理。认为人的变态性行为和正常的其他行为一样,都是潜移默化学习得来的,认为某些性偏好障碍是按条件反射的原理而形成的。以同性恋为例,童年时期的性别认同错误,家庭教育中性教育被忽视,歪曲的性教育等均可能改变一个人的性取向;人在幼年时期性别角色尚未形成,如果在性问题上受到某种影响或强烈刺激,就会造成某种心理变化,这种变化一直潜伏到青春期以后就会爆发出来,造成不良的后果;父母对孩子的性角色期待和教育,对孩子性心理定式的形成也有很大关系。如果把男孩当成女孩来对待,在称呼、打扮、玩具、游戏和体育活动方面都和女孩一样看待,就可能使他形成自己是女孩的心理定式,难以纠正;对女孩也同样如此。此外,家庭中懦弱的父亲和专横的母亲是造成男同性恋的 2 个重要因素。

3. 第三心理状态(意静态)理论

第三心理状态理论是指在意识清晰时能控制的性变态行为,在意静态时则能肆意表达。但在理智恢复以后,又对此不规范行为批评指责,周而复始,表现自我人格的一种不协调,自我矛盾,自我焦虑,而陷入自我痛苦中。

4. 人格等个性因素

患者常个性内向、刻板、自卑、受暗示性强,沟通能力弱、体貌平平。艾森克人格测试量表显示个性属内向不稳定型,有神经质和精神质。这种个性的人,敏感多疑、怕羞胆怯、焦虑抑郁,当其面临困境和性挫折超过他们的应付能力时,会不自觉退行至幼年时期,用已被忘却的幼年性的取乐方法来暂时缓解成年的心理困难,宣泄成年人的性欲,表现为性心理障碍行为。

5. 整合理论模式

整合理论主张对不同理论进行部分地整合后解释性心理障碍,认为对性的认知、信念,对性问题的态度和行为方式,在性心理障碍的发生发展中均有不可忽视的重要作用。主张整合各种不同理论的有用部分,强调社会文化、家庭环境、个体社会化等多方面因素综合考察。

综上所述,关于各种性变态的病因和发病机制虽然有很多学说,但至今尚不明确,任何一种理论均不能完全概括所面临的临床现象。从多元化的思维出发,病因判别的个体化、诊断的个体化及治疗的个别化才是解决这一问题的重要途径。

▶▶▶ 第二节　性功能障碍 ◀◀◀

一、概述

性功能障碍（sexual dysfunction）是指个体不能参与到他或她所期望的性活动中的一种状态，常常与心理社会因素密切相关，但不是其他精神障碍的一部分。性功能障碍可表现为性欲减退或缺失、性厌恶及性乐趣缺乏、生殖器反应丧失、性高潮功能障碍、非器质性阴道痉挛、非器质性性交疼痛和性欲亢进等。

二、分类及临床表现

（一）性欲减退

性欲减退亦称为性欲低下（hyposexuality），是指成年人持续存在性兴趣和性活动的降低甚至丧失，性活动不易启动，男女双方缺乏对性活动的主观愿望，包括性梦和性幻想。按照常理，性欲低下患者的性体验频率往往较低。临床上可以把性欲低下分为两个层次，一是自发的性兴趣降低；二是与性伴侣开始性生活后出现的性兴趣降低。前者对于男性意义更大一些，因为传统的观念里，一般由男子发起性活动，若男子缺乏自发的性兴趣，这样将会对女方带来极大的精神创伤，也会对夫妻双方的感情带来极大的影响。而对女子影响往往较小，因为女子即使存在自发性兴趣降低，仍可被动地接受性活动。

性欲减退的诊断要点为：①持续或反复的性幻想及性行为欲望的降低或缺乏；②缺乏发动与性伙伴或独自手淫的性活动的兴趣，导致性活动的频率比所期望的水平明显降低或比以往水平明显下降。

（二）生殖器反应缺失

男性的生殖器反应丧失也称勃起功能障碍（erectile dysfunction），既往称阳痿（impotence），是指成年男性不能产生性交所需的阴茎勃起，或勃起不坚挺、时间短暂不能持续进行满意的性交。勃起功能障碍分原发性和继发性，前者是指既往没有正常、完整的性行为，初次性活动就出现的勃起功能障碍，后者指既往有过正常、完整的性行为，而后才出现的勃起功能障碍。根据发病原因可分为心理性勃起功能障碍和器质性勃起功能障碍，器质性勃起功能障碍占 50%，主要包括血管性、神经性、内分泌性、糖尿病性、阴茎海绵体纤维化性等。根据轻重程度，勃起功能障碍可分为轻度、中度和重度，其中重度勃起功能障碍指长期持续性的大多数时间不能完成满意的性生活。

临床上勃起功能障碍常见于以下 2 种情况：一种情况是阴茎勃起不坚，在一定刺激下，阴茎可以勃起，但硬度不够，不能自如地插入阴道；另一种情况是阴茎勃起不久，性交前准备期阴茎勃起良好，或夜间晨起时勃起良好，但在性交时突然疲软而不能进入阴道，或即使阴茎可插入阴道但尚未射精即疲软，不能完成性交。

勃起功能障碍的流行病学调查发现，在国外，目前公认的数据是马萨诸塞男性老龄化研究（MMAS）。调查显示：40~70 岁男性勃起功能障碍患病率是 $(52.0 \pm 1.3)\%$，轻、中、重度勃起功能障碍的患病率分别是 17.2%、25.2% 和 9.6%。在中国上海有研究调查了 1 582 名 40 岁以上的城市男子，患病率约为 73%。

女性的生殖器反应缺失（female failure of genital response）则表现为阴道不能湿润，且阴唇缺乏适当的膨胀，亦称冷阴，是女性性唤起障碍的表现。女性生殖器反应缺失也分为原发性和继发性，完全性和境遇性等不同类型。原发性生殖器反应缺失是指患者从性生活一开始就从未获得满意的性唤起生理反应，始终缺乏阴道润滑反应；而继发性生殖器反应缺失是指过去曾有正常的阴道润滑反应而现在却丧失了这种性反应的能力。完全性生殖器反应丧失是指患者在任何情境或与任何伴侣都始终不能活得满意的性唤起生理反应即缺乏阴道润滑反应。境遇性生殖器反应缺失指患者有时或与有些人在一起时缺乏阴道润滑反应，而在某些情境或从某些伴侣那里能获得满意的性唤起生理反应。

(三) 性高潮障碍

性高潮障碍(orgasm disorder)指持续地发生性交时缺乏性高潮体验。女性较男性多见。男性的性高潮障碍除了在性活动缺乏性乐趣高潮体验外,往往伴有性交时不能射精或射精明显延迟的现象。

过去对性高潮的定义,医学上强调了动物本能,即生理变化,如阴道收缩、勃起持久、射精等,强调生理指标多于精神心理指标。而心理学上强调了本能的最大化,在整个性生活的过程中体会到性欢愉,便是性高潮的标志。新的定义分类方法是基于性欢愉方面的,其中包含 4 类性高潮障碍:高潮反应过早(EOR)、高潮反应延迟(DOR)、高潮反应损伤(IOR)和高潮反应缺失(AOR)。这种分类适合于已知的男女性高潮紊乱且着重关注性欢愉方面,这种新的分类法把男女性平等考虑进去,也是优点之一。

一般来说,女性获得性高潮远比男性困难,她们既要求具有融洽的感情基础,也要求性交当时具有愉快的心境与良好而安静的环境条件,任何上述条件的欠缺都容易引起性高潮缺乏。根据病情将性高潮障碍分为 4 级:Ⅰ级:既往有性高潮史,但目前性高潮缺失;Ⅱ级:性高潮延迟,指在足够强度和时间的有效性刺激下,女性在性反应出现 20 min 以上,仍难出现性高潮;Ⅲ级:从未获得性高潮,或除性高潮障碍外,还同时具有性欲低下、性唤起障碍及性感觉缺失或性功能障碍;Ⅳ级:从未获得性高潮,并经多种治疗仍无改善,又称难治性性高潮障碍。在男性,主要表现为性交时不能射精或者射精延迟。

(四) 早泄

早泄(premature ejaculation)是指不能随意地控制射精反射,在阴茎进入阴道之前、正当进入阴道时或进入不久或阴茎尚未充分勃起即发生射精,以致性交双方都不能享受到性快感或不满足。

(五) 阴道痉挛

阴道痉挛(vaginismus)是指性交时环绕阴道口外 1/3 部位的肌肉非自主性痉挛或收缩,使阴茎不能插入阴道或引起阴道疼痛。大多数阴道痉挛是心理生理综合征,是女性的一种功能障碍,任何年龄的女性都可发生。症状轻的虽然能勉强进行性生活,但男女双方都感到不适,尤其是女方感到疼痛;症状严重者使阴茎不能插入阴道,无法进行正常性生活。

阴道痉挛可分原发性和继发性,完全性和境遇性。其中大多数表现为原发性阴道痉挛,系指从开始建立性关系时就发生的阴道痉挛,在性接触时,阴道口的紧闭使插入完全不可能。少数情况属继发性阴道痉挛,是指先前有过正常的性生活史,后来因种种因素发生阴道痉挛。完全性阴道痉挛系指在任何场合下都不能完成阴茎或类似物的插入。而境遇性阴道痉挛则是指女性可以耐受在某些场合下、某些伴侣的插入,却不能耐受另外一些场合下,另外伴侣的插入。

非躯体疾病所致阴道痉挛最常见的原因是精神心理因素。有些女子对性生活缺乏正确认识,过度紧张,或有强烈的对性交、妊娠的恐惧心理;夫妻长期不和睦,妻子对性生活十分厌恶;过去因被强迫或暴力强奸而产生了严重的精神创伤,在上述情况下过性生活,均容易发生阴道痉挛。

(六) 性交疼痛

性交疼痛(dyspareunia)是指性交时持续的或反复感到的不适甚至疼痛。性交疼痛现象,有的发生在性生活开始后不久,有的很久才发生,也有的到女性围绝经期才发现。疼痛的部位有时仅在外阴部,也有时在阴道内部,还有的影响腹部、腰部、背部。

性交疼痛分为原发性和继发性,完全性和境遇性。原发性性交疼痛指从第一次性生活开始,性交疼痛症状即存在。继发性性交疼痛指先前具有美满的性生活,之后因种种因素出现性交疼痛。完全性性交疼痛指在任何场合下疼痛持续存在。境遇性性交疼痛指在某些情境下出现性交疼痛,而在某些情境下不疼痛。

(七) 性厌恶

性厌恶(sexual aversion disorder)是患者对性活动或性活动思想的一种持续性憎恶反应。想到会与伴侣发生性关系,就产生强烈的负性情绪,由于极度的恐惧或焦虑,个体会回避性活动。男女均可罹患,但以女性为多。

三、诊断与鉴别诊断

(一) 诊断思路

评估性功能障碍应从病史、体格检查和实验室检查开始,判断这是一个新问题还是一个原来存在的问题,起源于特定的原因还是全身性的原因,是由相互间的关系所致还是由情感因素所引起。

1. 病史

询问病史时应了解性欲、性交频率、性交持续时间、有无性交高潮,还应注意患者对自身的性功能障碍认识的程度,从而确定是否存在性功能障碍。同时了解有无孩提时代的性虐待、性乱交,是否接受过不恰当的忠告,夫妇间的性需求是否相适应,夫妇间关系如何,工作和社会压力是否对患者构成心理影响。

2. 体格检查

除了全身各系统的检查外,应注意生殖系统的检查,神经系统检查应注意脊髓有无病变。

3. 实验室检查

重点是内分泌系统检查:如基础新陈代谢率测定、尿 17- 酮类固醇或尿 17- 羟皮质酮测定、口服糖耐量试验、血液睾酮测定。根据体格检查及实验室检查结果判断是器质性疾病所致性功能障碍还是精神性性功能障碍。

(二) 诊断标准

性功能障碍总的诊断标准如下。

1. 症状标准

成年人不能进行所期望的性活动。

2. 严重标准

对日常生活或社会功能有所影响。

3. 病程标准

符合症状至少已 3 个月。

4. 排除标准

不是由于躯体疾病、药物、酒精及衰老所致的性功能障碍,也不是其他精神障碍症状的一部分。

上述几种不同表现形式的性功能障碍的诊断标准与总的标准一致,具体表现可参本章前面的描述。

(三) 鉴别诊断

1. 生理条件对性功能的影响

如在妊娠期间,性兴趣和性活动会下降。在哺乳期,性欲下降和出现性交疼痛。这可能是催乳素分泌增加抑制卵巢功能,雌激素使阴道不适和睾酮水平下降,使性欲减退所致。绝经后由于激素水平发生变化也会引起性欲的变化;绝经前引起激素水平变化的疾病如卵巢切除后可引起睾酮水平变化,从而可影响性功能。此外,伴随着绝经的心理社会因素也可对性功能产生不良影响,如体形的变化和衰老。

2. 躯体疾病及中枢神经系统疾病所致性功能障碍

躯体疾病及中枢神经系统疾病均可导致一定程度的性功能障碍,需经病史、体格检查、实验室检查等综合评估后作出相应的诊断。

3. 精神疾病所致性功能障碍

有时,性功能障碍亦可是精神障碍的某一症状表现。精神障碍常出现相应的精神症状,可资鉴别。

4. 药物所致性功能障碍

肾上腺素能阻滞剂、抗胆碱药、镇静剂、抗抑郁药等药物均可能导致性功能障碍。根据用药史可以鉴别。

5. 饮酒、吸毒及长期与有毒物接触所致性功能障碍

物质滥用(如酗酒、嗜烟、吸毒)均常可导致性功能障碍,应仔细询问病史,不难鉴别。

四、治疗

(一) 治疗原则与方法

1. 性观念教育

首先要树立正确认识。性行为是正常的生理现象,认为性行为不光彩、下流,性交无非是为生儿育女、传宗接代,性交有损健康等错误观念需要从思想上摒除,否则会对正常的性生活产生不利的影响。

2. 药物治疗

治疗性功能障碍的药物很多,疗效报道不一。由于不同的药物剂量可出现相反的效果,而且在解决性问题时往往出现一些不良反应,故在药物治疗上需要谨慎。近年来,女性性功能障碍的药物治疗研究取得较大发展,雌激素替代治疗能有效改善性交疼痛、性交困难,雄激素制剂有助于改善女性性欲低下。此外,5 型磷酸二酯酶抑制剂、多巴胺受体兴奋剂、前列腺素 E_1、肾上腺素能受体阻滞剂、部分中药等多种药物及剂型治疗女性性功能障碍的研究结果令人鼓舞。而经尿道使用前列腺素 E_1 来治疗男性性功能障碍被证明是有效的,目前,经阴道使用前列腺素 E_1 尚在研究中。

3. 性心理治疗

人类的性反应如勃起是出生之时,甚至还在子宫内就已存在的。但这些行为能力易受解剖、神经、内分泌、血循环等生物学因素和心理、社会、人际等非生物学因素的影响。因此,性心理治疗的关键是使人们适应这种自然性,了解人类性反应的特点和出现性问题的症结所在,掌握针对自己性问题的特殊训练方法和性技巧,消除过去存在的种种干扰因素,纠正过去形成的错误信念和习惯,这样往往能取得意想不到的效果。其治疗重点在性症状的克服或消除上,而不在于改变不良心理和关键性领域以外的生活关系。现代性治疗一般采用国际通用的性治疗模式,方式多种多样,根据不同的性功能障碍表现选择不同的方法,如精神分析治疗、行为治疗、婚姻治疗、系统脱敏疗法、催眠疗法、音乐疗法等。

(二) 常见性功能障碍的治疗

1. 性欲减退的治疗

根据调查发现,导致性欲减退的众多因素之中,有 50% 以上可以由患者自己消除,其余则需要医师的帮助。而在治疗前首先要遵循以下标准:不存在严重的婚姻问题,不存在重要的精神障碍,夫妻双方对参加治疗有明显合理的动机。主要包括一般治疗、心理治疗、药物治疗等。

(1) 一般治疗:首先使患者夫妻双方正确认识生殖系统解剖及性反应的正常生理过程,若存在严重的器质性疾病或精神障碍,则首先治疗疾病,再行考虑性欲减退的治疗。一般治疗主要包括:①消除不良情绪:人在情绪不佳时,性欲容易暂时减退,尤其是在极度悲伤、恐怖、消沉和绝望等恶劣状态下,性欲会受到显著影响,甚至可完全丧失。②保证充足、齐全的营养:研究结果表明,蛋白质和锌等重要元素的缺乏,可引起性功能减退,对男子影响尤重。相反,充足、齐全的营养,特别是多吃些含优质蛋白、多种维生素和锌食物,可维持性功能的正常水平。③戒烟戒酒:长期大量吸烟与不吸烟者相比,更容易引起阳萎;长期嗜酒可使性功能减退,性欲下降。④避免长期或大量服用可致性功能减退的药物。⑤维持身心健康:健康状况对性欲的影响既重要又复杂。因为只有身心都健康的人,才能长期保持较高的性欲水平。良好的居住条件和维持夫妻感情和谐都能提高性欲水平。

(2) 心理治疗:对心因性或综合因素导致的性欲低下主要的治疗方法是心理治疗。治疗方案必须根据每一患者特别的致病因素来确定。许多女性和丈夫的性高潮不同步,从而抑制性欲,研究表明,性高潮一致性训练联合团体治疗,其改善性欲和性唤起的程度比单用团体治疗更显著。此外,还有婚姻治疗和夫妻交流训练,即使夫妻关系不是性欲减退的主要原因,但长期性欲减退易出现对配偶的不满和愤怒,故婚姻治疗应常规联合夫妻交流训练。

(3) 药物治疗:①激素:性欲减退的男女如果血液睾酮水平低下,则睾酮替代治疗能提高性欲,反之,则睾酮治疗无效;如果雌激素水平低下引起女性性欲减退则用雌激素替代治疗有效;如果高催乳素血症引起男女性欲减退,则溴隐亭治疗有效。②其他:拟多巴胺能药物、拟去甲肾上腺能药物、拟 5- 羟色胺能药物均可改善性欲减退。

2. 勃起功能障碍的治疗

多数勃起功能障碍(ED)的患者缺乏系统的临床治疗。系统治疗的第一步为采用不良反应小的药物作为基础用药。临床研究证实,西地那非可以使50%以上ED患者阴茎勃起恢复到最充分的硬度(4级勃起);使50%以上保留神经的根治性前列腺切除术后患者勃起功能康复,自发产生足以性交的勃起。第二步是应用局部药物治疗(如海绵体注射和经尿道给药),最后是选择外科治疗(阴茎假体置入)。另外,血管外科技术对血管源性的ED患者也是一种可尝试的方法,基因治疗和组织工程技术在动物实验研究方面也取得了可喜的成果。

3. 女性性高潮障碍的治疗

绝大多数女性出现性高潮都是心理性的。所以,女性首先要进行心理上的调整。许多女性无性高潮是因为未获得充分的、有效的刺激。鼓励女性意识到自己是有性欲的人,在性生活中不要处于次要地位,应争取享受到性乐趣,克服对性生活有影响的因素,如减少焦虑、疲乏、疼痛,改善居住条件,创造温馨、和谐、浪漫的气氛。其次,学会心理调整,要学会主动追求、配合,共同享受性生活,并消除无意识高潮恐惧,分散注意力,女性才容易全身心地投入性生活中。

4. 早泄的治疗

早泄的治疗是为了延长射精潜伏期,提高射精的刺激阈。患者及性伴侣的满意度是治疗早泄的根本目的。其治疗强调心理治疗及药物治疗。

(1) 心理治疗:性心理行为治疗通常作为治疗早泄的首选方法,Masters和Johnson最早提出了行为治疗,这种利用心理作用的方法,对性功能紊乱有双重治疗作用。虽然行为治疗被认为是第一个能有效治疗性症状的方法,但是需要被进一步的研究和证实。Masters和Johnson报道行为治疗对早泄的成功率为60%~95%。一般来说,在夫妻关系良好的年轻人当中及在性功能障碍的初发时期采用该方法治愈的成功率比较高。

(2) 药物治疗:1943年Schapiro最早提出应用局部麻醉药物治疗早泄,该方法的提出是基于早泄患者的阴茎高敏感性,但是最近的一项研究提示早泄患者的IELL评分与阴茎高敏感性之间没有必然的联系。抗抑郁药能够延长射精潜伏期的作用机制可能与中枢的5-HT通路和周围的肾上腺素能系统有关,而在周围神经系统中的胆碱能系统也可能有一定的作用。目前使用的抗抑郁药包括经典的三环类、选择性5-羟色胺再摄取抑制药(SSRI)及其他抗抑郁药。三环类抗抑郁药主要为氯米帕明。其治疗早泄的作用机制目前尚不清楚,可能与其同时抑制5-羟色胺、去甲肾上腺素和多巴胺再摄取有关。SSRI主要有氟西汀、舍曲林、帕罗西汀,其作用机制是选择性阻断5-HT再摄取。近年来有研究表明,勃起功能减退合并早泄患者应用西地那非有延长射精潜伏期的功效,但其治疗早泄的作用机制不明,可能射精管、输精管、前列腺、精囊、后尿道平滑肌上存在5型磷酸二酯酶抑制剂(PDE5),西地那非阻断PDE5,使上述部位平滑肌细胞内环磷酸鸟苷(cGMP)水平升高,平滑肌舒张松弛,使射精潜伏期延长。

(3) 手术治疗:如阴茎背神经切断术是通过切断部分阴茎背神经而降低阴茎的敏感性,延长阴道内射精潜伏期,从而达到治疗早泄的目的。

5. 阴道痉挛的治疗

阴道痉挛一般是由于心理因素造成,如受家庭教育的影响、创伤因素、夫妻感情不和等。可逐渐纠正患者对性生活的错误认识,给予资料阅读和科教片观摩,熟悉自己的生殖器。了解性对生活的重要性及愉悦身心的功能,让患者认识到性爱不仅能使夫妻双方从中得到肉体的结合,更能增进夫妻感情,以克服对性交的恐惧。常用的心理治疗方法包括生物反馈治疗、渐进放松训练、系统逐缓脱敏等。

五、危险因素与发病机制

(一) 生物学因素

许多躯体疾病会影响正常的性功能,尤以男性性功能障碍较明显。如:①血管源性疾病因素,高血压、高胆固醇血症、糖尿病、吸烟和心脏病同男性血管源性性功能障碍具有相同之处。②神经因素,脊髓损伤和中枢神经系统及周围神经系统的病变常会影响女性性功能,如糖尿病。有研究表明,脊髓损伤的患者较正常人更难出现性高潮。③激素和内分泌因素,较常见的有下丘脑垂体功能障碍、自然绝经、卵巢功能早衰、长期口服避孕药。这类患者的常见主诉为性欲下降,阴道干涩,性唤醒缺乏。④精神疾患因素,抑郁障碍、焦虑障碍、强迫观念及精神分裂症等均可引起女性性功能紊乱。

(二) 药物因素

任何能够改变患者神经传导、生殖器官血流和激素水平及精神状态的药物均可能导致性功能减退。抗精神病药可导致性欲减退,影响阴道润滑,导致性高潮障碍。长期大量吸烟饮酒也会导致性功能障碍。

(三) 心理社会因素

正常的性功能与个体是否具有正常的心理状态和正确的性知识和观念有着密切的关系。儿童发育过程中错误的性引导,家庭对性的回避态度及童年时期创伤性经历,幼年初次接触性的不愉快经历等可导致性功能障碍的发生。情绪理论认为,性欲高低与人的心境相关,焦虑、抑郁、紧张、压力、惧怕妊娠等不良心理会导致性功能减退。夫妻感情不和,猜疑和嫉妒,存在愤怒情绪或要挟手段,存在焦虑或罪恶感,缺乏双方的交流与密切配合,一方过去有性创伤史或同性恋倾向等均可能导致性功能障碍。需要注意的是,导致性功能障碍的生理异常可最终引起或加重精神上的变化,使临床症状进一步复杂。

(况利　陈建梅)

网上更多⋯⋯

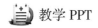教学 PPT　　　拓展阅读　　　自测题

第八篇
其他值得关注的精神卫生问题

肌肤嫩,神气怯,易于感触。

《温病条辨·解儿难》

八十岁,肺气衰,魄离,故言善误。

《灵枢·天年》

第二十六章

精神科急诊

精神科急诊主要是对各类急性精神障碍及需要精神科紧急干预的情况,作出快速、准确的评估,依据病史、体格检查、精神检查、实验室检查结果等,尽快判断需要紧急干预状况的性质、严重程度、危险性,及时作出相应的处置。处置时需要考虑可能存在的医学问题,如是否合并器质性病因、躯体疾病的诊治状况、精神科急诊的评估情况、药物与物质的使用情况等;同时,还要注意可能涉及的潜在的法律问题、伦理问题等,如精神疾病患者的合法权益保障等。

▶▶▶ 第一节 概 述 ◀◀◀

一、概念

精神科急诊(psychiatric emergency)又称急诊精神病学(emergency psychiatry),是临床精神病学与急诊医学的一个交叉领域,也是综合医院联络会诊的核心内容之一。精神科急诊包括了各类急性精神障碍及需要精神科紧急干预的情况。一方面,精神科急诊患者可能为突然发作的、急性的严重抑郁、焦虑、激越、躁狂、精神病性状态、认知改变、意识状态改变等,存在自伤、自杀、伤人、毁物等行为和风险,这些紧急状态需要从躯体、心理、社会、人际等多个层面来处理,严重者还需要除医疗以外的多个部门共同合作,甚至需要有公安机关和行政管理部门参与。另一方面,部分精神科急诊患者是继发于或伴发严重躯体疾病或由强烈的心理社会因素诱发,所以急诊救治需要考虑涉及的躯体疾病及各种诱发因素。因此,精神科急诊不仅需要具备对急性精神障碍的快速准确的评估能力、处理能力、应急能力,还需要具备评估和治疗可能引起精神症状的躯体疾病的能力。同时,也需要有较强的沟通能力,特别是进行多部门间的协调与沟通。

二、精神科急诊的范围

通常情况下,精神科急诊范围主要包括精神科门急诊、精神科住院患者的急诊及精神科急会诊的应急处理。此外,在突发的特殊情况下,会存在来自社会突发应激事件下的紧急处理。

(一) 精神科门急诊

精神科门诊、急诊工作主要如下。

1. 各种急性精神障碍

急性精神障碍如急性起病的精神分裂症、躁狂发作、严重抑郁发作或焦虑障碍、物质滥用等疾病中所出现的异常行为,包括兴奋冲动、自伤、自杀、暴力攻击行为、伤人毁物等,以及急性应激障碍的急诊。

2. 脑器质性疾病和躯体疾病所致精神障碍

脑器质性疾病和躯体疾病所致精神障碍如中枢神经系统感染、脑血管病、颅脑外伤、恶性肿瘤、内分泌和代谢性疾病、免疫性疾病等所致精神障碍。

3. 精神活性物质相关的精神障碍和行为问题

如鸦片、中枢神经系统兴奋剂、镇静催眠药物、酒精滥用及戒断等相关的精神障碍和行为问题。

4. 儿童、青少年心理问题

如适应不良、网络成瘾、性心理问题等,部分患者甚至可出现自伤和自杀行为。

5. 其他社会应激事件

如重大自然灾害、重大事故、严重传染性疾病流行等。

6. 精神药物过量和中毒

如锂中毒等。

7. 精神药物不良反应

如严重的锥体外系反应、氯氮平所致的粒细胞缺乏、药源性肝损伤、恶性综合征等。

(二) 精神科住院患者的急诊

精神科住院患者常出现需要紧急处理的急诊情况包括如下。

1. 与精神疾病相关的急诊

如严重抑郁患者的自伤、自伤,急性焦虑、惊恐发作,暴力冲动、攻击行为、精神运动性兴奋、震颤、木僵状态、戒断反应等。

2. 突发严重的躯体疾病

如高热、血压异常(高血压、低血压)、心律失常、水电解质紊乱、脑卒中等。

3. 药物不良反应或过量

如急性肌张力障碍、严重的静坐不能、锂中毒、5-羟色胺综合征、恶性综合征等。

(三) 精神科急会诊

综合医院各科疾病都可能会伴有精神障碍,常是急性发作,较常见的有谵妄、严重幻觉、错觉、定向力障碍、行为异常、自伤和自杀、攻击行为、失眠、紧张、精神药物过量或中毒、意识障碍等。因此,综合医院精神科联络会诊是一项重要的工作,临床各科都有可能会请精神科医师急会诊和进行紧急处理。

(四) 社会突发应激事件下的紧急处理

社会应激事件如重大自然灾害、重大事故、严重传染性疾病流行等的突发情况下,人的心理容易受到冲击和创伤,极易出现急性应激障碍。因此,常需要精神科医师进行紧急救治,必要时需要到事发现场进行心理干预。

▶▶▶ 第二节 精神科急诊的评估 ◀◀◀

任何急诊患者出现认知、思维、情感、行为等精神活动异常时,均需要进行详细的评估。只有基于详细的评估,后续才能开展精准的急诊救治。因此,进行详实的病史采集、体格检查、精神现状检查、实验室检查,是精神科急诊和躯体疾病所致精神障碍急诊中的共同要点。此外,精神科急诊和精神科急会诊在评估的内容上还有各自的特点。

一、精神科门急诊、住院患者的急诊评估

(一) 病史采集

要注意收集与精神症状、精神障碍相关的病史,包括:①本次急诊就诊症状与先前症状或疾病的关系;起病形式和病程特点;是否存在躯体疾病及躯体疾病与本次发病的关系。②可能的病因、诱发因素。③主要的诊治经过。④治疗史,包括对药物的依从性、疗效、不良反应、过敏史等。⑤物质使用(含酒精)及滥用情况。⑥自伤、自杀、冲动、伤人、拒食等高危行为。⑦个人成长史、人格特征、家庭环境。⑧智力发育情况、学习和工作能力、人际关系。⑨疾病观念和求医行为。⑩患者和家属如何看待疾病,是否主动

求医,或是否寻求过非医学的帮助。

大多数精神科急诊患者不能或不愿主动提供病史,因此,往往需要进行多方面、多渠道的病史采集(如通过家属、朋友、警察、老师、转运患者的工作人员等)。

(二) 相关检查

进行全面的体格检查、神经系统检查、精神现状检查、实验室检查、神经电生理及神经影像学检查。

(三) 严重程度的评估

1. 精神病性症状

是否存在精神病性症状,如幻觉、妄想。

2. 危害自身、他人、社会的冲动暴力等异常行为

是否存在冲动、攻击、自伤、自杀、伤人、毁物等危害自身和他人、社会的行为;是否存在拒食、违拗、不合作、亚木僵、木僵等。

3. 自知力

是否存在自知力,是否有现实检验能力;以往治疗的依从性。

4. 社会功能受损程度

除了评估精神科急诊病情对其社会功能影响程度以外,还需要了解居住条件、社会支持情况、医保条件、工作单位等信息,以便协助制订随后的诊疗措施。

(四) 安全程度的评估

除了评估严重程度外,特别需要进行安全程度的评估。如果经过上述严重程度评估为严重患者,或身份不明、诊断不明的患者,及没有自知力、没有行为能力的患者,建议留院观察。

二、精神科急会诊的评估

精神科急会诊的评估,除了完成上述的精神科急诊评估外,重点还需要进行躯体或脑器质性疾病的排查,特别是对谵妄或痴呆患者。因此,需要特别关注具有躯体疾病、脑器质性疾病高危因素的群体,如老年人、既往躯体疾病病史、病前有感染史、急性起病、长期慢性疾病但治疗效果不佳、生命体征不稳定、定向障碍、意识障碍、长期卧床、物质成瘾、流浪或无家可归等人群。

▶▶▶ 第三节　精神科急诊的诊断和处理原则 ◀◀◀

一、诊断

基于精神科急诊评估中获取的资料和线索,依据精神疾病分类诊断标准,如《国际精神疾病分类和诊断标准》(ICD-10)、美国《精神障碍诊断与统计手册》(DSM-Ⅴ)可作出诊断。但由于是急诊,所以需要精神科医师能熟练、快速地作出初步判断或诊断,从而不延误急诊的救治时机。

二、处理原则

精神科急诊的处理原则除了遵循医学常规中的急诊处理原则外,还需要以下考虑。

(一) 基本处理原则

1. 确保诊疗过程安全

(1) 首先需保障所有人员(包括工作人员)的安全。

(2) 意识到暴力行为、自伤、自杀、伤人等危害自身和他人、社会的行为可能随时随地发生。

(3) 保障安全通道畅通,将自己处于患者与出口之间。

(4) 尽可能多地收集患者信息,包括既往暴力行为史和涉及法律的相关问题。

2. 边治疗,边评估

判断患者症状严重性,并在决定急诊处理措施之前,注意是否是躯体疾病或脑器质性疾病所致精神障碍;注意是否合并躯体疾病;患者如果是女性,要注意是否存在妊娠、哺乳等。此外,还需要注意是否会涉及潜在的法律问题。

(二) 处理和治疗

1. 处理

(1) 首先要分清轻重缓急:对有生命危重指征,或精神紊乱明显、对自身或他人存在严重人身安全者,应予优先诊治。对可能牵涉法律问题者,应当场做详细的精神检查和观察记录。除兴奋紊乱严重者,应边询问边治疗,不宜过早作出诊断结论或采用会使症状模糊的治疗措施。

(2) 在做好精神检查的同时完善重点的体格检查:包括心血管和神经系统的相关体征,寻找疾病的原因。对有冲动、攻击、自伤、自杀、伤人、毁物等情况者应予特别注意并及时处置,必要时请公安机关和有关部门协同处置。

(3) 治疗要根据病情分别采取病因治疗和对症治疗:将维持生命体征稳定的治疗置于优先考虑,并维持患者的营养和水、电解质平衡。急性精神病性症状和兴奋冲动的处理主要是用抗精神病药如氟哌啶醇、齐拉西酮、氯丙嗪等肌内注射,或在有辅助呼吸环境的支持下给予地西泮静脉滴注,但要密切注意药物导致的低血压、Q-T 间期延长、呼吸困难和意识障碍等。对有严重消极观念和行为的患者,要高度重视并及时向患者家属交代可能存在的自伤、自杀风险,做好必要的书面沟通和签字,交代 24 h 陪护的必要。如果有抑郁障碍,可适当给予抗抑郁药、抗焦虑药等治疗;双相抑郁的患者存在高自杀风险,可首先选择锂盐、丙戊酸盐等治疗,必要时需要住院做进一步治疗,严重者可给予改良电抽搐治疗。对老年、儿童及有严重躯体疾病者,更当权衡利弊,慎重用药。

(4) 对主要精神症状和综合征先行处理:一时难以作出疾病诊断者,可持续观察,待以后诊断。

(5) 其他注意问题:处理好法律相关问题,保密性原则不能超越自伤或伤害他人的威胁之上;涉及精神障碍患者合法权益保护等法律问题时,如非自愿住院等,应根据我国的法律予以正确处理,必要时可寻求司法部门支持。

精神科急诊的处理通常是暂时的,主要目的是提供紧急处置或稳定危及生命的情况。一旦情况稳定,患者应转入相应的其他科室以提供长期的治疗或康复。

2. 治疗

精神科急诊的治疗手段包括药物治疗、心理治疗、电抽搐治疗等。必要情况下,需要对患者采取短暂的物理性限制措施,以便治疗能够顺利进行。

(1) 药物治疗:精神科急诊的治疗中,能否迅速起效成为选择治疗方案的重要考量,其中主要考虑药物的药代动力学。最常用的给药途径是口服,对不配合或不能口服应用的患者,药物治疗也可以通过肌内或静脉给药。除了考虑药代动力学外,要根据不同精神障碍综合征选择药物,如通常对冲动行为首选苯二氮䓬类药物和第二代抗精神病药,二线用药则为第一代抗精神病药。使用精神药物时,需要考虑药物对患者躯体疾病的影响、药物间的相互作用、药物的不良反应等,并定期监测血压、心率等生命体征。

(2) 心理治疗和危机干预:危机干预可对处于心理失衡状态的个体进行简短而有效的帮助,使患者能度过心理危机,解除危险行为,从而有条件恢复生理、心理和社会功能水平。危机干预往往是短程和紧急的心理治疗,是为解决或改善当事人的困境,以解决问题为主。当进行危机干预使来访者解除危险行为后,一般需要建议当事人进行长期的心理辅导和健康的心理建设。

(3) 电抽搐治疗:如患者的抑郁较为严重、有强烈自杀观念、严重木僵状态、药物治疗不配合时,电抽搐治疗可以考虑。但应严格掌握其适应证与禁忌证。

(4) 其他辅助措施:精神科急诊中常由于情况所迫,有时会需要使用物理性限制措施。但由于具有一定风险性,需要把握指征。通常仅仅在对患者自身、其他患者、看护者、工作人员有危险性时使用,此时一定要征得患者监护人的书面知情同意,并在物理限制过程中尽最大可能保护患者的安全,定期巡视并认真记录,尽可能缩短物理限制的时间,并在限制完成后对患者进行详细的检查并记录。

▶▶▶ 第四节　常见精神科急诊 ◀◀◀

一、自杀行为与自杀意念

故意采取结束自己生命的行为称为自杀(suicide)。据世界卫生组织(WHO)统计,估计每年全世界有80万~100万人自杀;当前,自杀已成为人类第15位的死因,也是15~29岁人群的第2位死因。自杀分为自杀意念(suicide ideation)、自杀未遂(attempted suicide)、自杀死亡(complete suicide)。具体可参见第三章。

(一) 自杀的危险因素

精神疾病是自杀主要的原因之一,与自杀有关的常见精神障碍为抑郁障碍、双相障碍、精神分裂症、物质滥用和人格障碍等。除了精神疾病的因素外,心理社会因素(如应激、内向敏感等人格因素、认知歪曲)、生物学因素(如遗传、性别、神经生物学因素)、躯体疾病(特别是慢性躯体疾病)等都是自杀的危险因素。

(二) 自杀的风险评估

1. 自杀行为前的表现及相关因素评估

评估自杀行为前的临床表现变化,如情绪的突然转变;自杀前的准备,掩盖真实意图和行为结局(如意外被发现,方法的致命性,计划性或冲动性);患者精神状态;既往内科/精神科病史;以往自伤、自杀行为;易激惹、愤怒、暴力倾向;酒精或药物滥用;自杀、自伤或精神疾病家族史。

2. 自杀观念的强烈程度评估

自杀观念的强烈程度取决于自杀观念出现的频率、程度及是否有明确的自杀计划,甚至有相应的行为,如在他人不容易发现或救助的时间、地点行动,做了死亡准备(立遗嘱),为自杀行动做准备(购买工具、储存药片等)。

3. 高自杀危险的因素

高自杀危险的因素包括:社会人口学特点(老年、离异、经济水平低、自杀家族史和既往史、缺乏社会支持)、躯体疾病(如慢性疼痛、残疾或致死性疾病)、精神疾病与诊断(尤其是精神分裂症或抑郁障碍)、酒精成瘾、反社会性人格障碍、自杀计划与方法的致死性等。

(三) 自杀的预防与处理

自杀行为重在预防,应尽量提高人群的心理健康水平,并做好精神卫生的科普宣传。对自杀行为的预防,多采取三级预防。

1. 一级预防:宣传科普精神卫生相关知识

针对一般人群和潜在人群,进行心理健康知识的科普,提高对抑郁障碍、精神分裂症、物质滥用等精神障碍的识别与防治。加强自杀工具或自杀方式的管理,如农药等有害物质的管理。引导媒体的正确报道,引导公众更多关注如何预防自杀而不是去关注自杀事件本身。

2. 二级预防:对高危人群的早发现、早处理

对有自杀风险的高危人群进行早发现、早诊断、早干预,能起到较好的效果。包括,及时提供安全、稳定的治疗环境,给予适当的药物治疗、心理干预等整合式的治疗,及时评估及后续治疗方案的修订等。

3. 三级预防:善后处理,预防复发

三级预防主要包括建立自杀急救的诊治系统,预防再次自杀,减少不良的心理社会应激等。

二、暴力攻击行为

暴力攻击行为是指有目的、有意图地对人、动物或其他目标进行伤害和破坏的行为。暴力攻击行为是精神科最常见的急危事件之一,具有较大的突发性、爆发性和破坏性,会对被攻击对象及环境造成不同程度的伤害,甚至危及生命。因此,精神科医护人员需要提高对暴力行为的认识,对患者潜在或已发生的

暴力行为的原因进行分析和总结,找出最佳的预防和应急处理措施,减少暴力行为的发生,最大限度地降低伤害。其中,及时预测、预防和处理是避免患者发生暴力行为的最佳办法。

（一）暴力攻击行为的评估与观察

1. 评估精神症状和精神障碍

暴力攻击行为的发生率、严重程度、针对性均不同。精神分裂症、情感性精神障碍、物质滥用等均易发生暴力行为。其中,幻觉、妄想、躁狂、意识障碍、情感爆发等均有可能发生暴力行为。

2. 暴力攻击行为发生的征兆

患者常有威胁性语言,可表现出愤怒、敌意、易激惹、情绪不稳定等情绪状况,可出现坐立不安、握拳、行为异常兴奋等。部分患者可出现意识障碍。

3. 暴力攻击行为的评估工具

精神科暴力评估量表、外显攻击行为量表、人格测试等量表可在一定程度上提高对患者暴力行为的判断。

（二）暴力攻击行为的防范

医护人员应及时详细评估患者是否存在暴力行为的风险,掌握诱发暴力行为的因素,严密监测其认知、情绪、行为的变化,加强专科护理,加强陪护,及时记录各种变化,为可能的暴力行为发生做好充分的准备和紧急预案。

同时,应注意营造良好的氛围,建设好良好的医患关系,稳定患者的情绪,防止暴力攻击行为的发生。

（三）暴力攻击行为的处理

对暴力攻击行为的处理,原则上是将暴力行为造成的损害控制在最小的程度,并首先考虑保护人身安全,避免伤害。

1. 一旦暴力攻击行为发生,应首先保证患者及其他患者、医护人员的安全,将冲动、伤人、有暴力行为的患者隔离。

2. 若患者存在危害自身及他人安全时,应尽快给予保护性约束,必要时可请公安机关等部门协作处理。

3. 积极治疗原发病,特别是对有意识障碍及躯体性、脑器质性精神障碍者。精神分裂症患者,应尽早给予抗精神病药治疗;药物滥用所致精神障碍者,可注射氟哌啶醇或地西泮,待暴力行为控制后,再进行脱毒治疗;酒精所致者,可用地西泮控制兴奋躁动,剂量不宜过大,以免加重意识障碍及呼吸抑制,急性期过后应大量补充维生素,并进行戒酒治疗。

4. 应注意人格障碍的处理因可能涉及司法过程,有时可能超出医学范畴。

三、药物过量与中毒

（一）临床表现

1. 苯二氮䓬类药物中毒

苯二氮䓬类药物轻度中毒者,出现嗜睡、乏力、倦怠、肌张力降低、眼球震颤、构音困难和共济失调等;严重者,出现昏睡、昏迷、呼吸抑制。

2. 抗精神病药中毒

抗精神病药轻度中毒可出现嗜睡、过度镇静、烦躁不安、急性锥体外系反应、直立性低血压等;重度中毒可出现意识障碍、低体温、心动过速、心律失常、呼吸急促、瞳孔缩小、癫痫发作,甚至昏迷。

3. 三环类抗抑郁药中毒

三环类抗抑郁药中毒可表现为意识模糊(谵妄或昏迷)、激越性兴奋、共济失调、腱反射亢进、癫痫发作,伴口干、瞳孔散大、心率加快、尿潴留、肠麻痹、体温升高等抗胆碱能反应,以及心脏毒性反应如各种类型传导阻滞、心律失常、心力衰竭或心脏骤停,甚至死亡。

4. 锂盐中毒

碳酸锂的治疗剂量与中毒剂量接近,故锂盐中毒多发生于治疗中。慢性肾病者、与其他药物如利尿剂合用者易发生锂盐中毒。轻者出现恶心、呕吐、腹泻、口渴、尿多、倦怠、迟钝、手的细颤；重者可表现为粗大震颤、腱反射亢进、意识模糊、共济失调、癫痫发作、高热、肌张力增高，严重者昏迷。

（二）诊断

简要询问病史，尽量明确引起中毒的药物种类、名称、数量、服药时间，尽可能查血药浓度。检查生命体征，判断中毒严重程度。

（三）处理

1. 清除毒物

对中毒者立即进行如下操作。

（1）洗胃：不论患者是否昏迷，服药时间长短，一般都应洗胃。在不明所服药物情况下通常用清水或温水洗胃，反复清洗，直至洗出液体澄清，嗅之无味。

（2）催吐：仅适用于服药时间短、意识清醒、合作的患者，意识障碍者禁用。先喝 300~500 mL 清水，然后可用压舌板或手指刺激咽喉引吐。

（3）阻止吸收：用活性炭 50~100 g 放入水中，洗胃后鼻饲。

（4）促进药物排泄：补液利尿，加大补液量，并可用呋塞米静脉注射，或甘露醇静脉滴注。

2. 保持电解质及酸碱平衡

3. 防止并发症

（1）缺氧及呼吸衰竭：保持呼吸道通畅，吸氧，给予辅助呼吸，必要时气管插管或气管切开。

（2）休克：当收缩压低于 90 mmHg 时需使用升压药，只能用去甲肾上腺素、间羟胺、多巴胺，不能用肾上腺素、麻黄碱。经上述处理，如血压仍低可使用皮质激素，如氢化可的松 100~200 mg 加至 5% 葡萄糖溶液 500 mL 中静脉滴注。

（3）心律失常：包括房性或室性心动过速、期前收缩、心房颤动、传导阻滞、心动过缓等。应针对病因给予治疗，三环类抗抑郁药及吩噻嗪类药中毒的患者应进行心电监护。房性心动过速：如心输出量足够时，不需处理，否则可用普萘洛尔、毛花苷 C 等；三环类抗抑郁药中毒引起心动过速可用毒扁豆碱 1~2 mg 或新斯的明 1~2 mg 肌内注射或静脉注射。室性心动过速：可用利多卡因、苯妥英钠、普萘洛尔，忌用普鲁卡因胺和奎尼丁。

（4）抽搐：全身抽搐可能是自限性的，如发作频繁，可静脉给予地西泮 10~20 mg，或苯妥英钠 0.25~0.5 g。

（5）其他：及时判断与正确处理肺水肿、急性肾衰竭、脑水肿、感染等，对抢救成功也很重要。

4. 改善肝代谢功能

改善肝代谢功能常用葡萄糖醛酸、维生素 C、细胞色素 C、辅酶 A、三磷腺苷等。

5. 中枢兴奋药的应用

在中枢神经系统抑制很深，如昏迷、低血压、呼吸抑制、反射消失时可适量应用，以减轻中枢抑制，但大量的兴奋药可引起惊厥，并使患者在醒转过程中躁动不安，增加机体消耗，不利于治疗、护理及康复。

6. 血液疗法

对碳酸锂中毒进行血液透析治疗效果较好，由于其他精神药物脂溶性高，可进行血浆置换术。

四、精神药物不良反应

精神药物产生的不良反应较常见，部分不良反应急性发生且具有致命风险，需要精神科急诊处理。

（一）恶性综合征

恶性综合征常见于使用高效价的抗精神病药、剂量过大、加药过快者或多种抗精神病药联合使用时；部分患者在躯体状况不良时也容易发生。早期表现为淡漠、茫然、定向力障碍、肌张力增高、肌肉强直，随后很可能出现运动不能、木僵、缄默、构音困难、吞咽困难、大汗淋漓、流涎、排尿困难、尿潴留、血压升高、心率增快、高热、肺水肿、意识障碍。后期会出现高热不退、血压下降、呼吸循环衰竭，如处理不当，可致死亡。急诊发现应住院治疗,立即停用抗精神病药;做好生命体征的密切监测;支持对症治疗,如物理降温、补液、纠正水、电解质紊乱、酸碱平衡失调,预防或抗感染,加快体内药物排泄。做好安全护理,防止在意识障碍的情况下发生跌倒、摔伤等意外情况。

(二) 5- 羟色胺综合征

5- 羟色胺综合征是指服用 5- 羟色胺能药物(如氯米帕明、氟西汀、5- 羟色胺酸等)或合用 5- 羟色胺能药物和单胺氧化酶抑制药而引起的一组症状群。轻者可出现发热、出汗、心动过速、轻躁狂、激越、意识混乱、反射亢进。中重度患者可出现定向障碍、意识障碍、肌阵挛、肌强直、震颤、踝阵挛、共济失调、恶心、腹泻、头痛、颤抖、脸红、出汗、心动过速、呼吸急促、血压改变、瞳孔散大、代谢紊乱,甚至死亡。

5- 羟色胺综合征的防治同恶性综合征,重点在于预防,因此精神科医师在使用 5- 羟色胺能药物时需要谨慎选择治疗方案。同时,对 5- 羟色胺综合征,要注意早发现、早诊断和早治疗。一旦发现,要立即停用 5- 羟色胺能药物;并在做好生命体征密切监测的情况下,及早给予支持对症治疗,预防或抗感染,加快体内药物排泄,做好安全护理。

(杨建中)

网上更多……

教学 PPT   拓展阅读   自测题

第二十七章

与法律相关的精神障碍问题

【典型案例】

2018年9月9日,25岁的男性张某由其大学老师陪同到某市医院精神科就诊,医师在与张某面谈后,诊断张某为"精神分裂症"并建议其住院治疗。张某不愿住院,其老师请示单位领导后为张某办理了入院手续并陪护张某入院。次日晨9时许,张某的老师及护士陪张某去心电图室检查时,张某翻窗从3楼跳下。医院迅速对张某进行检查,发现其左股骨颈粉碎性骨折。张某被转入该院骨科病房,精神科医师每日到骨科病房与骨科医师同时为张某诊治。经治疗近3个月,医师认为张某的骨折已临床治愈,要求张某出院。张母拒绝出院并要求医院赔偿。理由为:首先医院在没有其亲属同意的情况下将张某收入精神科封闭病房住院,侵犯了张某的人身自由权(入院后学校及时通知了家属);第二,张某在该综合医院的精神科住院期间,医院未尽到监护之责致张骨折;第三,该医院的环境设备不能保障精神科患者的安全需要,致张某有机会跳楼。故要求医院赔偿其残疾生活补助费、医疗费、护工费、精神抚慰金(住院期间的治疗、生活费等均已由医院支付)等90万元。院方则认为张某的老师有义务和责任为张某办理入院手续,医院是按照疑似精神障碍患者收治张某的,并无过错;医院不是患者的监护人,不应承当监护人的责任;医院完全按照诊疗规范对患者进行处置,并无过错。因此未按家属要求进行赔付。张某及其家人以未妥善解决为由,一直住医院骨科病房不出院,也不接受院方提出的医疗事故鉴定的建议,双方协商未果。2019年1月5日张某及其母到院长办公室要求赔付,张将院长打为轻伤(法医鉴定),医院要求严处张某。但张母认为张是精神患者,且尚在住院期间,不应该承担任何法律责任。

针对该案请思考下列问题:

1. 张某不认为自己有病,不愿意住院,什么人(主体)在什么情况下可以送患者就诊及住院? 精神障碍者住院的法律规定有哪些?

2. 张某家人认为精神障碍患者住院后,医院对患者有监护义务,所以张跳楼及打人行为的一切后果均应由医院承担,你的意见呢?

3. 为精神障碍者提供诊断、治疗服务的医疗机构应该具备哪些条件?

4. 精神科医师医疗行为中有什么责任和义务?

5. 精神障碍者及其家属有什么权利?

6. 张某对其伤人行为是否承担法律责任? 确定张某有(无)责任能力及其他法律能力的标准是什么?

▶▶▶ 第一节　精神障碍者的入院、出院问题 ◀◀◀

2013年5月1日开始实施的《中华人民共和国精神卫生法》(以下简称《精卫法》)第30条规定"精神障碍的住院治疗实行自愿原则",由精神科执业医师根据入院标准(诊断标准、治疗原则和风险评估)进行评定。如果有理由认为住院有利于患者的治疗、康复(以患者的利益最大化为宗旨),精神科执业医师提出住院治疗的医学建议。由于患者的民事行为能力的不同,可以有以下几种不同的入院方式。

一、自愿住院

自愿住院是指精神障碍者按照自己的意愿自行决定的住院。有行为能力的患者(如焦虑障碍者)可以自行决定是否住院治疗。精神障碍患者是否接受精神科执业医师的建议住院治疗完全是患者的自由意志,即使病情严重,如果患者无危害自身及社会安全的行为,任何人不得强行收治。程序是医师根据临床评定,出具自愿住院通知书,由患者本人签署同意书并办理手续。自愿入院的患者可以随时要求出院并自行办理出院手续,根据《中华人民共和国执业医师法》,医师应该告知出院的利弊及出院后患者的注意事项,如药物的使用及复诊的时间等。

二、非自愿住院

非自愿住院是指精神障碍者本人不同意住院,由其监护人或相关人员决定的、违背患者意愿的住院,但不属于强制住院。《精卫法》第 30 条规定:"诊断结论、病情评估表明,就诊者为严重精神障碍患者并有下列情形之一的,应当对其实施住院治疗:①已经发生伤害自身的行为,或者有伤害自身的危险的;②已经发生危害他人安全的行为,或者有危害他人安全的危险的。"所以非自愿住院有以下 2 种情况。

1. 针对自身的"已经发生伤害自身的行为,或者有伤害自身的危险的"严重精神障碍患者,精神科执业医师应该提出住院治疗的医学建议,出具住院通知书,由监护人知情后签署知情同意书(协议书),并代为或协助患者办理入院手续。如果"监护人不同意的,医疗机构不得对这类患者实施住院治疗"(《精卫法》第 31 条)。如果"诊断结论表明需要住院治疗的精神障碍患者,本人没有能力办理住院手续的,由其监护人办理住院手续;患者属于查找不到监护人的流浪乞讨人员的,由送诊的有关部门办理住院手续。"(《精卫法》第 36 条)。这种情况的住院,监护人可以随时要求患者出院,医疗机构应当同意。当然医务人员应该告知出院的风险及应该的注意事项(医师的告知义务)。

2. "已经发生危害他人安全的行为,或者有危害他人安全的危险的"严重精神障碍患者,监护人如果同意,由监护人办理非自愿住院手续。如果患者或者其监护人对需要住院治疗的诊断结论有异议,不同意对患者实施住院治疗,对此,《精卫法》规定了患者或其监护人"可以要求再次诊断和鉴定",并且"应当自收到诊断结论之日起三日内"提出(《精卫法》第 32 条),但是"在相关机构出具再次诊断结论、鉴定报告前,收治精神障碍患者的医疗机构应当按照诊疗规范的要求对患者实施住院治疗"(《精卫法》第 35 条)。

再次诊断或鉴定的结果可能有以下 2 种。

(1) 患者患有严重精神障碍并有危险行为,需要住院治疗,此时其监护人应当同意对患者实施的住院治疗。如果"监护人阻碍实施住院治疗或者患者擅自脱离住院治疗的,可以由公安机关协助医疗机构采取措施对患者实施住院治疗"(《精卫法》第 35 条)。虽然说可"由公安机关协助医疗机构采取措施对患者实施住院治疗",医师必须明白,除法律另有规定的外,医疗机构是没有限制他人人身自由的权力的。医师可以做的是进行诊断和提出住院观察或治疗的医学建议,同时按照《精卫法》第 36 条:"其监护人不办理住院手续的,由患者所在单位、村民委员会或者居民委员会办理住院手续,并由医疗机构在患者病历中予以记录。"针对这种"已经发生危害他人安全的行为,或者有危害他人安全的危险的"精神障碍患者所实施的住院治疗,医疗机构应当及时组织医师对其检查评估。评估结果表明患者不需要继续住院治疗的,医疗机构应当立即通知患者及其监护人。

(2) "不能确定就诊者为严重精神障碍者,或者患者不需要住院治疗的,医疗机构不得对其实施住院治疗"(《精卫法》第 35 条)。由于在相关机构出具再次诊断结论、鉴定报告前,医疗机构已经按照诊疗规范的要求对"患者"实施了住院(治疗),此时应遵照"不得对其实施住院治疗"的原则进行处理。医师必须明白,此时"患者"有权因已经实施了的住院(治疗)过程提起"限制人身自由"的诉讼。

三、疑似精神障碍患者的紧急住院观察

疑似精神障碍患者的紧急住院观察是指对被怀疑有精神障碍个体实施的以观察为主要手段，得出诊断结论为主要目的的住院行为。《精卫法》第 28 条规定，一定的主体（近亲属、当地民政、所在单位、当地公安机关）有义务将疑似精神障碍患者送诊，而医疗机构接到送诊的疑似精神障碍患者，不得拒绝为其作出诊断。第 29 条规定"医疗机构接到依照本法第二十八条第二款规定送诊的疑似精神障碍患者，应当将其留院"即医疗机构接到已经发生伤害自身、危害他人安全的行为，或者有伤害自身、危害他人安全的风险的疑似者，应该将其留院。程序是，由精神科执业医师对被送诊的疑似者进行精神状态检查后，确定其是否需要住院观察，再出具紧急住院观察通知书。由护送疑似者至医疗机构的监护人或近亲属或相关人员（所在单位、公安机关）签署紧急住院观察同意书，并代为或协助疑似者办理住院手续。

紧急住院观察期间，医疗机构不要将疑似者作为一般患者对待（因为尚未明确诊断），应有专门的紧急住院观察室，并配备专人观察和护理。紧急住院观察一定时间内（及时原则），医疗机构应指派精神科执业医师对疑似者作出诊断。如果诊断结论表明，不能确定疑似者为严重精神障碍患者，医疗机构不得对其实施住院治疗，则应及时告知疑似者和送诊者并办理出院手续；如果有精神障碍且符合住院条件，由患者自己办理自愿住院手续或由监护人（或相关人员）办理非自愿住院手续；所以，案例中的张某如果被疑似为精神障碍者，并有证据表明其有危害自己或他人的行为或可能性，其学校有责任送其就诊，医疗机构也不得拒绝为其作出诊疗。

四、强制医疗与强制入院

强制医疗是指由国家政法机关（主要指警察）根据法定程序实施的对患者强行送入精神病院进行强行治疗的行为，可不征得患者及监护人的同意。强制医疗的目的在于采取医疗与监管并举的措施，有利于最大限度地保障精神障碍者获得医疗服务的同时减少其危害行为的发生，有利于维护患者及其他人的合法权利不受侵害。《中华人民共和国刑事诉讼法》（简称《刑事诉讼法》）第 303 条、305 条规定："实施暴力行为，危害公共安全或者严重危害公民人身安全，经法定程序鉴定依法不负刑事责任的精神病人，有继续危害社会可能的，可以予以强制医疗。""根据本章规定对精神病人强制医疗的，由人民法院决定。""对实施暴力行为的精神病人，在人民法院决定强制医疗前，公安机关可以采取临时的保护性约束措施。""被决定强制医疗的人、被害人及其法定代理人、近亲属对强制医疗决定不服的，可以向上一级人民法院申请复议。"《中华人民共和国刑法》第 18 条对这类人的规定也是"在必要的时候，由政府强制医疗"。

强制医疗的对象是不能辨认或不能控制自己的行为造成危害结果，并经法定程序鉴定确认为不负刑事责任的精神病患者（障碍者）。程序是由公安机关（发现精神病患者符合强制医疗条件时）写出强制医疗意见书并移送人民检察院，人民检察院向人民法院提出强制医疗的申请。人民法院在审理案件过程中发现被告人符合强制医疗条件的，可以作出强制医疗的决定。同时人民法院决定强制医疗的，应当在作出决定后 5 日内，向公安机关送达强制医疗决定书和强制医疗执行通知书，由公安机关将被决定强制医疗的人送交强制医疗。当然对实施暴力行为的精神障碍患者，在人民法院决定强制医疗前，公安机关可以采取临时的保护性约束措施。被强制医疗的人及其近亲属有权申请解除强制医疗。

目前我国对精神病人的强制医疗一般都是由公安机关委托安康医院进行，在没有设立安康医院的地区，由公安机关委托一般的精神病院进行强制医疗。被委托的医院机构要特别注意其程序是否合法（鉴定否，有无法院判决书和委托书等）。同时"强制医疗机构应当定期对被强制医疗的人进行诊断评估。对于已不具有人身危险性，不需要继续强制医疗的，应当及时提出解除意见，报决定强制医疗的人民法院批准"（《刑事诉讼法》第 306 条）。所以强制医疗机构要及时给出诊断评估报告，提出解除强制医疗意见，如果不需要继续强制医疗，应该通知送诊患者的公安机关，由公安机关报决定强制医疗的人民法院批准后出院。

▶▶▶　第二节　医疗机构及其与精神障碍者的关系　◀◀◀

一、为精神障碍患者提供诊断、治疗服务的医疗机构

并不是任何医师和任何医疗机构均可以进行精神障碍的诊断和治疗的。《精卫法》第 25 条规定："开展精神障碍诊断、治疗活动,应当具备下列条件,并依照医疗机构的管理规定办理有关手续:①有与从事的精神障碍诊断、治疗相适应的精神科执业医师、护士;②有满足开展精神障碍诊断、治疗需要的设施和设备;③有完善的精神障碍诊断、治疗管理制度和质量监控制度。从事精神障碍诊断、治疗的专科医疗机构还应当配备从事心理治疗的人员。"第 65 条规定:"综合性医疗机构应当按照国务院卫生行政部门的规定开设精神科门诊或者心理治疗门诊,提高精神障碍预防、诊断、治疗能力。"

目前我国精神卫生医疗机构包括精神专科医院和综合医院里面设立的精神科及精神病防治所(站、中心)。按《精卫法》第 38 条的规定,所有这些"医疗机构应当配备适宜的设施、设备,保护就诊和住院治疗的精神障碍患者的人身安全,防止其受到伤害,并为住院患者创造尽可能接近正常生活的环境和条件。"在《医疗机构基本标准(试行)》(卫生部,1994)中要求精神专科医院(无论是一级或三级医院)均应具有"通风、采光、安全符合精神病医院要求"。所以"保护就诊和住院治疗的精神障碍患者的人身安全,防止其受到伤害"及"安全符合精神病医院的要求"已经表明精神病院设置上的特殊性,虽然应该"创造尽可能接近正常生活的环境和条件"。无论封闭、开放或半开放式的住院环境中,如何保障患者的安全,防止其受到伤害或伤害到他人,都是临床中应该特别注意的。不符合法定条件,擅自从事精神障碍诊断、治疗的机构将受到处罚。如果医院未尽到配备适宜的设施、设备的义务,导致就诊者和住院者受到人身伤害的,按照《精卫法》第 78 条之规定,可以追究医疗机构的法律责任。

二、精神障碍者与医疗机构的关系

患者与医疗机构或医务人员之间的关系属于民事法律关系,医患双方均为民事主体,其法律地位是平等的。但是精神障碍者由于其精神症状的变化波动,民事行为能力可受影响,就涉及患者签订住院合同的有效性。2017 年 10 月 1 日实施的《中华人民共和国民法总则》(简称《民法总则》)第 22 条规定:"不能完全辨认自己行为的成年人为限制民事行为能力人,实施民事法律行为由其法定代理人代理或者征得法定代理人同意追认,但可以独立实施纯获利益的民事法律行为或者与其智力、精神健康状况相适应的民事法律行为。"第 23 条规定:"无民事行为能力人、限制民事行为能力人的监护人是其法定代理人。"第 28 条规定"无民事行为能力或者限制民事行为能力成年人,由下列有监护能力的人按顺序担任监护人:①配偶;②父母、子女;③其他近亲属;④其他愿意担任监护人的个人或者组织,但是必须经被监护人住所地的居民委员会、村民委员会或者民政部门同意。"第 32 条规定:"没有依法具有监护资格的人的,监护人由被监护人由民政部门担任,也可以由具备履行监护职责条件的被监护人住所地的居民委员会、村民委员会担任。"

《民法总则》未将医院或医务人员列入精神障碍者的监护人,所以医院不是精神障碍患者的监护人。据此也可以理解在《精卫法》中规定精神障碍的送诊的主体,为什么在没有亲属(第一款规定的监护人)的情况下,患者所在单位或者住所地的居民委员会、村民委员会或者民政部门可以送诊。虽然医疗机构不是患者的监护人,但是公民、法人由于过错,侵害他人财产、人身的,应当承担民事责任。《中华人民共和国侵权责任法》(简称《侵权法》)第 54 条也规定:"患者在诊疗活动中受到损害,医疗机构及其医务人员有过错的,由医疗机构承担赔偿责任。"鉴于精神障碍者病情特殊,虽然精神病院不是患者的监护人,但是从患者入院之日起,医疗机构应严格履行善良管理、合理注意的保护义务,力争无过错。

▶▶▶ **第三节　精神科医师的专业责任** ◀◀◀

"责任"一词有两种含义,一是普通用语的责任,即"职责",是指行为人对其所承担任务、职务所负有的责任。另一种是指违反自己的职责、义务或侵犯他人权利时应承担的法律责任(包括民事、行政、刑事责任),意味着要受到相应的法律制裁。精神科医师的专业责任意指,作为具有精神医学专门知识和技能的"专家"精神科医师,在履行职能(医疗)行为时给患者造成损害所应承担的法律责任。

一、医师最基本的忠实义务和高度注意义务

(一) 医师的忠实义务

由于患者(委托人)信赖医师(专家)的知识技能和职业道德而授予医师处理相关事务的裁量权,这种裁量权的行使必须以患者的最大利益为宗旨,不得同时追求自己或者第三人的利益。《中华人民共和国执业医师法》(1999)(简称《医师法》)规定"医师应当具备良好的职业道德和医疗执业水平,发扬人道主义精神,履行防病治病、救死扶伤、保护人民健康的神圣职责。"《医疗事故处理条例》(2002)规定医疗机构及其医务人员在医疗活动中,要"恪守医疗服务职业道德。"2005 年中国医师协会签署的《医师誓言》也要求"将患者利益放在首位的原则。"《精卫法》第 26 条规定:"保障患者在现有条件下获得良好的精神卫生服务。"

(二) 医师的高度注意义务

1. 一般注意义务(善意注意义务)

一般注意义务指医务人员在医疗行为过程中对患者的生命与健康利益的高度责任心,对患者人格的尊重,对医疗服务工作的敬业忠诚,以及在技术上的精益求精,医师在检查、诊断、治疗、手术、注射等过程中以技术操作为核心的注意义务,其可据医疗法规、技术规范及各医院自己制定的操作规程进行评判。

2. 特殊注意义务

特殊注意义务涉及说明义务和保密义务,说明义务是指为得到患者的有效承诺的说明义务;为回避可预见不良结果的说明义务;作为转医指示的说明义务等。保密义务是指在医疗活动中,医师对于因为治疗的需要而获得的患者的个人隐私负有保密的义务,如果违反这种义务造成患者权益的损害,应该承担责任。与其他科医师一样,精神科医师在执业过程中必须依据现有的相应法规,规范自己的医疗行为,履行最基本的义务,同时应注意精神科的特殊性,保障患者在现有条件下获得良好的精神卫生服务。

二、医疗文书记录时应注意的事项

医疗行为中所记录的医疗文书是重要的证据,法庭常会推定,没有记录就意味着没有做过(亦即:无记录——不作为)。如果没有可靠的记录,在法庭上声称采取过什么行动是没有说服力的。《精卫法》第 47 条规定"医疗机构及其医务人员应当在病历资料中如实记录精神障碍患者的病情、治疗措施、用药情况、实施约束、隔离措施等内容,并如实告知患者或者其监护人。患者及其监护人可以查阅、复制病历资料;但是,患者查阅、复制病历资料可能对其治疗产生不利影响的除外。"《侵权法》第 61 条也规定患者要求查阅、复制病历资料时,医疗机构应当提供。《医疗纠纷预防和处理条例》《医疗事故处理条例》《医疗机构病历管理规定》都有类似规定。

《侵权法》第 58 条规定:"患者有损害,因下列情形之一的,推定医疗机构有过错:①违反法律、行政法规、规章以及其他有关诊疗规范的规定;②隐匿或者拒绝提供与纠纷有关的病历资料;③伪造、篡改或者销毁病历资料。"所以精神科医务人员在医疗、护理过程当中,应详细记录每一项医疗行为的操作、对患者及监护人的指导和说明,并收集和保存患者及其监护人的知情证据。应该知道任何书面记录,以后都可能被患者或其他人(如鉴定人)看到。医务人员在作出评估或书写病程记录、护理记录的过程中请时刻将此记于脑中,以免将来受此困扰。

三、收集病史、作出诊断与给出处置意见时应注意的问题

由于精神疾病的特殊性,要对精神障碍给出诊断还不能依赖于客观实验技术检查,主要根据精神科执业医师对患者进行的精神检查和由第三方(患者的家属、朋友、同事等)提供的病史资料。虽然患者及患者家属有提供真实、完整病史资料的义务,但是在诊疗过程中医师应注意对病史的辨别(善意注意义务),特别是面对被疑为精神障碍的个体,送诊的主体对病史不清楚时。送诊的主体可以是被疑似者的近亲属、有关部门工作人员、所在单位、公安机关等。"所在单位"可以是被疑似者的工作或学习单位(如本章案例中的学校),这些主体对被疑似者的病史并不一定清楚,而《精卫法》还(第74条,75条分别)规定"拒绝对送诊的疑似精神障碍患者作出诊断的""违反精神障碍诊断标准,将非精神障碍患者诊断为精神障碍患者的"工作人员及医疗机构将受到处罚。所以精神科执业医师必须对被送诊的被疑似者作出正确的诊断,一方面要防止"正常人"被"精神病",另一方面也得防止精神障碍者被漏诊,这是一个挑战也是基本要求。

另外,门诊医师会被要求为没有见过面的患者提供意见(家人代为咨询),医师必须清楚,在没有见到患者前不要下诊断或给予任何药物处方。《医师法》23条规定"医师实施医疗、预防、保健措施,签署有关医学证明文件,必须亲自诊查、调查,并按照规定及时填写医学文书,不得隐匿、伪造或者销毁医学文书及有关资料";《精卫法》第39条规定:"医疗机构及其医务人员应当遵循精神障碍诊断标准和治疗规范,制定治疗方案……"《侵权法》第57条规定:"医务人员在诊疗活动中未尽到与当时的医疗水平相应的诊疗义务,造成患者损害的,医疗机构应当承担赔偿责任。"所以精神科执业医师在接诊患者时应该注意对病史的辨别,并亲自进行精神检查,同时清晰记录。

▶▶▶　第四节　精神障碍者及其家属的权利　◀◀◀

一、知情与知情同意

知情权系指患者有了解、知晓、获得与己有关的医疗措施及行为信息的权利。患者的知情同意权是指患者了解有关其病情、诊断、治疗和预后等完整资料后,对医疗服务的提供者或对已选择的医疗机构的服务人员欲采取的医疗措施进行决定取舍的权利。知情同意权构成的前提是行为人必须具有自主能力,实现途径中医师必须履行相应的告知说明义务。告知说明义务的内容主要是医疗过程中具有严重损伤后果的医疗行为,该行为可能影响身体功能甚至危及生命,因此需要患者在知晓自己病情并了解该医疗行为风险的基础上,作出是否同意该医疗措施的决定。关于知情同意的相关规定及知情内容等情况可参见《医师法》《侵权法》,在此值得提醒的是由于精神障碍患者有着更为特殊的情况,在执业工作中应更加注意。

二、隐私与隐私保护

隐私权是自然人享有的对其个人的与公共利益无关的个人信息、私人活动和私有领域进行支配的一种人格权。隐私权主要是指与他人或与公共利益相对无关的一切个人信息不受他人侵犯的权利,具体为隐私保密权、隐私利用权、隐私维护权及隐私支配权4个方面内容。患者的隐私权是指在就医过程中,患者对自己的心理、生理及其他方面的隐私要求保密的权利,主要有两部分:一是患者个人生活方面的隐私,如心理和行为等方面的情况,这在精神科、心理咨询(治疗)中尤为明显。二是与患者诊疗护理相关的隐私内容,如病因、家族遗传性疾病、诊疗发现和预后等信息。

精神科临床工作中隐私保护的内容包括:①精神障碍患者向医疗机构提供的个人信息、个人史、过去史、家族史材料;②精神障碍患者的病情、诊断、治疗和预后判断;③精神障碍患者或其监护人提供的书信和日记等资料;④有关精神障碍患者的肖像或者视听资料。未经患者或监护人许可,不得将上述信息披露给其他人或团体。

下列情况属于保密例外情况:①患者有可能实施危害他人或者危害社会的行为时;②患者有可能

实施危害自身的行为时；③担任高度责任性工作的患者（如公交车驾驶员、民航领航员等），因精神症状的影响而表现出明显的对事物的判断和控制能力受损时；④司法部门取证；⑤依法履行职责需要公开的，如公安机关查找走失的精神障碍患者，人民法院依法对不能够负法律责任的精神障碍患者的信息公布。

▶▶▶ 第五节　精神障碍的司法鉴定 ◀◀◀

在本章的典型案例中，精神分裂症患者张某打伤医院院长是否承担法律责任？什么样的责任？他是否理解受审判的意义即是否具有受审的能力？或者他会不会为了避免有罪裁决和监禁判刑假装某种精神障碍，即有无诈病？这就涉及精神障碍的司法鉴定。

一、精神障碍的司法鉴定的概念

精神障碍的司法鉴定是指具有法医精神病学专门知识的鉴定人，在接受委托方（包括司法机关、企事业单位、社会团体、个人如诉讼当事人）的委托后，应用法医精神病学的理论和方法，遵从法定程序，对涉及法律事件的相关人员的精神状态和法律能力进行评定，并以书面形式向委托方提供鉴定意见的活动过程。在一些非诉讼活动中，如交通事故、劳动仲裁、医疗纠纷等，遇到专门性问题时也需要具有专门知识的人对当事人的精神状态作出判断，并以此为处理问题的依据。如《精卫法》第32条规定，患者或者其监护人对需要住院治疗的诊断结论有异议，不同意对患者实施住院治疗，并且"对再次诊断结论有异议的，可以自主委托依法取得执业资质的鉴定机构进行精神障碍医学鉴定""接受委托的鉴定机构应当指定本机构具有该鉴定事项执业资格的二名以上鉴定人共同进行鉴定，并及时出具鉴定报告。"这里所说的鉴定机构就是指司法鉴定机构，鉴定人也是指司法鉴定人。此时司法鉴定机构是在诉讼活动之外接受患者或监护人的自主委托进行的鉴定，委托机构或当事人并不涉及诉讼活动，鉴定结论不一定需要提供给法庭作证，精卫法中对此称之为医学鉴定，但是鉴定内容和程序与司法鉴定并无实质的区别。精神障碍的司法鉴定鉴定包括精神状态、法定能力、精神损伤程度与精神伤残、劳动能力等内容。

二、精神状态鉴定

精神状态鉴定是指鉴定人通过多种方法对被鉴定人当前或特定时段的精神状态进行评估，作出有无精神障碍、何种精神障碍及其严重程度的过程。

三、精神障碍患者的法律能力的鉴定

法律能力（legal competence）也称法律行为能力，是指行为人作为所参加的法律关系中的法律主体，以自己的行为，独立地在法律关系中享有法定权利和承担法律义务与责任的资格，即法律主体资格。自然人的法律能力不是生来就有的，只有在具备认识和判断自己行为的能力后，才能取得这一资格，行为人的精神健康状况与年龄是其取得法律资格必要条件。有行为能力人，即在法律上能为完全有效的法律行为的人，通常指精神健全的成年人。对于未达法定成年年龄、而实际上已具备行为能力的人，国家制定了补救办法。如《中华人民共和国宪法》规定年满18周岁公民有选举权和被选举权；《中华人民共和国劳动法》规定满16岁有劳动行为能力；《中华人民共和国刑法》规定满16岁有刑事责任能力。

精神障碍患者受精神症状的影响，对自己行为的认识和判断能力会受到不同程度影响，相应的法定能力也会受影响。法庭往往需要确认当事人在几个月或几年以前行为时的精神状况及其法定能力，鉴定人必须对当事人某时的精神状态进行正确的评价，进而对其在法律上行使某种权利和承担某种义务的能力进行恰如其分的评定。

（一）刑事责任能力

刑事责任能力（criminal responsibility）是指行为人能够正确认识自己行为的性质、意义、作用和后果，并能够根据这种认识而自觉地选择和控制自己的行为，从而达到对自己所实施的刑法所禁止的危害社会

行为承担刑事责任的能力,即对刑法所禁止的危害社会行为具有的辨认和控制能力。刑事责任能力评定的法律依据《中华人民共和国刑法》第18条:"精神病人在不能辨认或者不能控制自己行为的时候造成危害结果,经法定程序鉴定确认的,不负刑事责任,但是应当责令他的家属或者监护人严加看管和医疗;在必要的时候,由政府强制医疗。""间歇性的精神病人在精神正常的时候犯罪,应负刑事责任。""尚未完全丧失辨认或者控制自己行为能力的精神病人犯罪的,应当负刑事责任,但是可以从轻或者减轻处罚。醉酒的人犯罪,应当负刑事责任。"

可见刑事责任能力评定标准包括了医学(生物学)和法律(心理学)两方面的标准。即必须确定在实施危害行为时是否患有某种精神障碍,同时必须是否因障碍丧失了对行为的辨认或控制能力,两个标准结合起来,才能够判定有、无刑事责任能力,缺一不可。刑事责任能力可评定为以下3种情况:无刑事责任能力,完全刑事责任能力,限制刑事责任能力。

(二) 民事行为能力评定

民事行为能力(civil capability)指民事主体能以自己的行为取得参加民事法律关系,从而取得享有民事权利和承担民事义务的资格。即公民通过自己的行为行使民事权利或履行民事义务的能力。包括公民以自己行为独立进行民事活动的能力,如结婚或离婚、订立遗嘱和财产继承、签订合同(住院合同)、服兵役及参加选举等,也包括对自己过失行为承担民事责任的能力。民事行为能力需具备一定的条件,受年龄、智力、精神健康状态的影响。只有当公民智力发育成熟,精神状况健康,能够理智地判断自己行为的后果,独立处理自己事务,清楚自己行为会给自己带来有利或不利的法律后果的时候,才具有行为能力。《中华人民共和国民事诉讼法》(简称《民诉法》)第76条规定:"人民法院对专门性问题认为需要鉴定的,应当委托具备资格的鉴定人进行鉴定。"第77条规定"鉴定人有权了解进行鉴定所需要的案件材料,必要时可以询问当事人、证人。鉴定人应当提出书面鉴定意见,在鉴定书上签名或者盖章。"

为了确保公民的正当权利,根据人类智力和精神能力不同发展状况,对行为能力做了规定区别。《民法总则》第144条规定"无民事行为能力人实施的民事法律行为无效。"《民法总则》第22条规定:"不能完全辨认自己行为的成年人为限制民事行为能力人,实施其他民事法律行为由其法定代理人代理,或者经其法定代理人的同意追认,但是可以独立实施纯获利益的民事法律行为或者与其智力、精神健康状况相适应的民事法律行为。"第23条规定:"无民事行为能力人、限制民事行为能力人的监护人是其法定代理人。"

虽然医学专家或法医精神病学专家可以对"专门性问题"即被鉴定人的精神状态和行为能力给出专家意见,但是只有在法院宣告后才能确定被鉴定人有无民事行为能力。民事行为能力的评定也是根据医学标准和法学标准进行。精神障碍者的民事行为能力也分为3种情况:无民事行为能力,限制民事行为能力,有(完全)民事行为能力。

精神科临床工作中,要判断患者采取何种方式住院,其实就是涉及对行为能力(合同能力)的判定。无民事行为能力人订立合同无效。住院协议就是一种合同,如果是有行为能力的患者(如焦虑障碍患者),虽然其有精神障碍,但是这种精神障碍并没有导致其对所从事的民事事务(住院治疗)的认识能力、判断能力、自我保护能力和对行为后果的预期能力的丧失,是能辨认自己行为的人,具有合同能力,所以此时其可以自己办理自愿入院手续。而有明显幻觉妄想的精神分裂症患者,由于幻觉妄想的影响,可能认为医院的工作人员都是与他人串通好的,欲加害于己,拒绝住院,此时患者并不能够认识住院对他的利弊,不具有辨认自己行为的能力,属于无行为能力者。这就需要患者的监护人履行监护职责与医院签订住院协议,实行非自愿住院。

(胡峻梅)

网上更多……

 教学 PPT　　　　　 拓展阅读　　　　　📝 自测题

第二十八章

儿童精神障碍相关的特殊问题

▶▶▶ 第一节　正常儿童的心理发展 ◀◀◀

儿童心理发展是建立在生理发展基础上、受环境因素影响的阶段性过程,一般人为地分为婴儿期(0~1岁)、幼儿期(1~3岁)、学龄前期(4~6岁)、学龄期(6、7~11岁、12岁)等年龄阶段,每个阶段的运动、言语、情感、意志行为等的发展各自有各自的特点和侧重点,要判断儿童发育的正常与否,必须考虑其发展的年龄因素,以及社会文化、教养因素等环境的影响。比如一个1岁左右的孩子只会说"爸爸""妈妈"是正常现象,一个3岁的孩子只会说单词,不能说短句就可能是异常。

儿童早期发展以感知觉、运动、言语发育为主,后期以情感、意志行为的发育为主。婴儿期逐渐学会抬头、翻身、爬行、站立,能够倾听声响并转头寻找声源,会注视物体并追随其移动,区分熟悉的人和陌生人,理解语言并开始发声,出现初步的社会交流和情感反应;幼儿期阶段,儿童开始独立行走,学会跑跳,可以分辨基本的颜色,理解"大小""远近"等概念,思维进一步发展,开始使用语言表达意思,独立性增加,开始出现自我的意愿和要求;学龄前期,儿童的语言、运动、认知方面的能力快速发展,个性越来越明显,对自我的认识继续发展,与同伴的互动增加,学会遵循游戏规则,情绪体验丰富但缺乏稳定性;学龄期儿童进入学校开始正式的学习,掌握书面语言并产生抽象思维,可以概括事物的本质特征和内部逻辑,情感深刻、具有社会性,道德感、理智感、美感进一步发展,但对于情感的控制能力还不足,意志力、自制力也在发展,但远未成熟。

影响儿童心理发展的因素包括个体和环境两方面。

一、个体因素

儿童出生后表现出的不同的气质类型,会影响个体在不同情境下的特征性的情绪和行为反应方式,这一特征受遗传和环境影响,在生命早期就奠定了个体的个性基础。不同的研究者对气质的定义和测量方式不尽相同,Rothbart和Bates等把婴儿的气质的个体差异按以下6个维度进行划分:恐惧性、易激惹性、活动水平、积极情绪、注意广度–坚持性、节律性。Thomas和Chess等通过研究划分出几种气质类型:容易型气质、困难型气质、迟缓型气质、中间偏容易型、中间偏困难型等。一项针对中国儿童的大样本研究发现,容易型气质占总体儿童的37.7%,中间偏容易型约为31.4%,中间偏困难型为14.9%,迟缓型为6.8%,困难型为9.2%。通常来讲,男孩比女孩活动水平高,探究、适应性强,反应强度高,注意分散度高;随着年龄增长,活动水平下降,反应强度和注意分散度降低,坚持度增高。不同的气质类型的儿童可能会经历不同的问题,不良气质儿童更易发展为各种行为、情绪问题,比如困难型儿童在学校适应上往往比其他儿童更容易遇到障碍,他们在与同伴交往的过程中更容易被激怒和出现攻击性行为;而一些迟缓型气质的儿童对于新的挑战和活动反应迟钝,往往会被同伴忽视。负性情绪、高反应强度、低坚持度、高注意分散度和活动水平与 ADHD 有关;害羞及负性情绪与焦虑及恐惧障碍有关,社会退缩与抑郁障碍有关。

在面对环境中的压力或者挫折时,个体的心理弹性对于是发生心身问题还是迅速康复,甚至进一步成长,也具有重要的影响。心理弹性(resilience)是指个体在面对危险因素时能够成功应对并且将其带来的负面影响减小到最低程度,从而恢复至个体原来正常状态的能力。包括个体的计划能力、自我效能、成就期望、自尊、目标取向等。这一能力同样受到先天遗传、后天环境和教育、社会支持、认知加工等因素的影响。

二、环境因素

在不同的年龄阶段,环境因素对于儿童的影响有所不同。在婴幼儿期,家庭环境是最重要的影响因素,儿童出生后最先接触到家庭,在家庭中度过最初的、发展最快、最具可塑性的阶段。家庭因素中依恋关系、家庭教养方式、家庭结构、家庭环境质量、父母受教育程度等对儿童的身心健康起到直接或间接的影响作用。

依恋(attachment)是指个体与另一个个体形成强烈情感联系的一种倾向,儿童依恋于为之提供安全与照顾以满足其各种需要的特定养育者,主要是母亲,这是儿童出生后最早形成的人际关系,是成年后人际关系的雏形。依恋可以划分为 3 种类型:安全型、回避型和矛盾型。后 2 种属于不安全依恋。约 65% 的儿童属于安全依恋,这部分儿童在母亲在场时可以自由探索,母亲离开时表现出苦恼,与母亲团聚时立即寻求与母亲接触,并且平静下来继续游戏;不安全依恋的儿童与母亲团聚时表现出忽视、躲避或者又不愿母亲离去又抗拒和母亲亲近的矛盾行为。不安全型依恋的儿童发生情绪和行为问题的概率高于安全型依恋的儿童。

对于学龄前期和学龄期儿童,学校环境逐渐成为主要的影响因素,学校和同伴对儿童的影响力日益增加,随着年龄的增加,社会环境逐渐替代家庭环境成为主导因素。学校环境不光可以促进儿童的认知发展,也给他们提供了一个社会化的舞台,让他们逐步学会融入社会、遵守社会规则、适应不同的环境、与不同的人相处、学习耐受挫折和压力等,这些都是家庭环境不能提供的。在与同伴相处的过程中,儿童可以学习和实践社会技能,交流经验和对事物的看法,获得社会支持,而同伴关系差、缺乏社会支持的儿童更容易出现不良结局。

此外,当儿童遭遇急性或慢性应激,其强度超过本人的应对能力时,就可能出现相应的生理和心理反应。例如经历过严重自然灾害、亲人去世、忽视或虐待的儿童可能出现创伤后应激障碍,如得不到妥善处理,这些问题可能演变为抑郁、焦虑、物质滥用等问题,自杀风险增高。电视媒体、网络、电子游戏等如果过分渲染暴力、色情等内容,也会对缺乏分辨能力的儿童造成不良影响。

▶▶▶ 第二节　儿童精神障碍的特殊性 ◀◀◀

儿童不是缩小版的成年人,而是具有其自身特点的特殊人群,儿童精神障碍有其特殊性,但是与成年人精神障碍也有千丝万缕的联系,大部分儿童精神障碍可能延续至成年,成年人精神障碍也常常受到童年因素的影响,两者不能简单割裂开,需要用发展、连续的观点来分析和处理。

与成年人一样,儿童精神障碍的病因也受到生物学因素和环境因素,以及两者之间的交互作用的影响。儿童早期的行为特征受遗传因素影响大,神经发育相关的障碍在出生时或出生后不久就表现出来,提示生物学因素的重要作用;随着年龄增长,环境因素的影响日益突出,情绪障碍和行为障碍的发病率逐渐升高,提示心理社会因素方面的影响越大。在整个过程中,受到遗传因素影响的部分也会与环境产生相互作用,比如儿童的气质会影响父母的教养方式,容易型气质的儿童与父母间可能积极的交流互动更多,获得更多的玩具,智力和运动等方面的发展可能更好;困难型气质的儿童则可能引起父母更多的负性反应,遭遇打骂、忽视、受挫等负性的事件,引起情绪反应的同时,儿童也可能在互动中习得暴力等手段去处理其他人际关系,同时吸引类似的同伴从而强化这类行为,引发一系列复杂的连锁反应。虽然遗传方面的因素难以改变,早期环境因素的干预对于预防后期各种精神障碍具有重大的意义。

儿童处于生长发育的过程中,其精神疾病的临床表现也具有年龄的特点,与成年人相比显得"不典型"。如儿童精神分裂症,多见幻视、幻听,内容以幻想性为主,生动丰富,多为恐怖性质,如看见妖魔鬼怪、动画人物等,妄想内容简单、缺乏系统性;年龄越小妄想越少,以病理性幻想为主,随着年龄的增长妄想增多,症状内容越来越复杂。儿童的抑郁障碍与成年人相比也有特点,儿童的认知功能发育尚不完善,对于情绪的体验和表达受限,主要通过性格和外在行为的改变等方面进行观察,相对于典型的情绪低落,愤怒攻击、疏远父母、社交退缩、逃学、成绩下降、躯体不适等症状更为常见。功能性遗尿、言语流畅性障碍(口吃)等神经发育相关的障碍主要出现在儿童早期,随着年龄的增长和神经系统发育的成熟,其发病率逐渐下降至消失。

儿童精神障碍除了症状不典型,其因果关系、发展变化也有诸多不确定。同一病因可能造成不同的症状表现,同一症状表现也可能出现在不同的疾病之中。有的患者可能以抑郁症状为首发表现,后期可能发展出躁狂症状、精神病性症状。这些不典型性和不确定性对于疾病的诊断和治疗都有着极大的挑战。

与成年人不同,儿童时期是大脑快速发育的时期,其体积不断增加的同时,神经突触不断增加、神经纤维髓鞘化日益完善,这时的神经系统十分不稳定、易受损伤。但另一方面,其代偿性高,可塑性极强。通常来说,儿童期的各种精神障碍越早发现、越早干预则效果越好;反之,若患者的可塑性已经下降,其治疗效果则可能大打折扣。

▶▶▶ 第三节　儿童精神障碍相关的临床问题 ◀◀◀

一、病史采集

儿童精神障碍的诊断主要根据症状学进行,除了掌握相关疾病知识及具备丰富的临床经验之外,医师还需要掌握正确的病史采集方法。与成年患者一样,基本的病史采集方法包括建立良好的医患关系,认真倾听,采用恰当的问诊技巧,逐步深入了解核心问题,客观、全面地收集现病史、既往史等相关资料,同时遵守保密、知情同意等相关伦理原则。

儿童患者的特殊性在于,他们作为未成年人,在诊治过程中需要监护人的积极参与及配合,借由监护人行使其自主权及知情同意权等相关权利;儿童对于症状的觉察及表述受其心理发展阶段限制,除较大年龄的儿童可以自己提供部分病史之外,小年龄的儿童常常主要从家长、教师、其他知情人等不同来源采集信息,医师需要掌握与不同的信息提供者沟通的技巧,考虑到儿童在不同环境、不同对象面前表现的差异性,考虑到由于信息提供者自身的原因产生的偏倚。例如,家长是否对儿童期待过高/过度关注,或者对其期待过低/忽视,是否简单根据儿童符合自己的期望与否来判断其正常或异常,从而造成的信息偏倚。收集病史时需要去伪存真,综合分析不同来源的资料内容,客观还原患者的真实情况。

必须坚持使用发展的观点评估儿童的情况,熟悉不同年龄阶段儿童的心理发展水平,对于发育迟缓的儿童,还需要参考与其心理年龄相适应的能力发展状况,才能正确评价儿童的表现正常与否。除了与自身纵向比较发病前后的异常变化之外,对于儿童患者,与同年龄或者相同发展阶段的正常儿童的横向比较可以帮助判断其表现是否偏离正常及精神症状的严重程度。

除了一般资料、主诉及现病史、既往史、家族史等常规的内容,儿童的个人生长发育史中还需要注意采集其性格特点、学习情况、同伴关系状况、同胞状况、家庭教养和家庭成长环境、母亲孕产期的异常情况等,有助于全面了解患者状况,分析其病情特点及相关影响因素,制订个体化的干预方案,评估依从性及预后情况等。只有综合收集多种渠道来源的信息,关注儿童的心理发展阶段,同时配合相关的心理评估及实验室检查,才能全面、客观地获得正确的病史信息,以助于下一步的诊断及干预。

在病史采集过程中,还应注意动态评估儿童患者的风险情况。由于儿童患者的特殊性,他们的症状表现不典型、容易变化,对症状的感受及表述较模糊,认知和情感发展不成熟,自我意识强,自控能力差,冲动,容易受到环境的干扰表现出极端的应对方式,对疾病的自知力常不完整。在这些特点的影响下,儿童精神障碍患者在治疗过程中容易出现自伤自杀、暴力攻击、出走、不配合治疗等风险,需要认真评估,在监护人的配合下进行适当地处理,避免发生不良后果。

二、治疗和干预

儿童精神障碍患者的治疗包括药物治疗和心理治疗,其中心理治疗是首选,但是对于某些较严重的精神障碍,药物治疗也必不可少,需要在完整的病史收集、谨慎诊断的基础之上,根据患者的个体情况制订综合的治疗方案。

儿童遇到的问题大多数与发展有关,如分离焦虑、适应障碍、学习困难、同伴和亲子冲突等,首选通过心理治疗与心理咨询的手段进行处理。前者主要针对已发生精神障碍的患者,由儿童精神科医师、临床心理治疗师进行操作;后者则针对被日常心理问题困扰的正常儿童,或者已经康复的患者,由临床心理学家、社会工作者、教师等进行。心理治疗方面,具体的形式包括个体治疗、团体治疗、家庭治疗,按照不同的理论分为支持性心理治疗、认知行为治疗、游戏治疗、音乐治疗等。需要根据儿童的情况制订个体化的方案,通过治疗达到解决患者的心理困惑,减轻症状,改善不良行为,促进人格进一步成熟等目的。但是心理治疗也有局限性,比如它只能助人自助,无法帮助拒绝接受治疗的儿童,受到儿童的发展阶段的限制,不能彻底改变儿童的个性特点,无法改变生物学因素所导致的问题,整个过程需要逐步、有计划性地实施,最终效果因人而异,因具体问题而异,也受到心理治疗师的个人能力、儿童的社会支持水平等因素的影响。

药物治疗前的病史采集应全面评估儿童的既往躯体疾病、药物过敏史、共患病情况,在正确诊断的同时,进行全面的体格检查和实验室检查;充分评估患者及其监护人的治疗需求、对药物治疗的态度,对药物不良反应、价格、服药便利性等方面的要求;选择药物方案时应参考儿童精神药理学和循证医学证据,充分考虑患者的年龄情况,以及药物对生长发育的潜在影响,综合患者的体重、疾病种类、病情严重程度、对药物的耐受性等方面的因素,根据患者的个体情况选择适合的药物剂量,从低剂量开始,逐步加量,密切监测药物不良反应及儿童的生长发育情况,及时调整剂量。

对于儿童患者,还应该关注超适应证(off-lable)用药的问题,及时做好监护人的知情告知。目前已用于成年人的诸多药物,由于各种原因未能在儿童患者群体进行临床试验;也有很多药物在国外已有相关使用,但尚未在国内获批用于儿童患者,或者未批准相关的适应证。虽然这些药物用于儿童患者已有相关文献报道,在疗效及安全性方面已有循证证据,但是由于未获批准,医师在临床上使用这些药物仍具有法律风险。因此,如果临床上确有需要,使用这类药物前一定要向儿童患者及其监护人说明情况,沟通可能的获益和不良反应,获得患者及监护人的知情同意后方可使用。

儿童精神障碍的发生发展与诸多因素密切相关,来自个体、家庭和社会方面的各类因素可能起到保护或增加风险的作用。如良好的身体健康状况、容易型气质类型、健康的家庭教养方式和人际关系等是保护性因素,反之则是危险因素。从三级预防的角度来说,积极消除病因可以防止疾病的发生、提高个体的健康水平,这是一级预防,但是由于目前很多因素作用尚不明确,其开展往往受到限制;二级预防在于早期发现、早期诊断和及时治疗;三级预防则在于积极治疗疾病,减少社会功能的损害,促进疾病的康复。后两者对于儿童精神障碍的患者而言都很重要。

康复方面的内容在于指导患者学习药物治疗的自我管理、自我监控症状、进行相应的功能和技能训练、促进其重返社会等。对于儿童患者,除了医院康复,更需要家庭和社会的参与。

家庭康复包括家庭干预、家庭治疗、家庭生活技能训练。通过传授疾病相关的健康知识,减少家庭内部的各种应激源,改善家庭成员之间的关系,提高父母对儿童问题的应对能力等而达到改善病情、预防复发、提高功能的目的。

儿童精神障碍患者的社区康复目的也在于促进其功能恢复、重返社会。例如对于精神发育迟缓和孤独症谱系障碍的儿童,难以在普通医院环境和家庭环境中获得充分的康复和训练,难以适应普通学校的生活,很难从常规教育中获益,他们的康复训练任务多在社区的特殊康复训练机构、特殊教育机构中进行,通过训练最大化地恢复丧失的功能,减少痛苦体验,获得基本的人际交往能力和生活自理能力等,尽可能地重返社会。

(司徒明镜)

网上更多……

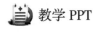 教学 PPT　　　 拓展阅读　　　 自测题

第二十九章

女性精神障碍相关的特殊问题

精神疾病的终生患病率女性和男性无显著差别。但在某些精神障碍患病率上存在性别差异,女性往往较男性更高。这些差异源于多种原因,包括性别的生物学差异和所面临的心理社会因素的不同。女性有较多的性别相关的急慢性疾病,如月经相关问题:经前综合征、月经周期性精神病、围绝经期综合征等;如生育相关精神问题:妊娠期焦虑状态、产后抑郁、产褥期精神病、不育症引起的焦虑情绪等。女性在月经周期、妊娠期和产后,激素的波动容易导致焦虑和抑郁情绪。在有些病例中,已经观察到内源性激素(如甲状腺激素、雌激素和黄体酮)和外源性激素(如避孕药、绝经后激素治疗、不孕症的治疗药物中发现的物质)对女性的精神状态的影响。这些女性特有激素和生理学差异不仅使女性易于患某些精神疾病,而且常常提示了有关治疗决策的信息,该类信息可能在女性精神疾病发病、发展和治疗中作为可供参考的依据。在心理社会因素方面,女性担任了多重社会角色(母亲、妻子、家庭主妇、职场一员等),同时还可能面临性别歧视、非计划妊娠、家庭暴力、性暴力等多种心理应激因素,更增加了患抑郁和焦虑障碍的风险。如果上述两方面的因素在同一时期内叠加发生,更会对女性身心健康产生重大影响。因此,了解女性的月经周期、激素水平、生活及成长背景,对于诊断女性精神疾病至关重要。

▶▶▶ 第一节 与女性精神障碍发病相关的特殊危险因素 ◀◀◀

除了与各种精神障碍发生相关的一般危险因素(如遗传因素)以外,与女性生理、心理特征相关的特殊危险因素还包括以下方面。

一、激素因素

大量的临床数据及流行病学调查研究发现,雌激素、孕激素、甲状腺激素等可对女性的情绪造成相应的影响。女性患者在这些激素的影响下,可能更易患某些精神疾病。女性精神障碍的起病、病程和治疗的各个时期,都会受到激素的影响,其情绪、行为和思维过程也会受到潜在的影响。在有些病例中,内源性激素(如甲状腺激素、雌激素和黄体酮)和外源性激素(如避孕药、绝经后激素治疗、不孕症的治疗药物中发现的物质)已被证实可明显影响女性的精神活动。如研究发现,雌激素水平的异常降低与女性抑郁障碍的发生密切相关,女性在一些特殊生理时期恰恰经历了性激素水平的变化,经前期、产褥期、围绝经期均属于此处所提到的"特殊时期"。女性在经期雌激素水平经历2个分泌高峰,第一个高峰发生在排卵期,第二个高峰发生在黄体生成期,此后在经前期达到最低点,这是在经前期容易出现焦虑、抑郁障碍的重要原因之一;在女性妊娠期的36~38周,雌二醇的水平是正常情况的约100倍,而雌三醇是正常情况的1 000倍,当分娩后,在1周以内降至正常水平,这一明显的生理落差构成了雌激素水平的相对、明显的下降,这应该是产褥期容易发生抑郁障碍或其他精神障碍的重要因素之一;围绝经期本是一个生理阶段,其明显的标志之一就是雌激素水平的下降,而在这种下降过于迅速,躯体不能立即适应的情况下便容易出现抑郁障碍、焦虑障碍、睡眠障碍等精神问题。

二、非计划妊娠、不孕、流产因素

在美国,超过 50% 的妊娠是非计划妊娠,所以对育龄女性进行精神评估时始终需要考虑一些问题,如性行为、避孕措施的使用和形式、未经保护的性交史、近期月经未来潮及月经周期的规律等。许多非计划妊娠如避孕措施不到位、强奸等,可对女性的身心造成不同程度的影响,如对性交行为的厌恶、性冷淡及出现创伤后应激等种种反应。

而许多不育的夫妻都会产生自我评价低和抑郁的体验。夫妻双方都可有性欲减退,与那些有小孩的朋友在一起时,他们常常感觉受到孤立。检查和治疗不育在时间和金钱上的成本都很高,会经常减少休假或社会活动。不孕治疗的困难和各方面的要求也常给夫妻亲密关系带来负面影响,每天监测生育相关的身体功能可能令人感到难以承受。男性可能变得过于焦虑而很难定期进行性行为。不确定性、成功率不高及整个治疗过程费用太高增加了患者对治疗的紧张感。因为工作而推迟妊娠的女性则会产生强烈的内疚和自责。药物的使用使情况变得更加复杂,如柠檬酸氯米芬、注射用人绝经后促性腺激素、促性腺激素释放激素(GnRH)激动剂除了有一些躯体不良反应外还可能产生负性情绪变化,如焦虑、失眠等。虽然不孕和重症抑郁的发生并没有联系,但不孕确实可产生负性情绪,激化原有的精神障碍。

流产可分为人工流产和自然流产。在美国,不满 25 岁的单身妇女大多数选择通过流产来终止妊娠。几乎所有的人工流产方式都是子宫颈扩展和清宫。2000 年 9 月,美国 FDA 批准了米非司酮(mifepristone)使用 2 天后再用米索前列腺素来终止 49 天以内早期妊娠的方法。终止妊娠的原因可能是得不到伴侣的支持、不能为孩子提供经济支持或缺乏承担养育子女责任的愿望,还有母亲的健康无法保障。如果胎儿被诊断有先天性异常,或者由于被强奸或乱伦导致了妊娠,妇女可能很难再坚持妊娠。大多数女性在流产后数年内情绪会有所改善。有些则可能经历抑郁或其他负性心理问题。妊娠前有抑郁病史者最有可能在选择性流产后产生抑郁。对流产有矛盾情感者、在妊娠 3 个月后流产者和因胎儿死亡或严重畸形而流产者,流产后的抑郁风险也会增加。有人还会对今后的妊娠产生焦虑和矛盾情感。

三、心理社会因素

心理社会因素在许多精神障碍的发生、发展及转归中起重要作用已得到公认。当今社会的女性所面对的问题及冲突包括以下方面。

(一)"强势"女性所面临的问题

"强势"女性在此指的是职业女性,这部分女性的特点是一般受教育程度高,职业生涯规划的目标高,社会化程度高。所面临的问题是:①在当今男性化社会竞争中面临更大的工作压力;②面临较高社会职业需求与从传统女性角度对家庭生活需求之间的矛盾;③在较高教育背景的基础上,仍然存在传统女性对男性的心理依赖,但由于自身受教育程度的提高和在接受标准化教育的当今社会,同等情况下的男性很难担负起这样的角色。这种情况的结果是,这部分女性缺少稳定的家庭支持系统及情感依托。

(二)"弱势"女性所面临的问题

"弱势"女性在此是那些受教育程度较低,原生家庭经济情况较差的部分女性。这部分女性的生活主要有几个途径:①在经济上及心理上全部依赖男性生活,是一种典型的传统文化模式下的女性生活,缺少与外界的沟通及社交,缺乏安全感。②自己从事社会"底层"的工作,如色情服务等,这种生活模式的结果是缺少自尊、没有安全感和被社会边缘化。

(三)女性的"空巢"现象

女性的社会退休年龄低于男性,此外女性在家庭中对子女的关注一般高于男性。工作岗位职责的结束是社会层面的"退休",子女的长大成人和走向社会则是母亲角色的"退休"。作为结果,女性应比男性更容易出现"空巢"现象,如果夫妻关系不协调或以子女的养育及成长作为主要生活内容的家庭更是如此。有的中年女性为了缓解这种情况所产生的负性情绪,便出现了母亲陪着子女读大学、过分干预子女生活和婚姻的现象。

▶▶▶ 第二节 女性精神障碍的临床特征 ◀◀◀

女性精神障碍的临床特征主要从两个方面来认识,一方面是与生理时期相联系的特征,另一方面是精神障碍时,女性可能出现与性别相关的特殊表现。在精神科的临床工作中常将女性精神障碍归纳为青春期精神障碍、经前期精神障碍、产褥期精神障碍、围绝经期精神障碍等。在正式的诊断、分类系统中没有纳入这些名词,在上述生理时期可发生任何精神障碍,临床上可根据相应的诊断标准进行识别、诊断及治疗。如青春期常见的问题主要是进食障碍、焦虑障碍、睡眠障碍等;经前期最常见的问题是焦虑、睡眠障碍;产褥期常见的问题是焦虑障碍、抑郁障碍;围绝经期除与该生理时期相应的生理反应外,可发生焦虑障碍、抑郁障碍、幻觉、妄想综合征及认知功能问题。与生理时期相联系的特征主要是强调在病因判别、诊断、治疗中应考虑到精神症状与其生理特征,特别是神经内分泌特征及女性特有的心理社会因素的关系。与性别相关的特征主要是指同样的精神障碍在女性的特殊表现,而认识这些表现与诊断、治疗相关。因此在学习各个疾病中均应加以注意。由于抑郁障碍是精神病学临床中的重要问题,其疾病负担在15~45岁年龄组中居总体疾病负担的第2位,也由于女性与男性发生抑郁障碍的比例为(1.7~2):1,因此,本节以心境障碍为例来描述怎样认识女性精神障碍的临床特征。

一、月经期

由于性激素水平的明显变化,抑郁障碍的女性患者在月经期来临时可能会出现症状加重,烦躁、紧张、焦虑、苦闷、工作效率更加低下等,常有"力不从心"的感觉。经前期情绪失调障碍(PMDD)在DSM-V诊断系统中已经归为抑郁障碍大类。除了常常会出现的焦虑和抑郁情绪,还具有特征性的易激惹症状。同时,经前期情绪失调障碍的抑郁症状有明确的时限性,开始于排卵后并在月经来潮第1日或第2日消失;80%的健康育龄期女性可存在不同程度的症状;躯体症状多种多样,如乳腺胀痛、腹部胀满、体液潴留、食欲增加、失眠、疲乏、潮热、头痛等。与此同时,经前期情绪失调障碍常常与抑郁障碍伴发,占60%以上。

二、妊娠期

《中国抑郁障碍防治指南》(第二版)指出,妊娠期抑郁障碍多在妊娠期的前3个月和后3个月发生,高达70%的女性可能在妊娠期出现症状,其中10%~16%满足重度抑郁发作的诊断标准。既往有抑郁障碍病史(大多数能在妊娠期症状缓和,只有少部分患者恶化)、家族史阳性、情绪不稳定、婚姻不睦、社会支持不良可能会增加发病风险。尽管抑郁障碍的风险在妊娠初期增加,但是自杀风险性非常低,仅为正常人群的1/20。情绪问题主要来源于患者对胎儿的关注,可表现为情绪不稳、焦虑、激动、多疑等,还伴有头痛、失眠、疲乏无力等躯体不适。妊娠后期,患者可出现明显的抑郁综合征表现。这些症状持续的时间一般较短,常在分娩后1~3周消失,再次妊娠则可复发。

三、产褥期

除了产后女性性激素水平的剧烈变化可以导致精神疾病外,分娩本身就是一种典型的生理和心理应激,可以削弱产妇对负性生活事件的抵御能力,诱发心境障碍。常见的有产后心绪不良、产后抑郁、产后轻躁狂。①产后心绪不良(maternity blues,MB)是产后发生的最轻的心境障碍,患病率为26%~85%,产后3~7天起病,第5天达到起病高潮,产后12天内症状消失。常见症状是心绪恶劣、情绪不稳定、哭泣、焦虑、失眠、易激动。经前期情绪失调障碍患者和既往有妇科疾病的患者多发此病,患者功能无严重损害。约10%的患者病程较长,可发展为产后抑郁障碍。②产后抑郁(postnatal depression)为中等程度的抑郁,患病率在 10%~15%,在 DSM-V 中产后抑郁症被归入抑郁障碍中"未特定的抑郁障碍"一节中的"伴围产期起病",指的是心境症状出现在妊娠期或产后 4 周,当前为重性抑郁发作,或者当前不完全符合重性抑郁发作的诊断标准,但最近一次的发作是重性抑郁发作的精神障碍。一般 3~6 个月自行缓解,个别患者病程持续 1~2 年,对于产妇、家庭及孩子的抚养有潜在的长期严重的不利影响。妊娠期患者出现焦虑和抑郁是产后抑郁的重要预测因素。产前服用避孕药可能会增加产后抑郁的发病率。症状以落泪、悲伤、情绪不稳定、畏食、睡眠障碍、记忆困难、易激动、应付婴儿不适当为主,有患者出现冲动性自杀倾向,甚至由于怕伤害婴儿转而杀害婴儿然后自杀(母-婴自杀),也有患者出现抑郁性木僵。③约 10% 的患者在产后立即出现轻躁狂的状态,持续 1 周左右,这与 4 周后发生的产后抑郁关系密切,常见于双相障碍的患者。也有患者可以表现为明显的躁狂,躁狂状态除情感症状较为明显外,往往伴有冲动、攻击行为。

四、围绝经期

围绝经期是指女性从生殖阶段向非生殖阶段过渡的衰老过程,包括绝经前期、绝经期及绝经后期 3 阶段,一般是指 40~60 岁的 20 年。围绝经期最明显的激素变化是雌激素分泌减少、促性腺激素[包括卵泡刺激素(FSH)及促黄体生成素(LH)]代偿性增加、雄激素降低、催乳素水平降低。早在 20 世纪 70 年代,美国学者进行了大样本的流行病学研究,没有发现围绝经期人群重度抑郁的患病率高于其他女性人群,并且绝经前期、绝经期及绝经后期不同阶段的抑郁发生率也没有差别。我国学者进行的社区调查研究报道显示,使用流调用抑郁自评量表评分 ≥ 20 分有肯定抑郁感受者占 11.65%,这其中汉密尔顿抑郁量表评分大于 8 分者占 76.41%,抑郁障碍的患病率为 1.1%,抑郁性神经症的患病率为 3.0%。国外其他学者进行的大样本纵向研究发现,围绝经期虽然和首发抑郁障碍无明确相关性,但在 45~54 岁年龄段抑郁障碍有复发的倾向。前瞻性研究发现,围绝经期相对于居丧、失业等生活事件而言是抑郁障碍的一个独立危险因素。

▶▶▶ 第三节　女性精神障碍相关的临床问题 ◀◀◀

一、女性精神障碍的特殊诊断原则

对于女性精神障碍的诊断,总的原则与精神障碍大的诊断原则一致,只是应该特别注意以下问题。

1. 应特别注意女性发生精神问题或出现精神症状的年龄。
2. 注意精神障碍发生的生理时期如经前期、产褥期、围绝经期等。
3. 注意女性特有的心理社会因素对精神症状或精神障碍的影响。
4. 应注意对神经内分泌功能指标的检测,特别是对性腺轴功能的检测。

二、女性精神障碍的特殊治疗原则

女性精神障碍患者治疗的特殊原则,在于要首先关注妊娠期及哺乳期对胎儿或婴儿的影响。具体分述如下。

(一) 精神药物的影响

1. 5-羟色胺再摄取抑制药的致畸性

虽然大量同行评议,在妊娠期使用 SSRI 后先天缺陷风险并未增加,但近期的一些研究却提示妊娠前 3 个月使用 SSRI 有致畸的可能。最近的 2 个大样本对照试验研究了近 20 000 例严重先天缺陷的婴儿和近 10 000 例正常对照婴儿,结果显示母亲服用过 SSRI 抗抑郁药的婴儿中一些罕见的胃肠道、神经管和颅骨的缺陷率显著增加,结果有统计学意义。虽然这些研究很有说服力,在主要方法学上却有难点:暴露于危险因素的样本量太少,能说明异常缺陷绝对是用药因素造成的背景资料不足。2 个研究发现,舍曲林、艾斯西酞普兰对孕妇影响相对较小,而帕罗西汀等个别的 SSRI 可能增加特定的先天缺陷的风险。虽然

特定罕见的先天畸形的风险增加了1~2倍,但这些畸形的绝对发生率还是非常低的,2 500例新生儿中可能不会超过1例。如虽然妊娠前3个月使用帕罗西汀导致心脏异常的风险增加,但右心室致畸率不超过1%,所有心脏缺陷的风险加起来可能不超过2%。把这些数据放到全局来讲,必须看到如果不考虑这些危险因素,任何的妊娠过程都会有约3%出现先天缺陷的风险,同时母亲在妊娠期的紧张和抑郁也和生育不良事件有关。归纳起来,SSRI在妊娠期的用药应个别化对待,应谨慎使用,特别是妊娠的前3个月。

2. 三环类抗抑郁药的影响

加拿大一项研究报道指出,使用三环类抗抑郁药(TCA)可能会增加胎儿出现头颈部及面部畸形的可能,且与消化道畸形风险升高相关。已有报道,产前使用这类药物会出现新生儿短暂性围产期中毒或撤药症状。这些症状包括颤抖、吵闹、嗜睡、肌张力降低和抗胆碱能反应如便秘、心动过速和尿潴留。TCA可能与妊娠期缩短有关。如果决定使用TCA,最好选择去甲替林或地昔帕明,因为这2种药物很少有抗胆碱能和低血压反应。抗抑郁药的剂量在整个妊娠过程中需要根据血浓度进行调整,特别是在孕晚期的时候可能发生血药浓度降低。

3. 其他抗抑郁药的影响

对宫内暴露于文拉法辛(150例)、萘法噁酮(91例)和曲唑酮(58例)的病例研究中没有发现先天性缺陷或围产期并发症的风险增高,但同样也没有确切的安全的证据,使用的原则与上述2类抗抑郁剂相同,即因人而异和慎重使用。

4. 情绪稳定剂的影响

妊娠前3个月使用锂盐者,Ebstein畸形(一种严重的心脏三尖瓣畸形)的发病率会从一般人群的0.1‰升至约1‰。妊娠期锂盐的使用与其他心脏畸形也有关,包括主动脉狭窄和二尖瓣闭锁。锂盐其他潜在的新生儿不良后果有肌张力减退、吮吸反射差、低血糖、发绀、新生儿甲状腺肿和尿崩症等;妊娠前3个月中使用丙戊酸钠和卡马西平增加了神经管畸形的风险,包括脊柱裂(丙戊酸钠:5%,卡马西平:1%)和发育迟缓、颅面部缺陷和手指甲发育不全。这些药物不良反应很大程度源于其胚胎毒性,还可引起依赖维生素K的凝血因子缺乏,从而增加了胎儿和新生儿的出血性疾病的风险。北美一份对妊娠前3个月单用拉莫三嗪的评估资料发现,拉莫三嗪的使用与口裂的发生呈正相关。在Brigham和Women医院的监管计划的病例中,暴露于该危险因素的婴儿口裂患病率为8.9‰(一般人群患病率为0.37‰)。虽然这些结果有待进一步证实,但值得密切关注,因此在妊娠期建议最好不使用情绪稳定剂。

5. 抗精神病药的影响

一项前瞻性队列研究比较了宫内暴露于第二代抗精神病药的婴儿与未暴露于危险因素的婴儿,其中奥氮平60例、利培酮49例、喹硫平36例、氯氮平6例,结果未发现严重畸形风险增加。另有一些文献也揭示了这些药物的使用没有致畸性和其他不良后果。这些文献包括对23例女性的研究、奥氮平厂商记录的100多例服药患者的研究资料、利培酮和喹硫平的个案报告等。虽然这些资料的结果令人鼓舞,但由于研究样本太小不能确定第二代抗精神病药在妊娠期的使用是安全的。根据以上资料目前所能得到的结论仍然是"没有确切的危险的证据,也没有确定的安全的证据",因此在临床上无论什么目的使用抗精神病药仍然应该非常慎重。

6. 苯二氮䓬类药物

研究及临床观察显示妊娠期间,特别是妊娠3个月以后间断使用小剂量的苯二氮䓬类药物不会增加新生儿不良后遗症的风险。但有关妊娠期苯二氮䓬类药物的使用还有争议,有些研究提出这些药物有致口裂的风险,尤其是地西泮和阿普唑仑。然而另一些研究则认为,药物与口裂之间没有相关性。无论如何,在妊娠期9周前还是应该尽量避免苯二氮䓬类药物的使用。

(二) 改良电抽搐治疗的使用

妊娠期伴有严重情绪障碍的患者可以选择改良电抽搐治疗(MECT),因为MECT看起来安全有效且使发育中的胎儿暴露于最少的精神活性药物。孕妇的MECT中要特别考虑做骨盆测量和子宫内压监测,以排除发生子宫收缩的可能,以保证有足够的胎盘灌注。肌肉松弛剂和抗胆碱药葡萄糖吡咯

（glycopyrrolate）在妊娠期的使用相对安全。治疗结束后数小时内应重点监测胎儿情况。

（三）精神药物对母乳喂养的影响

1. 抗抑郁药

一般来说抗抑郁药 TCA 和 SSRI 对母乳喂养的婴儿无不良反应,婴儿血清浓度低于实验室敏感度可测的浓度。文拉法辛、度洛西汀、奈法唑酮、米氮平和安非他酮的相关资料很少,因此无法得出利弊的结论。

2. 抗焦虑药

苯二氮䓬类药物可在肝(细胞色素 P450 酶)发育不成熟的新生儿体内聚积。偶尔小剂量使用短效苯二氮䓬类药物是可以接受的;唑吡坦和扎来普隆的资料缺乏。

3. 抗精神病药及心境稳定剂

抗精神病药资料有限,一般来说,产后需要抗精神病药治疗的女性不应哺乳,因为她们需要睡眠,且常因病情严重而无法哺乳。情绪稳定剂资料有限,双相障碍的女性需要睡眠以避免产后疾病的复发,所以不建议母乳喂养。

综上所述,大多数药物包括 TCA、苯二氮䓬类和抗精神病药都被美国儿科学会列为"对接受哺乳的婴儿的作用尚不清楚,需要关注"的名单。越来越多的 SSRI 和 TCA 使用的资料说明它们的安全性。因为接受 SSRI,特别是舍曲林治疗的母亲所哺乳的婴儿,通常接受到的药物浓度很低,不必进行常规的血清监测。单胺类药物(MAOI)因为会引起婴儿高血压最好避免使用。接受抗抑郁药治疗同时哺乳的女性会有胃口不好,导致食物摄入和体重的变化,这可能是抑郁的症状,或者有些是药物的不良反应,但都会影响母乳的营养构成。因此,所有伴有抑郁症状的哺乳期女性都应监测胃口和体重,包括那些正在服用抗抑郁药的患者。美国儿科学会药物委员会(2001)指出,哺乳期女性使用锂盐是不恰当的,因为通过哺乳接触到锂盐的婴儿会出现许多不良反应,包括发绀、肌张力降低和心电图改变等。虽然委员会认为丙戊酸钠和卡马西平是可以使用的,但已有一些罕见的肝功能障碍的报告,和 1 例可能是通过哺乳接触到卡马西平而导致癫痫样发作的病例报告。丙戊酸钠在母乳中聚积的程度比卡马西平小,但因为有报道可致婴儿肝毒性而应引起注意。总之,哺乳期女性使用精神药物应加强对母婴相关指标的检测或在必须服药的情况下放弃哺乳。

（况利　王我）

网上更多……

　　教学 PPT　　　　　　拓展阅读　　　　　　自测题

第三十章

老年精神障碍相关的特殊问题

目前我国 60 岁及以上的老年人口已达 2.5 亿,占总人口的 17.9%,并且老年人口还将继续以每年 3.2% 的速度增长,这意味着我国已进入了老年型国家的行列。人口老龄化也日益成为重要的社会问题。中国人的平均寿命为 76 岁,但健康寿命却只有 68.7 岁,平均带病生存时间达 8 年,可见人口老龄化所致的平均预期寿命的延长并没有带来人们所期待的健康期望寿命的延长,反而真正延长的寿命中大多数为非健康寿命。造成这种状况的主要原因之一是老年期精神卫生问题的普遍存在。首先,老年期有各种精神障碍,如阿尔茨海默病(老年性痴呆)、老年期精神分裂症、老年期抑郁障碍等,这些精神障碍常比其他系统的疾病出现较早且较普遍,不仅严重影响了老年人的健康,也给他们的家庭和子女带来了许多烦恼和痛苦;其次,老年期特有的心理社会卫生问题,如离退休综合征、丧偶问题、再婚问题等,这类心理问题也大大降低了老年人的生活质量。通常,老年期精神障碍是某些疾病的前奏,这在一般诊疗工作中值得注意。此外,还有许多躯体疾病与精神障碍之间的关系错综复杂而需要仔细考虑。因此,老年精神医学问题不仅是精神科医师的工作,应受到所有医务工作者和社会工作者的重视。

▶▶▶ 第一节　心理的正常老年化过程 ◀◀◀

虽然人在 60 岁以后才开始步入老年期,但身体各器官的衰老却早在 45 岁左右就隐蔽地开始了,并随年龄增长呈持续、进行性变化,这种衰老现象普遍存在于每个人和全身每个组织、器官,使器官预备力下降,遇到额外负担时易引起功能障碍。身体退化性的改变经过一定的积累过程,在老年人就会表现出一些特征性的生理和心理变化,心理变化主要表现在以下几个方面。

一、感知觉和心理运动反应

感知觉是人和环境交往的基础,这方面的变化对人的生活影响很大,人对环境刺激的应答通过心理运动反应来实现,此种反应随年老而明显变慢,使老年人对环境的适应增加了困难。

（一）视觉

由于老年人晶状体前后径随年龄增加而变大,弹性减退,水分含量减少,调节能力减弱,屈光能力下降,出现老视;随年龄增大,晶状体由无色透明变为半透明甚至不透明,形成白内障;角膜营养缺乏,透明度降低,这些原因都使得老年人视物模糊。老年人视觉灵敏度降低,视野宽度缩小,视力调节能力降低,暗适应时间延长。视网膜光感受器随年龄增加而减少,视网膜变薄,使视力减退。另外,视网膜神经细胞减少,使老年人对红、绿颜色的分辨力减弱。

（二）听觉

60 岁以上老年人中,听力减退者占 27.4%,男性发生率高于女性。这是因为老年人耳蜗毛细胞减少,鼓膜变薄并浑浊,听神经功能常常减退。对高音的听力损害出现最早,且持续进行。老年性耳聋对语言的鉴别能力降低,听觉反应时间延长,70 岁后更为明显。

(三) 嗅觉与味觉

人在 50 岁以后嗅觉变迟钝,70 岁以后嗅觉急剧衰退,80 岁以后,仅 22% 的老年人有正常嗅觉。嗅觉减退比味觉减退更快。老年人唾液减少,味蕾的数量和功能下降,更新缓慢,约有 50% 的味蕾萎缩,对酸、甜、苦、咸的敏感性都下降,对老年人的食欲产生影响。

(四) 心理运动反应

心理运动反应是指由环境中刺激信号引起的由意识控制的随意肌运动反应,它和高级神经活动功能的整合密切相关。心理运动反应变慢是年老的一种明显特征。年龄和各种不同复杂程度的速度性课题完成时间呈正相关关系,即年龄越大,完成时间越长。

动觉主要反映身体各部分之间位置的相对变动。如上楼梯、进食等全靠动觉支配,使人们可以不必用眼睛看着每一级楼梯或食物,就能准确行动,它与触觉感受能力有关。由于老年期的触觉感受性日益降低,触觉判别力下降,所以动觉的准确性也受到影响,不少老年人表现出动作平衡能力降低,对外界刺激的运动反应变慢,学习一些技能性的新事物(如跳舞、打球、雕刻等)较慢,这其实是人的自然规律。

然而,老年人对事物的认识和知觉能力变化并不明显。虽然中枢神经系统的老化使得神经细胞数减少,神经传导速度下降,从而使得老年人对事物的反应渐渐缓慢,生理功能的衰退对老年人感觉能力影响较大,而知觉能力的变化更多地与个体的情绪、动机、需要、个性等心理因素有关,所以老年人虽然学习新事物较慢,但是老年人阅历丰富,人生经验在一定程度上能弥补心理功能上的不足,同时也能使老年人看问题更深刻、更全面。

二、认知心理的变化

(一) 正常的记忆年老变化

记忆活动内容不同,其随年龄增长而变化的情况是不同的。有的人认为,成年期以后的记忆力是随年龄的增长面逐步衰退的。研究表明,人的记忆效率最高的时期是 18~35 岁,35 岁以后记忆力逐渐减退,60~85 岁的人的记忆力则相当于 18~35 岁的人记忆力的 80%~85%。由此可见,老年人记忆力在正常情况下,其衰退并不严重,但具有很大的个体差异。与过去相比,只是记忆的速度和广度要差些,信息加工过程慢些,但只要给予足够的时间,凭着丰富的知识经验,老年人能够利用联想和想象提高其记忆成绩。老年人的远记忆比近记忆保持得更好,对新事物的接受显得力不从心。许多人之所以认为自己的记忆力差了,实际上是指机械记忆力与过去相比下降了,但意义记忆(即理解之后的记忆)仍然良好。但老年人常误认为自己的全部记忆力衰退了,在这种消极自我暗示下,失去了记忆的动力。大脑功能是用进废退的,若长期不予锻炼,会使记忆力较其他同龄人衰退得更快。

目前心理学的研究发现,老年人的认知功能具有明显的可塑性,经过训练的老年人在默写、临摹和回忆等方面成绩明显改善,甚至达到或超过未经训练的年轻人。由此可见,老年人是能够通过学习挖掘自身潜力的。

(二) 正常的智力年老变化

有研究表明,人的智力一直可以增长到 40 岁,并且在 60 岁以前是很稳定的,其后即使有衰退,幅度都不大,只是反应慢些,完成任务的动作时间长些,多数能力只有到了 80 岁才有实质性衰退。著名心理学家 Cattel 和 Horn 将智力的不同方面归纳成 2 类:液态智力与晶态智力。液态智力可以随年龄的增大而下降,这与老年人组织信息的能力、集中注意与注意分配的能力及保持信息的能力下降有关,而这些又与神经生理的变化密不可分,它在成年早期达到高峰后随年老而逐渐下降。而晶态智力更多受年龄因素的影响,它自成年以后,不但不减退反而可能有所增长。韦氏成年人智力量表(WAIS)的语言量表分和操作量表分随年龄变化的情况分别与晶态智力和液态智力类似。因此可以认为,语言量表主要测量的是晶态智力,操作量表主要测量的是液态智力。不少国家采用韦氏成年人智力量表对成年至老年各年龄组进行测试的结果都很近似。我国吴振云等对文化程度匹配的 20~80 岁组被试人群进行的研究表明,和知识教育有关的语言量表分在 30 岁组达到高峰后,70 多岁后才明显下降;而与反应速度和知觉整合能力密切相关的操作量表分,40 多岁后就逐步下降,60 岁后明显下降,且下降速度显著较快。与语言量表分相比,操作量表分随年龄下降较早较快,这是不同民族年龄老化出现的共同现象,称为经典的智力年老化模式。

(三) 正常的言语能力年老变化

研究发现,老年人的言语智力较操作智力衰退得慢,但口语的流畅性仍然有所降低,这与记忆力和注意力下降及文化水平高低等因素有关。由于记忆力差,并有反应变慢、语词不流畅,常可见老年人说话反反复复。

三、情绪、情感的变化

步入老年后,因社会环境和生理功能的改变,如社会职能和地位丧失、生理功能衰退,使许多老年人深深地体会到一种失落感,情绪变得消极,容易烦躁、悲伤、害怕、不满等。调查表明,有 35.9% 的老年人存在不同程度的焦虑情绪,有 23.3% 的老年人存在不同程度的抑郁情绪。有些老年人难以控制自己的情绪,对看不顺眼的人和事常站出来指责,过分激动易诱发心脑血管疾病;但更多的老年人在情绪上更趋于缓和,冲动性降低,但一旦产生了某种情绪后,持续时间较长,所以,生活中可见到有的老人生气后很难化解。退休后的老年人,其社会活动范围变窄,与外界交流减少,对家庭依赖性增强,特别是丧偶者更易产生孤独感和无助、无望、无价值感,情绪波动较大。

四、性格的变化

老年人的性格变化因人而异,一般具有稳定、连续的特点,有的人过去就个性固执,年老后更加偏执;有的人过去就消极内向,老年时更加封闭、孤僻。除了性格上的相对稳定外,由于生理、环境和心理社会因素,认知和人生阅历的影响,性格也会发生一些改变,使性格具有变异性的特点。比如,有的人过去脾气暴躁、争强好胜,到了老年,却变得随和、宽容;有的人过去宽容大度,到了老年,却变得固执、敏感多疑;有的人过去意气风发,积极乐观,进入老年则变得多愁善感和消极。很多老年人对衰老的不认同,对周围人不信任,特别担心别人看不起他,因而常计较别人的言谈举止,严重者认为别人居心叵测,变得心胸狭窄、孩子气,一旦没有满足自己的要求,就认为是儿女不孝,产生暴怒或抑郁的情绪。老年人多有一种被尊重、承认的心理需要,所以即使退休后所从事的娱乐活动取得进步,若能得到赞扬和承认,也必会增加生活的乐趣。

个体生活期内,任何时刻心理都在发生变化,老年期心理的发展具有较大的潜能和可塑性,社会角色的转变、生活方式的改变和生活节奏的调整等,对这一切的良好适应本身就意味着心理潜能的开发和调动,也意味着心理的发展。老年期的心理变化并不只是一种丧失,而是获得与丧失的统一。如在记忆力、注意力等有所衰退的同时,其丰富的阅历和经验能在一定程度上增强他们的分析、归纳、判断的能力,在受生理功能影响的液态智力减退的同时,受经验和积累的知识影响的晶态智力却保持稳定和增长。

▶▶▶ 第二节　老年期的标准 ◀◀◀

一、老龄化的标准

(一) 自然年龄标准

老龄化的自然标准是指的一般社会群体所接受并默认的标准,通常以 60 岁为临界值,此后因为社会发展,包括经济发展后个体生活条件的改善;医疗水平的发展,许多疾病得到及时地治疗等情况,又将其临界值定为 65 岁。但自然的标准不能代表老龄化的全部特征。因为有的人在 65 岁或以上可以出现如像第一节所描述的老年生理及心理特征,而有的人则不会,相反,有的人年龄低于或明显低于 60 或 65 岁,但其生理或（和）心理特征已经符合或部分符合老年特征，因此绝对年龄仅能作为参考指标之一，而并不能代表个体真正的已经走向衰老。

（二）社会年龄标准

老年的社会年龄标准一般参照所规定的退休年龄，如男性退休年龄为 60 岁，女性退休年龄为 55 岁，而在有的国家则将退休年龄提前或推后，这是根据社会管理的需要，不能作为评估老龄的依据。

（三）心理年龄标准

孔子在《论语》中所述的"吾十五而志于学，三十而立，四十而不惑，五十而知天命，六十而耳顺，七十而从心所欲，不逾矩"。是心理年龄很好的表述。如果反过来理解，如 60 还不能耳顺，应该理解为心理年龄尚未达到 60 岁。从心理学角度理解，缺少希望、缺少幻想及缺少对未来的计划应该被视为老年的表现。反之，尽管个体年龄超过 60 岁，甚至 70 岁或 80 岁，但仍然对未来生活有希望，有幻想及有未来规划，则应该被视为尚未衰老。生理年龄（或自然年龄）为青壮年，而缺少希望、幻想及未来规划，理应被视为老年心态。

（四）综合标准

由于在此讨论的老年问题涉及治疗及护理，因此结合生理、心理综合指标判定个体是否为老年更为合理。这些指标是在 65 岁或以上的基础上出现以下情况至少 1 项或以上，应在诊疗中按老年患者对待。

1. 个性改变明显，变得特别固执，甚至出现偏执的情况。

2. 心理某方面的重要功能有明显改变，如多疑、情绪不稳、记忆力明显减退、兴趣明显减退、人际交往明显受损等。

3. 生理某方面的重要功能明显改变，如听力明显下降、视力明显下降、体力明显下降、食欲明显下降、性欲明显下降等。

4. 存在躯体或中枢神经系统的重大疾病，如糖尿病、冠心病、脑血管疾病等。

5. 存在接受重大手术指征或接受过重大手术（如骨关节置换）。

将以上标准定义为老年其实更为确切，当然，符合上述老年标准的个体在接受诊疗时理应按老年情况加以注意，反之，虽然年龄超过 60 岁甚至 70 岁，但没有生理或心理功能任何衰弱或受损的证据，则没有理由按老年患者对待。

▶▶▶ 第三节　老年精神障碍相关的临床问题 ◀◀◀

一、在诊断中应注意的问题

老年期可以出现任何在青壮年期所出现的精神障碍，同时也可以出现具有老年期特征的精神问题。应特别注意的是，老年期所出现的精神问题都是在老年期特有的生理、心理状态基础上产生的，因此在对于老年期精神障碍的诊断中应注意：①注意对患者记忆力、认知功能的评估；②如果患者存在智力障碍或某方面认知障碍的问题，精神检查不能按常规进行，而应以观察为主；③在评估精神症状的同时，更应同时注意到患者的躯体问题；④注意使用老龄期的心理测评工具，如 Halstead-Reitan（HR）成套神经心理测验、韦氏成年人智力量表（WAIS）、韦氏记忆量表（WMS）、老年临床评定量表、日常生活能力量表、Pfeffer 功能活动调查表、简短精神状态检查、长谷川痴呆量表、痴呆简易筛查量表、Blessd-Roth 常识记忆注意测验、大体衰退度量表、Hachinski 缺血评分量表等。

二、在药物治疗中应注意的问题

在药物治疗方面，与对青壮年精神障碍的治疗基本相同，但是又同时具有以下特点：①在药物选择方面，老年人躯体功能较青壮年相比下降，药物选择时要尽量选择安全性较高的药物，药物加量时缓慢，给药最高剂量也较青壮年相应减少；②老年人往往合并多种躯体疾病，如高血压、糖尿病、高血脂等，在诊断精神疾病的同时往往服用大量其他药物,在使用精神药物时要格外注意药物相互作用,例如与肝药酶抑制剂合用时要适当降低药物的剂量,防止中毒;③老年期心理与青壮年相比有明显不同,变得较为固执,在与老年患者沟通时要言语和善,详细讲解药物服用的时间和剂量,并督促家人多提醒老人服药,尽量避免漏服和忘服的情况。

三、老年期的心理治疗

对老年患者目前应用最多的是行为治疗,包括日常生活能力的训练、社交技能的训练、放松训练、自信心训练等。使用支持性心理治疗以帮助患者和家属提高应付应激的能力,应用认知治疗纠正抑郁、焦虑患者不良的认知方式,应用领悟定向的精神动力学方法解决患者的内心冲突有一定效果。集体心理治疗有助于增强自尊心和自我价值感,并有助于重建和发展人际关系。虽然心理治疗不能改变患者的功能状态,但可以提高患者的生活质量。此外,老年人对疾病的心理耐受力减弱,生病时常需要家庭与社会的支持,生活在熟悉的家庭环境中,可以保持原有的自我照顾能力,也便于得到亲友的照顾。如能得到良好的医疗服务如设立家庭病床和家庭医师,使许多老年患者在家里接受治疗更利于疾病恢复。对于那些确需住院治疗的患者,医院应尽可能调整环境,适合老年患者的生活,以利患者的及时康复。

(才延辉　谭庆荣)

网上更多……

　　教学 PPT　　　　　拓展阅读　　　　　自测题

第三十一章

精神障碍康复服务

▶▶▶ 第一节 概 述 ◀◀◀

精神卫生服务模式按照服务场所的不同可简单划分为住院卫生服务、门诊卫生服务、社区卫生服务3种不同的模式。家庭精神卫生服务一般包含在社区卫生服务中,但有些国家和地区还将其单独列出。其中住院和门诊精神卫生服务模式的形式和内容基本固定,各地区除了一些特色服务外,基本架构和流程都是一致的。但社区精神卫生服务和家庭精神卫生服务目前国内尚无统一的工作流程和规范,受多种因素的影响,社区和家庭精神卫生服务的方式和内容、工作流程和管理方式各不相同。

从精神卫生服务的目的来看,住院医疗服务和门诊医疗服务针对的是精神障碍患者的急性治疗阶段和巩固治疗阶段,目的主要在于对精神障碍患者精神症状的控制,运用得最多的还是药物和物理治疗技术,尽管也有大量的心理治疗技术参与其中,但受限于治疗场所和治疗技术本身的要求;对于精神卫生服务的另一个主要目标:精神障碍的康复而言,大部分工作仍然是放在社区和家庭中进行。

本章将以现有的、开展的较为成功的精神障碍社区卫生服务模式为例,重点讨论社区精神卫生服务的相关内容。

一、基本概念

(一)精神康复

精神康复(mental rehabilitation)是康复医学中的一个重要组成部分,是通过生物、社会、心理的各种方法,使由于精神残疾所导致的个体和社会功能缺损得以恢复,促进个体复原、融入社会和提高生活质量。

(二)精神障碍社区康复服务

精神障碍社区康复服务(community rehabilitation services for mental disorders)是社会服务体系向社区的康复期精神障碍患者提供的,促使其复原的综合性服务措施。其目标是减轻疾病的痛苦和影响,保持社会适应能力和生活自理能力,减缓精神衰退,恢复工作能力。服务内容包括:疾病应对能力、生活自理能力,职业服务能力和社会适应能力的保持或改善。

(三)社会功能

社会功能(social function)指人与社会交流沟通并适应社会的能力,如生活能力、学习能力、人际交往能力、遵守法律法规能力。

(四)社会回归

社会回归(return to society)指精神障碍患者经社区康复治疗后,社会功能得到一定的改善,如能料理个人生活,能有效地与人交往,能从事简单基本的工作等能有效地适应社会的状况。

(五) 精神障碍社区康复服务对象

精神障碍社区康复服务对象(community rehabilitation service targets for mental disorders)为所有在精神障碍社区康复机构辐射区域内居住(包括长期居住、临时居住)、工作、学习等条件下需要康复的精神障碍患者(包括特困人员、流浪乞讨人员、低收入人群、复员退伍军人、被监管人员等特殊群体中精神障碍患者)及其家属或照护者。

(六) 转介

转介(referral)指由第三方机构或部门与精神障碍社区康复机构间单向或双向介绍服务对象的一种方式。

(七) 评估

评估(assessment)是指运用评估工具对服务对象功能缺陷、康复风险和适应性、康复需求、康复效果进行评判,也是开展康复的前提。

(八) 个案管理

个案管理(case management)是指对已经明确诊断的服务对象,根据其病情和心理社会功能特点与需求,通过评估其精神症状、功能损害或面临的主要问题,有针对性地制订阶段性康复方案和措施(又称"个体服务计划")并实施,使服务对象得到持续有效的治疗,生活能力和劳动能力得到恢复,重返社会。

二、精神障碍社区康复的对象

除根据疾病的不同时期及康复干预活动的实施场所进行划分外,根据不同的精神疾病种类可以将康复干预简单划分为心身疾病的康复和重性精神病的康复。其中,重性精神病的康复是与国家政策中对于重性精神病管理工作规范紧密联系在一起的。此外根据患病人群的不同,又特别强调了儿童青少年的精神康复,考虑到这一特殊人群疾病表现和治疗措施与其他患病人群的巨大差异,以及对患者个体和所处环境的重大影响,很多时候是单独列出加以说明和讨论。

三、精神障碍社区康复的实施主体

精神障碍社区康复工作涉及多个政府部门。在不同的地区和国家,精神障碍社区康复的管理机构各不相同,在现阶段,我国精神卫生事业的发展已经触及精神障碍社区康复领域,但负责组织实施精神障碍社区康复的部门存在很大差异,有些省市是由当地的卫生保健部门管理实施,有些则是由民政部门牵头进行该项工作,无论实施主体是什么,都需要多个政府部门协同配合,才能在技术、经费和管理等方面保障精神障碍的社区康复工作的顺利开展。2017 年民政部、财政部、卫生计生委、中国残联印发的《关于加快精神障碍社区康复服务发展的意见》指出,民政部牵头推进精神障碍社区康复服务工作,促进精神障碍社区康复与残疾人社会福利服务、社区建设、社会工作等业务的融合发展;卫生计生委要将精神障碍康复服务纳入精神卫生服务体系,提供医疗技术支持,促进精神障碍预防、治疗、康复工作有机衔接;中国残联要促进精神障碍社区康复服务与残疾人康复工程、托养服务、就业服务等工作同步有序推进。

四、精神障碍社区康复的必备设施条件

考虑到我国幅员辽阔,经济和精神卫生技术水平发展存在很大的地区差异,对于精神障碍的社区康复仅能要求满足保障最低的要求,然后再根据实际情况,完善和丰富硬件设施和治疗技术。

如果精神障碍的社区康复机构为全日制康复模式,至少应该满足具备一般住院病房的居住条件,并进行适当的空间划分,可以设置接待室、康复训练(活动)室、休息室和公共卫生间等基本用房。要能够满足接受康复患者的饮食起居和日常活动。因为对于接受精神障碍康复服务的患者而言,日常的基本生活自理能力的训练,也是康复活动的重要内容之一。除此以外,还因为接受康复治疗的患者提供一些特殊的训练场所,如社交技能训练、就业基本技能训练等。

如果仅仅提供日间康复服务,则不存在对居住条件的基本要求,但同样应该满足精神障碍康复训练

的基本硬件要求,除了安全保障设施外,还应该包括精神运动康复设备、认知训练设备、音乐治疗设备、厨艺训练设备等。

五、精神障碍社区康复的内容

(一) 日间服务机构

日间服务机构应该在接受精神障碍者监护人或康复期个体或精神残疾者委托,提供以下服务。

1. 提供接受日间康复培训的场地。

2. 在机构中,以小组活动(或会所服务)等形式,为康复期个体提供人际交流技巧学习、药物维持治疗自我管理、精神症状应对技巧、精神康复促进培训和辅助就业选择等服务。

3. 协助已康复个体联系和推荐辅助就业岗位。

4. 充分利用所在社区的人力和物质资源,开展心理社会支持服务。

5. 开展个案管理服务。

(二) 全日制服务机构

除了完成日间服务机构的康复工作外,还应该提供如下服务。

1. 住宿照料服务。

2. 膳食服务。

3. 清洁卫生服务。

4. 心理支持服务。

5. 文化娱乐服务。

6. 精神康复技能培训(生活技能、社交技能、职业技能、学习能力等)。

7. 提供辅助就业岗位。

8. 协助社区精防人员和机构精神科医师,为入住机构的康复者开展抗精神病药维持治疗管理,常见病与多发病的诊断、治疗和预防,协助病情变化者开展院前急救治疗与转诊工作。

▶▶▶ 第二节　基本康复技术 ◀◀◀

精神障碍的康复技术有很多。针对不同的疾病、不同的人群、疾病的不同阶段,有各不相同的康复治疗技术。对于精神障碍的社区康复服务而言,一些基本的康复服务是必不可少的。

一、康复评估

康复评估是针对精神障碍患者所有干预的基石。而评估个体的需求是确定对个体来说的最重要领域并获得康复工作成效的第一步。因此在渗透到康复的各个方面的评估工作中,针对个体需要及进行评估的技能是与精神障碍患者有效协作的一个先决条件。评估服务在精神康复中有 4 大功能。

(一) 识别治疗和康复需求

由于受到精神残疾影响的个人生活领域广泛,包括情绪(如抑郁、焦虑、喜乐等)、生活愉悦感、学习或工作、对亲密关系的满意度、自理能力、物质滥用、健康及攻击性等。因此,有必要对患者康复需求进行详细的评估。除了对这些广泛的功能领域进行评估以外,更专业的评估可用于评定特定症状或能力对功能的影响。同样,社会技能评估可以提示哪些患者需要学习哪些特殊的技能从而提高其社会功能。另外,专业化的评估可以分析认知功能损害对患者功能的、社会的或职业方面的影响。

(二) 个体及社会支持的优劣性评估

精神和心理社会评估主要侧重于精神病理学方面和功能缺陷方面,可能有助于解决精神障碍患者遇到的一些问题。但仅仅对这些缺陷的评估是不够的。在没有评估个人优势的情况下,康复提供者无法充分利用个人的有利条件以实现康复目标。为解决这些问题,康复领域已趋于向患者获取个人功能的综合信息,包括个人的有利条件和优势能力。

帮助精神障碍患者意识到自己的强项可以让他们自我感觉更好,使他们的未来更有希望,同时增强他们实现康复目标的动机。因此,在康复目标的确立过程中,需要在关注弱点的同时注意到个人的优势,通过利用这些强项优势以实现康复计划的目标。

(三) 康复计划的制订

几乎每一个康复目标都可以通过多种途径得以实现。研究结果有助于识别有效的康复干预措施。例如支持性就业对帮助精神残疾群体获得工作岗位并保持竞争力方面比其他职业康复模式更为有效。同样,研究证据表明社会技能训练能有效帮助人们改善社交关系。然而,并不是每个参加了支持性就业训练的人都能成功地参与工作,也并不是每个获得了社会技能训练的人都能改善其社会关系。因此,治疗规划者需要清楚其他有效的康复干预措施,从而灵活、创造性地调整康复计划以帮助人们达到康复目标。

(四) 康复计划的监督及调整

评估的最终功能在于监控康复目标的完成进展,并根据遇到的问题或突发情况修订康复计划。没有持续的进展监控,就不能了解个体是否从康复中获益。对于专业人员来讲,缺乏这方面的信息会使他们对康复计划的实施效果得出错误的结论。对于接受康复服务的精神障碍患者来说,缺乏监测会让他们产生不被治疗团队重视的感觉。这可能导致患者丧失参与康复的自身目标或者对自身实现目标的能力缺乏自信。定期的监控并根据需要修订康复计划,可以强化这些目标作为治疗性关系基础的重要性。

二、康复评估方法

康复评估的方式很多,包括与接受康复治疗的精神障碍患者进行访谈的评估、自评问卷调查、其他知情人(如家庭成员、住院员工、住宅的工作人员)调查、角色扮演或情境评估。

(一) 患者访谈

访谈包括通过提出问题和进行特定情境的对话获取关于个人需求和优势的信息。

(二) 自评问卷

自评问卷通常是纸笔式或电脑应答式的问卷,在这个过程中,患者要对一系列包括症状、功能或者在特定方面的满意度的具体问题作答。对这些问题的回答是以"是"或"否"的形式或者以数量的形式,例如一个从1(没有问题)到4(严重问题)的4分制的评分。正如在结构化访谈里获得的数据一样,在自评问卷里的定量数据收集可被总结为某个特定区域的功能指数。

自评问卷可用于评估广泛领域的功能,例如,和抑郁、焦虑或健康问题相关的问题能被自评式问卷轻易地评估出来。物质滥用问题及性行为等可能增加传染病风险的高风险行为也常常用自评问卷评估。

(三) 以知情人为基础的评估

以知情人为基础的评估涉及从某个很了解患者的人——如家庭成员、朋友或另一个治疗提供者——那里获得患者的功能的信息。这种评估方式是克服关于患者功能的自评问卷评估的很多局限性的有用方法。

该评估通常使用访谈方式进行。由于患者亲友及临床医师往往不会了解患者的个人体验,对知情人的评估通常局限于可被直接观察到的功能领域,因此,该评估被主要用于判断个体社会表现的合理性、与他人的社会联络程度、工作表现、独立生活技能、物质滥用及后果,以及业余生活方面。

基于临床医师的观察进行的信息评估可能更易获得,因为他们的工作明确地与患者在一起。但是,由于工作时间的原因要他们配合提供患者功能的信息可能比较困难。另外,康复提供者对不同患者在社区中的功能的了解差异较大,因此对有的患者仅能提供非常有限的信息。

(四) 角色扮演或情境评估

角色扮演或情境评估是在模拟或真实生活情境中的评估。与其他评估方法相比,可以提供关于特定优势及困难方面最详细的信息。这些信息特异性较强,可使康复治疗更有针对性,有助于制订康复计划,同时也有助于判断某些康复方法是否能成功完成首要干预目标或改善目标功能。这些类型的评估最主要的缺点是耗时长久,许多心理卫生工作者在时间、资源及技能方面不足以完成评估,因此,许多机构仅在康复项目研究中采取这些方法。

三、疾病自我管理

帮助患者学会通过与他人合作来处理自己的因精神疾病所导致的功能缺陷是精神康复的重要目标,包括了解精神疾病的特点与治疗、发展减少其对生活不良影响的策略。疾病的自我管理对精神障碍患者的康复来说是获得个人健康幸福感与掌控自我方向的关键一步。对因精神疾病所导致的功能缺陷的自我管理可以狭义地定义为:知晓治疗决定的能力、减少痛苦或其他问题性症状的影响、减少复发和再入院。广义来讲,疾病的自我管理过程也是帮助人们认识和追求个人目标及发展一种生理心理具有希望、理想和目标的生活方式的过程(或称复原,recovery)。精神卫生专业人员要努力帮助这些患者了解他们的疾病、学会有效地应对疾病。因此提高疾病的自我管理就成为专业人员帮助使慢性疾病对功能与生活质量影响最小化的自然的组成部分。

基本的疾病自我管理技术包括如下。

(一) 共同决策

共同决策是指患者与治疗提供者及其他任何密切接触的人,如家人等,对重要医疗问题的共同决策的过程。共同决策的基本原理包括 2 个方面:首先,随着治疗各种疾病的医疗技术的发展,人们发现决策哪种方法治疗疾病是最好的并不简单,而是取决于患者的个人价值观和愿望。因此,要进行决策时,个体需要了解疾病特点的基本信息、治疗选择的可能途径及可能的治疗效果,包括正面的和负面的。

(二) 加强药物依从性

治疗依从性问题是精神卫生工作者面对的最大挑战。有大量证据表明,大多数的精神障碍患者没能依从医师的药物处方。因而,提高服药依从性是疾病自我管理的最为通常的目标。一般而言,精神障碍的社区康复在加强精神障碍的药物依从性方面可以采取如下方法。

1. 心理教育

向患者提供药物疗效与不良反应的信息,同时也要纠正常见的错误概念,如药物成瘾等。通常采用动机访谈的方法进行。核心在于,当人们看到做了某事能够帮助他们达到某种目的,而且可以避免不愉快后果时,会很愿意改变他们的行为。服药依从性的动机访谈可以包括以下步骤:列出服药的好处与坏处清单,探讨个人过去不服药物的后果(如复发及再入院、变得混乱瓦解,以及精神病性、躁狂性或抑郁性症状等),评价用药是否能够帮助其实现个人有意义的目标。

2. 技能训练

技能训练的目的是帮助康复对象与治疗者,尤其是其处方医师更好地互动的技能。这一方式的原理在于假设服药不依从的原因在于患者不能与治疗提供者进行有效互动,诸如从治疗提供者处获得关键信息或讨论药物不良反应的能力。

3. 家庭心理教育

家庭心理教育的目的是帮助家庭成员意识到服药的好处及不良反应的特点,基本目的是促进家庭成员帮助患者依从治疗建议,包括处方药物和监督按照要求用药。

4. 行为定制

行为定制的目的在于帮助人们发展在日常生活中能够提醒服药的策略。例如,对于需要早晚服药的人可以在其药瓶上放置橡皮圈,并将牙刷绑于橡皮圈上,这样在其早晚要刷牙时就提醒其服药了。行为定制通常需要与不良反应的相关的心理教育合并进行。通过家访可以帮助其选择服药策略与患者日常生活内容的整合方式。

5. 简化给药途径或直接配送及监控服药

简化给药方式涉及与患者的治疗医师讨论调整治疗方案,而直接配送及监控服药在全日制康复机构中尚可操作,对于仅提供日间康复服务的机构来讲,实行起来有一定的困难。

(三) 预防复发训练

预防疾病复发的训练有一套系统的方法,包括对复发特点、复发早期征象的健康教育,如何识别可能的复发扳机事件(如节假日)、识别与监控个人的早期征象、建立预防复发的计划去应对早期复发的征象。由于复发通常涉及对于基本自知力的缺失,通常需要建立一个涉及他人的预防复发的预案。应对复发早期征象的计划可不尽相同,但是通常应包括联系治疗团队的成员以便获得暂时的药物增加。预防复发计划的训练步骤如下。

1. 与患者和一个患者的能够提供即时支持的家庭成员或其他亲友合作建立预防复发的计划。

2. 讨论什么是复发、复发与住院怎样影响患者的生活。解释复发时常是逐渐出现的,而建立一套预防复发的计划可以最大限度地减少将来复发的机会及严重性。

3. 描述应激的经历如何作为扳机事件导致复发。根据既往复发的经历找出问题,帮助患者识别过去复发的扳机事件,如对学业或工作的期待过高或与他人的冲突。停药或者使用酒精或毒品等也可以成为扳机事件。

4. 讲解在复发之前通常会出现"复发的早期征兆"。这些征兆包括感觉(焦虑、抑郁)、思维(集中注意困难或者瓦解)、社会联系(回避人群)、信念(偏执或认为他人在议论自己)方面的改变。应该帮助患者在基于过去复发的基础上确认 2~3 种复发的早期征兆。

5. 商讨并且对复发早期预警征象的预警计划达成共识。计划应包括谁负责监控早期征象、识别到早期征象的时候需要采取怎样的步骤(如讨论关注的问题、对于可能应激情况的问题解决、联系个案管理员、与处方医师见面)。

6. 将计划写下来,与重要的人进行演练(用角色扮演的方式),将计划复印给需要了解的人知道(如家庭成员、个案管理员),找到患者可以张贴计划的场所位置。

7. 假如有再次发生复发,就要回顾预防复发计划是如何工作的,加强计划中的步骤与策略,使之更好地工作,探索是否需要进行某些改进可以使计划更加有效。

其他的疾病自我管理技术还包括应对技巧训练和认知重建、自我帮助和朋辈支持等。基本的精神障碍社区康复服务可在前面所述的 3 个疾病自我管理基础上,尽可能地开展其他的疾病自我管理技术。

四、个案管理

个案管理是一种包括既能满足疾病急性发作需要的住院照料,又能满足在社区中提供长期照料服务的全面的精神卫生服务,是一种以患者为中心,在住院部、社区、家庭之间起协调和支持性作用的连续性服务,需有 1 名临床医师协调治疗和支持性服务。

对于精神病患者,个案管理的主要目标是:①与服务保持联系;②预防疾病复发,避免住院治疗;③住院时减少住院时间;④为促进个体在最大程度上恢复心理社会功能提供康复;⑤最终提高精神病患者个体及他们的家庭成员的生活质量。

个案管理的模式,目前较为成熟的包括:①经纪人式;②临床型;③基于优势型;④康复;⑤主动性社区治疗(assertive community treatment,ACT);⑥重症个案管理(intensive case management,ICM)。就精神障碍社区康复而言,不必拘泥于哪一种模式。可以根据社区服务体系的设置和便利性,确定进行个案管理的方法和步骤。一般而言,个案管理应包括以下内容。

1. 评估现况(评估表),建立个案登记表:包括精神健康、身体健康、药物治疗管理、压力、生活技能、安全等 14 项内容。

2. 明确问题,根据评估的结果,明确主要问题,记录在个案登记表中,作为提供服务的依据。

3. 确定目标(包括早期、中期、后期目标)

4. 制订指标。

5. 采取策略。

6. 明确责任(个案、家庭、个案管理员)。

7. 检查进度,目标计划跟进。

五、社会功能训练

社会功能训练包括角色功能、人际关系、自我照料和独立生活技能和休闲娱乐活动等多个方面内容,作为精神障碍的社区康复服务,至少应该具备自我照料和独立生活功能训练及社交技能训练2种康复技术。

(一) 自我照料和独立生活功能训练

广义上的自我照料和独立生活技能包括照料自己,通过一种社会性的适当的方式向他人展示自己,并且在没有人监督的情况下独立而安全地生活。典型的自我照料(self-care)技能包括参与清洁卫生的能力,根据天气和社交场合适当着装,对医学需求作出适当的反应,如看病、服药、坚持特殊的饮食限制等。独立生活技能(independent living skill)涵盖更为广泛的能力范围,如清洁和维护保养自己的公寓、与房东和邻居适当的人际互动、做饭、洗衣服、理财、购物及使用公共交通工具。

训练方式一般以小组进行,要注意到参与训练的精神障碍患者其自我照料能力可能参差不齐,要从最基础的做起,较好的可以作为示范者或者指导者参与其中,避免歧视。在训练课程中应鼓励康复者的细小进步,避免消极评价。鼓励康复者分享在日常生活中的点滴进步。为保证训练效果,应针对不同的训练内容准备所需材料。

(二) 社交技能训练

社交技能训练可以用来帮助精神障碍患者解决广泛的社会、休闲、职业、独立的生活和健康相关的需求,而这样的项目需要课程设置。开发技能训练课程,涉及确定在特定领域功能的关键技能,将这些技能分成较小的步骤,识别可以用来帮助人们学习技能步骤的角色扮演情形,并在参与训练的精神障碍患者中尝试这些技能。

目前一般采用的训练课程设计如下:①评估技能缺陷程度,入组。②明确为什么要学习技能。③讨论技能步骤。④请学员进行角色扮演。⑤给予肯定的反馈及纠正反馈。⑥安排同一学员用同样的场景再进行一次角色扮演并给出进一步的反馈。⑦安排其他学员进行角色扮演并作出反馈。⑧布置课下训练作业,第二次上课时分享作业。

社交技能训练注意事项包括如下:①听他人说话时康复者经常难以集中注意,练习技能时角色扮演时间应短而且简单。②工作人员要热情地向康复者传递积极期望。③训练目标要简单,让康复者不会有太多压力,要让他们在小组中有轻松、舒服的感觉。

精神障碍社区康复除了上述的基本康复技术外,有条件的情况下,还应开展运动疗法和针对照护者的一系列培训或训练及精神障碍患者的就业训练。此外,除了康复治疗师和处方医师加入康复训练外,专门的心理治疗师(不等同于康复治疗师)所提供的心理咨询和心理治疗服务,在精神障碍患者的康复训练中也是不可或缺的。

(张波)

网上更多……

教学 PPT　　　　　拓展阅读　　　　　自测题

专业名词中英文对照

参 考 文 献

[1] 陆林,沈渔邨.精神病学[M].6 版.北京:人民卫生出版社,2018.

[2] 郝伟,陆林.精神病学[M].8 版.北京:人民卫生出版社,2018.

[3] 孙学礼.精神病学[M].北京:人民卫生出版社,2009.

[4] 季建林.医学心理学[M].5 版.上海:复旦大学出版社,2019.

[5] 江开达.精神病学[M].3 版.北京,人民卫生出版社,2015.

[6] Jerry M. Burger.人格心理学[M].8 版.陈会昌,译.北京:中国轻工业出版社,2014.

[7] 阿尔弗雷德·阿德勒.儿童人格形成及培养[M].张晓晨,译.上海:上海三联书店,2017.

[8] 郑毅.儿童注意缺陷多动障碍防治指南[M].北京:北京大学医学出版社,2007.

[9] 孙学礼,张旭.双相情感障碍及其非典型症状识别与优化治疗方案共识[M].北京:科学出版社,2017.

[10] 孙学礼,曾凡敏.临床躯体症状的心身医学分类及诊疗共识[M].北京:科学出版社,2019.

[11] 中华医学会精神科分会.中国精神障碍分类与诊断标准[M].3 版.济南:山东科学技术出版社,2001.

[12] 全国人大常委会法制工作委员会.中华人民共和国精神卫生法[M].北京:中国法制出版社,2012.

[13] 信春鹰.中华人民共和国精神卫生法解读[M].北京:中国法制出版社,2012.

[14] 苏林雁.儿童精神医学[M].长沙:湖南科学技术出版社,2014 年.

[15] 郭兰婷,郑毅.儿童少年精神病学[M].2 版.北京:人民卫生出版社,2016.

[16] 世界卫生组织.ICD-10(精神与行为障碍分类)[M].北京:人民卫生出版社,1993.

[17] 美国精神医学学会.精神障碍诊断与统计手册[M].5 版.北京:北京大学出版社,2015.

[18] Robert E Hales,Stuart C Yudofsky,Glen O Gabbard.精神病学教科书[M].5 版.张明园,肖泽萍,译.北京:人民卫生出版社,2010.

[19] Harrison P, Cowen P, Burns T, et al. Shorter Oxford Textbook of Psychiatry [M].7th edition. Oxford:Oxford University Press, 2017.

[20] Huang YQ, Wang Y, Wang H, et al. Prevalence of mental disorders in China:a cross-sectional epidemiological study [J]. Lancet Psychiatry, 2019, 6(3):211-224.

[21] 张维熙,沈渔邨,李淑然,等.中国七个地区精神疾病流行病学调查[J].中华精神科杂志,1998,31(2):69-71.

[22] 罗开林,翟书涛,沈渔邨,等.中国七个地区精神发育迟滞流行病学调查[J].中华精神科杂志,1998,31(2):78-80.

郑重声明

高等教育出版社依法对本书享有专有出版权。任何未经许可的复制、销售行为均违反《中华人民共和国著作权法》,其行为人将承担相应的民事责任和行政责任;构成犯罪的,将被依法追究刑事责任。为了维护市场秩序,保护读者的合法权益,避免读者误用盗版书造成不良后果,我社将配合行政执法部门和司法机关对违法犯罪的单位和个人进行严厉打击。社会各界人士如发现上述侵权行为,希望及时举报,本社将奖励举报有功人员。

反盗版举报电话　(010)58581999　58582371　58582488
反盗版举报传真　(010)82086060
反盗版举报邮箱　dd@hep.com.cn
通信地址　北京市西城区德外大街 4 号　高等教育出版社法律事务与版权管理部
邮政编码　100120

防伪查询说明

用户购书后刮开封底防伪涂层,利用手机微信等软件扫描二维码,会跳转至防伪查询网页,获得所购图书详细信息。也可将防伪二维码下的 20 位密码按从左到右、从上到下的顺序发送短信至 106695881280,免费查询所购图书真伪。

反盗版短信举报

编辑短信"JB,图书名称,出版社,购买地点"发送至 10669588128

防伪客服电话

(010)58582300